Wirth/Schmeling · Rechtsmedizin

Grundlagen

Die Schriftenreihe der „Kriminalistik“

Rechtsmedizin

Grundwissen für die Ermittlungspraxis

von

Prof. Dr. med. Dr. phil. Ingo Wirth

Berlin

und

Prof. Dr. med. Andreas Schmeling, M. A.

Institut für Rechtsmedizin Universitätsklinikum Münster

Mitbegründet von

Prof. Dr. med. Hansjürg Strauch †

4., neu bearbeitete Auflage

Kriminalistik

1. Auflage (2000) und
2. Auflage (2006)
von Ingo Wirth und Hansjürg Strauch

Bibliografische Information Der Deutschen Nationalbibliothek

Die Deutsche Nationalbibliothek verzeichnet diese Publikation in der Deutschen Nationalbibliografie; detaillierte bibliografische Daten sind im Internet über <http://dnb.d-nb.de>abrufbar.

Bei der Herstellung des Werkes haben wir uns zukunftsbewusst für umweltverträgliche und wiederverwertbare Materialien entschieden. Der Inhalt ist auf elementar chlorfreies Papier gedruckt.

ISBN 978-3-7832-0058-4

E-Mail: kundenservice@cfmueller.de

Telefon: +49 89/2183 7928
Telefax: +49 89/2183 7620

www.kriminalistik.de
www.cfmueller.de

Satz: preXtension, Grafrath
Druck: CPI books, Leck

Vorwort

Der Band „Rechtsmedizin. Grundwissen für die Ermittlungspraxis" erscheint 20 Jahre nach seiner Erstveröffentlichung nun in 4. Auflage. Mit dieser Bilanz darf das spezielle Konzept des Buches, dem Ermittlungsbeamten und auch dem Juristen die nötigen Grundkenntnisse aus der Rechtsmedizin zu vermitteln, als erfolgreich bezeichnet werden.

Für die vorliegende Neuauflage war wiederum die rasche Entwicklung in einigen Teilgebieten des Faches zu berücksichtigen. Nach wie vor erweist sich der Fortschritt in der Molekularbiologie als außerordentlich förderlich für die rechtsmedizinische Spurenuntersuchung. Hierbei sind insbesondere die weiter erhöhte Aussagekraft der DNS-Identifizierung und die verfeinerten Techniken für die Analyse von Problemspuren zu nennen. Auch im Vergiftungskapitel waren zahlreiche Ergänzungen erforderlich. Von den neuen psychoaktiven Substanzen, die Jahr für Jahr den illegalen Drogenmarkt überschwemmen, haben sich einige besonders rasch verbreitet. Diese Drogen mussten hinsichtlich ihrer Konsumformen, Wirkungen und Gefahren beschrieben werden, um deren Erkennung im polizeilichen Alltag zu ermöglichen. Nicht zuletzt konnten zu den Folgen äußerer Gewalteinwirkung einige neue Erkenntnisse hinzugefügt werden. Durchweg wurden auch die einschlägigen rechtlichen Regelungen aktualisiert und ergänzt.

Es bleibt unser erklärtes Ziel, mit diesem Band das Zusammenwirken von Ermittlern und Rechtsmedizinern im Interesse der Rechtssicherheit weiter zu fördern.

Berlin und Münster, im Januar 2020

Ingo Wirth
Andreas Schmeling

Vorwort zur ersten Auflage

Das Zusammenwirken des Kriminalisten mit dem Rechtsmediziner hat sich besonders bei der Untersuchung von Tötungsdelikten und verdächtigen Todesfällen seit Langem bewährt. Um effektiv miteinander zu arbeiten, müssen beide über Grundkenntnisse aus dem jeweils anderen Spezialfach verfügen. Für den Kriminalisten ist es wichtig, sich über Möglichkeiten und Grenzen der Rechtsmedizin zu informieren. Dazu soll der vorliegende Band dienen. Sein Inhalt orientiert sich an den praktischen Belangen kriminalistischer Ermittlungstätigkeit. Deshalb weicht die Gliederung zwangsläufig von solchen rechtsmedizinischen Lehrbüchern ab, deren Konzept dem Gegenstandskatalog für das Examen von Medizinstudenten folgt.

Einige Aufgabenbereiche der Rechtsmedizin, die sich nicht unmittelbar aus dem Strafrecht ableiten, konnten unberücksichtigt bleiben. Beispielsweise wurden das komplexe Gebiet der Vaterschaft, die ärztliche Rechts- und Berufskunde und die Versicherungsmedizin nicht aufgenommen. Die Bezüge zum Recht und zur Kriminaltechnik brauchten nur angedeutet zu werden, weil der Kriminalist über entsprechende Kenntnisse verfügt. Auf Fallbeispiele wurde weitgehend verzichtet. Den Vorrang erhielt die systematische Darstellung der Grundlagen und typischer Erscheinungsbilder. Durchweg wurde versucht, auf die vielfältigen Einsatzmöglichkeiten der DNS-Analytik hinzuweisen.

Bei weiteren Aufgabenbereichen der Rechtsmedizin wie Toxikologie und Psychopathologie, die sich inzwischen zu umfangreichen Spezialgebieten entwickelt haben, beschränkt sich die Darstellung auf einen Überblick. Für die genannten Fächer gibt es eigene Lehrbücher, von denen einige im Literaturverzeichnis aufgeführt sind. Auch die übrigen Literaturangaben betreffen grundlegende und oft ausführliche Werke mit vertiefenden Informationen für den speziell Interessierten. Zur Illustration wesentlicher Abläufe und Befundmuster konnte vielfach auf die informativen Zeichnungen aus dem „Lehrbuch der Gerichtlichen Medizin" von *Albert Ponsold* zurückgegriffen werden. Ergänzend sind rechtsmedizinische Atlanten zu empfehlen, die charakteristische Spurenbilder am Körper als Folgen äußerer Gewalteinwirkung zeigen.

Das Anliegen des Buches ist es, dem Kriminalisten rechtsmedizinisch relevante Zusammenhänge aufzuzeigen. Dadurch soll das Miteinander von Kriminalisten und Rechtsmedizinern im Interesse einer erfolgreichen Ermittlungstätigkeit weiter gefördert werden.

Berlin, im März 2000

Ingo Wirth
Hansjürg Strauch

Inhaltsverzeichnis

Literaturverzeichnis

Brinkmann, B., Madea, B. (Hrsg.): Handbuch gerichtliche Medizin, Bd. 1, 2004.

Brinkmann, B., Raem, A. M. (Hrsg.): Leichenschau. Leitlinien zur Qualitätssicherung, 2007.

Eisen, G. (Hrsg.): Handwörterbuch der Rechtsmedizin, Bd. 1–3, 1973–1977.

Forster, B. (Hrsg.): Praxis der Rechtsmedizin für Mediziner und Juristen, 1986.

Forster, B., Ropohl, D.: Medizinische Kriminalistik am Tatort. Ein Leitfaden für Ärzte, Polizeibeamte und Juristen, 1983.

Gaedke, J., Diefenbach, J., Barthel, T. F.: Handbuch des Friedhofs- und Bestattungsrechts. 12. Aufl., 2019.

Grassberger, M., Schmid, H.: Todesermittlung. Befundaufnahme und Spurensicherung. 2. Aufl., 2014.

Grassberger, M., Türk, E. E., Yen, K. (Hrsg.): Klinisch-forensische Medizin. Interdisziplinärer Praxisleitfaden für Ärzte, Pflegekräfte, Juristen und Betreuer von Gewaltopfern, 2013.

Hammer, U., Büttner, A.: Leichenschau. Differenzialdiagnostik häufiger Befunde, 2014.

Henßge, C., Madea, B.: Methoden zur Bestimmung der Todeszeit an Leichen, 1988.

Hildebrand, E., Hitzer, K., Püschel, K.: Simulation und Selbstbeschädigung unter besonderer Berücksichtigung des Versicherungsbetrugs, 2001.

Hunger, H., Dürwald, W., Tröger, H. D. (Hrsg.): Lexikon der Rechtsmedizin, 1993.

Kimpel, T.: Leichensachen und Leichenöffnung. Eine strafprozessuale Studie zu den §§ 159, 87 ff. StPO unter besonderer Berücksichtigung von Kriminalistik und Geschichte, 1986.

Kneubuehl, B. P., Coupland, R. M., Rothschild, M. A., Thali, M. J. (Hrsg.): Wundballistik. Grundlagen und Anwendungen. 3. Aufl., 2008.

Kojda, G.: Pharmakologie/Toxikologie systematisch. 2. Aufl., 2002.

Konrad, N., Huchzermeier, C., Rasch, W.: Forensische Psychiatrie und Psychotherapie. Rechtsgrundlagen, Begutachtung und Praxis. 5. Aufl., 2019.

Krause, D., Schneider, V., Blaha, R.: Leichenschau am Fundort. Ein rechtsmedizinischer Leitfaden. 4. Aufl., 1998.

Leopold, D. (Hrsg.): Identifikation unbekannter Toter. Interdisziplinäre Methodik, forensische Osteologie, 1998.

Lohs, K., Elstner, P., Stephan, U. (Hrsg.): Fachlexikon Toxikologie. 4. Aufl., 2009.

Madea, B. (Hrsg.): Die ärztliche Leichenschau. Rechtsgrundlagen, Praktische Durchführung, Problemlösungen. 4. Aufl., 2019.

Madea, B. (Hrsg.): Rechtsmedizin. Befunderhebung, Rekonstruktion, Begutachtung. 3. Aufl., 2015.

Madea, B., Brinkmann, B. (Hrsg.): Handbuch gerichtliche Medizin, Bd. 2., 2003.
Madea, B., Mußhoff, F., Berghaus, G. (Hrsg.): Verkehrsmedizin. Fahreignung, Fahrsicherheit, Unfallrekonstruktion. 2. Aufl., 2012.
Mätzler, A., Wirth, I.: Todesermittlung. Grundlagen und Fälle. 5. Aufl., 2016.
Mallach, H. J.: Geschichte der Gerichtlichen Medizin im deutschsprachigen Raum, 1996.
Maresch, W.: Atlas der Gerichtsmedizin, 1988.
Marquardt, H., Schäfer, S. G., Barth, H. (Hrsg.): Toxikologie. 4. Aufl., 2019.
Meissner, C., Kaatsch, H.-J. (Hrsg.): Gift und Giftmord, 2015.
Mueller, B. (Hrsg.): Gerichtliche Medizin. 2. Aufl., 1975.
Müller, J. L., Nedopil, N.: Forensische Psychiatrie. Klinik, Begutachtung und Behandlung zwischen Psychiatrie und Recht. 5. Aufl., 2017.
Naeve, W.: Gerichtliche Medizin für Polizeibeamte, 1978.
Petersohn, F.: Gerichtliche Medizin I. Grundwissen für den Kriminalisten. 2. Aufl., 1982.
Petersohn, F.: Gerichtliche Medizin II. Bearbeitung von Leichensachen. 2. Aufl., 1982.
Pollak, S., Saukko, P.: Atlas der Rechtsmedizin. CD-ROM, 2003.
Ponsold, A. (Hrsg.): Lehrbuch der Gerichtlichen Medizin. 3. Aufl., 1967.
Prokop, O., Göhler, W.: Forensische Medizin. 3. Aufl., 1975.
Prokop, O., Radam, G.: Atlas der gerichtlichen Medizin. 3. Aufl., 1992.
Reimann, W., Prokop, O., Geserick, G.: Vademecum Gerichtsmedizin. Für Mediziner, Kriminalisten und Juristen. 5. Aufl., 1990.
Ropohl, D.: Die rechtsmedizinische Rekonstruktion von Verkehrsunfällen, 1990.
Schäfer, A. Th.: Untersuchung und Spurensicherung bei Sexualdelikten, 1996.
Schleyer, F., Oepen, I., Henke, J. (Hrsg.): Humanbiologische Spuren. Sicherung, Nachweis und Analyse in Kriminaltechnik und forensischer Medizin, 1995.
Schneider, V.: Farbatlas der Rechtsmedizin, 1991.
Sellier, K.: Schußwaffen und Schußwirkungen I. Ballistik, Medizin und Kriminalistik. 2. Aufl., 1982.
Sellier, K.: Schußentfernungsbestimmung. 2. Aufl., 1988.
Tröger, H. D., Baur, C., Spann, K.-W.: Mageninhalt und Todeszeitbestimmung. Methodik und gerichtsmedizinische Bedeutung, 1987.
Ulsenheimer, K.: Arztstrafrecht in der Praxis. 5. Aufl.,, 2015.
Wirth, I., Schmeling, A.: Kriminelle Leichenzerstückelung. Phänomenologie und Untersuchungsmethodik, 2017.

Abbildungsnachweis

Die Autoren danken nachfolgend aufgeführten Kollegen und Verlagen für die Genehmigung zum Abdruck von Abbildungen.

[1] *Brückner, H.:* Frakturen und Luxationen. 3. Aufl., Berlin: Verlag Volk und Gesundheit, 1978.

[2] *Forster, B.* (Hrsg.): Praxis der Rechtsmedizin für Mediziner und Juristen. Stuttgart–New York: Georg Thieme Verlag/München: C. H. Beck'sche Verlagsbuchhandlung, 1986.

[3] Prof. Dr. med. *C. Henßge,* Essen.

[4] *Hunger, H., Dürwald, W., Tröger, H. D.* (Hrsg.): Lexikon der Rechtsmedizin. Leipzig–Berlin–Heidelberg: Johann Ambrosius Barth/Heidelberg: Kriminalistik Verlag, 1993.

[5] *Mueller, B.* (Hrsg.): Gerichtliche Medizin. 2. Aufl., Berlin–Heidelberg–New York: Springer-Verlag, 1975.

[6] *Patscheider, H., Hartmann, H.:* Leitfaden der Gerichtsmedizin. Bern–Stuttgart–Wien: Verlag Hans Huber, 1981.

[7] *Patscheider, H., Hartmann, H.:* Leitfaden der Rechtsmedizin. 3. Aufl., Bern–Göttingen–Toronto–Seattle: Verlag Hans Huber, 1993.

[8] *Petersohn, F.:* Gerichtliche Medizin II. Bearbeitung von Leichensachen. 2. Aufl., Heidelberg: Kriminalistik Verlag, 1982.

[9] *Ponsold, A.:* Lehrbuch der Gerichtlichen Medizin. Stuttgart: Georg Thieme Verlag, 1950.

[10] *Ponsold, A.* (Hrsg.): Lehrbuch der Gerichtlichen Medizin. 3. Aufl., Stuttgart: Georg Thieme Verlag, 1967.

[11] *Prokop, O.:* Lehrbuch der gerichtlichen Medizin. Berlin: Verlag Volk und Gesundheit, 1960.

[12] *Reimann, W., Prokop, O., Geserick, G.:* Vademecum Gerichtsmedizin. 5. Aufl., Berlin: Verlag Gesundheit, 1990.

I. Rechtsmedizin und Kriminalistik

Die Rechtsmedizin, auch Gerichtliche Medizin genannt, gehört zu den ältesten Spezialfächern der Medizin und ist durch gemeinsame Aufgaben mit der Kriminalistik eng verbunden. Den Zusammenhang zwischen beiden Wissenschaftsgebieten verdeutlicht die Definition der Rechtsmedizin: Es ist diejenige medizinische Disziplin, „die in Lehre, Forschung und Praxis die Anwendung medizinischer Kenntnisse und Methoden zur Klärung rechtserheblicher Tatbestände zum Inhalt hat".[1]

Der Rechtsmediziner ist ein Arzt, der nach dem Medizinstudium eine mehrjährige Weiterbildung zum Facharzt absolviert und mit einer Prüfung vor der zuständigen Ärztekammer abschließt. Aufgrund seiner Spezialkenntnisse wird er hauptsächlich für Polizei und Justiz als Sachverständiger tätig. Die Berufsbezeichnungen Rechtsmediziner und Gerichtsarzt werden oft synonym verwendet. Streng genommen, handelt es sich beim Gerichtsarzt jedoch um einen zur Wahrnehmung ärztlicher Tätigkeiten in gerichtlichen Angelegenheiten bestellten Arzt, der nicht zwingend Facharzt für Rechtsmedizin sein muss.

Bedingt durch die Vielfalt ihrer Aufgaben, berührt die Rechtsmedizin praktisch alle Fachgebiete der Medizin. Die Pathologie, speziell die Pathologische Anatomie als Lehre von den krankhaften Organveränderungen, steht der Rechtsmedizin am nächsten. Die Vertreter beider Fachgebiete führen Leichenöffnungen zur Feststellung der Todesursache aus. Dem Pathologen obliegt die Untersuchung natürlicher Todesfälle. Häufige Ursachen sind Herz-Kreislauf- und Krebserkrankungen. Die Begutachtung nichtnatürlicher Todesfälle ist Aufgabe des Rechtsmediziners. Zum nichtnatürlichen Tod gehören sämtliche durch äußere Gewalteinwirkung bedingte Todesfälle, beispielsweise durch Messerstiche, Erhängen oder Ertrinken, sowie die Vergiftungen.

Darüber hinaus gibt es noch einen weiteren wesentlichen Unterschied. Der Pathologe arbeitet eng mit klinisch tätigen Ärzten, wie

1 *Schwerd, W.* (1989): Gerichtliche Medizin und Kriminalistik. Z. Rechtsmed. 102: 423.

Chirurgen und Internisten, zusammen. Durch die Mitwirkung beim Erkennen und Behandeln von Krankheiten kommen seine Untersuchungsbefunde auch Lebenden zugute. Der Rechtsmediziner hingegen verwendet seine Untersuchungsergebnisse vorrangig für die Rekonstruktion des zum Tod führenden Geschehens. Dazu reicht die Feststellung der Todesursache allein nicht aus. Beispielsweise interessiert bei einem Kopfdurchschuss zwar auch die Frage, ob der Tod unmittelbar durch die Hirnverletzung oder mittelbar durch eine Bluteinatmung verursacht wurde. Viel wichtiger ist es aber, aus den Untersuchungsbefunden Hinweise auf die Schussentfernung, die Schussrichtung und die Handlungsfähigkeit des Getroffenen sowie Anhaltspunkte für eine Selbst- oder Fremdbeibringung abzuleiten. Folglich setzt die Tätigkeit des Rechtsmediziners eine kriminalistische Denk- und Arbeitsweise voraus.

Abhängig von der konkreten Aufgabenstellung werden in der Rechtsmedizin Erkenntnisse und Methoden anderer medizinischer Fachgebiete genutzt. Das gilt besonders für die Traumatologie, die Lehre von den Verletzungen. Die Forensische[2] Traumatologie als Teilgebiet der Rechtsmedizin beschäftigt sich mit dem Zustandekommen und den Folgen mechanisch verursachter Körperschädigungen. Der plötzliche natürliche Tod im Säuglings- und Kleinkindalter führt in den Bereich der Kinderheilkunde. Um Fälle von Abtreibung und verheimlichter Geburt begutachten zu können, muss Wissen aus dem Fachgebiet Frauenheilkunde und Geburtshilfe herangezogen werden. Schließlich treten vereinzelt Todesfälle im Zusammenhang mit medizinischen Maßnahmen auf. Dann trägt die gerichtliche Leichenöffnung zur Aufklärung der Sachlage bei. Auch wenn der Rechtsmediziner den Todesfall nicht selbst untersucht hat, kann er mit einer Begutachtung nach Aktenlage beauftragt werden.

Manchmal reicht ärztliches Wissen allein nicht aus, um einen Fall vollständig aufzuklären. So kann der Rechtsmediziner aufgrund seiner Kenntnisse der menschlichen Anatomie aus einem Knochenfund all die Skelettteile herausfinden und bestimmen, die vom Menschen stammen. Die Zuordnung von Tierknochen dagegen nimmt der Veterinäranatom vor.

---

2 Forensisch bedeutet gerichtlich, abgeleitet von dem lateinischen Substantiv *forum*.

Auch mit den Naturwissenschaften steht die Rechtsmedizin in enger Beziehung. Das betrifft insbesondere die Chemie, denn der Giftnachweis im menschlichen Körper erfolgt vorwiegend mit chemischen Methoden. Das entsprechende Spezialgebiet heißt Toxikologische Chemie, die auch die Alkohol- und Drogenanalytik einschließt. Die Toxikologie ist die Lehre von den Giften und Vergiftungen. Als Teilgebiet der Rechtsmedizin werden die rechtlich bedeutsamen Aspekte von Vergiftungen unter der Bezeichnung Forensische Toxikologie zusammengefasst. Speziell bei Vergiftungen mit Medikamenten ergeben sich wiederum Berührungspunkte zu einem medizinischen Fachgebiet. Es handelt sich um die Pharmakologie, die Lehre von den Arzneimitteln.

Einige Gesetzmäßigkeiten aus der Physik bilden die Grundlage für das Verständnis der Knochenbruchmechanik sowie für die Erklärung von Verletzungen durch Schuss, Elektrizität und Strahlung. Den Wissensbestand der Zoologie nutzt der Rechtsmediziner unter anderem, um die Verursacher von Tierfraß an menschlichen Leichen herauszufinden. Wenn die Herkunft pflanzlicher Bestandteile des Mageninhalts Verstorbener bestimmt werden muss, sind Kenntnisse aus der Botanik notwendig.

Der Rechtsmediziner untersucht nicht nur Leichen, sondern muss auch Lebende nach Straftaten begutachten, beispielsweise nach Schlägereien, Sexualdelikten oder Kindesmisshandlungen. Das Gutachten stützt sich neben den rechtsmedizinischen Untersuchungsergebnissen je nach Sachlage auf Befunde aus anderen medizinischen Fachgebieten, wie Intensivmedizin, Chirurgie, Frauen- oder Kinderheilkunde. Es genügt jedoch nicht, vorhandene Verletzungen am Körper eines Opfers oder eines Tatverdächtigen lediglich festzustellen und nach medizinischen Gesichtspunkten zu beurteilen. Vielmehr wird vom Rechtsmediziner erwartet, dass er bei der Begutachtung die im Strafrecht vorgeschriebenen Kriterien berücksichtigt. Das Gericht muss sich auf die gesetzesgemäße Interpretation der medizinischen Befunde verlassen können. Aus diesem Grund sind für den Rechtsmediziner fundierte Rechtskenntnisse, besonders des Strafrechts, unverzichtbar.

Die Anwendung medizinischen Wissens im Dienst der Rechtspflege schließt Probleme der Forensischen Psychiatrie ein. Dieses Fach hat seine historischen Wurzeln in der Rechtswissenschaft und in der Rechtsmedizin. Nach heutigem Verständnis ist die Forensische Psychiatrie ein Spezialgebiet der Psychiatrie, das sich mit den fachspezifischen Begutachtungsfragen und mit der Behandlung psychisch kranker Rechtsbrecher befasst. In der Begutachtungspraxis wird das Fach teils durch Psychiater, teils durch speziell ausgebildete Rechtsmediziner vertreten.

Die Grundlage psychiatrischer Beurteilung und psychiatrischen Handelns bildet die Psychopathologie. Wesentliche Aufgaben der Psychopathologie sind die Erkennung und Beschreibung einzelner psychischer Auffälligkeiten und deren Ordnung zu immer wieder beobachtbaren Symptomenkomplexen. Psychopathologische Exploration und Verhaltensbeobachtung gehören zu den grundlegenden Untersuchungsmethoden des forensisch tätigen Psychiaters.

Den wichtigsten Beitrag zur Kriminalistik leistet der Rechtsmediziner durch seine Mitwirkung bei Todesermittlungssachen. Im Idealfall beginnt die Zusammenarbeit zwischen Ermittlungsbeamten und Rechtsmediziner mit der Ereignisortuntersuchung, setzt sich fort bei der gerichtlichen Leichenöffnung mit der gemeinsamen Erörterung von Ermittlungsergebnissen und Obduktionsbefunden und reicht bis zur Bestätigung oder Widerlegung von Aussagen. Bei Tötungsverbrechen ist es unerlässlich, dass der Rechtsmediziner bereits am Tat- oder Fundort mit seinen Untersuchungen beginnt. Von ihm erwarten die Kriminalisten gleich an Ort und Stelle erste Aussagen zur Todeszeit, zur Todesursache und zum Hergang der Tat. Weitere wesentliche Informationen erbringt die gerichtliche Leichenöffnung. Dabei ist die Anwesenheit eines verantwortlichen Ermittlungsbeamten erforderlich. Aus dem Ergebnis der Leichenöffnung können sich Anhaltspunkte für die Rekonstruktion des Tathergangs, für eine weitere Suche und Sicherung von Spuren und Vergleichsmaterial sowie für Vernehmungen ergeben. Die Kenntnis der Tatortsituation erleichtert die Interpretation der Untersuchungsergebnisse und ist durch noch so gute Fotografien nicht zu ersetzen.

Die Rechtsmediziner teilen ihre Auffassung zum untersuchten Todesfall den Ermittlungsbeamten in einem Vorläufigen Gutachten mit. Vorläufig deshalb, weil darin nur der erste Eindruck wiedergegeben werden kann. Ein zusammenfassendes Gutachten ist erst nach Abschluss aller Zusatzuntersuchungen, vor allem mikroskopischer und toxikologischer Untersuchungen, und der kriminalistischen Ermittlungen möglich.

Heute stellt die Mitwirkung des Rechtsmediziners bei der Aufklärung von Tötungsverbrechen eine Selbstverständlichkeit dar. Mindestens genauso wichtig ist es aber, ihn bei unerwarteten und unklaren Todesfällen möglichst frühzeitig hinzuzuziehen. Nach wie vor bildet eine sachkundig und sorgfältig durchgeführte Leichenschau die entscheidende Voraussetzung für die Aufdeckung latenter Tötungsdelikte wie auch anderer nichtnatürlicher Todesfälle.

Für die rechtsmedizinische Rekonstruktion tödlicher Verkehrsunfälle ist die gerichtliche Leichenöffnung die wichtigste Untersuchungsmethode, aber allein nicht ausreichend. Um ein verwertbares rekonstruktives Ergebnis zu erreichen, sollte auf eine Besichtigung des Unfallortes und der Unfallfahrzeuge durch den Rechtsmediziner sowie auf seine Mitwirkung bei der Spurensicherung nicht verzichtet werden.

Im Rahmen der Todesermittlung ist es notwendig, die Identität des Verstorbenen zweifelsfrei festzustellen. Die Identifizierung von Leichen und Leichenteilen erfordert unter bestimmten Umständen die Anwendung rechtsmedizinischer Untersuchungsmethoden. Dabei werden traditionell Erkenntnisse aus der Anatomie, Anthropologie, Zahnheilkunde und Röntgendiagnostik genutzt. Die Identifizierung unbekannter Toter durch den Rechtsmediziner beschränkt sich nicht auf Einzelfälle, sondern er kommt auch nach Katastrophen mit einer Vielzahl von Leichen zum Einsatz.

Die Fortschritte der Molekularbiologie haben das Methodenspektrum von Rechtsmedizin und Kriminalistik außerordentlich erweitert. Aus der DNS-Forschung resultierten nicht nur für die Identifizierung unbekannter Toter neue Möglichkeiten. Weitaus stärker wurde die forensische Spurenuntersuchung durch die Einführung molekularbiologischer Verfahren bereichert. Aufgrund der zunehmenden Verfeinerung der spurenkundlichen Untersuchungsmethoden sind Rechtsmediziner und Kriminaltechniker immer mehr auf eine Zusammenarbeit mit anderen Spezialisten angewiesen, so Biochemiker, Molekularbiologen, Humangenetiker, Biostatistiker, Biophysiker und Informatiker. Deshalb ist eine fachübergreifende

Kooperation aller Beteiligten eine wesentliche Voraussetzung für den Untersuchungserfolg.

Gerade in der Spurenkunde bestehen vielfältige Berührungspunkte zwischen der Rechtsmedizin einerseits und der naturwissenschaftlichen Kriminalistik andererseits. Während die Suche und Sicherung von Spuren unstrittig als Aufgaben der Kriminaltechnik angesehen werden, gibt es für die Untersuchung und Begutachtung von Spurenmaterial kein solches Monopol. Bedingt durch die historische Entwicklung und abhängig von der Leistungsfähigkeit der beteiligten Institutionen, werden Spuren menschlicher Herkunft, hauptsächlich Blut, Sekrete, Haut und Haare, entweder in einer kriminaltechnischen Einrichtung oder in einem Institut für Rechtsmedizin ausgewertet. Für die Zuständigkeit in diesem Bereich bestehen nach wie vor kontroverse Ansprüche. Doch mehr denn je gilt, dass es die „Hauptsache ist, die Aufgabe gut zu erledigen, Nebensache, wem die Erledigung zukommt".[3]

Wie das Beispiel DNS-Analytik zeigt, müssen neue Methoden und Erkenntnisse aus anderen Wissenschaftsgebieten stets auf ihre Anwendbarkeit in Rechtsmedizin und Kriminalistik geprüft werden. So hat sich die ursprünglich für die Erforschung von Erbkrankheiten entwickelte Technik schon bald als überaus wertvoll für die forensische Spurenuntersuchung erwiesen.

Nicht zuletzt ergeben sich aus der Rechtspraxis häufig Problemstellungen, die eine wissenschaftliche Bearbeitung in der Rechtsmedizin erfordern. Bei manchen Todesfällen muss eingeschätzt werden, wann der Tod eines Menschen eintrat. Wissenschaftliche Untersuchungen haben gesetzmäßige Zusammenhänge zwischen der Abkühlung der Leiche und dem Zeitpunkt des Todeseintritts aufgezeigt, die eine Todeszeitschätzung erlauben. Solche rechtsmedizinischen Forschungen dienen ausschließlich einer kriminalistischen Zweckbestimmung. Die Forschungsergebnisse vergrößern den Fundus spezifischer Erkenntnisse und Methoden der Rechtsmedizin, über den in dieser Geschlossenheit kein anderes medizinisches Fachgebiet verfügt.

3 *Kenyeres, B.* (1940): Lokalaugenschein. In: Handwörterbuch der gerichtlichen Medizin und naturwissenschaftlichen Kriminalistik (Hrsg. F. v. Neureiter, F. Pietrusky u. E. Schütt), Berlin: Springer, S. 458.

Die Rechtsmedizin ist Lehr- und Prüfungsfach im Medizinstudium. Somit erwirbt jeder Arzt rechtsmedizinische Grundkenntnisse, zumeist fehlen ihm aber Spezialwissen und praktische Erfahrungen. Für Studierende der Rechtswissenschaft gibt es an vielen Universitäten einen fakultativen rechtsmedizinischen Unterricht. Dem Kriminalbeamten wird vor allem in der Fortbildung rechtsmedizinisches Wissen vermittelt.

Wie dargestellt, leistet der Rechtsmediziner seinen fachspezifischen Beitrag zur Klärung unterschiedlicher rechtserheblicher Sachverhalte. Er kann jedoch durch seine Mitarbeit den Ermittlungsbeamten nur unterstützen. „Der Aufbau des Beweisgebäudes liegt allein in der Hand des Kriminalisten.“[4]

4 *Meinert, F.* (1959): Exekutive und Kriminaltechnik. Die Polizei 50: 142.

II. Tod und Leichenuntersuchung

Der Tod ist das irreversible Ende des Lebens von Individuen. Einen momentanen Übergang vom Leben zum Tod gibt es nicht. Vielmehr verläuft das Sterbegeschehen in mehreren, extrem variablen Phasen, die jeweils durch den Ausfall bestimmter Körperfunktionen gekennzeichnet sind. Der zeitliche Ablauf wird vom Sauerstoffbedarf der einzelnen Organe und Gewebe bestimmt. Die Lehre vom Tod heißt Thanatologie (thanatos, griech. = Tod) und befasst sich mit dem Sterben, den Erscheinungsformen des Todes und seinen Ursachen sowie den Leichenveränderungen.

1. Ablauf des Sterbens

Die letzte Phase des Lebens wird als Agonie bezeichnet. Das allmähliche Nachlassen der Stoffwechselprozesse beim Kranken führt zu einem langsamen Erlöschen der Lebensvorgänge und ist im Allgemeinen gekennzeichnet durch Schwinden des Bewusstseins, röchelnde Atmung und schwächer werdenden, unregelmäßigen Puls. Weitere Zeichen des bevorstehenden Todes sind das Schlaffwerden der Muskulatur und das Erlöschen der Nervenreflexe. Als Folgen des Ausfalls zentraler Steuerungsmechanismen können unkoordinierte Bewegungen und Lautäußerungen auftreten. Diese Begleiterscheinungen des Sterbens werden nicht selten als Todeskampf fehlgedeutet.

Bei gewaltsamen Todesfällen, wie Abtrennung des Kopfes oder Sturz aus der Höhe, kann die Agonie sehr kurz sein.

Der Agonie folgt der Individualtod, mit dem das Leben eines Menschen endet. Atem- und Herzstillstand zeigen den sog. klinischen Tod an, der nicht zwangsläufig das Lebensende bedeutet. Gelingt die rechtzeitige Wiederherstellung von Atemfunktion und Herztätigkeit durch medizinische Maßnahmen, ist eine Rückkehr vom klinischen Tod zum Leben möglich (Reanimation). Andernfalls folgt durch den Kreislaufstillstand ein irreversibles Erlöschen der Hirnfunktionen. Bedingt durch den hohen Sauerstoffbedarf der Gehirnzellen, tritt die Schädigung des Gehirns schon nach wenigen Minuten ein, während andere Organe (Herz, Leber, Bauchspeicheldrüse, Lungen, Nieren) eine längere Überlebenszeit besitzen und dadurch die Organentnahme für Transplantationen ermöglicht wird. Der vollständige und endgültige Ausfall der Hirntätigkeit ist gleichbedeutend mit dem Hirntod, der auch Individualtod genannt wird. Der Hirntod folgt dem klinischen Tod etwa 10 Minuten nach dem Kreislaufstillstand.

In Fällen einer primären Hirnschädigung (z. B. durch schwere Hirnverletzung oder spontane Blutung im Schädelinneren), die nicht sofort zum Tod führt, entwickelt sich eine fortschreitende Hirnschwellung. Der zunehmende Hirndruck führt letztlich zu einer Atemlähmung und zu einem vollständigen Stillstand der Hirndurchblutung. Lässt sich die Durchblutung nicht rechtzeitig wiederherstellen, kommt es zum Absterben des Gehirns. Die moderne Medizin ermöglicht es, auch bei abgestorbenem Gehirn Atemtätigkeit und Kreislauffunktion apparativ über einen längeren Zeitraum aufrechtzuerhalten. Aber „funktionell ist der Hirntote einem Enthaupteten gleichzusetzen".[5] Diese Tatsache ist einem Angehörigen nicht leicht verständlich zu machen, denn er findet auf der Intensivstation einen gut durchbluteten, scheinbar atmenden Körper mit warmer Haut und fühlbarem Puls vor. Die Überwachungsgeräte zeichnen die Herztätigkeit auf und machen den Herzschlag hörbar. In einer solchen Situation entsteht irgendwann die Frage nach dem Abbruch der Behandlungsmaßnahmen, insbesondere dann, wenn sich die Organe des Hirntoten für eine Transplantation eignen. Für diese Entscheidung sind die klassischen Zeichen des Todes Atem- und Kreislaufstillstand ungeeignet. Die Feststellung des Todes basiert stattdessen auf dem zweifelsfreien Nachweis des irreversiblen Hirnfunktionsausfalls (Hirntod). Der irreversible Hirnfunktionsausfall ist in diesem Zusammenhang definiert als „der endgültige, nicht behebbare Ausfall der Gesamtfunktion des Großhirns, des Kleinhirns und des Hirnstamms nach Verfahrensregeln, die dem Stand der Erkenntnisse der medizinischen Wissenschaft entsprechen".[6]

5 *Penning, R.* (2006): Rechtsmedizin systematisch. 2. Aufl., Bremen–London–Boston: UNI-MED, S. 21.

6 Bundesärztekammer (2015): Richtlinie gemäß § 16 Abs. 1 Satz 1 Nr. 1 TPG für die Regeln zur Feststellung des Todes nach § 3 Abs. 1 Satz 1 Nr. 2 TPG und die Verfahrensregeln zur Feststellung des endgültigen, nicht behebbaren Ausfalls der Gesamtfunktion des Großhirns, des Kleinhirns und des Hirnstamms nach § 3 Abs. 2 Nr. 2 TPG. Dt. Ärztebl. 112: A-1256.

Für die Feststellung des irreversiblen Hirnfunktionsausfalls vor Organentnahme zur Transplantation gibt es strenge Richtlinien. Gefordert werden klinische Verlaufsbeobachtungen durch verschiedene Fachärzte sowie apparative Zusatzuntersuchungen. Das Verfahren ist also an ein entsprechend ausgestattetes Krankenhaus gebunden. Der irreversible Hirnfunktionsausfall lässt sich bei der üblichen ärztlichen Leichenschau nicht feststellen.

Außerhalb der Klinik hat die Definition des Individualtodes als Hirntod praktisch keine Bedeutung. In der weitaus überwiegenden Mehrzahl basiert die ärztliche Todesfeststellung auf dem Nachweis sicherer Todeszeichen. Wenn sich keine sicheren Todeszeichen feststellen lassen, kann ein sog. Scheintod vorliegen, bei dem es sich um einen Zustand äußerster Herabsetzung aller Lebensprozesse handelt, sodass Atmung und Puls ohne apparative Hilfsmittel nicht wahrnehmbar sind. Durch geeignete Behandlungsmaßnahmen kann die Wiederbelebung gelingen.

Dem Individualtod folgt das sog. intermediäre Leben. Während dieser Phase leben Organe und Gewebe entsprechend ihrer Sauerstoffmangelempfindlichkeit unterschiedlich lange weiter. Folglich ist auch die Wiederbelebungszeit der einzelnen Organe nach Eintritt des Kreislaufstillstands unterschiedlich lang, also die Zeitdauer, innerhalb der keine irreversiblen Organschäden auftreten. Als durchschnittliche Wiederbelebungszeiten werden für das Gehirn 4 bis 6 Minuten und für das Herz 15 bis 30 Minuten angegeben. Diese Zeiten verkürzen sich bei hohen Temperaturen und können bei niedrigen Temperaturen erheblich länger sein.

An einzelnen Geweben und Zellen, die noch nicht abgestorben sind, lassen sich während eines begrenzten Zeitraums durch entsprechende Reize supravitale Reaktionen auslösen. Solche, über das Leben hinausreichenden Reaktionen können in den ersten Stunden nach dem Individualtod zur Todeszeitschätzung herangezogen werden. Bewährt hat sich beispielsweise die Prüfung der Erregbarkeit verschiedener Muskeln.

Das intermediäre Leben ist mit dem Absterben der letzten Körperzelle beendet. Es tritt der biologische Tod (Zelltod) ein, der auch als totaler oder absoluter Tod bezeichnet wird (Abbildung 1).

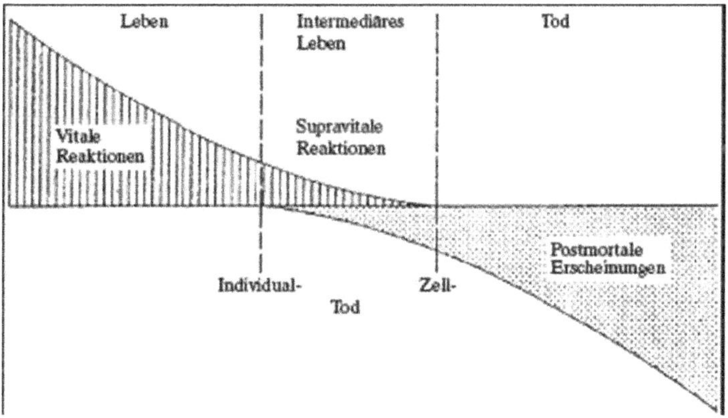

Abb. 1: Ablauf des Sterbevorgangs, nach [7]

Die verschiedenen Todesbegriffe könnten zu der Ansicht führen, es gäbe mehrere Tode. Das stimmt nicht. Für jedes Lebewesen gibt es nur einen Tod. Die menschliche Existenz endet mit dem Individualtod.

2. Frühe Leichenveränderungen

Ganz allgemein sind Leichenveränderungen solche Vorgänge, die nach Eintritt des Todes in Abhängigkeit von äußeren und inneren Einflussfaktoren gesetzmäßig ablaufen. Wesentliche äußere Bedingungen sind Umgebungstemperatur, Luftfeuchtigkeit, Wind sowie Bekleidung und Bedeckung des Körpers. Als innere Faktoren wirken sich vorrangig der Ernährungszustand und die Todesursache aus.

Die frühen Leichenveränderungen sind Totenflecke (Leichenflecke, Livores mortis), Totenstarre (Leichenstarre, Rigor mortis) und Erkalten (Leichenkälte, Algor mortis). Gleichfalls kurz nach dem Tod entstehen durch Verdunstung die Vertrocknungen, die an den Augen, an den Lippen, im Genitalbereich sowie an den Finger- und Zehenspitzen zuerst zu sehen sind.

2.1 Totenflecke

Die Totenflecke sind nach Eintritt des Todes entstehende Hautverfärbungen. Mit dem Aufhören der Herztätigkeit kommt der Blutkreislauf zum Stillstand. Das Blut sinkt infolge der Schwerkraft in die tiefer gelegenen Körperabschnitte und führt dort zu einer Senkungsblutfülle der Gefäße (Hypostase). Die prall gefüllten und erweiterten kleinen Blutgefäße werden als grau-violette Hautverfärbungen sichtbar. Das sind die Totenflecke, die sich zuerst kleinfleckig zeigen und dann allmählich großflächig auftreten. An den Körperstellen, wo die Leiche aufliegt, werden die Blutgefäße der Haut zusammengedrückt und sind dadurch blutleer. Folglich bleiben die Aufliegestellen von Totenflecken ausgespart und blass.

Die Totenflecke entstehen immer in dem Körperbereich, der dem Boden am nächsten ist (Abbildung 2). Bei Rückenlage finden sich die Totenflecke am Hinterkopf, im Nacken, auf dem Rücken sowie an den seitlichen Partien von Rumpf und Gliedmaßen. Ausgespart bleiben der obere Rückenbereich als sog. Schmetterlingsfigur, das Gesäß, die Waden, die Fersen und die Aufliegestellen beider Arme. Bei Menschen mit schwarzer Hautfarbe sind die Totenflecke nicht sichtbar.

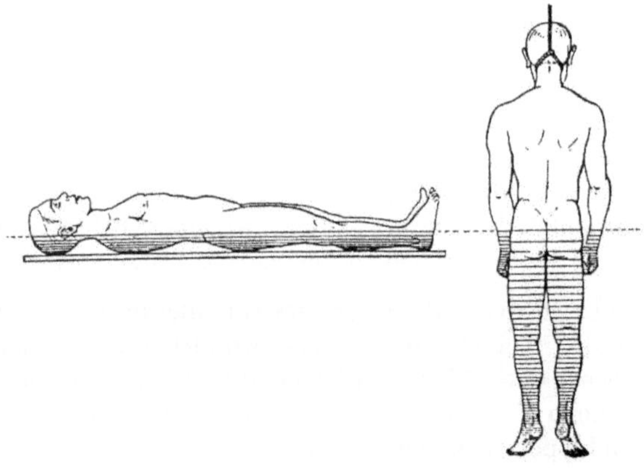

Abb. 2: Totenflecke in Abhängigkeit von der Körperlage, aus [9]

Liegt die Leiche auf dem Bauch, bilden sich die Totenflecke im Gesicht sowie an der Vorderseite des Rumpfes und der Gliedmaßen aus. Die Aufliegestellen sind entsprechend ausgespart. Bei einer hängenden Leiche entstehen die Totenflecke in der unteren Hälfte des Körpers und der Arme. Oft sind Hände und Füße besonders kräftig verfärbt. Durch Kopftieflage tritt eine intensive Totenfleckbildung im Kopf-Hals-Bereich ein.

Wenn eng anliegende Kleidungsstücke, wie Büstenhalter, Hosengummi oder Gürtel, sowie Kleider- und Hautfalten die Blutgefäße komprimieren, sind Aussparungen der Totenflecke möglich. Am Hals können ein fest sitzender Kragen oder Hautfalten eine Strangmarke vortäuschen. Vereinzelt zeichnen sich sogar Textilgewebsmuster innerhalb der Totenflecke ab. Die ausgesparten Stellen lassen manchmal auch die Beschaffenheit der Fläche erkennen, auf der die Leiche lag. So können Abbilder von Gräsern, Blättern oder Ästen ebenso sichtbar sein wie Abdrücke von Kanten oder Oberflächenstrukturen verschiedener Gegenstände.

Gelegentlich kommt es im Bereich der Senkungsblutfülle zum Platzen kleiner Blutgefäße. Dadurch entstehen dunkelrote bis violette, meist rundliche, punktförmige bis linsengroße Flecke in der Haut. Diese Blutaustritte werden als Vibices bezeichnet. Wie die Entwicklung der Totenflecke ist das Auftreten von Vibices abhängig von der Lage der Leiche. Bei Rückenlage können Blutaustritte im Schulter-Rücken-Bereich und bei Kopftieflage im Gesicht und in den Augen beobachtet werden. Auch unter der Kopfhaut und in den Halsweichteilen entstehen bei Kopftieflage Vibices. Bei Erhängten finden sich derartige Blutaustritte an Unterschenkeln und Füßen.

Solange die Blutsäule in den Gefäßen verschieblich ist, können die Totenflecke durch Umlagern der Leiche wandern. Wenn man die Leiche von der Rücken- in die Bauchlage dreht, bilden sich die Totenflecke an der nun unten befindlichen Körperseite neu aus und die ursprünglichen Flecke verschwinden vollständig. Ebenso lassen sich die Totenflecke mit dem Finger oder mit einem Instrument wegdrücken. Mit zunehmender Zeit nach dem Tod gehen die Umlagerbarkeit und die Wegdrückbarkeit verloren, weil das Blut eindickt und – begünstigt durch eine zunehmende Durchlässigkeit der Blutgefäßwände – auch Blutfarbstoff der zerfallenden roten Blutkörperchen in das Körpergewebe eindringt. Die Totenflecke werden dadurch fixiert und gehen später in die fäulnisbedingten Hautverfärbungen über.

Die ersten Totenflecke werden ungefähr 20 bis 30 Minuten nach Todeseintritt bei Rückenlage der Leiche im Nacken und in den seitlichen Halsregionen sichtbar, anfänglich als schwach ausgebildete Flecke, die an Intensität und Ausdehnung rasch zunehmen und ineinanderfließen. Auch die inneren Organe weisen im Bereich der Senkungsblutfülle Totenflecke auf. Nach etwa 5 bis 6 Stunden nimmt die Intensität nicht mehr wesentlich zu. Eine vollständige Umlagerbarkeit besteht bis etwa 6 Stunden nach dem Tod. Danach verschwinden die ursprünglichen Totenflecke nicht mehr gänzlich. Eine doppelte Totenfleckbildung an den abhängigen Körperpartien und an der Gegenseite nach Umlagerung der Leiche kann innerhalb von 6 bis 12 Stunden eintreten (Abbildung 3). Bei der Wegdrückbarkeit reichen die Angaben von 6 Stunden für ein vollständiges Verschwinden auf leichten Daumendruck bis 36 Stunden und mehr mit vollständiger Abblassung auf starken Druck mit Messer oder Pinzette.

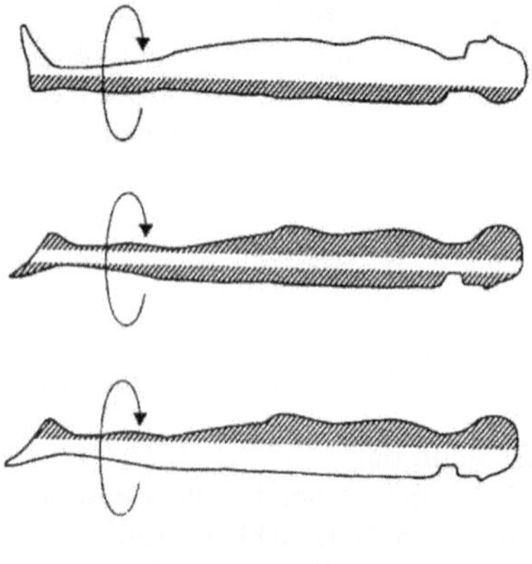

Abb. 3: Wandern der Totenflecke nach Wenden der Leiche, aus [6]

Aus Farbe und Intensität der Totenflecke können vereinzelt Anhaltspunkte für die Todesursache abgeleitet werden. Durch Einwirkung niedriger Temperaturen entstehen hellrote Totenflecke, die sog. Kältetotenflecke. Auch bei Leichen, die in Kühlzellen gelagert werden, kann es zu einer Verfärbung kommen. Die Totenflecke sind dann immer zweifarbig. Die an die Aufliegestellen angrenzenden Abschnitte sind hellrot, die übrigen Anteile grau-violett. Hellrote Totenflecke treten ebenfalls bei Vergiftungen durch Kohlenmonoxid oder Blausäure auf. Eine schmutzig-graue bis braune Farbe zeigen die Totenflecke bei Vergiftungen mit Nitraten, Nitriten und Chloratverbindungen.

Sind die Totenflecke mehrere Stunden nach Todeseintritt nur spärlich ausgebildet oder fehlen, so weist das auf eine Blutarmut infolge krankhafter Ursache oder auf Verbluten nach innen oder außen hin.

Kriminalistisch bedeutsam sind die Totenflecke

- als sicheres Zeichen des Todes,
- zur Schätzung der Todeszeit,
- mitunter als Hinweis auf die Todesursache und die Todesart sowie
- gelegentlich zum Erkennen von Lageveränderungen der Leiche.

2.2 Totenstarre

Bei Eintritt des Todes erschlaffen sämtliche Muskeln des Körpers, so auch die Muskulatur des Gesichts. Demnach lässt der Gesichtsausdruck eines Verstorbenen keinen Rückschluss auf einen etwaigen qualvollen Sterbevorgang zu.

Alle Gelenke sind zunächst beweglich. Der Körper lässt sich in jede beliebige Lage bringen und ohne Schwierigkeiten be- oder entkleiden. Das Eintreten der Totenstarre ist kein sprunghafter Vorgang, sondern ein langsam beginnender und kontinuierlich zunehmender Prozess. Erst nach und nach entsteht eine Starre der gesamten Körpermuskulatur, die zu einer zunehmenden Bewegungseinschränkung in den Gelenken bis zur vollständigen Steifheit führt.

Die physikochemischen Vorgänge bei der Entstehung der Totenstarre sind komplex. Die entscheidende Bedeutung kommt dem Adenosintriphosphat (ATP) zu. Im lebenden Organismus wird die Energie für die Muskelkontraktion durch Umwandlung des ATP in Adenosindiphosphat (ADP) freigesetzt. Aus dem oxidativen Abbau von Zuckerverbindungen stammt dann wiederum die Energie zur Resynthese des ADP zu ATP. Das energiereiche ATP wirkt als sog. Weichmacher und führt zur Erschlaffung der Muskulatur. Abbau und Resynthese des ATP bleiben nach dem Tod im Gleichgewicht, solange der Energiestoffwechsel noch funktioniert. Dadurch ist die Muskulatur nach dem Tod zunächst schlaff. Wenn die Zuckerreserve der Muskeln aufgebraucht ist, kann kein ATP mehr resynthetisiert werden. Es entwickelt sich die Totenstarre durch Überführung der Muskeleiweiße von einem Sol- in einen Gelzustand.

Auch an den inneren Organen mit glatter Muskulatur und am Herzen tritt das Starrwerden ein. Es ist selbstverständlich nur bei der Leichenöffnung festzustellen. Äußerlich kann sich die Totenstarre von Samenbläschen und Prostata als Samenabgang nach dem Tod bemerkbar machen. Demzufolge lässt ein Samenabgang an der Leiche nicht zwangsläufig auf eine sexuelle Aktivität kurz vor dem Ableben schließen.

Da es sich bei der Muskelerstarrung um einen physikochemischen Prozess handelt, hängen Herausbildung und Dauer der Starre von verschiedenen Bedingungen ab. Wärme beschleunigt und Kälte verzögert das Entstehen und das Lösen der Totenstarre. Alle Vorgänge, die zu einer ATP-Verminderung im Muskelgewebe führen, beschleunigen den Starreeintritt (Rigor praecox). Das gilt insbesondere für eine starke Beanspruchung der Muskulatur vor dem Tod, beispielsweise bei Personen, die während oder bald nach einer großen körperlichen Anstrengung versterben, oder bei Sterbefällen, die mit Krämpfen einhergehen (z. B. Erstickungszustände, Stromtod, Vergiftung durch Strychnin, Wundstarrkrampf).

Ein Zusammenhang mit der Todesursache besteht auch insofern, als dass sich bei auszehrenden Krankheiten oder anders verursachtem Muskelschwund die Totenstarre nur schwach ausbildet. Bei hochbetagten Personen und bei kleinen Kindern, insbesondere Frühgeborenen, kann die Totenstarre ausbleiben oder kaum feststellbar sein.

Zu beachten ist, dass sich im Rahmen einer Unterkühlung noch zu Lebzeiten eine sog. Kältestarre ausbildet, die keinesfalls mit einer Totenstarre verwechselt werden darf. Die Totenstarre stellt somit nur in warmer Umgebung ein sicheres Todeszeichen dar.

Für die Reihenfolge des Auftretens der Totenstarre wird gewöhnlich die Regel nach *Nysten* angegeben. Die Erstarrung beginnt an der Kiefermuskulatur, breitet sich dann absteigend über Hals, Rumpf und Arme aus und ist schließlich an den Beinen feststellbar. Eine der Ausnahmen von dieser Regel ist die sog. Läuferstarre, die nach starker Beanspruchung der Beinmuskulatur an den Beinen beginnt und erst danach an den Armen entsteht.

Als Brechen der Totenstarre bezeichnet man das Wiederherstellen der Beweglichkeit durch einen mehr oder weniger großen Kraftaufwand an den Gelenken. Je nachdem, zu welchem Zeitpunkt das erfolgt, kann die Starre erneut eintreten. Da nicht alle Muskelfasern gleichzeitig totenstarr werden, tritt nach dem Brechen die Versteifung in dem dazugehörigen Gelenk dann von Neuem ein, wenn zuvor noch nicht alle Muskelanteile erstarrt waren.

Die Lösung der Totenstarre wird durch die Selbstverdauung (Autolyse) der Muskeleiweiße bewirkt, später tritt die Leichenfäulnis hinzu.

Zum zeitlichen Ablauf des Eintretens und des Lösens sind stark abweichende Angaben in der Fachliteratur zu finden. Nach etwa 2 bis 4 Stunden kann die Totenstarre in den Kiefergelenken, nach etwa 8 bis 10 Stunden am ganzen Körper vollständig ausgeprägt sein. Ein Wiedereintreten nach Brechen ist innerhalb von 7 bis 8 Stunden nach dem Tod zu erwarten. Das Lösen der Totenstarre erfolgt in Abhängigkeit von der Umgebungstemperatur, bei hohen Temperaturen etwa nach 24 Stunden, bei niedrigen erst nach einigen Tagen.

In der älteren Literatur wird von Fällen sog. kataleptischer Totenstarre berichtet. Dabei soll das Starrwerden der Muskulatur unmittelbar nach dem Tod schlagartig eintreten, sodass die bei Todeseintritt eingenommene Körperhaltung fixiert wird. Bei einer kritischen Überprüfung der Fallberichte konnte dieses Phänomen nicht bestätigt werden.

Kriminalistisch bedeutsam ist die Totenstarre

- als sicheres Todeszeichen und
- für die Todeszeitschätzung.

2.3 Erkalten

Beim Menschen werden Wärmebildung und Wärmeabgabe so reguliert, dass die Körpertemperatur um 37 °C konstant gehalten werden kann. Mit dem Eintritt des Todes entfällt die zentrale Steuerung, und die Wärmeproduktion hört allmählich auf. Die Abkühlung der Leiche setzt ein und dauert so lange an, bis die Umgebungstemperatur erreicht ist. Über die Haut erfolgt die Wärmeabgabe durch Abstrahlung, durch Ableitung an die umgebende Luft und an die Aufliegefläche sowie durch Verdunstung. Diese physikalischen Prozesse werden von vielfältigen Faktoren beeinflusst. Die entscheidende Größe ist das Gefälle zwischen Körper- und Umgebungstemperatur. Die Körpertemperatur weicht in einigen Fällen vom Normwert ab. Bei fieberhaften Erkrankungen kann die Ausgangstemperatur höher und bei Unterkühlung niedriger als 37 °C liegen. Dicke Bekleidung und Bedeckung, gut isolierende Unterlagen und eine zusammengekauerte Körperhaltung verzögern die Abkühlung. Die langsamere Wärmeabgabe fettleibiger Leichen ist vorrangig auf den größeren Körperradius zurückzuführen und nicht nur durch die isolierende Wirkung des Fettgewebes zu erklären. Luftbewegung, hohe Luftfeuchte und ein begünstigendes Milieu (kaltes Wasser, gut wärmeableitende Unterlage) bewirken eine beschleunigte Abkühlung. Säuglinge und Kleinkinder kühlen besonders rasch ab, weil bei ihnen die im Verhältnis zur Körpermasse relativ große Körperoberfläche die Wärmeabgabe begünstigt.

Die Leichenabkühlung verläuft in drei Phasen, die sich grafisch als Sigmoidkurve der Mastdarmtemperatur darstellen lassen. In den ersten 2 bis 3 Stunden bleibt die Sterbetemperatur bestehen oder fällt nur geringfügig ab. Deshalb wird der Anfangsteil der Kurve als Temperaturplateau bezeichnet. Die initiale Hemmung der Abkühlung ist zurückzuführen auf einen Wärmeaustausch innerhalb des Körpers. Danach folgt ein nahezu geradliniges Absinken der Mastdarmtemperatur um rund 1 °C pro Stunde. Mit Verringerung des Temperaturgefälles zwischen Leiche und Umgebung verlangsamt sich die Abnahme der Körpertemperatur. Man spricht von terminaler Verzögerung als letzter Phase der Abkühlungskurve.

Kriminalistisch bedeutsam ist

- die Leichenabkühlung für die Todeszeitschätzung und
- die Leichenkälte als frühes Zeichen des Todes.

3. Späte Leichenveränderungen

Die späten Leichenveränderungen führen weitaus häufiger zu einer Zersetzung als zu einer Konservierung des Leichnams. Bei der Leichenzersetzung überwiegen die bakteriell bedingten Fäulnisprozesse.

Nicht selten sind Insekten beteiligt. Vor allem durch Madenfraß kann in relativ kurzer Zeit eine Skelettierung entstehen. Abhängig von verschiedenen Voraussetzungen tritt eine natürliche Leichenkonservierung ein. Am häufigsten sind Mumifizierung und Fettwachsbildung. In der Praxis überwiegen die Fälle, bei denen verschiedene Leichenveränderungen in unterschiedlichen Stadien nebeneinander zu beobachten sind.

Der Ablauf der späten Leichenveränderungen kann von Leiche zu Leiche wie auch an ein und demselben Leichnam außerordentlich verschieden sein. So ist es möglich, dass einzelne Teile des Körpers durch Mumifizierung oder Fettwachsbildung konserviert werden, während der Rest eine fäulnisbedingte Zersetzung aufweist. Ebenso können die Abbauprozesse an einer Leiche unterschiedlich schnell voranschreiten. Kopf und Arme sind bereits skelettiert, Rumpf und Beine hingegen noch relativ gut erhalten, weil Kleidung oder andere Bedeckung diese Körperpartien vor stärkerer Zersetzung geschützt hat.

Den späten Leichenveränderungen geht die Autolyse voran. Es handelt sich um eine Selbstverdauung der Körpergewebe, die durch Zellenzyme bewirkt wird. Die Autolyse vollzieht sich an den inneren Organen unter anderem als Erweichung des Nebennierenmarks, der Magenwand und der Bauchspeicheldrüse.

Für die kriminalistische Praxis hat die Hauterweichung (Mazeration) von Neugeborenen eine gewisse Bedeutung. Gelegentlich endet eine Schwangerschaft mit dem Tod der Frucht in der Gebärmutter. Nach dem Absterben setzen die Autolyse sowie eine Hauterweichung durch das Fruchtwasser ein. Das äußere Erscheinungsbild der Mazeration einer Leibesfrucht darf nicht als Leichenfäulnis verkannt werden. Das würde zu einer erheblichen Überschätzung der Leichenliegezeit führen.

3.1 Fäulnis und Verwesung

Die Fäulnis der Leiche führt zu

- Farbveränderungen der Gewebe und Organe,
- Entwicklung von Gasen sowie
- Erweichung und Verflüssigung von Geweben und Organen bis zur Skelettierung.

Die Ursache der Fäulnis sind Bakterien unterschiedlicher Herkunft. Zum einen handelt es sich um körpereigene Keime, die normalerweise die Haut, die Mundhöhle, den Nasen-Rachen-Raum, den Darm und die Scheide besiedeln, zum anderen um Fremdkeime aus dem umgebenden Milieu (z. B. Wasser). Sind schon zu Lebzeiten Erreger von Infektionskrankheiten in das Blut gelangt und auf dem Blutweg im Körper verbreitet worden, schreitet die Fäulnis schneller voran. Wenn jemand aber wegen einer Infektion hoch dosiert mit Antibiotika behandelt wurde, kann das die Fäulnisprozesse um Tage oder sogar um Wochen verzögern.

Chemisch stellt die Fäulnis einen reduktiven Abbau der Körperbestandteile dar. Der Eiweißabbau vollzieht sich über einige Zwischenstufen zunächst bis zu den Aminosäuren, also den einfachsten Bausteinen der Eiweißkörper. Daraus entstehen durch Abspaltung von Kohlendioxid die Ptomaine (z. B. Kadaverin, Putreszin, Tyramin). Bei deren weiterem Abbau bilden sich schließlich Gase wie Ammoniak, Kohlendioxid, Methan und Schwefelwasserstoff. Zusammen mit Ammoniak ergibt das Tyramin (tyros, griech. = Käse) den charakteristischen Fäulnisgeruch. Wie die Eiweiße werden auch die Kohlenhydrate und die Fette über verschiedene Zwischenstufen abgebaut.

Der von Laien mitunter benutzte Begriff Leichengift ist unzutreffend, denn ein spezifisches Leichengift im Wortsinn gibt es nicht. Die Eiweißzerfallsprodukte sind bei Hautkontakt ungefährlich. Obwohl die intakte Haut eine wesentliche Barriere für Krankheitserreger darstellt, empfiehlt es sich, beim Umgang mit Leichen aus hygienischen Gründen Handschuhe zu tragen. Bestimmte Erreger (z. B. Tuberkelbakterien, Hepatitisviren, HIV), die im Leichnam noch einige Zeit weiterleben, können zur Infektionsquelle werden. Je stärker die Fäulnis fortschreitet, desto geringer wird die Gefahr der Übertragung von Krankheitserregern.

Der Fäulnisprozess wird durch Wärme und Feuchtigkeit begünstigt. Kühlt eine Leiche nur langsam ab (z. B. hohe Umgebungstemperatur, fettleibige Person), setzt die Fäulnis rasch ein und verläuft schnell. Demgegenüber sind alle anderen Einflussfaktoren (z. B. Krankheitserreger im Blut, Wassergehalt der Gewebe) von untergeordneter Bedeutung. Die Regel nach *Casper* besagt, dass das gleiche Fäulnisbild an der Luft nach 1 Woche, im Wasser nach 2 Wochen und im Erdgrab nach 8 Wochen auftritt.

Wird eine noch gut erhaltene Wasserleiche geborgen, ist dennoch Eile bei der erkennungsdienstlichen Behandlung geboten. Durch die besonderen Umstände des Aufenthalts im Wasser verfallen gelandete Leichen rasch der Fäulnis und werden dadurch unkenntlich.

Äußerlich werden die frühesten Fäulnisveränderungen in der rechten Unterbauchregion sichtbar. Der Dickdarm liegt an dieser Stelle der Bauchwand dicht an, sodass die Darmbakterien rasch in die Haut gelangen können und eine Grünverfärbung hervorrufen. Die grüne Farbe entspricht einem Abbauprodukt des roten Blutfarbstoffs, das durch die Einwirkung von Schwefelwasserstoff entsteht (Sulfhämoglobin). Mit dem Fortschreiten der Fäulnis breitet sich die Grünverfärbung nach und nach über den Bauch auf die gesamte Körperoberfläche aus. Die in den Blutgefäßen ablaufenden Zersetzungsprozesse führen durch Gasbildung dazu, dass die oberflächlich liegenden Blutadern zuerst als rot-violette und später als grünlich-schwarze Verästelungen sichtbar werden. Man spricht vom Durchschlagen des Venennetzes. Es kommt weiter zur Auftreibung des Rumpfes. Aus Mund und Nase tritt rötlich-braune Fäulnisflüssigkeit aus. Die Oberhaut wird leicht verschieblich und löst sich schon bei leichten Berührungen ab. In der Haut bilden sich flüssigkeitsgefüllte Fäulnisblasen, die zu ausgedehnten Hautsäcken zusammenfließen können, schließlich einreißen und zusammensinken. Die Oberhaut hängt dann in Fetzen am Körper. Freiliegende Partien der Unterhaut vertrocknen zu einer bräunlichen, harten Schwarte. Die Grünverfärbung der Haut geht in eine tiefgrün-schwarze Farbe über. Eine Durchsetzung der Weichteile mit Fäulnisgasen führt nicht selten zur monströsen Auftreibung von Körperteilen, sodass eine Fettleibigkeit oder ein gedrungener Körperbau vorgetäuscht wird. Das Gesicht ist bis zur Unkenntlichkeit entstellt, auch die Augenfarbe verändert sich. Schließlich lassen sich die Kopfhaare leicht ausziehen und Finger- und Zehennägel mit der Oberhaut handschuh- bzw. sockenartig abziehen. Der weitere Fortgang hängt maßgeblich davon ab, welche anderen Leichenveränderungen beteiligt sind. Zum einen können Eintrocknung und Mumifikation den Endzustand prägen, und zum anderen ist, meist infolge Fliegenmadenbefalls, eine Skelettierung möglich.

Im Körperinneren verlaufen die Fäulnisveränderungen meist langsamer als außen. Der Magen-Darm-Kanal wird durch Fäulnisgase stark aufgebläht. In der Leber führen die Gase zu Hohlraumbildungen, sodass eine sog. Schaumleber entsteht. Die Milz nimmt eine grauschwarze Farbe an und ist zerfließlich. Das Gehirn verfärbt sich zunächst rötlich, später wird es grün-grau und verflüssigt sich breiig. An Blutgefäßen und Herz zeigt die Innenhaut eine rot-violette Verfärbung infolge Durchtränkung mit Fäulnisflüssigkeit. In den Lungen sowie in der Brust- und Bauchhöhle sammeln sich reichlich Fäulnisgase und Fäulnisflüssigkeit an. Verflüssigtes Körperfett bildet im Bauchraum Fettseen. Auf den Organüberzügen und auf den Auskleidungen der Körperhöhlen können Kristallbildungen aus organischen und anorganischen Fäulnisprodukten entstehen. Die Nieren, die Gebärmutter und die Prostata widerstehen der Fäulnis länger als die übrigen inneren Organe.

Bei der Verwesung handelt es sich um mikrobiell bedingte, oxidative Prozesse, die mit einem trockenen, zundrigen Gewebszerfall einhergehen, oft begleitet von sichtbarem Schimmelpilzbefall. Fäulnis und Verwesung können kombiniert ablaufen, wobei mal das eine, mal das andere überwiegt.

Wegen der nahezu regellos verlaufenden Abbauvorgänge bei Fäulnis und Verwesung sind Rückschlüsse auf die Leichenliegezeit nur sehr begrenzt möglich. Dennoch muss der Ermittlungsbeamte über ausreichende Kenntnisse der Fäulnisveränderungen verfügen, um Verwechselungen mit Folgen einer äußeren Gewalteinwirkung zu vermeiden. Häufig festzustellende Fehlinterpretationen sind:

- Austritt von Fäulnisflüssigkeit aus Nase und Mund als Blutablaufspuren,
- Hervorquellen von Zunge und Augen als Erstickungszeichen,
- Farbveränderungen der Halshaut als Würgemale,
- Einschnürung des Halses bei fäulnisbedingter Anschwellung als Strangfurche,
- Fäulnisblasen am Körper als Brandblasen, Erfrierungsblasen oder Blasen bei Vergiftung,
- Spreizung der Beine als Hinweis auf ein Sexualdelikt.

3.2 Tierfraß

Am häufigsten ist der Fliegenmadenbefall. Bereits in der Sterbephase können die ersten Fliegeneier auf dem Körper abgelegt worden sein. Bevorzugt werden feuchte Körperstellen, wie Augenwinkel, Nasen- und Mundöffnung, aber auch offene Wunden. Durch Madenfraß können vorhanden gewesene Wunden unkenntlich gemacht oder vergrößert werden. Je nach Fliegenart und Umweltbedingungen schlüpfen die Maden (Larven) unterschiedlich schnell und zehren von der Leiche. Auf diese Weise kann in den Sommermonaten innerhalb weniger Tage eine vollständige Skelettierung eintreten. Dem Larvenstadium folgen die Verpuppung und das Schlüpfen neuer Fliegen. Den Abschluss des Generationsgangs (= Metamorphose = Gestaltwandel) zeigen die leeren Puppenhüllen an. Aufgrund des zeitlichen Ablaufs dieses Gestaltwandels der einzelnen Fliegenarten und der vorgefundenen Artenzusammensetzung sind überschlägige Schätzungen der Leichenliegedauer möglich. Weiterhin können toxikologische und molekularbiologische Untersuchungen an den Leicheninsekten vorgenommen werden. Derartige Analysen erfordern eine sachkundige Asservierung der Tiere.

Auch andere Insekten, vor allem Ameisen und Käfer, sind an der Leichenzerstörung beteiligt. Darüber hinaus verursachen viele Wirbeltiere ebenfalls Fraßspuren, am häufigsten Ratten, Mäuse, Vögel, Füchse, Wildschweine, gelegentlich auch Hunde und Katzen. Sind solche Haustiere längere Zeit mit einem Verstorbenen eingesperrt, so nutzen sie den Leichnam als Nahrungsquelle. Groteske Fraßdefekte sind beobachtet worden. Bei Wasserleichen kommen neben Wassertieren die Larven der Köcherfliegen als Leichenzehrer in Betracht.

Von kriminalistischer Bedeutung ist der Tierfraß, weil eine Verwechselungsgefahr mit zu Lebzeiten entstandenen Verletzungen besteht. Hautveränderungen durch Ameisen können Würgespuren oder Verätzungen vortäuschen. Vögel verursachen Verletzungen, die mitunter an Stich- oder Schrotschusswunden erinnern. Durch Waldtiere werden gelegentlich Leichenteile abgefressen und verschleppt, sodass der Eindruck einer Leichenzerstückelung entsteht. Entscheidend für die richtige Einordnung von Verletzungen als Tierfraß ist es, von vornherein an diese Möglichkeit der Leichenzerstörung zu denken.

3.3 Konservierende Leichenveränderungen

Eine natürliche Leichenkonservierung durch Mumifikation tritt dann ein, wenn die Austrocknung des Körpers schneller voranschreitet als die Leichenzersetzung durch Fäulnis. Diese Situation ist bei mageren Leichen in trockenem, luftigem Milieu gegeben. Einer Mitwirkung von Giften, Strahlen und Bakterien bedarf es nicht.

Bereits kurze Zeit nach dem Tod sind die ersten Vertrocknungserscheinungen an den Hornhäuten der Augen, am Lippenrot und an zarten Hautpartien wie Hodensack, Vorhaut und Schamlippen zu beobachten. Der Flüssigkeitsverlust der Gesichtshaut lässt die Bartstoppeln deutlich hervortreten, wie auch das Eintrocknen der Finger- und Zehenkuppen die Nägel länger erscheinen lässt. Weder Barthaare noch Nägel wachsen nach dem Tod weiter.

Mit zunehmender Mumifizierung nimmt die Haut eine braune Farbe und eine lederartig derbe Beschaffenheit an. Auch die Weichteile schrumpfen, sodass sich Muskel- und Sehnenstränge deutlich sichtbar unter der Haut abzeichnen. Insgesamt verringert sich durch den Wasserverlust das Körpergewicht erheblich. Eine Veränderung der Haarfarbe ist möglich. Am häufigsten entsteht ein rötlicher Farbton.

Mumifizierte Leichen sind in unseren Breiten am ehesten auf zugigen Dachböden, in Schuppen und Scheunen, in trockenen Gewölben und Grüften oder im Freien (im Wald Erhängte) zu erwarten. Eine vollständige Mumifikation erfordert einen längeren Zeitraum, mindestens mehrere Wochen. Häufiger sind Teilmumifizierungen, bei denen ein Mischbild verschiedener Leichenveränderungen vorliegt.

Gelangt eine auf natürliche Weise mumifizierte Leiche in ein feuchtes Milieu, quellen die Weichteile auf. Dadurch kann eine kürzere Leichenliegezeit vorgetäuscht werden.

Die kriminalistische Bedeutung der Mumifikation liegt darin begründet, dass

- äußere Konturen erhalten bleiben und dadurch eine Identifizierung erleichtert werden kann,
- bestimmte Verletzungen wie Strangfurchen, Stich-, Schnitt-, Hieb- und Schusswunden konserviert werden und
- eine längere Liegezeit der Leiche angenommen werden muss.

Unter Fettwachsbildung versteht man eine Umwandlung der Weichteile, beginnend mit dem Körperfett, in eine grau-weiße, körnige, zuerst feucht-pastenartige, später trocken-gipsähnliche Masse mit ranzig-erdigem Geruch. Das Fettwachs (Adipocire) entsteht durch hydrolytische Spaltung des Körperfetts in Glycerol und Fettsäuren. Notwendige Bedingungen sind feuchtes Milieu, Luftabschluss und die Mitwirkung bestimmter Bakterien.

Die gebräuchliche Bezeichnung Fettwachs hat sich als chemisch falsch erwiesen. Das Umwandlungsprodukt enthält kaum Fett und kein Wachs, sondern besteht hauptsächlich aus gesättigten höheren Fettsäuren (vor allem Palmitin- und Stearinsäure). Es wird besser als Leichenlipid bezeichnet.

Bei Wasserleichen kann Fettwachs bereits nach wenigen Wochen auftreten, während es sich im feuchten Erdgrab erst im Laufe vieler Monate entwickelt. Die Fettwachsbildung zählt wie die Mumifizierung zu den konservierenden Leichenveränderungen. Daraus leitet sich dieselbe kriminalistische Bedeutung ab.

Wird ein Verstorbener alsbald nach dem Tod eingefroren, führt das ebenfalls zu einer Konservierung. Solche Eisleichen können unter natürlichen Bedingungen während Frostperioden, in Gletscherregionen und in Polargebieten entstehen.

Von Tätern wird der Konservierungseffekt des Einfrierens genutzt, um eine Leiche oder Leichenteile wenigstens zeitweilig beiseitezuschaffen.

Eine sog. Faulleichenkonservierung tritt ein, wenn sich der Leichnam oder Leichenteile längere Zeit in einer luft- und wasserdichten Umhüllung (z. B. Plastiksack, Folie, Beton) befinden. Unter diesen Bedingungen setzen die mikrobiellen Abbauprozesse zwar ein, kommen jedoch bald durch die Anhäufung von Stoffwechselendprodukten zum Stillstand.

Die Konservierung von Leichen im Moor wird durch Humin- und Gerbsäuren bestimmt. Begünstigende Bedingungen sind Kälte und Luftabschluss. Die einzelnen Körpergewebe unterliegen unterschiedlichen Veränderungen: Die Haut wird gegerbt, die Weichteile und die inneren Organe verwesen, die Knochen werden entkalkt und dadurch biegsam, färben sich schwarz und erinnern an Hartgummi.

Erfahrungsgemäß haben Moorleichen in der weitaus größten Anzahl der Fälle eine archäologische Bedeutung, doch ist eine kriminalistische Relevanz nicht von vornherein auszuschließen.

Durch Einwirkung von Salz in fester oder gelöster Form können Salzleichen entstehen (z. B. Tod im Salzbergwerk oder im Solebecken). Entscheidend ist der Wasserentzug des Körpers durch den hygroskopischen Effekt vieler Salze, am ehesten vergleichbar mit dem Pökeln.

Ergänzend soll die künstliche Leichenkonservierung erwähnt werden. Am bekanntesten sind die Balsamierungsrituale im alten Ägypten, aber auch heute noch werden durch verschiedene physikalische und chemische Verfahren (z. B. Tieffrieren, Paraffin- und Formalindurchtränkung, Plastination) Leichen und Leichenteile haltbar gemacht. Das kann erforderlich sein zur Aufbewahrung bei unklarer Identität, zur Überführung in andere Staaten oder für medizinische Präparatesammlungen.

4. Ärztliche Leichenschau

Die ärztliche Leichenschau ist durch landesrechtliche Bestimmungen geregelt. Folglich gibt es eine Vielzahl unterschiedlicher Rechtsvorschriften zum Leichen-, Bestattungs- und Friedhofswesen. Nachfolgend kann nur eine länderübergreifende Darstellung grundlegender Aspekte der ärztlichen Leichenschau gegeben werden, wobei auf die wichtigsten Ausnahmen hingewiesen wird. Für Detailfragen sind unbedingt die gesetzlichen Regelungen des jeweiligen Bundeslandes zu beachten.

Mit den Bestimmungen zur Leichenschau verfolgt der Gesetzgeber mehrere Ziele:

- Verhütung irrtümlicher Todesfeststellung (Feststellung des Todes durch einen Arzt),
- Medizinalstatistik (Häufigkeit der einzelnen Todesursachen als Grundlage für gesundheitspolitische Entscheidungen),
- Seuchenbekämpfung (Anzeigepflicht bei bestimmten Erkrankungen im Todesfall),
- Rechtsinteressen (Erkennung polizeilich bzw. rechtlich relevanter Todesfälle).

Nach den Landesgesetzen muss in jedem Sterbefall ein Arzt eine Leichenschau durchführen und darüber eine ärztliche Bescheinigung ausstellen. Eine Ausnahme bildet Schleswig-Holstein. Dort darf auf einigen Inseln und Halligen auch eine andere geeignete Person zur Vornahme der Leichenschau ermächtigt werden.

Die obligatorische ärztliche Leichenschau wird gelegentlich auch als allgemeine Leichenschau bezeichnet. Um deren Ergebnis zu dokumentieren, werden Formulare verwendet, die unterschiedlich gestaltet sind. Diese Vordrucke können – je nach Bundesland – Todesbescheinigung, Leichenschauschein oder Totenschein heißen.

Die ausgefüllten Formulare müssen auf dem Standesamt zur Beurkundung des Sterbefalles vorgelegt werden. Erst danach darf die Bestattung erfolgen. Jede Leiche muss an einem dafür vorgesehenen Ort bestattet werden.

In allen Bundesländern mit Ausnahme von Bayern ist vor einer Feuerbestattung, bei der die Leiche verbrannt und die Asche meist in einer Urne beigesetzt wird, eine zweite (amtsärztliche) Leichenschau erforderlich. Eine solche Leichennachschau dient der Feststellung von Kennzeichen eines nichtnatürlichen Todes und zur Freigabe für die Einäscherung.

Die landesrechtlichen Regelungen verpflichten den Leichenschauarzt zu folgenden Feststellungen:

- Tod,
- Todeszeitpunkt,
- Todesursache,
- Todesart (natürlicher oder nichtnatürlicher Tod),
- Personalien.

Darüber hinaus unterliegt der Leichenschauarzt bestimmten Meldepflichten.

Die Deutsche Gesellschaft für Rechtsmedizin hat „Regeln zur Durchführung der ärztlichen Leichenschau“ erarbeitet, die als Leitlinien für Ärzte veröffentlicht sind.[7]

7 AWMF-Leitlinien-Register, Nr. 054/002.

4.1 Feststellung des Todes

Rechtlich darf erst nach ärztlicher Diagnose und Bescheinigung des Todes von einer Leiche gesprochen werden. Nach medizinischer Auffassung gilt als Leiche der Körper eines Gestorbenen, gekennzeichnet durch Leichenerscheinungen. Juristischer Ansicht zufolge ist eine Leiche der Körper eines toten Menschen oder totgeborenen Kindes, solange er noch nicht zerfallen oder noch nicht Gegenstand des Rechtsverkehrs geworden ist (etwa Leichen oder Leichenteile für den Anatomieunterricht im Medizinstudium).

Bei Neugeborenen unterscheidet man zwischen

- Lebendgeborenen und
- Totgeborenen.

Als lebendgeboren gilt ein Kind, wenn nach der Trennung vom Mutterleib entweder das Herz geschlagen, die natürliche Lungenatmung eingesetzt oder die Nabelschnur pulsiert hat, unabhängig von Länge und Gewicht des Kindes oder von der Dauer der Schwangerschaft. Wenn ein Lebendgeborenes verstirbt, gilt es rechtlich generell als Leiche.

Ein Kind ist totgeboren, wenn es nach der Trennung vom Mutterleib keines der maßgeblichen Zeichen eines Lebendgeborenen und ein Gewicht von mindestens 500 g aufweist. Unter dieser Voraussetzung gilt auch ein Totgeborenes rechtlich als Leiche. Demnach gilt nicht als Leiche eine Leibesfrucht unter 500 g Körpergewicht. Sie wird als Fehlgeburt, Frühgeburt oder Abort bezeichnet.

Die Feststellung des Todes ist dem Arzt als Aufgabe zugewiesen, weil dazu meist medizinische Kenntnisse erforderlich sind. Bei Eintreffen am Fundort hat sich der Arzt unverzüglich davon zu überzeugen, ob die Person noch lebt oder tot ist. Wenn keine sicheren Todeszeichen vorhanden sind, müssen Reanimationsmaßnahmen eingeleitet werden. Andernfalls kann der Vorwurf der unterlassenen Hilfeleistung erhoben werden.

Die Forderung der Todesfeststellung wird durch den Nachweis sicherer Todeszeichen erfüllt. Im Allgemeinen sind frühestens 15 bis 20 Minuten nach dem Todeseintritt die ersten Totenflecke zu erwarten, Totenstarre und Fäulnis folgen erst deutlich später. Diese Leichenerscheinungen sind zuverlässige Kriterien für die sichere Feststellung des Todes. Das gilt ebenfalls für offensichtlich nicht mit dem Leben vereinbare Verletzungen, wie vollständige Schädelzertrümmerung, Abtrennung des Kopfes oder Rumpfdurchtrennung.

Zur Dokumentation des ärztlich festgestellten Todes finden sich auf einigen Todesbescheinigungen als ankreuzbare Kästchen folgende sichere Zeichen des Todes:

- Totenflecke,
- Totenstarre,
- Fäulnis,
- Verletzungen, die nicht mit dem Leben vereinbar sind,
- Hirntod.

Es wird gefordert, dass vor dem Ausstellen der Todesbescheinigung mindestens eines der sicheren Todeszeichen deutlich ausgeprägt ist. Hält sich der Arzt konsequent an diese Forderung, besteht keine Gefahr, einen Lebenden für tot zu erklären. Zu beachten ist dabei, dass eine Kältestarre nicht als Totenstarre fehlgedeutet werden darf.

In einigen Bundesländern sind Ärzte im Rettungsdienst von ihrer Verpflichtung zur Durchführung einer vollständigen Leichenschau befreit. Ihre Pflicht beschränkt sich auf die Feststellung des Todes. Länderabhängig ist vom Notarzt außerdem eine Vorläufige Todesbescheinigung auszustellen. Bei Anhaltspunkten für einen nichtnatürlichen Tod hat auch der Notarzt sofort die Polizei zu informieren.

Bis in die Gegenwart wird immer wieder über die irrtümliche Ausstellung von Todesbescheinigungen in der Fachpresse wie auch in den Massenmedien berichtet. Diese Fälle sind insgesamt selten und ausnahmslos auf eine Verletzung der ärztlichen Sorgfaltspflicht zurückzuführen. Erfahrene Ermittlungsbeamte kennen aus der Praxis genügend Beispiele, bei denen der Leichenschauarzt nur einen flüchtigen Blick auf die leblose Person wirft und keine Untersuchung vornimmt. Ebenso kommt es vor, dass die Todesbescheinigung nach den Auskünften der Angehörigen ausgestellt wird, ohne die im Nebenzimmer liegende Person untersucht zu haben. Selbst aufgrund telefonischer Benachrichtigung entstanden schon Todesbescheinigungen.

Unter bestimmten Bedingungen können alle Lebenserscheinungen auf ein Minimum reduziert sein. Äußerlich lassen sich in solchen Fällen Atmung, Puls, Körperwärme und Reflexe kaum wahrnehmen, und es besteht eine tiefe, unter Umständen langdauernde Bewusstlosigkeit. Für diesen Zustand, bei dem die Unterscheidung zwischen Leben und Tod außerordentlich erschwert ist, wurde der Begriff Scheintod geprägt. Gelingt durch geeignete Behandlungsmaßnahmen die volle Wiederherstellung aller Lebensfunktionen, bedeutet das nicht die Erweckung eines Toten, sondern eines tief Bewusstlosen. Die medizinischen Fachausdrücke Vita reducta und Vita minima besagen, dass es sich um einen auf das Äußerste verminderten Zustand des Lebens handelt. Zur Feststellung von Lebenszeichen in solchen Fällen sind apparative Untersuchungen, wie Ableitung von Hirn- und Herzströmen, notwendig.

Die wichtigsten Ursachen für eine Vita minima werden unter der Buchstabenfolge A – E – I – O – U zusammengefasst. Dabei bedeuten:

A = Alkoholvergiftung,
Anoxie (Sauerstoffmangel),
Anämie (Blutarmut).
E = Epilepsie,
Ertrinken,
Elektrizität, auch Blitzschlag.
I = Injury of head (Schädel-Hirn-Trauma).
O = Opium, gemeint Drogen- und Medikamentenvergiftungen.
U = Urämie (Harnvergiftung durch Nierenversagen) und andere komatöse Zustände (Koma = Zustand tiefer Bewusstlosigkeit), Unterkühlung.

Bestimmte Zeichen berechtigen weder einzeln noch kombiniert zur Feststellung des Todes. Das sind

- Abkühlung (nicht gleichzusetzen mit Leichenkälte),
- Muskelschlaffheit,
- Hautblässe,
- Reaktionslosigkeit der Pupillen,
- Reflexlosigkeit,
- Pulslosigkeit und
- Atemstillstand.

Diese Erscheinungen werden unsichere Zeichen des Todes genannt.

Durch sog. Lebensproben wollte man früher die Beweiskraft der unsicheren Todeszeichen erhöhen. Um den Atemstillstand nachzuweisen, wurde empfohlen, einen Spiegel vor Mund und Nase zu halten. Blieb ein Beschlagen aus, so meinte man damit den Beweis für den Atemstillstand erbracht zu haben. Zum selben Zweck wurde eine Feder vorgehalten, Seifenschaum aufgebracht oder ein randvoll gefülltes Wasserglas auf den Brustkorb gestellt. Das Erliegen der Herz-Kreislauf-Funktion sollte beispielsweise durch die Siegellackprobe festgestellt werden. Man tropfte heißen Siegellack auf die Haut und beobachtete, ob sich eine Hautrötung entwickelte. Wegen der Gefahr, dass eine Vita minima nicht erkannt wird, sind die genannten Lebensproben zur zweifelsfreien Feststellung des Todes unbrauchbar.

Die Angst vor dem Lebendig-Begrabenwerden im Zustand des Scheintodes resultierte nicht zuletzt aus der Fehldeutung von Leichenerscheinungen:

- Der Tote „schwitzt" – in Wirklichkeit Kondenswasser auf der abgekühlten Leiche,
- die Lage der Leiche verändert sich – in Wirklichkeit verursacht durch Eintreten und Lösen der Totenstarre, später durch Fäulnis,
- „Totenlaute" (Stöhnen oder Seufzer) sind zu hören – in Wirklichkeit eine Leichenerscheinung, bedingt durch das Hochdrücken des Zwerchfells infolge Fäulnisgasansammlung im Bauchraum mit Entweichen von Luft durch die Stimmritze,
- die Aufrichtung des männlichen Gliedes – in Wirklichkeit Fäulnisgasansammlung im Gewebe der äußeren Geschlechtsorgane,
- die Leiche lässt eine „ganz frische Haut" und „neue Nägel" erkennen – in Wirklichkeit Ablösung der Oberhaut zusammen mit den Nägeln infolge Fäulnis, sodass die rosig und feucht wirkende Lederhaut bzw. die Nagelbetten frei liegen,
- eine verstorbene Schwangere „gebärt" im Sarg ihr Kind – in Wirklichkeit kommt eine sog. Sarggeburt durch einen starken Fäulnisgasdruck im Bauchraum zustande, der ebenso einen Kotabgang an der Leiche bewirken kann.

Bei Exhumierungen festgestellte Lageveränderungen der Leiche im Sarg sind zwanglos durch Umkippen oder Herunterstürzen bei unsachgemäßem Transport zu erklären.

4.2 Schätzung der Todeszeit

Jede Todeszeitschätzung basiert auf dem Versuch, unter Berücksichtigung der Umgebungsbedingungen die Ausprägung der Leichenveränderungen in einen zeitlichen Zusammenhang mit dem Todeseintritt zu stellen. Wie bereits erläutert, werden die Art und die Entwicklung der einzelnen Leichenerscheinungen durch eine Vielzahl von Einflussfaktoren bestimmt. Ihre tatsächliche Bedeutung, insbesondere das Zusammenwirken der einzelnen Faktoren, lässt sich im konkreten Fall nur schwer interpretieren. Zudem gibt es keinen momentanen Übergang vom Leben zum Tod, sodass der Todeszeitpunkt biologisch ein Todeszeitraum ist. Aus diesen Gründen muss man sich des Wahrscheinlichkeitscharakters jeder Todeszeitschätzung bewusst sein.

Trotz dieser Einschränkungen ist die Schätzung der Todeszeit für die kriminalistische Praxis unverzichtbar, vorrangig für die Feststellung möglicher Zeugen, die Alibiermittlung sowie die Aufstellung von Weg-Zeit-Diagrammen. Mitunter erlangt die Kenntnis der Todeszeit eine erbrechtliche oder auch eine versicherungsrechtliche Bedeutung. Wenn bei einem Ereignis mehrere, durch eine Erbfolge verbundene Personen sterben, kann es notwendig sein festzustellen, bei wem der Tod zuerst eintrat.

Die Schätzung der Todeszeit ist eine verantwortungsvolle Aufgabe und muss dem Fachmann überlassen werden. Der Rechtsmediziner verfügt über die notwendigen Spezialkenntnisse, Untersuchungsmethoden und Erfahrungen, benötigt aber Angaben über die Umstände, unter denen die Leichenveränderungen zustande gekommen sind. Einige Faktoren kann er am Leichenfundort selbst feststellen. Nicht selten ist er jedoch auf die Ergebnisse der kriminalistischen Ermittlungen angewiesen.

Von speziellen Fällen auf der Intensivstation abgesehen, ist die Feststellung der Todeszeit zumeist die Schätzung eines Zeitbereichs. Im Interesse der Ermittlungen sollte eher ein größeres Todeszeitintervall angenommen werden. Zudem ist in der Anfangsphase der Ermittlungen bei schriftlichen Äußerungen zum Todeszeitpunkt vorsichtige Zurückhaltung geboten. Einmal aktenkundig geworden, lässt sich eine Angabe nur mit großen Schwierigkeiten korrigieren. Deshalb empfehlen sich Zusätze wie „etwa“ oder „vermutlich“, die in dieser Phase keineswegs Ausdruck fachlicher Unsicherheit sind, sondern verantwortliches Handeln bedeuten.

Je länger das zum Tod führende Ereignis zurückliegt, desto weniger exakt wird die Aussage. Liegen die Angaben unmittelbar nach dem Todeseintritt noch im Stundenbereich, wird man bei fortgeschrittenen Leichenveränderungen den Zeitraum nicht weiter als auf Wochen oder Monate, bei Skelettfunden sogar Jahre oder Jahrzehnte eingrenzen können.

Die Eintragung des Leichenschauarztes zur Sterbezeit auf der Todesbescheinigung ist bei kriminalistisch relevanten Todesfällen mit größter Zurückhaltung zu bewerten. Erlangt die Sterbezeit für die Versionsbildung eine zentrale Bedeutung, darf die Angabe von der Todesbescheinigung keinesfalls ohne Weiteres übernommen werden. Vielmehr sollte der Rechtsmediziner seine Möglichkeiten zur Todeszeitschätzung ausschöpfen. Dessen Ergebnis wiederum muss unbedingt durch kriminalistische Ermittlungen abgesichert werden.

Unter Leichenliegezeit versteht man den Zeitraum zwischen dem Eintritt des Todes und dem Auffinden des Leichnams. Die Todeszeit ist nicht zwangsläufig gleichzusetzen mit der Tatzeit, denn Art, Schwere und Lokalisation der Gewalteinwirkung können eine gewisse Überlebenszeit zulassen. Nur dann sind Tatzeit und Todeszeit identisch, wenn die Überlebenszeit gleich Null ist, wie etwa bei vollständiger Abtrennung des Kopfes.

Zur Schätzung der Todeszeit eignen sich

- supravitale Reaktionen,
- frühe Leichenveränderungen,
- späte Leichenveränderungen,
- andere medizinische Befunde und
- kriminalistische Ermittlungsergebnisse.

In der Phase des intermediären Lebens lassen sich supravitale Reaktionen auslösen. Diese Erscheinungen beruhen auf der unterschiedlich langen Überlebenszeit einzelner Gewebe und Zellen nach dem Individualtod. Praktisch bewährt haben sich die Prüfung der mechanischen und elektrischen Erregbarkeit der Skelettmuskulatur sowie der Pupillenreaktionen auf Pharmaka (Tabelle 1).

Tab. 1: Supravitale Erscheinungen (nach Dürwald, *1990)*[8]

Zsakó-Muskelphänomen	bis zu	2 h p. m.
Idiomuskulärer Wulst	bis zu	6 h p. m.
Elektrische Erregbarkeit		
a) galvanisch	bis zu	4 h p. m.
b) faradisch	bis zu	5–6 h p. m.
Pupillenreaktionen (Injektion)		
a) Verengung	bis zu	15 h p. m.
b) Erweiterung	bis zu	15 h p. m.
c) Doppelreaktion	bis zu	12 h p. m.

Das *Zsakó*-Muskelphänomen wird durch Beklopfen mit einem harten Gegenstand geprüft. Die mechanische Reizung führt bis zu 2 Stunden nach dem Tod (= post mortem = p. m.) zu einer fortgeleiteten Reaktion (Kontraktion) des gesamten Muskels. Das Anschlagen der Muskeln zwischen den Mittelhandknochen auf dem Handrücken löst eine Annäherung der Finger aus. An der vorderen Oberschenkelmuskulatur bewirkt das Anschlagen im unteren Drittel ein Hochziehen der Kniescheibe, und an der Muskulatur zwischen den Schulterblättern verursacht es eine Annäherung der Schulterblätter.

Bis zu 6 Stunden post mortem reagiert nicht mehr der gesamte Muskel auf eine mechanische Reizung, sondern ein Schlag löst nur noch eine lokale Reaktion in Form einer fingerstarken, sog. idiomuskulären Wulstbildung aus. Bevorzugt wird der Bizepsmuskel geprüft.

Die supravitale, elektrische Reizung der Skelettmuskulatur erfordert spezielle Geräte, von denen einige Modelle käuflich zu erwerben sind. Die Elektroden werden vorwiegend neben den äußeren Augenwinkeln oder neben den Mundwinkeln eingestochen. Die Reizung mit Gleichstrom (galvanisch) führt bis zu 4 Stunden post mortem und die mit gepulstem Gleichstrom (faradisch) bis zu 6 Stunden post mortem zu einem Zusammenziehen der Augenlider oder des Mundes.

Aufgrund des verhältnismäßig kurzen Zeitraums, in dem mechanische und elektrische Erregbarkeit der Muskulatur erhalten bleiben,

8 *Dürwald, W.* (1990): Gerichtliche Medizin. 4. Aufl., Leipzig: Barth, S. 67.

hat der Rechtsmediziner nur selten Gelegenheit, diese supravitalen Reaktionen bei der Todeszeitschätzung zu berücksichtigen. Selbst wenn ein gerade Verstorbener aufgefunden und der Rechtsmediziner umgehend angefordert wird, können die Benachrichtigung, der nicht selten lange Anfahrtsweg und der Arbeitsablauf am Tatort seinen frühzeitigen Einsatz verzögern.

Über einen längeren Zeitraum als am Muskel sind die supravitalen Pupillenreaktionen nachweisbar. Dabei wird geprüft, ob durch Einspritzen von Pharmaka in das Auge eine Erweiterung oder eine Verengung der Pupillen bewirkt werden kann (bis zu 15 Stunden post mortem). Eine sog. Doppelreaktion, bei der zuerst ein erweiterndes, danach ein verengendes Mittel in das Auge injiziert wird, lässt sich bis zu 12 Stunden post mortem beobachten.

Weitere supravitale Erscheinungen, wie Reaktionen der Schweißdrüsen und der Haarbalgmuskeln auf chemische Mittel, haben sich in der Praxis nicht durchsetzen können.

Die Ausbildung der Totenflecke als frühe Leichenveränderung wird beeinflusst durch die Dauer der Agonie, die Todesursache und die Füllung des Blutgefäßsystems (Blutarmut, Blutverlust). Dementsprechend differieren die Angaben über die zeitliche Abfolge in der Fachliteratur recht deutlich. Dennoch sind gewisse Rückschlüsse für die Todeszeitschätzung ableitbar (Tabelle 2).

Die Totenstarre wird in mehreren Gelenken geprüft, beginnend an Kiefergelenken und Hals, danach an oberen und unteren Gliedmaßen. Sind die Gelenke frei beweglich, kann das bedeuten, dass die Totenstarre noch nicht ausgebildet oder bereits gelöst ist oder manuell gebrochen wurde. Berücksichtigt man die übrigen Leichenerscheinungen, dürfte eine Interpretation möglich sein. Trotz einer großen Schwankungsbreite der zeitlichen Abfolge von Eintreten und Dauer der Totenstarre sind die Angaben bei kritischer Wertung zur Todeszeitschätzung nutzbar (Tabelle 2).

Bei offensichtlich strafrechtsrelevanten Todesfällen empfiehlt es sich für den Leichenschauarzt, lediglich den Eintritt der Totenstarre festzustellen, ohne die Beweglichkeit der Gelenke mit grober Kraft zu prüfen. Alle weiteren Handgriffe sollte der Rechtsmediziner vornehmen.

Tab. 2: Schätzung der Todeszeit in der frühen Postmortalphase (nach Reinhardt *und* Mattern, *1999)*[9]

Totenflecke	
Beginn	nach 20 – 30 Minuten
Konfluieren	nach 2 – 6 Stunden
Umlagerbarkeit	6 – 12 Stunden
Wegdrückbarkeit	bis 36 Stunden
Erkalten	
Abnahme der Rektaltemperatur um etwa 1°C pro Stunde bei Zimmertemperaturen	
Totenstarre	
Beginn	nach 2 – 4 Stunden
Vollständige Ausbildung	nach 6 – 8 Stunden (6 – 12 Stunden)
Wiederauftreten nach gewaltsamer Lösung	bis 8 Stunden
Spontane Lösung	nach 2 – 3 Tagen

Für die frühe Postmortalphase, also die ersten Stunden nach Eintritt des Todes, ist die Temperaturmessung zur Feststellung der Leichenabkühlung die wichtigste Methode der Todeszeitschätzung. Um aus dem Absinken der Körpertemperatur verwertbare Rückschlüsse auf die Todeszeit ziehen zu können, werden folgende Daten gebraucht:

- Körpertemperatur,
- Umgebungstemperatur,
- Körpergewicht,
- Auffindungsumstände.

Zur Feststellung der Körpertemperatur wird ein besonderes Thermometer benötigt, ein Fieberthermometer ist ungeeignet. Es lassen sich sowohl Glas- als auch elektronische Thermometer verwenden, die einen besonders langen Messansatz, eine Ablesegenauigkeit von 0,1 °C, einen Messbereich von 0 °C bis 45 °C aufweisen und geeicht sind. Das Thermometer ist mindestens 8–10 cm tief in den Mastdarm (Rektum) einzuführen und darf zum Ablesen nicht entfernt werden. Ein weiterer üblicher Messort ist der Bereich der Darmgekrösewurzel. Hierzu wird in der linken Unterbauchregion ein kleiner Schnitt

9 *Reinhardt, G., Mattern, R.* (1999): Rechtsmedizin. In: Ökologisches Stoffgebiet (Hrsg. A. Bob u. K. Bob), 3. Aufl., Stuttgart: Hippokrates, S. 311.

angelegt und das Thermometer bzw. der Messfühler durch die Bauchdecke eingeführt. Da es sich um einen Eingriff in die Integrität des Körpers handelt, bleibt dieses Verfahren dem Arzt vorbehalten.

Auf die Abkühlung der Leiche hat die Umgebungstemperatur einen entscheidenden Einfluss. Um einen verlässlichen Messwert zu erhalten, muss die Temperatur so bald wie möglich in unmittelbarer Nähe des Körpers gemessen werden. Besonderheiten der Aufliegefläche müssen protokolliert werden (z. B. Fußbodenheizung, Isoliermatte, Betonfußboden). Eine rasche Temperaturfeststellung ist notwendig, um den Einfluss von Veränderungen am Leichenfundort auszuschließen. Auswirken können sich das Öffnen oder Schließen von Türen und Fenstern, das Betätigen der Heizung und nicht zuletzt die Anwesenheit mehrerer Personen. War die Umgebungstemperatur zwischen Todeseintritt und Zeitpunkt der Untersuchung nicht konstant, so ist von einem Mittelwert oder einem Umgebungstemperaturbereich auszugehen.

Das Körpergewicht darf nicht geschätzt, sondern muss exakt bestimmt werden. Im Regelfall erfolgt das Wiegen des unbekleideten Körpers vor der Leichenöffnung.

Schließlich müssen je nach Sachlage verschiedene Faktoren berücksichtigt werden, die Einfluss auf den Abkühlungsverlauf ausüben (z. B. Temperaturschwankungen während des Tages, Körperhaltung, Bekleidung und Bedeckung). Deshalb sind die Auffindungsumstände sorgfältig zu erfassen. Bei Leichenfunden im Freien können Informationen vom zuständigen Wetterdienst eingeholt werden.

Für die Todeszeitberechnung aus Mastdarm- und Umgebungstemperatur gibt es mathematische Formeln, Nomogramme und Computerprogramme. Davon hat sich für praktische Belange das Temperatur-Todeszeit-Bezugsnomogramm von *Henßge* durchgesetzt. Verwendet werden Nomogramme für Umgebungstemperaturen von 23,2 °C und darunter (Abbildung 4a) sowie für Umgebungstemperaturen von 23,3 °C und darüber (Abbildung 4b). Die Methode erlaubt bis etwa zur 30.–40. Stunde post mortem eine gute Abschätzung der Todeszeit.

Bei Verwendung des Nomogramms werden als Erstes die Rektaltemperatur der Leiche und die Umgebungstemperatur auf der entsprechenden Skala markiert und beide Punkte durch eine Gerade verbunden. Der Schnittpunkt dieser Geraden mit der Diagonalen des Nomogramms und der Mittelpunkt des Fadenkreuzes bilden die Bezugspunkte für eine zweite Gerade, die bis zum Kreisbogen des betreffenden Körpergewichts eingezeichnet werden muss. Am Schnittpunkt der zweiten Geraden mit der Körpergewichtskurve ist die Todeszeit in Stunden ablesbar. Auf dem äußersten Kreisbogen befindet sich der zugehörige 95 %-Toleranzbereich, der durch den Schnittpunkt der zweiten Geraden mit der äußersten Kurvenlinie angezeigt wird.

Als Standardbedingungen gelten:

- nackte Leiche, trocken,
- gestreckte Rückenlage,
- thermisch neutrale Auflagefläche,
- ruhende Luft,
- Umgebung ohne starke Wärmequellen.

Nichtstandard bedeutet abweichende Abkühlungsbedingungen. Für die Berechnung gibt es zur Berücksichtigung der Abweichungen von den Standardbedingungen der Leichenabkühlung verschiedene Korrekturfaktoren, mit denen das Körpergewicht multipliziert wird.

Die Schätzung der Todeszeit mit Hilfe des Nomogramms setzt spezielle Kenntnisse und praktische Erfahrungen voraus und bleibt deshalb dem Rechtsmediziner vorbehalten. Die Schwierigkeit bei der Anwendung des Nomogramms besteht nicht im Ablesen der Todeszeit, sondern vielmehr darin, die der Berechnung zugrunde gelegten Abkühlungsbedingungen qualifiziert einzuschätzen. Dazu werden Korrekturfaktoren angegeben, die zwischen 0,3 (nackte Leiche in fließendem Gewässer) und 3,0 (bekleidete Leiche unter dickem Bettzeug liegend) differieren. Weitere Schwierigkeiten treten auf, wenn die Körpertemperatur bei Todeseintritt von 37 °C abweicht, wie es bei fieberhaften Erkrankungen oder bei Unterkühlung vorkommt. Gleichfalls müssen Schwankungen der Umgebungstemperatur beachtet werden, beispielsweise dann, wenn die Leiche im Sommer im Freien liegt und der Körper nach Abkühlung in der Nacht am Tage durch Sonneneinstrahlung wieder erwärmt wird.

Um im Einzelfall die Ergebnisse der Todeszeitschätzung zu verbessern, empfiehlt sich die sog. Komplexmethode. Dabei dient das Nomogrammverfahren als Leitmethode. Weiterhin werden die Ausprägung der Totenflecke, der Totenstarre sowie der mechanischen und

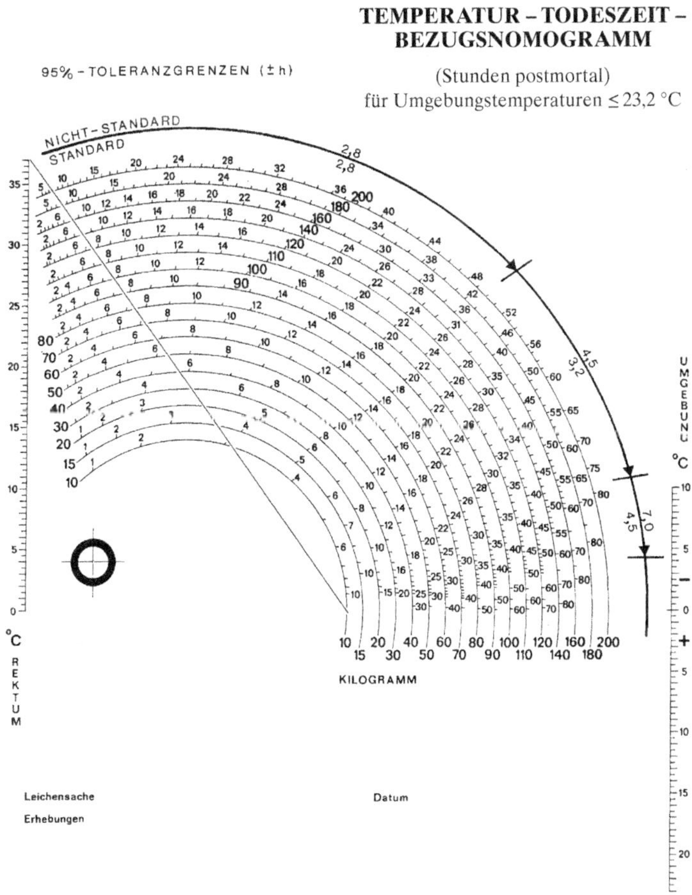

Abb. 4a: Temperatur-Todeszeit-Bezugsnomogramm für Umgebungstemperaturen ≤ 23,2 °C nach Henßge *[3]*

TEMPERATUR – TODESZEIT – BEZUGSNOMOGRAMM

(Stunden postmortal)
für Umgebungstemperaturen ≥ 23,3 °C

95% – TOLERANZGRENZEN

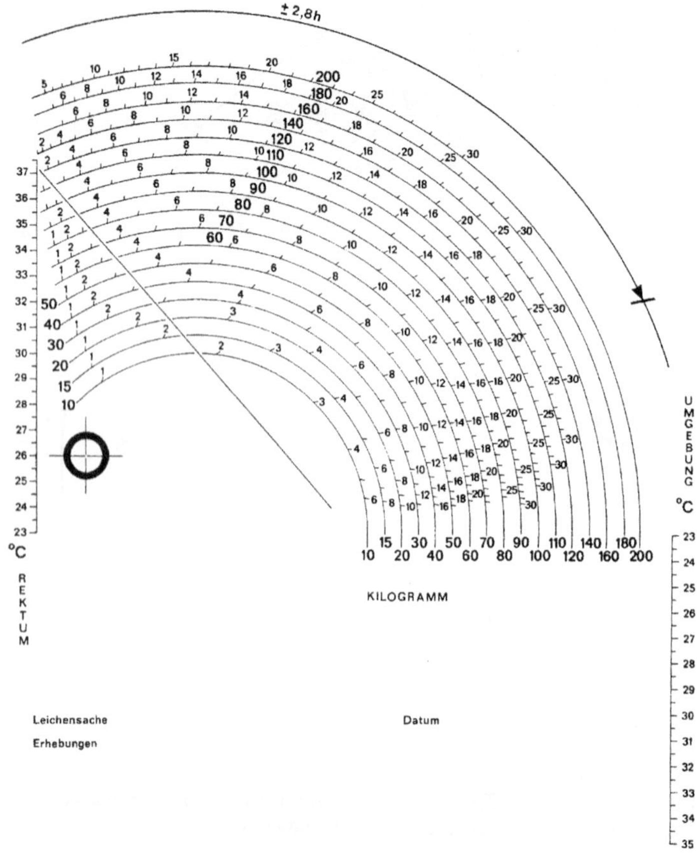

Abb. 4b: Temperatur-Todeszeit-Bezugsnomogramm für Umgebungstemperaturen ≥ 23,3 °C nach Henßge *[3]*

elektrischen Erregbarkeit der Skelettmuskulatur einbezogen. Die Pupillenreaktion auf das Einspritzen von Pharmaka sollte nicht mehr geprüft werden, da neuere Untersuchungen gezeigt haben, dass es auch zu spontanen Veränderungen der Pupillenweite kommen kann.

Als Verschleierungshandlung versuchen Täter gelegentlich die Schätzung der Todeszeit fehlzuleiten, indem sie Leichen vorübergehend in die Tiefkühltruhe oder in die Sauna verbringen. Daraus resultiert entweder eine Veränderung der Bezugsgröße Körpertemperatur oder eine Verzögerung bzw. Beschleunigung der Leichenveränderungen.

Unter der Voraussetzung, dass keine extremen Umgebungsbedingungen bestehen, erlauben folgende Feststellungen an der Leiche eine orientierende Schätzung der Todeszeit:

- Körper fühlt sich warm an und ist schlaff = Todeseintritt vor weniger als 3 Stunden.
- Körper fühlt sich warm an und ist steif = Todeseintritt vor 3 bis 8 Stunden.
- Körper fühlt sich kalt an und ist steif = Todeseintritt vor 8 bis 36 Stunden.
- Körper fühlt sich kalt an und ist schlaff = Todeseintritt vor mehr als 36 Stunden.

Die Schätzung der Todeszeit aufgrund später Leichenveränderungen ist wegen der nahezu regellos verlaufenden Abbauprozesse selbst für den erfahrenen Rechtsmediziner außerordentlich problematisch (Tabelle 3).

Deshalb sollte der Leichenschauarzt im Zweifelsfall auf eine Angabe zur Leichenliegezeit gänzlich verzichten und dem etwaigen Drängen des Ermittlungsbeamten auf eine Zeitangabe widerstehen.

Der Einfluss der Umgebungstemperatur auf den Fortgang von Fäulnis und Verwesung ist kaum zu überschätzen. So darf es nicht erstaunen, wenn Leichen in warmen Räumen bereits nach 24 Stunden stark in Fäulnis übergegangen sind. Die Leichenveränderungen können in so kurzer Zeit ein Ausmaß annehmen, das unter anderen Umgebungsbedingungen erst nach Wochen entsteht.

Ebenfalls stark temperaturabhängig sind die Vertrocknungsvorgänge an der Leiche. Während Teilmumifizierungen bevorzugt an Nasenspitze, Ohrmuscheln, Finger- und Zehenkuppen schon nach einigen Tagen erkennbar werden können, dauert eine vollständige Mumifikation Wochen bis Jahre.

Tab. 3: Beziehungen zwischen Fäulnis und Leichenliegezeit (nach Schulz *und* Hein, *1989)*[10]

Bedingungen: Lagerung der Leiche bei einer Raumtemperatur von 18–20 °C, geringe Luftbewegung, keine Infektionskrankheit, keine Antibiotikabehandlung, mittlerer Ernährungszustand, Hausbekleidung.	
Nach 2 Tagen:	Grau-grünliche Verfärbung der Haut im rechten Unterbauch, anschließend bei Rückenlage der Leiche im linken Unterbauch.
Nach 5 bis 7 Tagen:	Flächenhafte Grünfärbung der Haut von Mittel- und Unterbauch. „Durchschlagen" der Venen, insbesondere an den Schultern vorn, an der Brust und an den Oberschenkeln.
Nach 8 bis 14 Tagen:	Bildung flüssigkeitsgefüllter, z. T. auch großflächiger Hautblasen. Auftreibung des Rumpfes. Austritt von rötlicher Flüssigkeit aus Mund und Nase. Auftreibung des Hodensackes.
In der 3. und 4. Woche:	Flächenhafte Ablösung der Haut. Haare leicht ausziehbar. Gesicht mit wulstförmigen Auftreibungen der Lider und Lippen. Geschwollene Zunge liegt zwischen den Zahnreihen bzw. ragt aus dem Mund hervor.

Noch seltener wird für den Leichenschauarzt die Situation eintreten, sich aufgrund einer Fettwachsbildung zur Liegezeit äußern zu müssen. Bei der zeitlichen Beurteilung ist das Ausmaß der Umwandlung von körpereigenem Fettgewebe zu berücksichtigen. Das lässt sich nur bei einer Leichenöffnung feststellen. Deshalb sollte der Leichenschauarzt von vornherein die Hinzuziehung eines Rechtsmediziners empfehlen. Lässt sich Fettwachs in geringer Ausbildung nachweisen, so deutet das auf eine Liegezeit von 3 bis 6 Wochen hin. Bei größerer

10 *Schulz, E., Hein, P. M.* (1989): Todeszeitbestimmung. In: Rechtsmedizin 3/1989 (Hrsg. E. Schulz u. R. Vock), Institut für Rechtsmedizin der Universität Würzburg, S. 54-55.

Ausdehnung sind es etwa 8 bis 10 Wochen. Die Umwandlung ganzer Extremitäten läuft in einem Zeitraum von 3 bis 6 Monaten ab. Eine vollständige Fettwachsleiche entsteht frühestens nach 1 Jahr.

Eine exakte Datierung der Liegezeit bei kriminalistisch relevanten Skelettfunden ist nicht möglich. Mit dem Verschwinden der Weichteile im Erdgrab kann frühestens nach etwa 3 bis 4 Jahren gerechnet werden. Nach mehr als 10 Jahren wird der anfänglich fettige und schwere Knochen zunehmend trockener, leichter und morsch.

In der warmen Jahreszeit sind die Ablage von Fliegeneiern auf der Leiche, Madenbefall, Puppen und Puppenhüllen keineswegs selten zu beobachten. Der Entwicklungszyklus der Leicheninsekten und die vorgefundene Artenzusammensetzung lassen ungefähre Rückschlüsse auf die Leichenliegezeit zu. Die Beurteilung erfordert Sachkunde und sollte einem forensisch erfahrenen Entomologen überlassen werden.

Da Pollen und Sporen resistent gegenüber Fäulnis- und Verwesungsprozessen sind, eignen sich diese biologischen Spuren für eine Liegezeitschätzung. Um festzustellen, zu welcher Jahreszeit eine verstorbene Person zuletzt geatmet hat, kann die Spülflüssigkeit aus dem Nasen-Rachen-Raum untersucht werden.

Seit Langem werden verschiedene, insbesondere biochemische Vorgänge, die in Organen und Körperflüssigkeiten nach dem Tod ablaufen, auf ihre Brauchbarkeit für die Todeszeitschätzung untersucht. Dazu liegt eine umfangreiche Spezialliteratur vor. Keines der zahlreichen Verfahren hat sich bisher als praktikabel erwiesen.

Bei der Leichenöffnung können aus dem Verdauungszustand des Mageninhalts und aus der Magen-Darm-Passage gewisse Anhaltspunkte für die Todeszeit abgeleitet werden. Allerdings ist unbedingt zu berücksichtigen, dass Art und Zusammensetzung der Nahrung sowie physische und psychische Einflüsse die Verdauung beschleunigen oder zum Stillstand bringen können.

Neben medizinischen Befunden lassen sich auch kriminalistische Ermittlungsergebnisse heranziehen. Am Leichenfundort können auf die Todeszeit hinweisen: Licht in der Wohnung, zugezogene Vorhänge, benutztes Bett, Zustand von Speiseresten, Kalenderblatt, aufgeschlagene Fernsehprogrammzeitschrift, letztmalige Nutzung elektronischer Medien sowie Zeitungen und Post im Briefkasten. Darüber hinaus liefern Zeugenaussagen (wann zuletzt lebend gesehen, Lebensgewohnheiten) mitunter wichtige Anhaltspunkte für die Todeszeitschätzung.

4.3 Feststellung der Todesursache

Der Begriff Todesursache bezieht sich auf die Krankheiten, Verletzungen oder Vergiftungen, die zum Tod geführt oder dazu beigetragen haben. In der Praxis sind die Feststellung von Todesursache und Todesart nicht voneinander zu trennen.

Auf den Todesbescheinigungen wird zwischen unmittelbarer Todesursache und Grundleiden unterschieden. Eine solche Unterscheidung kommt sowohl für natürliche als auch für nichtnatürliche Todesfälle in Betracht. Die Zusammenstellung der Krankheiten und Verletzungen zur Kausalkette nach medizinischen Gesichtspunkten ist Sache des Leichenschauarztes. Um eine vergleichbare Medizinalstatistik zu gewährleisten, soll sich der Arzt bei der Bezeichnung der Krankheiten, Verletzungen und Todesursachen an die Internationale statistische Klassifikation der Weltgesundheitsorganisation halten.

In Deutschland ist die Reihenfolge der Häufigkeiten bei den Todesursachen seit Langem unverändert. Mit Abstand an der Spitze stehen die Herz-Kreislauf-Krankheiten und die Krebserkrankungen. Erst an sechster Stelle finden sich die nichtnatürlichen Todesfälle durch Verletzungen und Vergiftungen. Das sind gegenwärtig rund 40 000 Sterbefälle im Jahr, die etwa 4 % der Gesamtsterblichkeit der Bevölkerung ausmachen. Damit kamen so viele Menschen auf nichtnatürliche Weise ums Leben wie Bautzen oder Pirmasens Einwohner hat.

Bei der Feststellung der Todesursache sind die Ergebnisse der Leichenuntersuchung, die Wahrnehmungen am Fundort und die Kenntnisse zur Vorgeschichte im Zusammenhang zu berücksichtigen. Über vorbestehende Krankheiten (Grundleiden) kann der Leichenschauarzt Auskünfte vom Hausarzt oder vom zuletzt behandelnden Arzt einholen. Behandelnde Ärzte sind zur Auskunftserteilung über eine mögliche Todesursache nur dem Leichenschauarzt gegenüber verpflichtet!

An der Leiche muss der Arzt auf äußerlich feststellbare Krankheitsfolgen und Verletzungen achten. Bei offensichtlicher Gewalteinwirkung, wie Stich- und Schnittwunden oder Schädelzertrümmerung, ist die Todesursache meist unschwer erkennbar. Wenn nicht, weisen die Verletzungen zumindest auf einen nichtnatürlichen Tod hin. In solchen Fällen ist vom Ermittlungsbeamten eine Leichenöffnung zur Feststellung der Todesursache anzuregen.

4.4 Beurteilung der Todesart

In Verbindung mit der Feststellung der Todesursache wird vom Leichenschauarzt die Beurteilung der Todesart gefordert. Damit soll das zum Tod führende Geschehen erfasst werden. Es sind drei Kategorien zu unterscheiden:

- natürlicher Tod (aus innerer Ursache, krankheitsbedingt),
- nichtnatürlicher (= unnatürlicher) Tod (aus äußerer Ursache),
- ungeklärt, ob natürlicher oder nichtnatürlicher Tod.

Der natürliche Tod ist ein Tod aus krankhafter Ursache, der völlig unabhängig von rechtlich bedeutsamen äußeren Faktoren (z. B. Verkehrsunfall) eingetreten ist. Damit der Leichenschauarzt einen natürlichen Tod bescheinigen kann, müssen zwei Bedingungen erfüllt sein:

1. Der Verstorbene muss an einer konkret zu bezeichnenden und ärztlich diagnostizierten lebensbedrohlichen Krankheit gelitten haben.
2. Der Ort und die näheren Umstände des Auffindens der Leiche müssen mit der angenommenen Todesursache vereinbar sein.

Der zweiten Bedingung kommt deshalb eine große Bedeutung zu, weil auch ein lebensbedrohlich Erkrankter zum Opfer eines Tötungsdelikts werden kann.

Ein nichtnatürlicher Tod liegt vor, wenn der Todesfall auf ein von außen verursachtes, ausgelöstes oder beeinflusstes Geschehen zurückzuführen ist.

Dem nichtnatürlichen Tod werden zugerechnet:

- Selbsttötung (Suizid),
- Unfalltod,
- Tötung durch fremde Hand (Homizid).

Eine Selbsttötung (Suizid, unzutreffend auch Selbstmord oder Freitod) ist die absichtliche Beendigung des eigenen Lebens. Der Suizid ist straflos, folglich auch Versuch und Teilnahme als solche. Anders verhält es sich bei der Missachtung einer rechtlich gegebenen Garantenstellung.

Ein tödlicher Unfall liegt vor, wenn eine Person durch ein plötzlich von außen auf ihren Körper wirkendes Ereignis unfreiwillig und unabhängig von einem Fremdverschulden eine zum Tod führende Gesundheitsschädigung erleidet.

Zum Homizid gehören nicht nur die vorsätzlich begangenen Straftaten gegen das Leben, sondern auch die fahrlässigen Tötungsdelikte (z. B. Verkehrsunfälle, ärztliche Behandlungsfehler).

Für die Bescheinigung eines nichtnatürlichen Todes müssen konkrete Anhaltspunkte für eine – wenn auch entfernte – Möglichkeit der Verursachung des Todes von außen bestehen. Die Einwirkung von außen muss weder unmittelbar noch allein den Tod herbeigeführt haben und kann dem Todeseintritt längere Zeit vorausgegangen sein.

Ein Beispiel soll das veranschaulichen. Beim Überqueren der Straße wird ein Mann angefahren, erleidet einen Unterschenkelbruch und muss im Krankenhaus behandelt werden. Während des Krankenlagers stellt sich nach einigen Tagen eine Lungenentzündung ein, an der er verstirbt. Demnach war die Unfallverletzung nicht unmittelbar tödlich. Zum Tod führte trotz sachgemäßer Behandlung und Pflege eine Folgeerkrankung des Unfalls, nämlich die Lungenentzündung. Der Kausalzusammenhang zwischen dem Unfallereignis und dem Todeseintritt ist zu bejahen und mittelbar gegeben. Ohne das vorausgegangene Unfallgeschehen ist der Verlauf nicht vorstellbar.

Weitere, häufig zum Tod führende Spätfolgen von Verletzungen – unabhängig davon, ob mit oder ohne Fremdverschulden – sind Lungenembolie (Verschluss der Lungenschlagadern durch Einschwemmung eines Blutgerinnsels) und Allgemeininfektion mit Versagen lebenswichtiger Organe.

Die Bescheinigung einer ungeklärten Todesart ist wiederum an zwei Bedingungen geknüpft:

1. Es liegen keine Anhaltspunkte für einen nichtnatürlichen Tod vor.
2. Trotz sorgfältiger Leichenuntersuchung und Einbeziehung der Vorgeschichte haben sich keine Befunde ergeben, die den Tod aus

krankhafter Ursache und völlig unabhängig von rechtlich bedeutsamen Faktoren plausibel erklären.

Besonders zu beachten ist, dass der Ermittlungsbeamte den Arzt bei bestehenden Zweifeln, ob ein natürlicher oder ein nichtnatürlicher Tod vorliegt, niemals dazu drängen darf, die Todesart „natürlich“ anzukreuzen.

Durch die Bestimmung der Todesart entscheidet allein der Leichenschauarzt, ob polizeiliche Ermittlungen eingeleitet werden oder nicht. Diagnostiziert er einen natürlichen Tod, ist nur für den Fall der Feuerbestattung eine weitere Leichenuntersuchung (zweite Leichenschau) vorgesehen. Ansonsten wird der Leichnam ohne Überprüfung der als natürlich bescheinigten Todesart bestattet.

4.5 Personalienfeststellung

Die Identität des Verstorbenen lässt sich in der Mehrzahl der Fälle durch einen Vergleich mit dem Lichtbild auf Personalpapieren sowie durch das Befragen von Beziehungspersonen feststellen. Stark fortgeschrittene Leichenveränderungen, Tierfraß, Entstellung des Gesichts durch Zertrümmerung, Brandzehrung oder Verätzung sowie Fehlen des Kopfes lassen kaum eine Identitätsfeststellung ohne zusätzliche Untersuchungen zu. Der Leichenschauarzt handelt verantwortungsbewusst, wenn er die Todesbescheinigung in Zweifelsfällen auf unbekannt ausstellt.

Eine Wohnung als Leichenfundort darf nicht vorbehaltlos zur Identitätsfeststellung herangezogen werden. Es sind Fälle bekannt geworden, bei denen hochgradig fäulnisveränderte Leichen fälschlicherweise als Wohnungsinhaber angesehen wurden.

4.6 Ausstellen der Todesbescheinigung

Nach Abschluss der Leichenschau hat der Arzt gemäß landesrechtlicher Bestimmungen die Todesbescheinigung vollständig auszufüllen und eigenhändig zu unterschreiben. Der Formularsatz besteht im Allgemeinen aus einem offenen (nicht vertraulichen) Teil mit Daten für ordnungsbehördliche Verwaltungszwecke und einem vertraulichen Teil mit medizinischen Angaben zur Todesursache. Die Todesbescheinigung darf der Arzt nur im Ergebnis der von ihm selbst vorgenommenen Leichenschau ausstellen.

Mit der Weitergabe der Todesbescheinigung ist für den Arzt die Leichenschau beendet. Hat er einen natürlichen Tod eingetragen, darf der dafür vorgesehene Teil an eine Person übergeben werden, die für die Bestattung der Leiche zu sorgen hat.

4.7 Meldepflichten

In fast allen Bundesländern besteht die Pflicht zur Benachrichtigung der Polizei, wenn der Leichenschauarzt Anhaltspunkte für einen nichtnatürlichen Tod festgestellt hat oder die Todesart ungeklärt ist. Eine Meldepflicht ergibt sich auch beim Auffinden eines unbekannten Toten. Bei derartigen Untersuchungsbefunden ist die Todesbescheinigung an die Polizei weiterzuleiten. So werden durch die ärztliche Leichenschau die Voraussetzungen für ein Todesermittlungsverfahren nach § 159 StPO geschaffen.

Bei bestimmten Infektionskrankheiten besteht gemäß Infektionsschutzgesetz eine Meldepflicht an das zuständige Gesundheitsamt.

Für den seltenen Fall, dass sich bei der Leichenschau der Verdacht auf eine bis dahin nicht bekannte Berufskrankheit ergibt, ist eine Meldung an die Berufsgenossenschaft erforderlich.

5. Kriminalistische Leichenuntersuchung

Eine gerichtliche Leichenschau gemäß § 87 I StPO ist die Besichtigung der äußeren Beschaffenheit einer Leiche, die in der Regel vom Staatsanwalt oder auf dessen Antrag gemäß § 162 StPO vom Richter vorgenommen wird. Die Besichtigung des Leichnams sollte möglichst am Tat- oder Fundort durchgeführt werden (Nr. 33 I RiStBV). Die gerichtliche Leichenschau ersetzt nicht die ärztliche Leichenschau nach den landesrechtlichen Bestimmungen, die in jedem Fall erfolgen muss. Dadurch ist gesichert, dass jeder Verstorbene von einem Arzt untersucht wird.

In der Praxis muss der Ermittlungsbeamte regelmäßig eine Leichenschau am Fundort vornehmen. Vom Beamten wird keine medizinische, sondern eine kriminalistische Untersuchung der Leiche erwartet. Die Spezifik dieser Aufgabe liegt darin, die äußeren Leichenbefunde vollständig zu erfassen und darüber hinaus hinsichtlich ihrer Verursachung kriminalistisch zu bewerten. Auch wenn der Ermittlungsbeamte über Grundkenntnisse der Rechtsmedizin verfügt, sollte er nicht darauf verzichten, bei offensichtlichen Kapitalverbrechen und bei dubiosen Todesfällen so früh wie möglich einen Rechtsmediziner hinzuzuziehen.

Für die kriminalistische Leichenuntersuchung hat sich das Vorgehen nach einem Handlungsschema bewährt. Empfehlenswert ist das von *Naeve* (1978) angegebene Schema einer Leichenschau.

Handlungsschema für eine kriminalistische Leichenuntersuchung[11]

1. Zeitpunkt des Beginns der Leichenschau (Datum, Uhrzeit).
2. Beschreibung der Leichenumgebung. Örtlichkeit: geschlossener Raum (Fenster geschlossen oder geöffnet), im Freien.
   Abdeckung der Leiche.
   Untergrund: trocken, nass, moorig u. a.
   Raum- bzw. Außentemperatur. Witterungsverhältnisse.
   Hinweise auf Einnahme von alkoholischen Getränken oder Medikamenten (Flaschen, Gläser, Verpackungsmaterial).
   Hinweise auf Erkrankungen (Arztbriefe, Rezeptformulare, Medikamente).
3. Beschreibung der Bekleidung: Kleidung geordnet oder ungeordnet? Knöpfe oder Reißverschlüsse geöffnet oder geschlossen? Knöpfe ausgerissen?
   Art der Ober- und Unterbekleidung, Schuhe.
   Beschädigungen und Verschmutzungen der Bekleidung einschließlich der Schuhe, Schleifspuren an den Schuhen.
   Taschenzustand und -inhalt. Uhren, Schmuck.
   Was wird ausgezogen? Was wird aufgeschnitten? Welche Beschädigungen oder Verschmutzungen entstehen beim Auskleiden der Leiche?
4. Lage der Leiche (Rückenlage, Bauchlage, Seitenlage, Arme oder Beine angewinkelt, Kopf nach rechts oder nach links gedreht).

11 *Naeve, W.* (1978): Gerichtliche Medizin für Polizeibeamte. Heidelberg: Kriminalistik, S. 18-22.

Geschlecht, Lebensalter (ggf. Schätzung), Körpergröße, Körperbau, allgemeiner Ernährungszustand.
Körperanhaftungen (Blut, Kot, Eiter, Sperma, Schmutz – Lokalisation der Körperanhaftungen, ggf. unter Beschreibung des Verlaufs von sog. Rinnspuren – z. B. Blutrinnspuren).

5. Die Zeichen des Todes: Erkaltung (ggf. Temperaturmessung im After), Totenflecke (Lokalisation, Farbe, Wegdrückbarkeit, Intensität, Aussparung der Totenflecke an den Aufliegestellen oder im Bereich von Hautfalten oder eng anliegender Kleidung). Totenstarre (es werden sämtliche großen und kleinen Gelenke einschließlich Kiefergelenke untersucht). Hautvertrocknungen (Lippen, Genitale).
Fäulnis: Grünfäulnis der Bauchhaut, Ablösung der Oberhaut, mit Flüssigkeit gefüllte blasige Abhebungen der Oberhaut, Fäulnisdunsung des Gesichts, Fäulnisgasblähung des Bauches und des Hodensackes. Durchgetretene Blutaderzeichnung (netzartige dunkelgrüne bis schwarze Verfärbung der Haut über den Blutadern), Fäulnisflüssigkeit im Mund und in den Naseneingängen. Ausziehbarkeit der Haare. Ablösbarkeit der Fingernägel.
Vertrocknungserscheinungen (Fingerkuppen, Nasenspitze).
Mumifizierung. Fettwachsbildung. Skelettierung.
Fliegeneier, Maden (Länge), Puppen, Puppenhüllen.
Waschhautbildung an Händen und Füßen. Ablösbarkeit der Waschhaut.
6. Etwa vorhandene krankhafte Veränderungen oder Abnormitäten (bei kriminalpolizeilicher Leichenschau keine medizinischen Diagnosen – nur Beschaffenheit und Lokalisation der von außen erkennbaren Veränderungen).
   - Narben. Hautveränderungen: warzenähnlich, borkenbelegt, flächenhaft oder fleckig, kleinfleckig, großfleckig, ungleichmäßig oder streifig.
   - Rötungen der Haut mit oder ohne Vertrocknung.
   - Braunfärbung der Haut (sog. Braunpigmentation), Farbe eventueller warzenähnlicher Hautveränderungen (d. h. Pigmentierung der Warzen – braun, schwarz). Hautgeschwüre (flach, tief, Rand wie ausgestanzt). Eiterbelag der Geschwüre.
   - Injektionsstiche (Lokalisation, Zahl, Hautunterblutungen in Umgebung der Injektionsstiche. Farbe der Hautunterblutungen in Umgebung der Injektionsstiche. Narben nach Injektionsstichen).

- Tätowierungen (Lokalisation, Motivdarstellung, einfarbig-blau, mehrfarbig).
- Überzahl oder Mangel an Gliedmaßen (z. B. Zehen oder Finger), Gelenkveränderungen (Knie, Ellenbogen, Finger: Verdickungen, Schwellungen).
- Schwellungen im Bereich der Fußknöchel und der Unterschenkel (nach kräftigem Fingerdruck: Dellenbildung = Oedem, d. h. vermehrte Flüssigkeitsansammlung im Gewebe, z. B. bei chronischer Herz-Kreislauf-Schwäche).
- Beschaffenheit der Haare – Kopf, Bart – Farbe, Länge, Schnitt, Tönung oder Färbung. Augenbrauen, Scham- und Achselbehaarung.
- Farbe der Augen (zu beachten bei Fäulnisleichen, besonders bei Wasserleichen im Zustand der Fäulnis: natürliche Augenfarbe nicht mehr feststellbar, infolge Fäulnis stets eine braune „Augenfarbe").
- Gebiss: Beschaffenheit der Zähne, Zahnersatz, Zahnlücken. Ggf. Zahnarzt mit eingehender Beschreibung der Beschaffenheit der Zähne beauftragen.
- Art der zahnärztlichen Arbeiten: Amalgamfüllungen, Porzellanfüllungen, Zementfüllungen. Lokalisation der Füllungen. Zahnkronen, Zahnplatten, Zahnersatz.

Bei unbekannten Personen besonders eingehende Beschreibung (ggf. Fotografie) der besonderen Merkmale: Narben, Tätowierungen, Gebissbeschaffenheit.

7. Untersuchung von Kopf, Hals, Brustkorb, Bauchregion, Rückenfläche, After, äußeren Geschlechtsteilen, Armen, Beinen. Die Untersuchung dieser Körperregionen erfolgt vornehmlich zur Feststellung bzw. zum Ausschluss von Merkmalen äußerer Gewalteinwirkung.
   - Kopf: Dunsung des Gesichts und bläuliche Verfärbung der Gesichtshaut.
   - Kopfschwartenschwellungen oder -verletzungen. Beim Abtasten des Schädels abnorme Knochenbeweglichkeit. Schwellungen im Gesicht. Blutungen und Schleimhauteinreißungen an den Lippen (auch Lippeninnenfläche betrachten).
   - Schwellungen und Unterblutungen der Augenlider (Brillenhämatom).

- Augenlider geschlossen oder geöffnet? Weite der Öffnung der Augenlider.
- Blutungen in der Augenbindehaut – punktförmige Blutungen, flächenhafte Blutungen.
- Augenfarbe. Weite der Sehlöcher (Pupillen), unterschiedliche Weite der Pupillen oder gleich weite Pupillen. Pupillen rund oder entrundet.
- Fremdinhalt in den Nasenöffnungen: Blut, Schleim, Mageninhalt. Abrinnspuren – Verlaufsrichtungen der Abrinnspuren.
- Schaumpilz vor der Nase (weiß, rötlich-bluthaltig). Abnorme Beweglichkeit des Nasenskeletts beim Abtasten. Schwellung der Nase.
- Unterblutungen oder Verletzungen der Ohrmuscheln, Schwellungen.
- Fremdinhalt in den Gehörgängen (ausgetretenes Blut oder eingeflossenes Blut), Abrinnspur aus den Gehörgängen – Verlaufsrichtung der Rinnspuren.
- Mund geschlossen oder geöffnet. Zunge zwischen den Zahnreihen oder Zunge weit vorgestreckt. Zungenspitze angetrocknet. Flüssigkeitsspiegel in der Mundhöhle. Blut in der Mundhöhle und im Mundvorraum. Schaumpilz vor dem Mund (weiß, bluthaltig rötlich, feinblasig, grobblasig). Abrinnspuren aus dem Mund – Verlaufsrichtung der Rinnspuren.
- Auffällige Geruchswahrnehmung bei Druck auf den Brustkorb.
- Hals: Hautverletzungen, Hautunterblutungen, Hautkratzer. Strangwerkzeug am Hals. Strangmarke am Hals (Beschaffenheit und Lokalisation: oberflächlich, tief, breit oder schmal, braunvertrocknet. Doppelte Strangmarke. Verlaufsrichtung der Strangmarke, ggf. Knotenabdruck). Blutungen innerhalb oder in der Umgebung der Strangmarke. Kleine, mit Flüssigkeit gefüllte Hautblasen in der Umgebung der Strangmarke.
- Abnorme Beweglichkeit der Halswirbelsäule (Beurteilung nicht immer sicher möglich).
- Rumpf und Extremitäten: Hautunterblutungen, Hautvertrocknungen, Hautverletzungen (Beschaffenheit, Größe und Lokalisation der Verletzungen). Abnorme Beweglichkeit des Brustkorbskeletts. Abnorme Beweglichkeit des knöchernen Beckenringes.

- Abnorme Beweglichkeit der Extremitäten (Knochenbrüche?). Regelwidrige Lage der Beine (nach innen oder nach außen gedreht).
- Sorgfältige Betrachtung der Hände, ganz besonders der Handinnenflächen (Abwehrverletzungen, Strommarken – ggf. Lupenbetrachtung). Narben an der Innenfläche der Handgelenke („Pulsaderschnitte“).
- Besondere Berufsmerkmale an den Händen. Schwielenbildungen. Beschaffenheit der Fingernägel (frische Abbrüche oder Einrisse). Auffällige Anhaftungen unter den Fingernägeln.
- Untersuchung der Fußsohlen (Strommarken).
- Schleifspuren am Rücken oder an den Fersen. Verlaufsrichtung der Schleifspuren.
- Achten auf Injektionsstiche an für Injektionen ungewöhnlichen Stellen.
- After und Genitale: Blutungen aus dem After oder aus dem Genitale. Äußerlich erkennbare Verletzungen. Kot in der Umgebung des Afters.

Welche Spuren im Einzelnen an der Leiche und in deren Umgebung zu erwarten sind, hängt hauptsächlich von der Art der äußeren Gewalteinwirkung ab. Dennoch gibt es eine Reihe allgemeingültiger Anhaltspunkte, die eine Differenzierung zwischen einem Tod durch eigene oder fremde Hand zulassen.

Im Allgemeinen weisen folgende Feststellungen auf einen Suizid hin:

- Türen und Fenster von innen verschlossen und unbeschädigt,
- geordneter Leichenfundort,
- pedantisches Zurechtlegen von Urkunden für den Sterbefall, insbesondere Testament und Bestattungsvertrag,
- Abschiedsbriefe (Schrifturheberschaft!) oder andere Schriftstücke, heute auch elektronische Aufzeichnungen (z. B. Fax, E-Mail, SMS),
- Kombination von mehreren Suizidmethoden,
- Mitnahme anderer Personen in den Tod,
- vorangegangene Suizidversuche oder früher geäußerte Selbsttötungsabsichten,
- Vorbereitungshandlungen, wie Schenkungen, Abschiedsbesuche und Beschaffung des Suizidmittels (z. B. Gift, Schusswaffe),

- Persönlichkeit, Lebensumstände und gegebenenfalls Krankengeschichte (z. B. Depression, Abhängigkeit von Alkohol, Drogen oder Medikamenten, Krebserkrankung) mit Hinweisen auf ein mögliches Suizidmotiv.

Auch wenn der Täter einen Verschleierungsversuch unternommen hat, kann der Tat-/Fundort einige der wesentlichen Anhaltspunkte für eine Fremdeinwirkung bieten:

- Beschädigungen an Türen oder an Fenstern als Hinweis auf gewaltsames Eindringen,
- offensichtliche Unordnung, wie umgestürzte Einrichtungsstücke, herausgerissene Schubladen, durchwühlte Schränke und Behältnisse oder auf dem Fußboden verstreut liegende Gegenstände,
- Spuren eines Kampfes, insbesondere Blutspuren,
- Fundsituation der Leiche, wie in Teppich eingerollt, in Plastiksack verpackt, im Bettkasten oder in einem Gewässer,
- Auffindung zerstückelter Leichen und von Leichenteilen,
- Lage des Körpers und Stellung der Gliedmaßen (sog. Lustmordstellung),
- Schleifspuren und bei Fundorten im Freien widersprüchliche Reifen- oder Schuhspuren,
- Hinweise auf mitgenommene, meist wertvolle Gegenstände.

Um die Todesursache zuverlässig festzustellen, ist eine Leichenöffnung (= innere Leichenschau, Obduktion, Sektion, Autopsie) erforderlich. Nach wie vor gilt, dass eine Leichenöffnung die einzig sichere, wichtigste und auch billigste Methode zur Aufklärung unklarer Todesfälle ist.

6. Gerichtliche Leichenöffnung

Die gerichtliche Leichenöffnung nach § 87 II StPO erfordert grundsätzlich eine richterliche Anordnung (§ 87 IV StPO), die – außer im Fall des § 165 StPO – nur auf Antrag der Staatsanwaltschaft ergehen darf. Wenn der Untersuchungserfolg durch Verzögerung gefährdet würde, beispielsweise wegen des Zustandes der Leiche oder der Notwendigkeit sofortiger Aufklärung der Todesursache, ist die Staatsanwaltschaft zur Anordnung befugt, nicht aber deren Ermittlungspersonen. Es liegt im Ermessen des Staatsanwalts, ob er sich mit einer Leichenschau begnügt und die beschlagnahmte Leiche zur Bestattung freigibt, oder ob er eine Leichenöffnung beantragt. Kann durch die Leichenschau und erste Ermittlungen ein fremdes Verschulden ausgeschlossen werden, muss nicht in jedem Fall des § 159 StPO eine Leichenöffnung erfolgen.

In keiner Vorschrift ist geregelt, bei welchen Sterbefällen eine Leichenöffnung durchgeführt werden soll oder muss. Lediglich eine allgemein gehaltene Entscheidungsgrundlage findet sich in Nr. 33 II RiStBV: „Lässt sich auch bei der Leichenschau eine Straftat als Todesursache nicht ausschließen oder ist damit zu rechnen, dass die Feststellungen später angezweifelt werden, so veranlasst der Staatsanwalt grundsätzlich die Leichenöffnung. Dies gilt namentlich bei Sterbefällen von Personen, die sich in Haft oder sonst in amtlicher Verwahrung befunden haben."

Die gerichtliche Leichenöffnung wird von zwei Ärzten vorgenommen, von denen einer über eine rechtsmedizinische Qualifikation verfügen muss. Der Erste Obduzent, der die größere Sachkunde und Erfahrung besitzt, wird bei der Leichenöffnung vom Zweiten Obduzenten unterstützt.

Der § 87 II StPO räumt der Staatsanwaltschaft eine Teilnahmebefugnis bei der Leichenöffnung ein. Unter Nr. 33 IV RiStBV heißt es: „Der Staatsanwalt nimmt an der Leichenöffnung nur teil, wenn er dies nach seinem pflichtgemäßen Ermessen im Rahmen einer umfassenden Sachaufklärung für geboten erachtet. Eine Teilnahme des Staatsanwalts wird in der Regel in Betracht kommen in Kapitalsachen, nach tödlichen Unfällen zur Rekonstruktion des Unfallgeschehens, bei Todesfällen durch Schusswaffengebrauch im Dienst, bei Todesfällen im Vollzug freiheitsentziehender Maßnahmen oder in Verfahren, die ärztliche Behandlungsfehler zum Gegenstand haben."

Nimmt der Staatsanwalt an der Leichenöffnung teil, muss er während des ganzen Vorgangs anwesend sein und die Untersuchung leiten. Er hat, soweit ihm das als Laie möglich ist, zu prüfen, ob die von den Sachverständigen festgestellten Befundtatsachen mit seinen Beobachtungen übereinstimmen. Ebenso obliegt es dem Staatsanwalt, beweissichernde Maßnahmen zu veranlassen (Nr. 35 RiStBV). Er kann auch weitere Sachverständige hinzuziehen, beispielsweise beim Verdacht eines Stromtodes einen Sachverständigen für Elektrotechnik (Nr. 36 II RiStBV).

Die Anwesenheit von Ermittlungsbeamten bei der Leichenöffnung kann zweckmäßig, oft sogar notwendig sein.

Nach § 87 III StPO ist zur Besichtigung oder Öffnung einer beerdigten Leiche ihre Ausgrabung (Exhumierung, Enterdigung) statthaft. Angeordnet werden muss die Exhumierung von dem mit der Sache befassten oder nach § 162 StPO zuständigen Richter. Der Staatsanwalt ist zur Anordnung befugt, wenn durch eine Verzögerung der Untersuchungserfolg gefährdet würde. Zur Exhumierung heißt es unter Nr. 34 RiStBV: „Bei der Ausgrabung einer Leiche sollte einer der Obduzenten anwesend sein. Liegt der Verdacht einer Vergiftung vor, so ist das Mittelstück der Bodenfläche des Sarges herauszunehmen und aufzubewahren; von dem Erdboden, auf dem der Sarg stand, und von dem gewachsenen Boden der Seitenwände des Grabes sind zur chemischen Untersuchung und zum Vergleich Proben zu entnehmen. In solchen Fällen empfiehlt es sich, zur Ausgrabung und zur Sektion der Leiche den chemischen Sachverständigen eines Untersuchungsinstitutes beizuziehen, damit er die Aufnahme von Erde, Sargschmuck, Sargteilen, Kleiderstücken und Leichenteilen selbst vornehmen kann.“

Die Strafprozessordnung enthält keinerlei Bestimmungen über die Voraussetzungen sowie über die Art und Weise einer Leichenausgrabung. Daher wurden von den einzelnen Bundesländern in Gesetzen und Verordnungen über das Leichenwesen einige Vorschriften für die Exhumierung aufgenommen. Die landesrechtlichen Regelungen richten sich vorrangig auf gesundheitspolizeiliche Erfordernisse und können auf strafprozessual begründete Exhumierungen nicht angewandt werden. Insbesondere darf die Ausführung der gerichtlichen Anordnung niemals von der Zustimmung einer Verwaltungsbehörde abhängig gemacht werden.

Vorwiegend wird eine Leiche exhumiert, wenn sich nach der Beerdigung Zweifel ergeben, dass der Tod aus natürlicher Ursache eingetreten ist. Diese Zweifel können entweder durch Gerüchte oder durch eine förmliche Anzeige entstehen. Damit ergibt sich nachträglich eine Leichensache gemäß § 159 I StPO. Ebenso ist es möglich, dass später geführte Ermittlungen Anhaltspunkte für ein Verschulden Dritter erbringen oder ein Geständnis des Täters eine Exhumierung notwendig macht. Schließlich können Zweifel an der Identität des Bestatteten zu einer Exhumierung führen, sodass daraus gleichfalls eine Leichensache nach § 159 I StPO wird.

Die Benachrichtigung von Angehörigen des Toten ist zulässig, hat aber zu unterbleiben, wenn dadurch der Untersuchungszweck gefährdet würde.

In § 88 StPO wird gefordert, die Identifizierung eines Toten möglichst vor der Leichenöffnung vorzunehmen. Die Feststellung der Identität ist aber auch erforderlich, wenn keine Leichenöffnung stattfindet. Selbstverständlich sollten unbekannte Tote stets obduziert werden (Näheres siehe Kapitel X, Nummer 1.1).

Der § 89 StPO regelt den Umfang der Leichenöffnung. Soweit der Zustand der Leiche es gestattet, müssen bei der Obduktion die Kopf-, Brust- und Bauchhöhle geöffnet werden. Die Öffnung aller drei großen Körperhöhlen hat selbst dann zu erfolgen, wenn nach Öffnung einer Höhle die Todesursache erkennbar ist. Zu einer ordnungsgemäßen Obduktion gehört auch die sorgfältige äußere Untersuchung des Leichnams mit Feststellung der sicheren Zeichen des Todes. Äußere und innere Leichenschau sind unverzichtbar, da die gerichtliche Leichenöffnung nicht nur der Feststellung der Todesursache dient, sondern bei der gutachtlichen Würdigung des Todesfalles alle Verletzungen und vorbestehenden krankhaften Organveränderungen berücksichtigt werden müssen. Aus diesem Grund ist aus rechtsmedizinischer Sicht eine Teilsektion abzulehnen.

Für die Durchführung der gerichtsärztlichen Leichenöffnung gibt es keine allgemein verbindliche Technik. Dennoch hat sich ein bestimmtes Grundschema bewährt, das je nach Sachlage um spezielle Sektionstechniken ergänzt wird. So erfolgt beispielsweise bei Todesfällen durch Strangulation die Sektion der Halsregion in sog. künstlicher Blutleere. Durch ein entsprechendes Vorgehen bei der Öffnung der Körperhöhlen werden zunächst die Blutgefäße des Halses entleert, bevor man mit der schichtweisen Präparation der Halsweichteile beginnt. Es muss durch die praktizierte Sektionsmethode stets gewährleistet sein, dass kein Befund übersehen oder gar zerstört wird.

Zur Vorgehensweise bei der Sektion und für die Protokollierung der erhobenen Befunde hat die Deutsche Gesellschaft für Rechtsmedizin umfangreiche Leitlinien unter dem Titel „Die rechtsmedizinische Leichenöffnung“ ausgearbeitet.[12]

Selbstverständlich ist während der Leichenöffnung von allen Beteiligten und anderen Anwesenden die gebotene Ehrfurcht vor dem Toten zu wahren. Das bedeutet auch, den obduzierten Leichnam sorgfältig wieder herzurichten. Die Belange der Pietät gelten gleichermaßen für Transport und Lagerung des Verstorbenen.

Gelegentlich wird auf Antrag der Staatsanwaltschaft die gerichtliche Leichenöffnung einer bereits andernorts obduzierten Leiche angeordnet. Eine solche Nachsektion soll die formalen Erfordernisse der Strafprozessordnung erfüllen. Trotz ihres oft verminderten Aussagewertes kann die Nachsektion zusammen mit den Ergebnissen der zuerst vorgenommenen Obduktion zu einer verfahrensgerechten Einführung der Befunde führen.

Für die beiden Spezialfälle der Leichenöffnung von Neugeborenen (§ 90 StPO) sowie bei Verdacht einer Vergiftung (§ 91 StPO) sind in der Strafprozessordnung selbstständige, von § 87 II StPO abgetrennte Regelungen enthalten.

Im Anschluss an die gerichtliche Leichenöffnung erteilt oder besorgt der Staatsanwalt die schriftliche Genehmigung zur Bestattung (§ 159 II StPO). Spätestens bei der Freigabe der Leiche zur Bestattung hat der Staatsanwalt regelmäßig dafür zu sorgen, dass ein Totensorgeberechtigter auf die Möglichkeit einer Nachbestattung entnommener Körpermaterialien hingewiesen wird (Nr. 35 III RiStBV).

Die rechtsmedizinischen Obduktionsprotokolle weichen kaum voneinander ab und sind an folgender Gliederung orientiert:

A. *Äußere Besichtigung*
   Geschlecht, Alter, Größe, Gewicht und Körperbau
   Bekleidung
   Sichere Zeichen des Todes
   Kopf
   Hals
   Brust
   Bauch

12 AWMF-Leitlinien-Register, Nr. 054/001.

Äußere Geschlechtsorgane
Obere und untere Gliedmaßen
Rücken und After

B. Innere Besichtigung
(Beschreibung der Körperhöhlen und der einzelnen Organe nach Farbe, Größe, Gewicht, Gestalt, Konsistenz und Blutgehalt sowie Feststellung von krankhaften Veränderungen und von Verletzungen)
Kopfhöhle
Hals
Brusthöhle
Bauchhöhle
Skelettsystem

C. Vorläufiges Gutachten

I. Sektionsergebnis
(zusammengefasste Obduktionsbefunde)

II. Todesursache

III. Beurteilung der Todesart

IV. Vorgeschichte
(meist aus der Akte; bei Kapitalsachen eigene Wahrnehmungen des Obduzenten vom Tat- oder Fundort und mündlich mitgeteilte, erste Ermittlungsergebnisse)

V. Gutachtliche Beurteilung des Todesfalles
(insbesondere zur Fremdeinwirkung, zum Geschehensablauf bzw. Tathergang, zur Todeszeit und zum Kausalzusammenhang)

VI. Asservate

VII. Hinweise auf mögliche Zusatzuntersuchungen
(histologische, toxikologisch-chemische, bakteriologische, virologische, spurenkundliche Untersuchungen)

VIII. Vorbehalt
(Da das Vorläufige Gutachten nur den ersten Eindruck der Obduzenten wiedergeben kann, erfolgt der Hinweis auf ein endgültiges Gutachten nach Abschluss der Zusatzuntersuchungen und der Ermittlungen.)

Unmittelbar nach der Leichenöffnung erläutern die Obduzenten den anwesenden Vertretern der Ermittlungsbehörde das Obduktionsergebnis. Dabei werden die Obduktionsbefunde und die Todesursache in Verbindung mit den ersten Ermittlungsergebnissen erörtert und gegebenenfalls weitere Ermittlungen angeregt.

Als Anlage werden den Obduktionsprotokollen Skizzen beigefügt, aus denen beispielsweise die Lokalisation der Verletzungen, der Verlauf von Stich- oder Schusskanälen und Knochenbruchlinien ersichtlich sind. Weiterhin dienen Lichtbildtafeln der Dokumentation wesentlicher Obduktionsbefunde.

Nicht immer gelingt es, bei der Leichenöffnung aus den Organveränderungen die Todesursache abzuleiten. In solchen Fällen werden Zusatzuntersuchungen vorgenommen, die eine gewisse Zeit erfordern. Häufig sind das toxikologisch-chemische Analysen und mikroskopische Gewebeuntersuchungen (= histologische Untersuchungen). Bei histologischen Untersuchungen werden von asservierten Gewebeproben nach einer Vorbehandlung ganz dünne Schnittpräparate angefertigt, gefärbt und unter dem Mikroskop betrachtet. Wenn die Ergebnisse aller Zusatzuntersuchungen vorliegen, wird eine Stellungnahme zur Todesursache nachgereicht.

Das rechtsmedizinische Gutachten kann gemäß § 256 I StPO in der Hauptverhandlung verlesen werden und geht als Urkundenbeweis (§ 249 StPO) in das Verfahren ein. Deshalb muss es allgemeinverständlich formuliert sein. Dazu gehört, dass medizinische Fachausdrücke ins Deutsche übertragen und erläutert werden.

Nachfolgend sind wesentliche Aufgaben und Ziele der gerichtlichen Leichenöffnung zusammengefasst:

- Sicherung von Spuren an der Bekleidung und am Körper der Leiche,
- Entnahme von Körperflüssigkeiten und Organproben,
- Sicherstellung von Sachbeweisen aus dem Körperinneren (Projektile, Werkzeugspuren an Knochen),
- Erfassung äußerer und innerer Identitätsmerkmale,
- Hinweise zur Todeszeitschätzung,
- Feststellung von Todesursache und Todesart, häufig verbunden mit der Beurteilung des Kausalzusammenhangs zwischen einer Körperschädigung und dem Tod,
- Fotodokumentation bzw. Videoaufzeichnung äußerer und innerer Befunde je nach Erforderlichkeit,
- Tat- oder Unfallrekonstruktion,

- Beurteilung einer Überlebenszeit,
- Einschätzung einer Handlungsfähigkeit nach der Gewalteinwirkung,
- Anregungen für die wissenschaftliche Untersuchung kriminalistisch und rechtsmedizinisch bedeutsamer Fragen.

Obwohl an der Notwendigkeit von Leichenöffnungen kein Zweifel besteht, gibt es in Deutschland seit Jahren eine gleichbleibend niedrige Rate rechtsmedizinischer Obduktionen. Nur 2 % aller Verstorbenen werden gerichtlich seziert. Dabei sind erhebliche Unterschiede zwischen den Bundesländern festzustellen, die sich um den Faktor fünf bewegen.

Neben der gerichtlichen Leichenöffnung gibt es weitere Möglichkeiten der Obduktion. Das sind:

- Sektion bei Seuchenverdacht (Gesetz zur Verhütung und Bekämpfung von Infektionskrankheiten beim Menschen vom 20. Juli 2000 = Infektionsschutzgesetz),
- klinische Sektion (Leichenöffnung im Institut für Pathologie von Kliniken zur Qualitätskontrolle und für wissenschaftliche Zwecke),
- anatomische Sektion (Leichenöffnung in einem Anatomischen Institut zum Zweck der Lehre und Forschung über den Aufbau des menschlichen Körpers),
- Sektion im Auftrag von Berufsgenossenschaften (Träger der gesetzlichen Unfallversicherung), gesetzlichen und privaten Versicherungen sowie Versorgungsämtern,
- Sektion im Auftrag von Angehörigen (Privatsektion zur Feststellung der Todesursache),
- außergerichtliche Obduktion (Landesrecht in einigen Bundesländern).

Unabhängig vom Rechtsstatus der Leiche genießen Ansehen und Würde eines Verstorbenen rechtlichen Schutz. Durch § 189 StGB wird die Verunglimpfung des Andenkens Verstorbener unter Strafe gestellt. Die Vorschrift schützt das Pietätsempfinden der Angehörigen und die nach dem Tod fortbestehende Menschenwürde. Geschütztes Rechtsgut bleibt auch über den Tod hinaus der persönliche Lebens- und Geheimbereich (§ 203 StGB). Die Störung der Totenruhe ist gemäß § 168 StGB gesetzwidrig. Danach wird bestraft, „wer unbefugt aus dem Gewahrsam des Berechtigten den Körper oder Teile des Körpers eines verstorbenen Menschen, eine tote Leibesfrucht, Teile einer solchen oder die Asche eines verstorbenen Menschen wegnimmt oder wer daran beschimpfenden Unfug verübt [...]. Ebenso wird bestraft, wer eine Aufbahrungsstätte, Beisetzungsstätte oder öffentliche Totengedenkstätte zerstört oder beschädigt oder wer dort beschimpfenden Unfug verübt." Auch bestimmte Rechte und Willenserklärungen des Verstorbenen (z. B. Urheber- und Erbrechte) gelten nach dem Tod weiter.

III. Vitale Reaktionen

Bei allen Wunden oder anderweitigen Körperschädigungen ist die Frage zu entscheiden, ob die Verletzung zu Lebzeiten (vital), während des Sterbens (agonal) oder nach Eintritt des Todes (postmortal) entstanden ist. Diese Fragestellung hat eine außerordentliche kriminalistische Bedeutung für die Sachverhaltsaufklärung und muss bei jeder Leichenuntersuchung beantwortet werden. Es handelt sich dabei um eine ganz spezifische Aufgabe des Rechtsmediziners.

Wird beispielsweise auf der Straße eine Leiche mit Spuren des Überrollens gefunden, so kann das Hinwegrollen eines Fahrzeugs über den Körper durchaus zum Tod geführt haben. Andererseits ist es auch möglich, dass ein natürlicher Tod, etwa ein Herzinfarkt, mit zufälligem, nachfolgendem Überrollen oder ein nichtnatürlicher Tod durch Erwürgen mit nachträglichem Überrollenlassen der Leiche zur Verschleierung des Tötungsdelikts vorliegt. In diesen Fällen fehlen die Zeichen eines zu Lebzeiten erfolgten Überrollens.

Mit dem Terminus vitale Reaktionen werden alle gestaltlich fassbaren Zustandsänderungen und Vorgänge des Organismus und einzelner Gewebe bezeichnet, die als Folgen aktiv biologischer, nur zu Lebzeiten möglicher Reaktionen auf einen Reiz oder eine Schädigung des Körpers entstehen. So wie eine Einwirkung auf den Organismus sowohl örtliche als auch allgemeine Folgen haben kann, ist bei den vitalen Erscheinungen zwischen örtlichen und allgemeinen Reaktionen zu unterscheiden.

Die allgemeinen vitalen Reaktionen stellen eine Antwort der großen Funktionssysteme des Körpers, wie Kreislauf, Atmung und Zentralnervensystem, auf das schädigende Ereignis dar, sind also an das Funktionieren dieser Systeme gebunden. Je länger die Zeitspanne zwischen dem schädigenden Ereignis und dem Todeseintritt ist, desto stärker ausgeprägt sind die vitalen Reaktionen des Organismus. Zu den allgemeinen Vitalreaktionen zählen:

- Ausblutung,
- Embolie,
- Aspiration,
- Verschlucken,
- Schockfolgen.

Örtliche vitale Reaktionen sind Zustandsänderungen der unmittelbar geschädigten Gewebe. Als praktisch bedeutsame, lokale Vitalreaktionen entstehen:

- Blutunterlaufung,
- Entzündung,
- Wundheilung,
- Thrombose.

Unberücksichtigt bleiben zunächst solche örtlichen vitalen Erscheinungen, die als spezifische Reaktionen auf bestimmte Reize auftreten, wie Stauungsblutungen bei Strangulation, Schaumpilz bei Ertrinken, Strommarken, Brandblasen, Frostbeulen oder Verätzungsspuren. Ihr Zustandekommen wird bei den jeweiligen Todesursachen erläutert.

1. Allgemeine Vitalreaktionen

Eine Blutung kann nur auftreten, solange der Kreislauf funktioniert. Tödliche Blutverluste sind durch äußere oder innere Verblutung möglich. Blutungen nach außen stammen entweder aus Hautwunden oder aus Körperöffnungen (Nase, Mund, Ohren, Mastdarm, Scheide). Innere Blutungen können zu Blutansammlungen in Körperhöhlen (Kopf-, Brust- und Bauchhöhle) oder in Geweben (Muskulatur, Unterhautfettgewebe) führen. Eine Gewebseinblutung muss äußerlich nicht sichtbar sein, und die Haut darüber kann unverletzt erscheinen. Die Blutansammlung wird erst nach dem Aufschneiden der Haut und Weichteile erkennbar.

Lebensbedrohlich wird ein akuter Blutverlust dann, wenn mehr als ein Drittel der Gesamtblutmenge aus dem Blutgefäßsystem ausgetreten ist. Das entspricht beim Erwachsenen einem Blutverlust von 1,5 bis 2 Litern. Bedeutsam für eine Verblutung ist nicht allein die Menge, sondern auch die Schnelligkeit des Ausblutens. Daraus ergibt sich, dass Todesfälle durch reines Verbluten meist infolge einer Verletzung großer Schlagadern (Arterien) auftreten, die wesentlich schneller bluten als Blutadern (Venen) gleichen Kalibers.

Die Blutung aus einer größeren Schlagader führt zur Entstehung von Spritzspuren. Bei Durchtrennung einer Halsschlagader kann das Blut bis zu einem halben Meter weit spritzen. Dagegen führt die Verletzung einer Blutader am Hals nicht zu Spritzspuren, aber zu einem erheblichen Blutverlust. Selbst Blutungen aus Krampfadern können tödlich enden.

Blutet es nach innen, kommt es je nach Lokalisation zur Beeinträchtigung der Organfunktion. So verursacht die Blutung in die Schädelhöhle einen Druck auf das Gehirn oder die Blutung in den Herzbeutel eine Behinderung der Herztätigkeit (Herzbeuteltamponade). Deshalb ist in solchen Fällen bereits ein vergleichsweise geringer Blutverlust tödlich.

Die Ausblutung ist stets eine aktive Kreislaufleistung, die nicht nur eine Blutung aus der Wunde oder aus dem Krankheitsherd bewirkt, sondern vielmehr zu einer allgemeinen Blutarmut des gesamten Körpers führt. Äußerlich fällt eine starke Blässe von Haut und Schleimhäuten auf. Die Totenflecke sind nur spärlich ausgeprägt oder fehlen. Die Blutarmut zeigt sich an den inneren Organen mit dem Hervortreten ihrer Eigenfarbe. Besonders auffällig ist die schlaffe, blutarme Milz. Unter der Herzinnenhaut finden sich regelmäßig kleinfleckige oder streifige Blutungen.

Die Feststellung eines erheblichen Blutverlustes bei deutlicher Blässe innerer Organe lässt immer auf ein vitales Geschehen schließen.

Der Verdacht auf einen Verblutungstod ergibt sich bei der Leichenschau aus dem Vorhandensein von Blutspuren und entsprechenden Verletzungen sowie durch spärliche oder fehlende Totenflecke. Lässt sich bei spärlichen oder fehlenden Totenflecken nach mehrstündiger Leichenliegezeit äußerlich keine Blutungsquelle feststellen, muss an ein Verbluten in das Körperinnere gedacht werden. Die Bestätigung der Verdachtsdiagnose erfolgt durch die Leichenöffnung.

Beim Verbluten stellt der Sauerstoffmangel die letztendliche Todesursache dar. Infolge des Blutverlustes reicht die Transportkapazität der im Organismus verbliebenen roten Blutkörperchen nicht mehr aus, um die Organe ausreichend mit Sauerstoff zu versorgen.

Ebenfalls an die Kreislauftätigkeit gebundene Vitalreaktionen sind die Embolien. Darunter versteht man eine Verschleppung von Gebilden oder Substanzen, die nicht in der Blutflüssigkeit löslich sind, durch den Blutstrom mit Verstopfung von Blutgefäßen.

Am häufigsten ist die Thromboembolie. Als Thrombose wird die Entstehung von Blutgerinnseln in der Blutbahn zu Lebzeiten bezeichnet. Solche Gerinnsel bilden sich häufig in den Ober- und Unterschenkelvenen und behindern dort den Blutabfluss. Diese Beinvenenthrombose ist deshalb gefährlich, weil sich daraus Blutgerinnsel lösen können und dann über den Kreislauf in das Lungengefäßsystem eingeschwemmt werden (Lungenembolie). Dort kommt es zu einer Verstopfung von Lungenschlagadern, die infolge der Herzbelastung zum Tod führen kann. Der Nachweis einer Lungenembolie gelingt entweder sogleich bei der Leichenöffnung oder durch nachfolgende mikroskopische Untersuchung der Lungen.

Eine der Hauptursachen für die Thrombose ist die verstärkte Gerinnungstendenz des Blutes nach Verletzungen (z. B. nach Knochenbrüchen oder Weichteilverletzungen) und nach operativen Eingriffen. Ebenso können verletzungsbedingte Schäden der inneren Venenwand eine Thrombose begünstigen oder sogar auslösen. Auch die Verlangsamung des Blutflusses bei Ruhigstellung eines Beines im Gipsverband oder bei Bettlägerigkeit führt zur Thromboseneigung. Die akute Lungenembolie ist eine gefürchtete, oft tödlich verlaufende Spätkomplikation von Verletzungen durch Sturz oder Verkehrsunfall. Derartige Todesfälle berühren fast immer Probleme der Kausalität zwischen Gewalteinwirkung und Todeseintritt.

Eine Fettembolie ist nach Knochenbrüchen mit Quetschung des Knochenmarks, mitunter auch nach chirurgischen Eingriffen und nach ausgedehnten Zerstörungen des Fettgewebes durch Überrollen oder schwere körperliche Misshandlung möglich. Die Verschleppung von Fett kann in die Lungen oder seltener in das Gehirn und die Nieren erfolgen (Abbildung 5). Im Lungengewebe verstopfen die Fetttröpfchen die Haargefäße (Blutkapillaren), sodass der Gasaustausch in den Lungenbläschen behindert und das Herz überlastet wird. Im Gehirn führt die Verstopfung der Haargefäße zu punktförmigen Blutungen (Purpura cerebri).

Bei massiver Ausbildung kann eine Fettembolie todesursächlich sein. Das Eindringen von mehr als 20 g Fett in den Kreislauf gilt als tödlich. Nach schweren stumpfen Gewalteinwirkungen treten Fettembolien praktisch sofort – in einem Zeitraum von Sekunden oder Minuten – in den Lungen auf. Bei weniger schweren Verletzungen kann es als

Komplikation nach einigen Tagen unerwartet zu einer tödlichen Fettembolie kommen.

Der Nachweis einer Fettembolie lässt sich durch eine mikroskopische Untersuchung nach Spezialfärbungen des Gewebes führen.

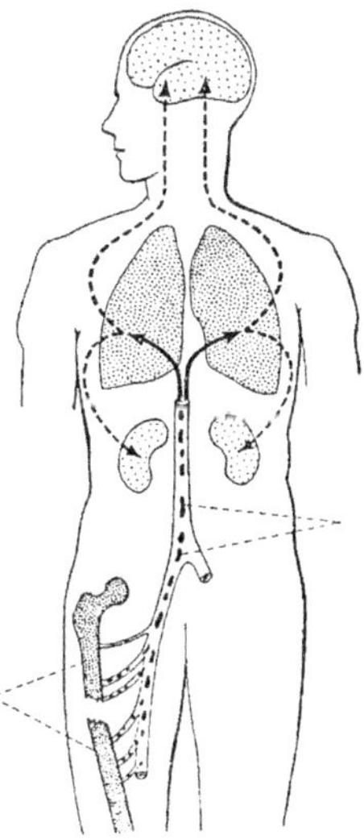

Abb. 5: Verschleppung von Fett mit dem Blutstrom (Fettembolie) in Gehirn, Lungen und Nieren nach Oberschenkelbruch, aus [9]

Vereinzelt sind Suizide durch Fettembolie beobachtet worden. Eine Krankenschwester hat sich 30 ml Speiseöl in eine Vene gespritzt. Sie verstarb 9 Stunden nach der Injektion an einer schweren Fettembolie im Gehirn und in den Lungen.

Das Einströmen von Luft bei Venenverletzungen infolge des negativen Drucks in diesen Blutgefäßen führt zur Luftembolie. Hauptsächlich bei Stich- und Schnittverletzungen am Hals und bei Schädelbrüchen wird Luft in die Blutbahn eingesaugt. Die Luft gelangt in das Herz und führt bei genügend großer Menge schließlich zu einem Leerschlagen des Herzens. Es kommt zum Ausfall der Pumpfunktion des Herzmuskels mit Kreislaufstillstand. Hin und wieder treten Luftembolien bei Infusionen, Transfusionen und Dialysebehandlungen infolge technischer Fehler oder falscher Handhabung auf. Für den Menschen gelten als tödliche Luftmenge bei relativ raschem Einströmen Schätzwerte von 70–130 ml Luft.

Der Nachweis einer Luftembolie kann vor der Obduktion durch eine Computertomografie-Untersuchung oder eine Röntgenübersichtsaufnahme des Brustkorbs erfolgen. Bei der Leichenöffnung muss eine besondere Sektionsmethode angewandt werden, nämlich die Öffnung des Herzens unter Wasser. Dazu wird der Herzbeutel eröffnet und so viel Wasser in den Herzbeutel gefüllt, bis das Herz vollständig mit Wasser bedeckt ist. Dann wird mit einer Kanüle separat in beide Herzkammern gestochen und vorhandenes Gas in ein Auffanggefäß abgesaugt. Das verwendete Gerät heißt Aspirometer. Dieses Vorgehen ermöglicht die Ermittlung des Gasvolumens und die chemische Analyse des abgesaugten Gases. So kann festgestellt werden, ob es sich dabei um Luft oder Fäulnisgas handelt.

Suizidale Luftembolien wurden durch intravenöse Injektionen und durch direktes Lufteinblasen über ein Schlauchsystem in die Vene verursacht.

Feste Körper führen selten zu Embolien. Vorwiegend sind es Gewebstrümmer von Körperorganen (Gewebsembolie), insbesondere des Knochenmarks, der Muskulatur und der Leber, sowie Fremdkörper, beispielsweise Schrotkugeln und Lacksplitter.

Eine besondere Form der Fremdkörperembolie ist seit einigen Jahren häufiger zu beobachten. Wird Heroin oder eine andere Droge in die Vene gespritzt, gelangen unlösliche Zusatzstoffe (z. B. Stärke, Talkum) in die Blutbahn, bleiben in den Lungenkapillaren stecken und verursachen eine umschriebene Entzündung (Fremdkörpergranulom).

Während Ausblutung und Embolien auf einem Funktionieren des Kreislaufs beruhen, ist die Aspiration als vitale Reaktion eine Folge der Atemtätigkeit. Mit Aspiration wird das Einsaugen von Flüssigkeiten oder festen Stoffen in die unteren Atemwege während der Einatmungsphase infolge fehlender Schutzreflexe (z. B. bei Bewusstlosigkeit) bezeichnet. Bei Verletzungen im Bereich von Mund und Nase, bei Schädelbasisbrüchen mit Verletzung des Rachendachs (Abbildung 6) und regelmäßig bei Blutungen in den tiefen Luftwegen (Lungenstiche, Lungenanspießungen durch Rippenbrüche, Erkrankungen wie Lungenkrebs) kommt es zur Blutaspiration. Das Lungengewebe zeigt unter dem Lungenfell und auf den Schnittflächen fleckförmige, blau-rote Bezirke. Auch erbrochener Mageninhalt kann eingeatmet werden. Das Einsaugen von Blut oder Mageninhalt wird durch eine Schluckstörung bei Hirnverletzungen (Gehirnerschütterung, Hirnprellung) oder bei Vergiftungen mit Bewusstseinsstörungen begünstigt. Die Blutaspiration darf nur dann als vitales Zeichen gewertet werden, wenn sich ein Einsaugen von Blut bis in die kleinen Luftröhrenäste und in die Lungenbläschen nachweisen lässt und keine Wiederbelebungsversuche vorgenommen wurden.

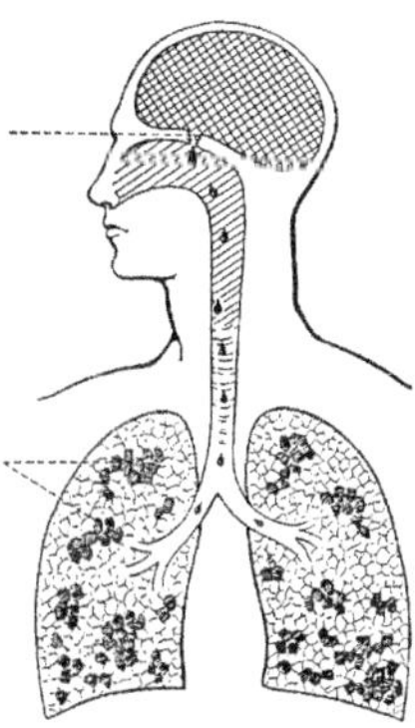

Abb. 6: Einatmung von Blut (Blutaspiration) bei Schädelbasisbruch mit herdförmiger Verteilung im Lungengewebe, aus [9]

Kleine Fremdkörper, wie Spielsteine oder Murmeln, werden vor allem von Kindern in den Mund genommen und gelegentlich aspiriert. Bei Verschüttungen kann eine Einatmung von Staub oder Sand als vitale Reaktion nachweisbar sein, bei Bränden das Inhalieren von Rußpartikeln auftreten. Schwere Schädel-Hirn-Verletzungen (Überrollen, Schuss) ziehen nicht selten eine Aspiration von Hirngewebsteilchen nach sich. Beim Ertrinken ist die Einatmung der Ertrinkungsflüssigkeit (z. B. Wasser, Jauche, Öl) nachweisbar. Mit der Atemluft werden bei Bränden auch Gase und Dämpfe (z. B. Kohlenmonoxid, Blausäure, flüchtige Brandlegungsmittel) aufgenommen, die gleichfalls ein vitales Geschehen anzeigen. Der Nachweis erfolgt in Körperflüssigkeiten und in Lungengewebsproben durch toxikologisch-chemische Analysen.

Im Magen-Darm-Kanal vorgefundenes, verschlucktes Material zeigt ziemlich zuverlässig ein vitales Geschehen an. Vor allem lässt sich das Verschlucken von Ruß bei Rauchgaseinatmung, von Wasser beim Ertrinken und von Luft während des Geburtsvorgangs (Zeichen des Gelebthabens) nachweisen. Verschlucktes Blut nimmt durch die Einwirkung der Magensalzsäure eine schwarze Farbe an (salzsaures Hämatin). Das Vorrücken des verschluckten Materials aus dem Magen in die nachfolgenden Darmabschnitte kann mitunter für eine Schätzung der Überlebenszeit herangezogen werden. Die Aufnahme nachweisbarer Substanzen (z. B. Medikamente) aus dem Magen-Darm-Kanal in das Blut stellt ebenfalls eine vitale Reaktion dar.

Nach einem schädigenden Ereignis können Schockfolgen auftreten, die sich allerdings erst nach einer bestimmten Zeit herausbilden. Unter Schock versteht man ein fortschreitendes, generalisiertes Kreislaufversagen, das durch eine Verminderung der Gewebsdurchblutung (Mikrozirkulationsstörung) gekennzeichnet ist. Die auftretende Blutgerinnungsstörung (Verbrauchskoagulopathie) umfasst eine erhöhte Gerinnungsbereitschaft des Blutes mit Entstehung von Gerinnseln in den kleinen Blutgefäßen (Mikrothromben) und die nachfolgende vermehrte Blutungsneigung. Infolgedessen zeigen sich zahlreiche punktförmige bis kleinfleckige Einblutungen der Haut, der Schleimhäute und der Überzüge innerer Organe. Typische Schockorgane sind Lungen, Leber, Nieren und Magen-Darm-Kanal, deren Funktionsausfall als Multiorganversagen zusammengefasst wird.

Die Lungen sind durch Flüssigkeitseinlagerung und Störung der Durchblutung groß, schwer und nahezu luftleer. Diese Form des akuten Lungenversagens wird mit der Abkürzung ARDS (adult respiratory distress syndrome) bezeichnet. Neben dem Schock gibt es weitere Ursachen für das Lungenversagen: Mageninhaltsaspiration, Beinahe-Ertrinken, massives Brustkorbtrauma mit vielfachen Rippenbrüchen, Einwirkung von Reizgasen, Einatmung heißer Verbrennungsgase (thermisches Inhalationstrauma), Druckschädigung durch Explosion (Barotrauma) und Infektionen (Sepsis).

Eine Schockleber weist eine teigige Konsistenz auf. Die Schocknieren sind groß und blass und haben eine verwaschene Rinden-Mark-Grenze. Die Magenschleimhaut reagiert bei Schockzuständen mit blutigen Gewebsdefekten und Geschwürsbildung (Stressulkus).

Diese Organschäden zeigen ein vitales Geschehen an und weisen zugleich auf eine gewisse Überlebenszeit hin. Darin besteht ihre rechtsmedizinische Bedeutung, denn diese Befunde lassen sich zur Beurteilung des Kausalzusammenhangs zwischen einem schädigenden Ereignis und dem Todeseintritt heranziehen.

Von sämtlichen allgemeinen Vitalreaktionen lässt sich lediglich die Ausblutung bei der Leichenschau erkennen. Der Nachweis der übrigen vitalen Erscheinungen (Embolien, Aspiration, Verschlucken, Schockfolgen) ist nur durch eine Leichenöffnung möglich, die je nach Ursache durch Zusatzuntersuchungen ergänzt wird. Dieser Umstand bekräftigt die Forderung, bei polizeilich relevanten Todesfällen eine Obduktion anzuregen.

2. Örtliche Vitalreaktionen

Mechanische Gewalt (z. B. Schlag) verursacht am Ort der Einwirkung eine Verletzung (geschlossen oder offen), bei der es als Zeichen der vitalen Entstehung in das geschädigte Gewebe einblutet. Die Blutunterlaufung ist umso stärker, je weniger der Kreislauf zum Zeitpunkt der Schädigung in seiner Funktion beeinträchtigt war.

Unter bestimmten Voraussetzungen lassen sich innerhalb eines kurzen Zeitraums nach dem Tod durch mechanische Einwirkungen umschriebene Blutaustritte in das Gewebe erzeugen, die nicht selten fälschlich als postmortale Blutungen bezeichnet werden. Fälschlich deshalb, weil die Blutung einen funktionierenden Kreislauf erfordert.

Lassen sich hingegen im Bereich einer Blutung bereits Zeichen der Blutfarbstoffumwandlung oder Blutresorption erkennen, handelt es sich eindeutig um ein vitales Geschehen. Zugleich ergibt sich daraus, dass die Verletzung – je nach Zustand – eine gewisse Zeit überlebt wurde. Ebenso weisen Entzündungsvorgänge und Reparationserscheinungen (Wundheilung) das vitale Zustandekommen nach.

Nach Verletzungen kann eine Thrombose als örtliche vitale Reaktion auftreten. Für die Kausalitätsbegutachtung sind mikroskopische Untersuchungen der Thromben notwendig.

Auch die lokalen Vitalreaktionen können hinsichtlich Größe, Intensität und Alter zumeist ohne eine Leichenöffnung nicht ausreichend beurteilt werden. Häufig sind sogar zusätzlich histologische Untersuchungen erforderlich.

Allgemeine und örtliche Vitalreaktionen können in ihrem Aussagewert durch Reanimationsmaßnahmen eingeschränkt werden. Forcierte Wiederbelebungsversuche führen mitunter zu lokalen Schäden, beispielsweise zu Brustbein- und Rippenbrüchen mit Lungenanspießung sowie zu Leber- und Herzverletzungen. Die Herzdruckmassage kann die Ausprägung von Ausblutungszeichen und Lungenfettembolien verändern. Durch künstliche Beatmung sind Luftembolien des Herzens möglich. Weiterhin kann sowohl Blut als auch Mageninhalt bis tief in die Atemwege gelangen. Ein Hineinlaufen von Blut (und Mageninhalt) bis in die großen Luftröhrenverzweigungen kommt auch postmortal durch Umlagern vor. Deshalb benötigt der Rechtsmediziner zur Entscheidung der Frage, ob eine Aspiration vital oder postmortal entstanden ist, genaue Angaben über die Maßnahmen nach der Auffindung des Verletzten oder Toten. Diese Informationen muss der Ermittlungsbeamte beschaffen und an die Obduzenten weiterleiten.

Postmortale Verletzungen sind in aller Regel unschwer als solche durch das Fehlen vitaler Zeichen zu erkennen. Derartige Verletzungen werden gelegentlich bei unsachgemäßer Bergung und unvorsichtigem Transport verursacht. Bei Wasserleichen kann es weiterhin zu Treib-, Schleif- und Schiffsschraubenverletzungen kommen. Schließlich sind die Spuren von Tierfraß zu nennen.

Neben solchen zufällig entstandenen Wunden werden postmortale Verletzungen auch absichtlich zugefügt. Verstümmeln, Entstellen oder Zerstückeln von Leichen dienen entweder der Tatverschleierung oder sollen die Identifizierung erschweren. Dazu werden Finger oder Hände abgetrennt, Tätowierungen oder Muttermale herausgeschnitten, Augen entfernt, das Gesicht mit Säure übergossen oder Brände gelegt. Das Zerstückeln muss nicht immer der Leichenbeseitigung dienen, sondern kann als Tatelement zu einer Tötungshandlung gehören. Zur Unterscheidung einer vitalen von einer postmortalen Entstehung der Verletzungen wird man auf eine Leichenöffnung nicht verzichten können.

3. Wundaltersschätzung

Finden sich an einer Leiche Verletzungen, die eine gewisse Zeit überlebt wurden, stellt sich die Frage nach dem Wundalter. Die Wundaltersschätzung bildet eine Voraussetzung für die Beantwortung wesentlicher kriminalistischer Fragestellungen, beispielsweise zu welchem Zeitpunkt eine Verletzung entstanden ist oder ob sich bei mehreren Verletzungen eine Reihenfolge feststellen lässt. Unabhängig von der Art einer Körperschädigung (z. B. Schlag, Stich, Verbrennung, Verätzung, Strahleneinwirkung) reagiert der Körper stets mit denselben Mechanismen, die als Wundheilung bezeichnet werden. Zunächst entsteht eine umschriebene Entzündung, die mit einer Vielzahl zellulärer Stoffwechselvorgänge einhergeht. Sichtbar wird die Entzündungsreaktion durch Schwellung und Rötung. Das zerstörte und unterblutete Gewebe wird abgebaut und schließlich durch Narbengewebe ersetzt.

Da die Wundheilung regelmäßig in mehreren Phasen abläuft, wurde versucht, die Abfolge der einzelnen Vorgänge für eine Wundaltersschätzung zu nutzen. Angewandt wurden histologische, enzymhistochemische, immunhistochemische und biochemische Verfahren. Die Ergebnisse zeigen jedoch, dass der zeitliche Ablauf der Wundheilung sich von Mensch zu Mensch erheblich unterscheidet. Wesentliche Gründe dafür sind Art und Größe der Wunde (z. B. Abschürfung, Stich, Verbrennung), Alter und Gesundheitszustand des Verletzten sowie Ausbleiben oder Hinzutreten einer Infektion. Aufgrund der Komplexität und der biologisch bedingten Variabilität der Wundheilung kann für den Einzelfall kein definiertes Zeitintervall, sondern immer nur ein wahrscheinlicher Zeitraum angegeben werden (Tabelle 4).

Bei Abschürfungen tritt an der verletzten Hautstelle Gewebswasser oder Blut aus, und es entsteht eine Verschorfung. Für die Altersschätzung einer solchen oberflächlichen Schürfung gilt, dass sich der Wundschorf nach etwa 1 Woche ablöst. Die darunter neu gebildete Haut sieht zart-rosa aus. Nach 2 bis 3 Wochen ist die Verletzung nicht mehr zu erkennen.

Tab. 4: Ablauf der ungestörten Wundheilung (keine Infektion) bei mechanisch bedingten Hautverletzungen (nach Krause *et al., 1998*)[13]

Befund	Zeit nach Verletzung
Blutung	wenige Minuten
Bildung eines weichen Wundschorfs	1 Stunde
Wundränder rot und geschwollen	bis 12 Stunden
Verfestigung des Wundschorfs	bis 24 Stunden
Hautneubildung an den Wundrändern	24 – 48 Stunden
Abfallen des Wundschorfs,	7 – 10 Tage
bei guter Heilungstendenz	3 – 5 Tage
Narbe hellrot bis bläulich	10 Tage
Narbe zunehmend blass	2 Wochen
Narbe weiß-glänzend und derb	2 Monate

Die Altersschätzung von Hautunterblutungen ist im Kapitel IV Nummer 1.1 beschrieben.

13 *Krause, D., Schneider, V., Blaha, R.* (1998): Leichenschau am Fundort. 4. Aufl., Wiesbaden: Ullstein Medical, S. 48.

IV. Gewaltsamer Tod

1. Stumpfe Gewalt

Die stumpfe Gewalt ist charakterisiert durch eine flächige oder kantige Einwirkung auf den menschlichen Körper. Dabei sind mehrere Abläufe möglich:

- Der sich bewegende Mensch trifft auf ein ruhendes Widerlager. Dies geschieht vor allem beim Sturz zu ebener Erde (Standfläche), auf der Treppe oder aus größerer Höhe.
- Ein bewegter Gegenstand trifft auf den Körper. Hierzu zählen Schläge mit den Fäusten und mit Gegenständen (Knüppel, Kanthölzer, Schlagstöcke, Baseballschläger, Schlagringe, Hämmer, Beile oder Äxte mit ihrer stumpfen Seite, Flaschen) sowie geworfene und herabfallende Gegenstände (z. B. Pflastersteine, Dachziegel).
- Beim Zusammenstoß (Kollision) treffen ein Mensch und ein Gegenstand oder Gegenstände aufeinander (Verkehrsunfall).

Die Folgen stumpfer Gewalt werden bestimmt von Art und Intensität der Einwirkung sowie von der Lokalisation am Körper und damit von der Beschaffenheit der getroffenen Körperstelle. Die Verletzungen sind außerordentlich vielgestaltig und können an der Körperoberfläche sichtbar sein oder im Körperinneren entstehen. Demzufolge vermittelt die äußere Besichtigung des Leichnams keinen vollständigen Überblick über Art und Schwere aller Verletzungen.

Die Schädigungen durch die Einwirkung stumpfer Gewalt können umschrieben sein und nur einzelne Körperabschnitte betreffen. Nicht selten handelt es sich aber um Mehrfachverletzungen. Ein und dasselbe Ereignis schädigt gleichzeitig mehrere Körperregionen oder Organsysteme, wobei wenigstens eine Verletzung oder die Kombination mehrerer lebensbedrohlich ist (Polytrauma).

Je nach Verletzungslokalisation und -mechanismus sind folgende Todesursachen nach stumpfer Gewalteinwirkung möglich:

- Zertrümmerung lebenswichtiger Organe, einzeln oder kombiniert,
- Schädelinnenraumblutungen,
- innere oder äußere Verblutung,
- Ersticken durch Blutaspiration oder durch Aspiration von erbrochenem Mageninhalt,
- Kreislaufschock,
- Fettembolie, Luftembolie,
- Komplikationen (Infektionen wie Tetanus und Gasbrand, Multiorganversagen, Lungenentzündung, Allgemeininfektion = Sepsis, Thromboembolie).

1.1 Verletzungen der Haut

Infolge streifender oder schräger Einwirkung auf die Körperoberfläche (Schürfen, Kratzen, Rutschen, Schleifen) entsteht eine Abschürfung (Exkoriation) oberflächlicher Hautschichten. Kriminalistisch bedeutsam ist die Möglichkeit, an den zusammengeschobenen Oberhautschüppchen (sog. Epithelmoräne) die Schürfrichtung zu erkennen. Aufgehäufte Hautschüppchen an einem Wundrand belegen eine Abschürfung in Richtung dieses Randes. In Abhängigkeit von der Oberflächenbeschaffenheit des schürfenden Gegenstandes kann es zu Materialübertragungen zwischen Gegenstand und Haut kommen (z. B. Erde, Fahrbahnbestandteile, Lacksplitter, Hautpartikel, Gewebsflüssigkeit).

Oft wird die Oberhaut nur geringfügig verletzt, sodass die betroffene Stelle nicht sofort sichtbar ist. Die Verletzung tritt an der Leiche erst nach einiger Zeit zutage, weil durch das Fehlen der oberflächlichen Zellschicht Gewebswasser verdunsten kann und die geschädigte Fläche vertrocknet. Diese Hautvertrocknungen sind von gelblich-brauner Farbe und weisen eine pergament- bis lederartige Konsistenz auf.

Vereinzelt werden Oberhautdefekte durch senkrechte Gewalteinwirkung hervorgerufen. Von kriminalistischer Bedeutung sind die resultierenden Hautvertrocknungen, weil daran die Form der verursachenden Gewalt ablesbar sein kann (Schlagflächen, Kanten, Profile). Auch Strangulationsmarken sind geformte Defekte der Oberhaut, die alsbald vertrocknen.

Es lässt sich bei vertrockneten Oberhautdefekten nicht immer erkennen, ob die Verletzung vor oder nach dem Tod entstanden ist. Erbringt die Leichenöffnung eine Unterblutung dieser Stelle, darf eine Entstehung der Hautabschürfung zu Lebzeiten angenommen werden.

Wird durch die schürfende Gewalt auch die unter der blutgefäßlosen Oberhaut gelegene, gefäßführende Lederhaut verletzt, kommt es zu Blutungen und Wundschorfbildung.

Ein Bluterguss (Hämatom) entsteht infolge Zerreißung von Blutgefäßen durch Gewebsquetschung und -zerrung mit oder ohne Hautabschürfung. Sein Ausmaß ist abhängig von der Größe der einwirkenden Gewalt, den anatomischen Gegebenheiten der betroffenen Körperregion, dem Blutgefäßreichtum der verletzten Stelle und der individuellen Blutungsbereitschaft. Besonders leicht entstehen Blutergüsse an Stellen, an denen die Haut direkt über einem Knochen liegt (Schienbein, Schädeldach). In lockeren Gewebsschichten breiten sich Blutungen leicht aus (Augenober- und -unterlid mit Absinken bis in die Wange, Hodensack, äußere weibliche Geschlechtsorgane). Ausgedehnte Hämatome entstehen bei krankheitsbedingter Blutungsbereitschaft (Bluterkrankheit, schwere, häufig alkoholbedingte Lebererkrankungen) oder bei Dauerbehandlung mit gerinnungshemmenden Medikamenten zur Thrombosevorbeugung (z. B. nach Herzinfarkt oder Schlaganfall, bei Durchblutungsstörungen an den Beinen).

Die Blutergüsse können die Haut, die Unterhaut und/oder die tiefer liegenden Weichteilgewebe betreffen. Je nach ihrer Lage treten die Hämatome gleich nach der Gewalteinwirkung oder aber nach Stunden, mitunter erst nach Tagen an der Körperoberfläche in Erscheinung. Es dauert einige Zeit, bis eine in der Tiefe entstandene Blutung unter der Haut sichtbar wird.

Die Blutunterlaufung der Haut, als blauer Fleck bekannt, entspricht in ihrer Ausdehnung ziemlich genau dem geschädigten Bereich. Eine Hautunterblutung muss aber nicht unbedingt den Ort der äußeren Gewalteinwirkung markieren. So kann die Unterblutung von Ober- und Unterlid eines Auges (Monokelhämatom, blaues Auge) durch eine direkte Gewalteinwirkung mit der Faust entstanden sein oder bei einem Schädelbasisbruch indirekt zustande kommen, weil sich die Blutung von der Bruchstelle bis in das lockere Bindegewebe der Augenregion ausbreitet. Durch kräftiges Saugen an der Haut, vor allem des Halses, können umschriebene Hautunterblutungen verursacht werden (sog. Knutschflecke).

Unabhängig von ihrem Zustandekommen ist die frische Blutunterlaufung von blauer bis blau-roter Farbe und meist gut konturiert. Je nach der Lokalisation schwillt der Bereich mehr oder weniger stark an. Bei Blutungen in der Kopfschwarte ist die Ausbreitung über den Ort der Gewalteinwirkung hinaus nur gering. Eine solche Blutung bleibt bei kurzer Überlebenszeit umschrieben und lässt sich scharf gegen die Umgebung abgrenzen. Zu tasten ist eine Schwellung mit weichem Zentrum, eine sog. Beule.

Die Färbung der Hautunterblutungen erlaubt eine Schätzung ihres Alters, weil beim Überleben der Verletzung der rote Blutfarbstoff über verschiedene farbliche Zwischenstufen abgebaut wird. Bei großflächigen Blutunterlaufungen dauert es bis zum vollständigen Verschwinden 2 bis 4 Wochen, bei kleineren Hämatomen einige Tage.

Nach einer überlebten Verletzung vollziehen sich die Farbveränderungen wie folgt:

- bis 6 Tage blau-violett,
- 6 bis 8 Tage grünlich,
- mehr als 8 Tage gelblich.

Bei größeren Hautunterblutungen dienen die Farbveränderungen in der Randzone zur Altersschätzung. Mit fortschreitender Alterung wird die ursprünglich scharfe Kontur immer unschärfer und die Farbe verblasst. Je älter die Hautunterblutung ist, desto schwieriger wird es, den verletzten Bezirk von der umgebenden gesunden Haut abzugrenzen. Demnach sind Größenangaben bei älteren Unterblutungen nur noch Zirkaangaben.

Geformte Hauteinblutungen lassen manchmal einen Rückschluss auf das Zustandekommen der Verletzung zu. So kann der einwirkende Gegenstand regelrecht abgebildet sein (z. B. Gürtelschnalle, Schürhaken, Schuhsohlen- und Fahrzeugreifenprofil).

Stockschläge und Schläge mit anderen länglichen Gegenständen verursachen parallel verlaufende, streifige Hautblutungen mit einem blassen, blutleeren Mittelstreifen. Solche Doppelstriemen (Abbildung 7) entstehen dadurch, dass das Gewebe an der Auftreffstelle gequetscht wird und die rechts und links daneben liegenden Blutgefäße zerreißen.

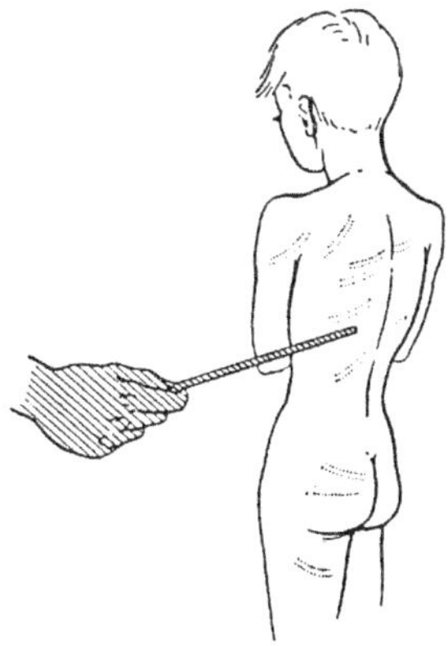

Abb. 7: Doppelstriemen in der Haut nach Stockschlägen, aus [9]

Als spezielle Erscheinungsformen der Hautunterblutung sind die Stauungsblutungen bei Strangulation zu werten, ebenso die anämischen Aufschlagspuren beim Sturz aus großer Höhe.

Durch eine massive, tangentiale Gewalteinwirkung (z. B. Überrollen von Kraftfahrzeug) kann es zur Ablösung eines Hautareals vom zerstörten Unterhautfettgewebe oder der Haut einschließlich des Unterhautfettgewebes von der Muskulatur kommen. Dabei bildet sich eine Wundtasche, die vorwiegend mit Blut und Fettgewebe gefüllt ist. Eine solche Verletzung wird als Ablederung (Décollement) bezeichnet. Der Hautbezirk über der Wundtasche zeigt auch bei schweren inneren Verletzungen häufig keine oder nur eine geringfügige Unterblutung.

Nach schwersten Misshandlungen (Schläge, Tritte) können die Haut- und Weichteilblutungen ein solches Ausmaß erreichen, dass der Tod durch Verbluten in das Unterhautfettgewebe eintritt. Begünstigend wirken dabei eine Fettembolie und ein allgemeines Kreislaufversagen (Verblutungsschock).

Um die Lokalisation, die Ausdehnung, die Mitbeteiligung von Knochen und inneren Organen sowie den Ausgangspunkt der Blutaustritte feststellen und beurteilen zu können, ist eine Leichenöffnung erforderlich.

Bei der Einwirkung stumpfer oder stumpfkantiger Gewalt entstehen Hautdurchtrennungen (Wunden), wenn die Elastizitätsgrenze der Haut überschritten wird. Für derartige Verletzungen sind die Bezeichnungen Platz-, Riss- und Quetschwunde gebräuchlich. Bei der sog. Platzwunde handelt es sich nach dem Entstehungsmechanismus um eine Quetsch-Riss-Wunde.

Bevorzugt treten solche Verletzungen dort auf, wo die Haut ohne wesentliches Weichteilpolster straff über Knochenflächen oder -kanten gespannt ist (Schädeldach, Kinn, Schienbein, Fingerknöchel).

Für die Wundbeurteilung sind zu beachten:
- Wundrand (Wundumgebung),
- Wundwinkel,
- Wundgrund.

Die typische Wunde infolge stumpfer Gewalteinwirkung ist die Kopfplatzwunde, an der man die wichtigsten Charakteristika meist gut erkennen kann. Kennzeichnend sind unregelmäßige Wundränder (gezähnelt, fetzig, zipfelig) mit mehr oder weniger breitem Vertrocknungssaum und Blutunterlaufung der umgebenden Haut. Manchmal erweisen sich die Wundränder auch als abgeschoben (unterminiert). Die Wunden können einen linearen oder einen mehrstrahligen Verlauf mit mehr als zwei Wundwinkeln zeigen. In der Tiefe auf dem Wundgrund finden sich Gewebsbrücken, die aus kleinen Blutgefäßen, Bindegewebssträngen und Nerven bestehen. Gelegentlich bleiben bei größeren Wunden auch Hautbrücken erhalten. Bei der Wundinspektion ist besonders auf Fremdkörper am Wundgrund zu achten, die einen Hinweis auf das verletzende Werkzeug oder auf den Entstehungsvorgang geben können (Holz-, Metall-, Lack-, Glassplitter, Textilfasern, Sand).

Eine Sonderform der Hautwunde ist die Bissverletzung, die durch Menschen oder Tiere verursacht sein kann. Typische Menschenbisse zeigen mehr oder weniger deutlich den Gebissabdruck als runden bis ovalen Bissring durch Blutunterlaufungen und Abschürfungen. Solche Bissverletzungen kommen aus sexuellen Motiven, bei Kindesmisshandlung oder als Abwehrverletzung bei tätlichen Auseinandersetzungen vor, wenn sich das Opfer durch Beißen wehrt.

Die Bisse von Tieren bewirken meist Gewebsdurchtrennungen, wobei die Verletzungen unterschiedlich schwer sein und bis zum Zerfleischen ganzer Körperteile führen können. Ausgedehnte tödliche Verletzungen sind möglich (sog. Kampfhunde, große Raubtiere). Bei Schlangenbissen steht die Giftwirkung im Vordergrund.

1.2 Verletzungen von Knochen und Muskeln

Eine stumpfe Gewalteinwirkung kann am Skelettsystem zu einer Verrenkung (Luxation) und zu einem Knochenbruch (Fraktur) führen.

Als Luxation bezeichnet man die Verschiebung gelenkbildender Knochenteile gegeneinander, wobei eine Zerreißung der Gelenkkapsel sowie von Bändern und Muskeln entstehen kann. Die verschobenen Knochenteile haben entweder überhaupt keinen Kontakt mehr miteinander (vollständige Luxation) oder berühren sich nur noch teilweise (unvollständige Luxation).

Die Frakturen weisen einen außerordentlichen Formenreichtum auf (Abbildung 8). Ihre Klassifizierung kann nach unterschiedlichen Gesichtspunkten erfolgen. So lassen sich die Frakturen einteilen nach

- Knochenbeschaffenheit
  - traumatische Fraktur = Bruch eines gesunden Knochens infolge äußerer Gewalteinwirkung = häufigste Form
  - pathologische Fraktur = Bruch eines krankhaft veränderten Knochens (z. B. Verminderung der Knochensubstanz bei Osteoporose)
- Ort der Gewalteinwirkung
  - direkte Fraktur = Knochenbruch an der Stelle der Gewalteinwirkung
  - indirekte Fraktur = Knochenbruch entfernt vom Ort des Traumas
- Grad der Kontinuitätstrennung
  - vollständige Fraktur = Knochenquerschnitt komplett durchtrennt, zwei oder mehr Bruchstücke
  - unvollständige Fraktur = Knochenzusammenhang teilweise erhalten, häufig bei Kindern als sog. Grünholzfraktur

- Verlauf der Frakturlinien
  - einfache Frakturlinien, bezogen auf die Längsachse des Knochens = Quer-, Schräg-, Spiral- und Längsfraktur
  - mehrfache Frakturlinien = T- oder Y-Fraktur, Splitter- oder Trümmerfraktur
- Anzahl der Frakturen
  - Einzelfraktur = Knochen einmal gebrochen
  - Doppel- oder Mehrfachfraktur = Knochen zwei- oder mehrmals gebrochen
  - multiple Frakturen = Brüche verschiedener Knochen, Sonderform Reihen- oder Serienfraktur, wenn die Knochen eine funktionelle Einheit bilden (Rippen, Mittelhand- und Mittelfußknochen)
- Entstehungsmechanismus
  - Riss-, Biegungs-, Berstungs-, Stauchungs-, Schub- oder Scher-, Torsionsfraktur.[14]

Weiterhin werden Frakturen nach der Mitbeteiligung der darüberliegenden Haut in offene und geschlossene Knochenbrüche unterschieden. So können spitze Knochenbruchstücke die Haut durchspießen (z. B. beim Unterschenkelbruch) und dadurch eine offene Fraktur verursachen. Ebenso ist es möglich, dass innere Organe verletzt werden (z. B. Lungenanspießungen durch Rippenbruchstücke).

Bei der Leichenschau lassen sich Knochenbrüche an sicheren Frakturzeichen erkennen. Das sind:

- Fehlstellung,
- abnorme Beweglichkeit,
- Knochenreiben (Krepitation: Werden die rauhen Bruchflächen gegeneinander bewegt, ist das Knochenreiben hör- und fühlbar.),
- sichtbare Knochenbruchstücke.

Im Gegensatz zu Knochenbrüchen der Gliedmaßen lassen sich Frakturen des Rumpfskeletts und des Schädels äußerlich oft nicht erkennen.

14 *Brückner, H.* (1978): Frakturen und Luxationen. 3. Aufl., Berlin: Volk und Gesundheit, S. 9.

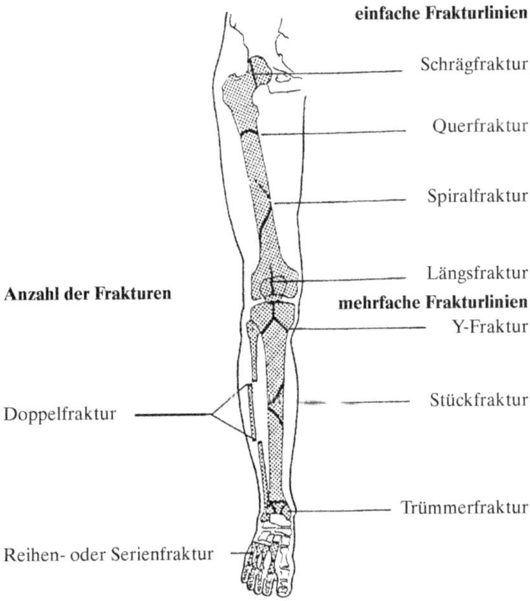

Abb. 8: Formen von Knochenbrüchen, aus [1]

Für die kriminalistische Praxis resultiert die Bedeutung der Frakturen vor allem daraus, dass sich von der Bruchform auf das Zustandekommen des Knochenbruchs rückschließen lässt. Dadurch können wertvolle Anhaltspunkte für die Rekonstruktion hinsichtlich Angriffspunkt, Art und Richtung der Gewalteinwirkung gewonnen werden. Eine sachgerechte Interpretation der verschiedenen Frakturformen setzt eine entsprechende Erfahrung voraus und erfordert nicht selten das Zusammenwirken von Rechtsmediziner, Unfallchirurg und Röntgenarzt.

Die Knochenbruchheilung dauert unterschiedlich lange je nach Frakturform, Gesundheitszustand des Verletzten und Hinzutreten von Komplikationen (z. B. Infektion, unzureichende Ruhigstellung der Bruchstelle). Auch das Alter hat einen Einfluss. Bei Kindern heilt eine Fraktur schneller, im Greisenalter dagegen langsamer. Die

Bruchstelle wird durch die Neubildung von Knochengewebe (Kallus) stabilisiert. Nach 4 bis 6 Wochen besteht eine feste, knöcherne Verbindung der Bruchenden und die Fraktur ist verheilt. Anders verläuft die Knochenbruchheilung nach operativer Behandlung (Osteosynthese).

Verheilte Frakturen sind zeitlebens nachweisbar und deshalb in Verbindung mit anderen individuellen Besonderheiten wichtige Identitätsmerkmale.

Auf spezielle Frakturformen der einzelnen Skelettabschnitte (Schädel, Wirbelsäule, Brustkorb, Becken, Gliedmaßen) wird bei der Beschreibung von Kopfverletzungen (Kapitel IV Nummer 1.4), Schusswirkungen (Kapitel IV Nummer 6), Verkehrsunfällen (Kapitel XII) und Kindesmisshandlungen (Kapitel XIII Nummer 4) eingegangen.

Eine stumpfe Gewalteinwirkung auf die Muskulatur kann eine Quetschung, Zerreißung oder Zermalmung größerer Muskelanteile bewirken. Bei ausgedehnten Schädigungen (z. B. Sturz aus großer Höhe, Verkehrsunfall, Schläge und Tritte, Verschüttung) wird Muskeleiweiß (Myoglobin) freigesetzt. Über den Blutstrom gelangt es in die Nieren und führt zum Nierenversagen durch Verstopfung der Nierenkanälchen (sog. Crush-Niere).

1.3 Verletzungen innerer Organe

Innere Verletzungen sind eine schwerwiegende Folge stumpfer Gewalteinwirkung und entstehen durch direkte Schädigung (Stoß, Quetschung) oder indirekt (Zug, Schleuderung). Auch bei schwersten Verletzungen innerer Organe müssen äußerlich keine Spuren sichtbar sein. Das gilt besonders für Kinder.

Betroffen sein können Schädel und Gehirn (Schädel-Hirn-Trauma), die Brustorgane (stumpfes Brustkorbtrauma = Thoraxtrauma) und die Bauchorgane (stumpfes Bauchtrauma). Die Kopfverletzungen werden wegen ihrer besonderen Bedeutung im folgenden Abschnitt gesondert behandelt.

Durch Kompression des Brustkorbs können Quetschungen und Zerreißungen (Rupturen) der Lungen entstehen. Sind kleine Luftröhrenäste mitverletzt, führt das zu einer Blutaspiration. In Verbindung mit Rippenserienbrüchen treten Anspießungen der Lungen auf. Dadurch kann es in der Brustfellhöhle zur Ansammlung von Luft (Pneumothorax) und von Blut (Hämatothorax) kommen. Tritt Luft in das Unterhautgewebe über, bildet sich eine kissenartige Luftansammlung am Hals und im Gesicht (Hautemphysem). Bei direkter, umschriebener Gewalteinwirkung entstehen Zerreißungen des Herzbeutels und der Herzwand. Durch Schleuder-/Zugwirkung sind Ein- oder Abrisse des Herzens und der Körperhauptschlagader möglich.

Stumpfe Bauchtraumen führen bevorzugt zu Leber- und Milzrupturen, seltener zu Verletzungen der anderen Bauchorgane und des Darmgekröses. An der Harnblase können Zerreißungen oder bei Beckenbrüchen auch Anspießungen auftreten.

Infolge von Organzerreißungen blutet es in die Bauchhöhle. Die Blutansammlung kann ein solches Ausmaß annehmen, dass die Todesursache ein inneres Verbluten ist. Tritt Magen- oder Darminhalt in die Bauchhöhle aus, kann dadurch ein Schockzustand ausgelöst werden. Als Komplikationen nach einem stumpfen Bauchtrauma, das nicht sofort zum Tod geführt hat, können sich eine Bauchfellentzündung (Peritonitis) und/oder eine Darmlähmung (paralytischer Ileus) entwickeln.

Bei Einwirkung massiver Gewalt (z. B. Überrollen durch Kraftfahrzeug, Sturz aus großer Höhe) werden häufig Brust- und Bauchbereich gleichzeitig verletzt. Zerreißt dabei das Zwerchfell, kommt es zur Verlagerung von Bauchorganen in den Brustfellraum. Auch eine verletzungsbedingte Eröffnung von Brust- oder Bauchhöhle ist möglich. Bei offenen Brustverletzungen durchspießen Rippenbruchstücke die Brustwand. Nach Aufplatzen der Bauchdecke hängen Darmschlingen oder Teile zermalmter Körperorgane aus dem Körperinneren heraus.

Kräftige Unterblutung und Schwellung des Hodensacks sind am ehesten auf Fußtritt oder Kniestoß zurückzuführen. Blutungen aus dem weiblichen Genitale als Folge stumpfer Gewalteinwirkung entstehen meist durch sexuelle Praktiken.

1.4 Kopfverletzungen

Die Kopfverletzungen werden unter besonderer Berücksichtigung der Unterscheidung von Sturz und Schlag dargestellt. Das sturzbedingte Schädel-Hirn-Trauma ist eine häufige Todesursache. Hinter dem Verkehrsunfall steht der Sturz als tödliche Unfallursache an zweiter Stelle.

Der Sturz ist eine plötzliche Situationsveränderung mit Aufschlag des Körpers, die oft zu schweren Kopfverletzungen führt. Für Todesfälle durch Sturz kommen in Betracht:

- Hinfallen auf der Standfläche (Sturz zu ebener Erde),
- Herunterfallen aus geringer Höhe (Sturz von der Leiter, Treppensturz, Reitunfall),
- Sturz aus größerer Höhe (Fenster, Balkone, Dächer, Baugerüste, Brücken, Türme, weiterhin Absturz im Gebirge und von Luftfahrzeugen).

Von den Sturzsituationen können das Hinfallen auf der Standfläche und das Herunterfallen aus geringer Höhe zusammen betrachtet werden. Beide Ereignisse haben die entstehenden Verletzungen und die kriminalistischen Fragestellungen gemeinsam.

Zur Unterscheidung von Sturz und Schlag lassen sich folgende verletzungsbedingte Befunde am Kopf heranziehen:

- Art, Lokalisation, Anzahl und Alter der Kopfhautverletzungen,
- Haarbeschädigungen,
- Fremdkörper im Wundbereich,
- Schädelbruchformen und Anzahl der Bruchsysteme,
- Verletzungen des Schädelinhalts.

Nach einem Sturz können ebenso wie nach einem Schlag Hautabschürfungen, Blutunterlaufungen und Platzwunden auftreten. Erkennt man an der Verletzung die Struktur der einwirkenden Gewalt, spricht man von geformter Verletzung. Abschürfungen und Blutunterlaufungen können die Hammerfläche oder den Schürhaken, aber ebenso das Profil einer Heizkörperabdeckung oder eines metallenen Fußabtreters abbilden. Solche geformten Verletzungen sind geeignet, Rückschlüsse auf das Zustandekommen zu ziehen. Hingegen gelingt eine Differenzierung zwischen Sturz und Schlag aus Form und Größe einer Platzwunde nur selten. So kann ein Sturz zu ebener Erde oder ein Treppensturz genauso wie ein Schlag mit einem stumpfkantigen Gegenstand (Hammer, stumpfe Seite von Beil und Axt, Kantholz, Stuhlbein) eine ein- oder mehrstrahlige Platzwunde hervorrufen.

Entstehen Platzwunden durch Schlag mit einem stumpfkantigen Gegenstand, sind die Wundränder meist ziemlich glatt und erinnern an Schnittverletzungen. Ein schräger Schlag von oben auf die gewölbte Fläche des Kopfes führt zu einer Abschiebung (Unterminierung) des unteren Wundrandes. Zusammen mit der Abschürfung erlaubt es dieser Befund, die Richtung der einwirkenden Gewalt zu erkennen.

Stumpfkantige Werkzeuge verursachen charakteristische Hautverletzungen. Beim Zuschlagen werden überwiegend Hämmer oder die stumpfe Seite von Beilen und Äxten verwendet. Die rechteckige Schlagfläche mit ihren Kanten und Ecken bewirkt eine Vielzahl von Wundformen, je nachdem, in welchem Winkel und an welcher Stelle das Werkzeug auftrifft. In der Wundumgebung findet sich ein unterschiedlich ausgeprägter Schürfungssaum, der nach und nach vertrocknet.

Trifft beim Schlag mit dem Hammer die ganze Fläche auf, kann die Hammerschlagfläche auf der Haut abgeformt sein. Innerhalb der vertrockneten Abformung tritt gelegentlich eine mehrstrahlige Platzwunde auf. Eine besonders gute Abbildung der auftreffenden Fläche des Hammers oder eines anderen Werkzeugs findet man in der Schläfenregion. Der hier unter der Haut liegende Schläfenmuskel bietet eine günstige Voraussetzung für die Abformung, sodass dieses Areal wie ein Stempelkissen wirkt.

War der Hammer beim Auftreffen verkantet, fehlen vollständige Abformungen. Abgewinkelte Wunden widerspiegeln die Ecken der Hammerschlagfläche. Zwischen den Wundschenkeln liegt eine begleitende Vertrocknung. Beim alleinigen Auftreffen einer Kante entsteht eine gerade Platzwunde mit einem Vertrocknungsstreifen, der vom angrenzenden Abschnitt der Hammerfläche verursacht wird. Die Enden der Platzwunde können zusätzlich mehrfach eingerissen sein. Dadurch ist die Wundlänge insgesamt größer als die Kantenlänge des Schlagwerkzeugs.

Zur Unterscheidung zwischen Sturz und Schlag kann die Unterminierung der Platzwunde mit herangezogen werden, wenn die Gewalt tangential einwirkte. Als Regel gilt: Beim Sturz findet sich eine Unterminierung am oberen Wundrand, während beim Schlag der untere Wundrand meist abgeschoben ist.

Eine Orientierungshilfe für die Differenzierung zwischen Sturz und Schlag bietet die sog. Hutkrempenregel, die wie folgt lautet: Verletzungen oberhalb der Hutkrempenlinie (bandförmiger Bereich des Kopfes, dem die Hutkrempe anliegt) sind durch Sturz zu ebener Erde aus stehender Körperposition nicht erklärbar. Jedoch können bei einem Sturz zu ebener Erde mit zwischenzeitlichem Anstoßen an ein Hindernis oder beim Herunterkullern von einer Treppe die Verletzungen auch oberhalb der Hutkrempenlinie liegen. Schlagbedingte Verletzungen sind sowohl oberhalb als auch unterhalb der Hutkrempenlinie zu finden.

Ein ungebremster Sturz zu ebener Erde (atonischer Sturz) ereignet sich meist unter alkoholischer Beeinflussung, bei der die Stellreflexe zum Abstützen fehlen. Es entstehen Verletzungen vorrangig an den prominenten Stellen im Gesicht. Das sind die Augenbrauenwülste, die Jochbeine, die Nase und das Kinn. Kombiniert sind die Gesichtsverletzungen mit Hautabschürfungen auf dem Handrücken. Allerdings ist bei Verletzungen der prominenten Stellen des Gesichts immer auch an eine Entstehung durch Faustschläge zu denken.

Die Anzahl der Verletzungen ist als Kriterium zur Sturz-/Schlagunterscheidung nur unter Berücksichtigung von Art und Lokalisation der Verletzungen geeignet. Liegt eine einzelne Platzwunde im Hinterhauptsbereich inner- oder unterhalb der Hutkrempenlinie, berechtigt das zur Annahme einer Sturzverletzung. Mehrere gleichalte Platzwunden am Hinterkopf oberhalb der Hutkrempe sind auf Schläge verdächtig. Unterschiedlich alte Unterblutungen am Kopf weisen auf wiederholtes Stürzen oder Schlagen hin.

Wenn die behaarte Kopfhaut getroffen ist, können Haarbeschädigungen in der Wundumgebung zur Abgrenzung zwischen Sturz und Schlag beitragen. Sind die Haare glatt durchtrennt, gequetscht, rechtwinklig gebogen oder angelhakenförmig gekrümmt, so deutet dies auf die Einwirkung durch ein kantiges Werkzeug hin. Beim Sturz zu ebener Erde auf eine glatte Fläche sind derartige Haarbeschädigungen nicht zu erwarten.

Finden sich Fremdkörper in der Wunde, lassen sich gewisse Hinweise auf das Tatwerkzeug (Holz-, Farb-, Glas- und Metallsplitter, Rost) oder auf den Sturzort (Sand, Erde) ableiten.

Da Kopfplatzwunden stark bluten, sind die Verletzungen zumeist unter einer Blutschicht bzw. Blutkruste verborgen. Zudem kann stark blutverklebtes Kopfhaar die Wunden bedecken. Damit das Spurenbild nicht beeinträchtigt, insbesondere kein Fremdkörper aus der Wunde entfernt wird, hat bei der Leichenschau eine genaue Besichtigung der Wunde ebenso zu unterbleiben, wie der Versuch, das Ausmaß der Verletzungen festzustellen. Die Voraussetzung für eine genaue Untersuchung im Bereich der behaarten Kopfhaut ist die vollständige Entfernung der Haare, die erst im Zusammenhang mit der Leichenöffnung erfolgt. Eine Obduktion ist unverzichtbar, um kriminalistisch bedeutsame Fragen, wie Vitalität, Zustandekommen der Verletzung, verwendetes Werkzeug und Todesursache, beantworten zu können.

Die Form der Schädelbrüche ist ein wichtiges Unterscheidungskriterium zwischen Sturz und Schlag. Der menschliche Schädel besteht aus 22 Knochen, die – bis auf den Unterkiefer – durch Nähte fest miteinander verbunden sind. Es werden Gesichts- und Gehirnschädel unterschieden, Letzterer noch unterteilt in Schädeldach (Kalotte) und Schädelbasis. Das Schädeldach zeigt einen relativ gleichmäßigen Schichtaufbau mit einer weitgehend gleichen Knochendichte. Bedingt durch diesen anatomischen Aufbau, ist das Schädeldach als Ganzes in gewissen Grenzen elastisch verformbar. Demgegenüber erweist sich die zerklüftete Schädelbasis wegen ihrer unterschiedlichen Knochendichte, ihrer Durchtrittslöcher für Blutgefäße und Nerven sowie ihrer lufthaltigen Hohlräume (Mittelohr, Nasennebenhöhlen) als leichter verletzlich, sodass häufiger Schädelbasisbrüche beobachtet werden.

Eine Gewalt, die ausreicht, um Schädelbrüche zu verursachen, greift entweder direkt an oder wirkt fortgeleitet, also indirekt. Stürzt jemand mit dem Hinterkopf auf ein umschriebenes Widerlager (bis zu 4 × 4 cm), so entsteht durch lokale Verformung direkt an der Stelle der Gewalteinwirkung ein Lochbruch mit in das Schädelinnere gedrückten Knochenstücken (Impressionsfraktur). Ein solcher direkter Schädelbruch wird auch als Biegungsbruch bezeichnet. Bei einer flächigen Gewalteinwirkung von größerem Ausmaß sind die Biegungsbrüche oft so gestaltet, dass mehrere Bruchlinien das Bruchzentrum kreisförmig umfassen und von radiär aus dem Bruchzentrum abgehenden Frakturlinien gekreuzt werden. Das Frakturbild ist vergleichbar mit einem Spinnennetz oder Speichenrad (Globusbruch).

Auch durch Schlag können Impressionsfrakturen entstehen. Wird das Knochenstück vollständig herausgestanzt und hirnwärts verlagert, handelt es sich um einen Lochbruch (Abbildung 9). Meist trifft die Schlagfläche des verwendeten Werkzeugs verkantet auf den Schädel. Dadurch werden oft unvollständige, mitunter terrassenförmig abgestufte Impressionsfrakturen verursacht (Terrassenbruch, Abbildung 10). Nicht selten entstehen am Schädeldach geformte Brüche, an denen die Form der Schlagfläche des Tatwerkzeugs erkennbar ist. Bei Loch- und Terrassenbrüchen lässt die tiefste Stelle Rückschlüsse auf Richtung und Form der einwirkenden Gewalt zu.

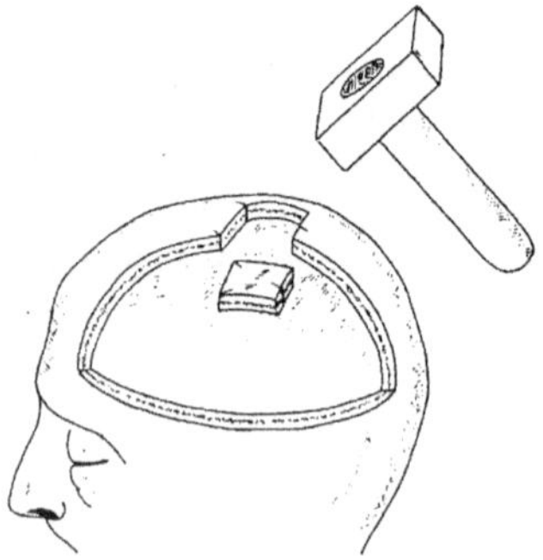

Abb. 9: Lochbruch des Schädels durch senkrechte Einwirkung des Schlagwerkzeugs, aus [8]

Bei stumpfer Gewalteinwirkung gegen die Augenregion können Brüche der Augenhöhlenwände auftreten, ohne dass eine Berstung des Augapfels vorliegt (Blow-out-Fraktur).

Indirekte Schädelbrüche entstehen durch Verformung des gesamten Schädels als Berstungsbrüche im Schädeldach und in der Schädelbasis. Beim Sturz mit dem Hinterhaupt auf eine größere Fläche verformt sich der Schädel derart, dass der Schädellängsdurchmesser

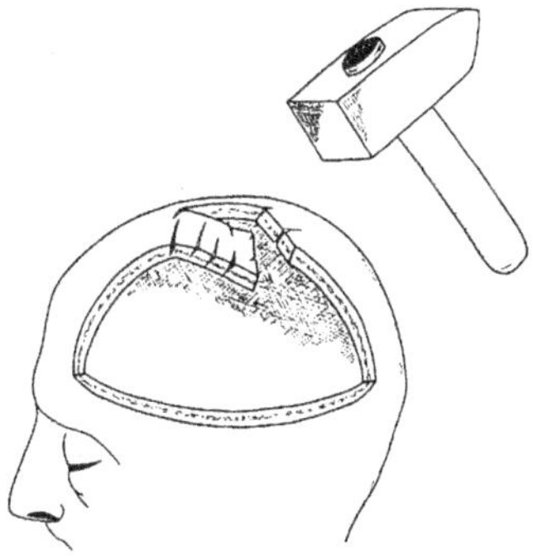

Abb. 10: Terrassenbruch des Schädels durch Einwirkung einer Kante des Schlagwerkzeugs, aus [8]

(Stirn-Hinterkopf-Achse) verkürzt wird und die beiden Schädelseiten nach außen weichen. Infolgedessen entsteht an der Schädelbasis ein durch Zugkräfte bedingter Längsbruch. Wird der Schädel von der Seite her zusammengedrückt, resultiert ein Querbruch der Schädelbasis. Häufig verläuft der Bruchspalt quer durch die mittlere Schädelgrube, und die dadurch getrennten Teile der Schädelbasis lassen sich nach Entfernung des Schädeldachs scharnierartig gegeneinander bewegen (Scharnierbruch). Für Schädelbasisbrüche gilt die Regel: Längsdruck erzeugt Längsbruch und Querdruck erzeugt Querbruch (Abbildung 11).

Eine Sonderform von Schädelbasisbrüchen stellt der Ringbruch dar, bei dem die Bruchlinie mehr oder weniger ringförmig um das große Hinterhauptsloch verläuft. Verursacht werden Ringbrüche durch Einstauchen der Wirbelsäule in das Schädelinnere beim Sturz auf das Schädeldach, das Gesäß oder die Füße. Andererseits ist eine Entstehung durch Zugwirkung mit Abriss der Schädelbasis von der Halswirbelsäule möglich. In seltenen Fällen kann ein Schädelbasisringbruch auch beim kräftigen Schlag auf das Kinn zustande kommen.

Wenn Blut aus Nase, Mund und äußeren Gehörgängen austritt, dann kann ein Schädelbasisbruch angenommen werden. Ein weiteres wichtiges Anzeichen ist eine Luftansammlung im Unterhautgewebe (Hautemphysem) des Gesichts und des Halses bei Schädelbasisbrüchen mit Beteiligung der Nasennebenhöhlen. Die Luftansammlung

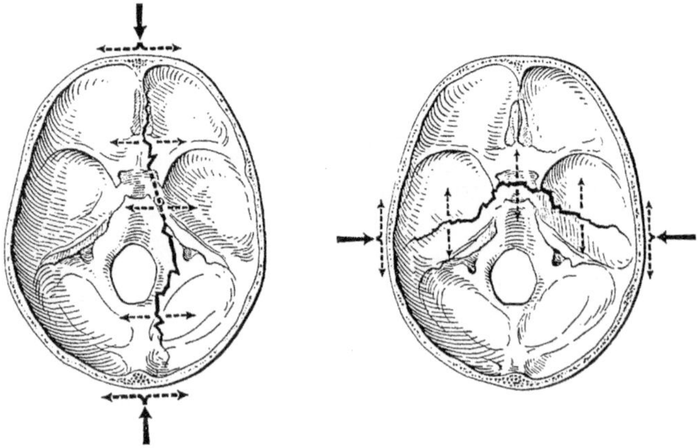

Abb. 11: Links Längsbruch der Schädelbasis durch Längsdruck, rechts Querbruch der Schädelbasis durch Querdruck, aus [9]

führt zu einer mitunter monströsen Schwellung, und beim Betasten knistert das darunterliegende Gewebe (sog. Schneeballknirschen). Ein Brillenhämatom – beidseitige Unterblutungen der Augenlider und deren unmittelbarer Umgebung – entsteht bei Schädelbasisbrüchen, aber auch als Folge einer direkten Gewalteinwirkung durch Faustschläge. Dasselbe gilt für das Monokelhämatom.

Einen wichtigen, zusätzlichen Hinweis für einen Sturz auf das Hinterhaupt stellen Brüche der knöchernen Augenhöhlenwände dar. Der Schädel wird beim Auftreffen auf den Boden abgebremst, die Augäpfel erst etwas später durch den Anprall an die knöcherne, dünnwandige Umgrenzung der Augenhöhle (Orbita). Dabei kann es zu isolierten Brüchen der Augenhöhlenwände kommen (Orbitazeichen = *Geserick*-Zeichen).

Das Vorhandensein mehrerer Bruchzentren am Schädeldach deutet auf Schlageinwirkung hin. Die Reihenfolge ihrer Entstehung ist mit Hilfe der Regel nach *Puppe* manchmal zu bestimmen: Nachfolgende Bruchlinien enden an vorher entstandenen.

Bei zweizeitiger, unterschiedlicher Gewalteinwirkung, d. h. Schlag mit anschließendem Sturz auf das Hinterhaupt, kann ein charakteristisches Bild zweier Bruchsysteme entstehen, an dem sowohl die Art des Zustandekommens als auch die zeitliche Reihenfolge des Entstehens ablesbar sind (Abbildung 12). Gibt es mehrere geformte Brüche, erhöht sich die Chance, die Art des verletzenden Schlagwerkzeugs zu erkennen. Zugleich ist darauf zu achten, ob unterschiedliche Werkzeuge verwendet wurden.

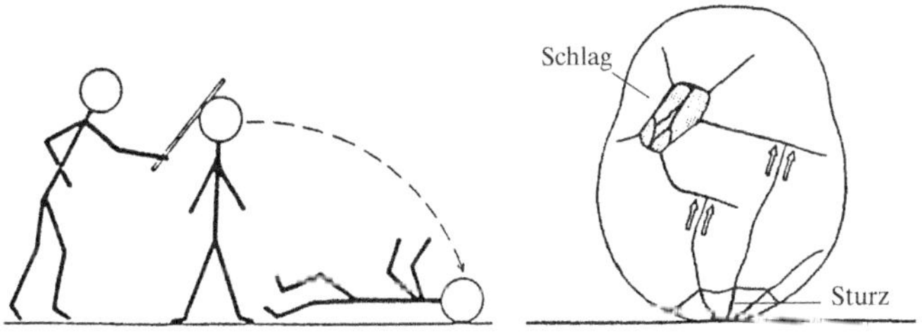

Abb. 12: Feststellung der Reihenfolge (Priorität) von Schlag und Sturz mit Hilfe der Schädelbruchlinien, aus [10]

Bei den Gesichtsschädelbrüchen ergibt sich nach der Häufigkeit folgende Einteilung:

- Unterkieferbrüche,
- Mittelgesichtsbrüche,
- kombinierte Brüche.

Trifft eine Gewalt den Unterkiefer, kommt es am Einwirkungsort zu einem direkten Bruch oder der Knochen bricht durch Verformung des gesamten Unterkiefers an anderer Stelle (indirekter Bruch). Beide Frakturformen können bei erheblicher Gewalteinwirkung kombiniert auftreten. Es sind auch Trümmerfrakturen möglich, die durch die unbewaffnete Faust im Allgemeinen nicht hervorgerufen werden. Zahlreiche Faktoren wirken sich auf die Frakturentstehung aus. Neben Richtung, Intensität und Auftrefffläche der Gewalt haben Bewegungen des Kopfes sowie Stellung und mechanische Eigenschaften des Unterkiefers eine Bedeutung. Die verschiedenen Formen der Unterkieferbrüche sind als Folge von Schlag und Sturz möglich. Durch eine einzelne Gewalteinwirkung kann auch ein doppelter Unterkieferbruch verursacht werden. Bei einer Beurteilung sind stets die dazugehörigen Weichteilverletzungen und weitere Folgen der Gewalteinwirkung zu berücksichtigen.

Nur in seltenen Fällen dürften Faustschläge zu Mittelgesichtsbrüchen führen, und zwar dann, wenn der Kopf fixiert ist (z. B. am Boden liegendes oder an der Wand stehendes Opfer). Als Ursache kommen vorrangig Schläge mit Gegenständen oder Fußtritte in Betracht. Zur Klassifizierung der Mittelgesichtsfrakturen ist die Einteilung nach *LeFort* gebräuchlich:

LeFort I = Abbruch des Oberkiefers von der Schädelbasis

LeFort II = Abbruch des Oberkiefers unter Einbeziehung des Nasenbeins

LeFort III = Abbruch des Gesichtsschädels von der Schädelbasis.

Nach erheblicher, vorrangig flächiger Gewalteinwirkung können Unterkiefer- und Mittelgesichtsfrakturen kombiniert vorliegen. Sind zahlreiche Bruchlinien entstanden, handelt es sich um eine Trümmerfraktur.

Eine stumpfe Gewalteinwirkung gegen den Kopf kann auch zu Verletzungen des Schädelinhalts führen. Die verschiedenen Arten der Schädelverletzungen mit Gehirnbeteiligung werden unter dem Oberbegriff Schädel-Hirn-Trauma (SHT) zusammengefasst. Eine Einteilung nach dem Schweregrad basiert auf Art und Ausmaß der Gehirnschädigung:

- Gehirnerschütterung (Commotio cerebri) = vollkommen rückbildungsfähige Funktionsstörung des Gehirns ohne nachweisbare Verletzungsspuren. Die Funktionsstörung zeigt sich an einer sofort einsetzenden, kurz dauernden Bewusstlosigkeit, Kopfschmerzen, Schwindel, Brechreiz und Erbrechen. Einzelne Symptome können fehlen. Weiterhin kann eine Erinnerungslosigkeit für das Unfall- oder Tatgeschehen und auch zeitlich weiter zurück auftreten (retrograde Amnesie).
- Hirnprellung (Contusio cerebri) = nachweisbare Schädigung des Hirngewebes mit Bewusstlosigkeit von längerer Dauer. Eine Genesung ist möglich, es können aber Schäden zurückbleiben, wie Hirnleistungsschwäche und Epilepsie.
- Hirnquetschung (Compressio cerebri) = Schädigung des Gehirns meist durch Hirndrucksteigerung, die zum Hirntod führen kann.
- Hirnzertrümmerung und
- Hirnzermalmung, immer sofort tödlich, ohne dass Blutungen auftreten.

In der Praxis lassen sich die Schweregrade von Schädel-Hirn-Traumen nicht immer so streng voneinander abgrenzen. Vielmehr sind Kombinationen und fließende Übergänge vorherrschend.

Bei den Verletzungen des Schädelinhalts handelt es sich vorrangig um Blutungen. Folgt man den anatomischen Gegebenheiten, lassen sich die Schädelinnenraumblutungen (intrakranielle Blutungen) nach ihrer Lokalisation einteilen. Von außen nach innen können – auch kombiniert – auftreten:

- epidurales (extradurales) Hämatom,
- subdurales Hämatom,
- Subarachnoidalblutung,
- Blutungen in der Hirnrinde,
- zentrale Hirnblutungen (Großhirn, Kleinhirn, Hirnstamm),
- Blutungen in das Hirnkammersystem.

Das epidurale Hämatom ist eine Blutansammlung zwischen Schädeldach und harter Hirnhaut. Häufig findet sich am Ort der Gewalteinwirkung ein Schädelbruch. Die typische Verletzung ist eine Fraktur der Schläfenschuppe mit Zerreißung der mittleren Hirnhautschlagader als Blutungsquelle.

Das subdurale Hämatom stellt eine Blutansammlung zwischen harter Hirnhaut und weichen Hirnhäuten dar, die nicht immer am Ort der Gewalteinwirkung liegt. Schädelbrüche finden sich eher selten. Als Blutungsquellen sind die Verbindungsvenen zwischen harter und weicher Hirnhaut (sog. Brückenvenen) und Blutgefäße der weichen Hirnhaut zu nennen.

Eine Subarachnoidalblutung liegt unter dem Anteil der weichen Hirnhaut, der Spinnwebenhaut (Arachnoidea) genannt wird. Die sog. Maschenblutung findet sich nach Schädel-Hirn-Traumen meist über Blutungsherden in der Hirnrinde.

Sowohl die epidurale als auch die subdurale Blutung nehmen erst allmählich an Umfang zu. Die symptomlose Zeitspanne zwischen Gewalteinwirkung und Auftreten der Hirndrucksymptomatik (Kopfschmerzen, motorische Unruhe, Erbrechen, Schläfrigkeit, Bewusstlosigkeit mit schnarchender Atmung, Pulsverlangsamung) wird freies Intervall genannt. Dieser Zustand kann mehrere Stunden, manchmal sogar Tage andauern. Beim nicht akuten Subduralhämatom sind freie

Intervalle von mehreren Monaten möglich. Während des freien Intervalls ist der Verletzte, falls keine übermäßige Alkoholisierung besteht, örtlich und zeitlich orientiert und auch gehfähig. Folglich ist er in der Lage, den Ort des Sturzgeschehens zu verlassen. Der Tod durch Hirndruck tritt dann mit zeitlicher Verzögerung andernorts ein. Das Nichterkennen einer sturzbedingten epi- oder subduralen Blutung führt, insbesondere bei alkoholisierten Personen, gelegentlich zu Todesfällen im Polizeigewahrsam.

Bei nicht sofort tödlichen epi- und subduralen Hämatomen wird während der Leichenöffnung aus der Blutansammlung eine Probe entnommen, um den Alkoholgehalt im Hämatomblut zu bestimmen. Das Untersuchungsergebnis lässt bedingt auf die Entstehungszeit der Verletzung rückschließen.

Wie bei den Schädelfrakturen sind auch bei den Verletzungen des Gehirns direkte und indirekte Folgen der Gewalteinwirkung zu unterscheiden. Eine stumpfe oder stumpfkantige Gewalt (z. B. Schlag mit einem Stuhlbein oder Hammer) verursacht als direkte Folge am Ort der Einwirkung eine Gehirnverletzung. Je nach Schwere der Gewalt sind es umschriebene bis ausgedehnte Blutungen in das Hirngewebe und Hirngewebszerstörungen. Bei Schädeltrümmerbrüchen verletzen die Knochenfragmente zusätzlich zur einwirkenden Gewalt das Gehirn.

Beim Sturz auf das Hinterhaupt wirken zugleich zwei Verletzungsmechanismen auf das Gehirn ein:

- Als direkte Folgen entstehen im Bereich der Aufschlagstelle Prellungsblutungen in der Hirnrinde der Hinterhauptslappen (Stoß- oder Coup-Verletzungen). Die punktförmigen Blutungen liegen an den Kuppen einzelner Hirnwindungen und bilden sich durch Einreißen feinster Blutgefäße der Hirnrinde. Bei einem schweren Trauma kommt es zu größeren Quetschungsherden mit Einblutung.
- Indirekte Folgen der Gewalteinwirkung finden sich in den gegenüberliegenden vorderen Hirnanteilen als Prellungsherde (Gegenstoß- oder Contre-coup-Herd). Der Gegenstoßherd in den Stirnlappen wird heute nicht mehr als Aufpralleffekt gedeutet, sondern damit erklärt, dass durch das abrupte Abbremsen des Kopfes beim Aufschlag, verbunden mit der Verformung des Schädels an der

Gegenstoßstelle, ein Unterdruck entsteht. Da das Hirngewebe gegen Sog empfindlicher ist als gegen Druck, erklärt sich die Beobachtung, dass der Contre-coup-Herd meist größer als der Blutungsherd an der Aufschlagstelle ist.

Ein anderes Verletzungsmuster tritt auf, wenn jemand auf das Gesicht stürzt. Die einwirkende Gewalt wird durch das Entstehen von Brüchen des Gesichtsschädels vermindert, sodass nur eine geringe Fortleitung der Energie auf den Schädelinhalt erfolgt. Deshalb sind die Hirnprellungen an der Gegenseite meist klein oder fehlen völlig. Unter Berücksichtigung der äußeren Verletzungen ermöglichen es Lokalisation und Ausdehnung von Stoß- und Gegenstoßherd, die Richtung der einwirkenden Gewalt zu beurteilen.

Gewaltbedingte Blutungen kommen auch im Hirnstamm vor. Solche zentralen Hirnblutungen sind nicht zwangsläufig mit dem Auftreten von Rindenprellungsherden verbunden. Im Gegensatz zu dieser direkten Hirnschädigung können sich Blutungen in der weißen Hirnsubstanz nach nicht sofort tödlichem Schädel-Hirn-Trauma sekundär infolge massiver Hirndrucksteigerung herausbilden (sog. Druckblutungen).

Bei Verletzungen des Schädelinhalts finden sich manchmal neben der Hirnschädigung auch Blutungen in das Hirnkammersystem.

Weitgehend gleichmäßig über die weiße Hirnsubstanz verteilte, punktförmige Blutungen haben ihre Ursache in einer Fettembolie nach Knochenbrüchen und Fettgewebsquetschungen.

Als sekundäre Folge von Hirnverletzungen entwickelt sich bereits nach einer kurzen Überlebenszeit ein traumatisches Hirnödem. Durch Flüssigkeitseinlagerung in das Gewebe schwillt das gesamte Gehirn an, was zu einer fortschreitenden Druckerhöhung im Schädelinneren führt. Der Druck im Hirnschädel übersteigt den arteriellen Blutdruck und dadurch hört die Hirndurchblutung auf. Die zunehmende Drucksteigerung kann auch zum Tod durch Atemlähmung infolge Kompression des verlängerten Marks und des Mittelhirns führen. Bei der Leichenöffnung ist die Hirnschwellung erkennbar an einer Gewichtszunahme des Gehirns, Abplattung und Verbreiterung der Hirnwindungen mit Zusammenpressen der Windungsfurchen sowie Entstehung eines sog. Druckkonus an der Kleinhirnbasis und an der Basis der Schläfenlappen.

Am Kopf sind äußerlich recht oft die Folgen innerer Verletzungen erkennbar, die im Bereich von Nase und Mund auf Sturz oder auf direkte Gewalteinwirkung durch Schlag zurückzuführen sein können. Mögliche Ursachen für Blutanhaftungen im Gesicht sind:

- Nasenschleimhautverletzungen,
- offene Nasenbeinbrüche,
- Mundschleimhautverletzungen, vereinzelt mit Zahnkonturabdrücken,
- herausgebrochene Zähne,
- offene Kieferbrüche,
- Zungenverletzungen.

Das aus Nase und Mund austretende Blut kann auch aus anderen, entfernt gelegenen Blutungsquellen stammen:

- Schädelbasisbrüche,
- Verletzung von Brustorganen (Lungenzerreißung infolge stumpfer Gewalteinwirkung, Lungenstich, Brustschuss).

Schließlich kommen Krankheitsherde als Blutungsursache in Betracht (geplatzte Speiseröhrenkrampfadern, Magenblutung, Lungenkrebs, Lungentuberkulose).

Ein Blutaustritt aus der Nase wird gelegentlich auch ohne erkennbare Ursache festgestellt. In solchen Fällen sind Ermittlungen zur Krankengeschichte zu führen (Bluthochdruck, Blutungsneigung).

Farbe und Beschaffenheit des Blutes weisen auf die Blutungsquelle hin. Kaffeesatzartige Blutsubstanz zeigt die Umwandlung des roten Blutfarbstoffs in salzsaures Hämatin durch Einwirkung von Magensäure an. Dagegen stammt eher hellrotes, teilweise schaumiges Blut aus der Lunge.

Es kommt bei der Leichenschau immer wieder vor, dass aus Nase und Mund abfließende Fäulnisflüssigkeit für Blut gehalten und irrtümlich ein Schädel-Hirn-Trauma angenommen wird.

Für die Abgrenzung von Sturz und Schlag sind die Verletzungen an den übrigen Körperpartien unbedingt mit zu berücksichtigen. Bei einmaligem Sturz auf der Standfläche sind Hautabschürfungen und Blutunterlaufungen auf der gleichen Rumpf- und Extremitätenseite zu erwarten wie die Kopfverletzungen. Vorwiegend werden zusätzliche Verletzungen an den prominenten Körperstellen, also Schulter,

Außenseite des Ellenbogens und des Handgelenks sowie Beckenkamm, Hüftgelenk und Kniegelenk, auftreten.

Hat der Hinstürzende versucht, sich abzustützen, kann infolgedessen ein typischer Stauchungsbruch am Unterarm (Radiusfraktur) entstehen, mitunter erkennbar an einer Stufenbildung im unteren Unterarmdrittel. Verletzungen an den Handrücken, insbesondere über den Fingerknöcheln, sind mögliche Folgen eines atonischen Sturzes, aber auch eines Faustschlags (Gegenwehr oder Angriff).

Regellos über den Körper verteilte Blutunterlaufungen können einerseits auf wiederholtes Hinstürzen (Alter der Verletzungen beachten!) und andererseits auf Schläge zurückzuführen sein. Unterstützt wird die Annahme, dass es sich um Schlagfolgen handelt, wenn an den Außenseiten der Unterarme sog. Parierverletzungen festgestellt werden. Um deren Ausmaß beurteilen zu können, ist eine Weichteilpräparation der Arme bei der Leichenöffnung notwendig. Dasselbe gilt für Griffspuren, die bevorzugt an den Oberarmen liegen.

Als Sturzursache hat die Alkoholisierung eine nicht unerhebliche Bedeutung. Die alkoholbedingte Leistungseinschränkung schafft die Voraussetzung für die Sturzsituation. Der Betroffene nimmt sturzauslösende Gefahren in seiner Umgebung, wie herumliegende Gegenstände oder einen glatten Fußboden, nicht ausreichend wahr. Zudem ist er nicht in der Lage, sich entsprechend zu verhalten.

Mit steigendem Lebensalter sind die sturzauslösenden Umstände immer häufiger krankheitsbedingt. Solche Ursachen können Herz- und Gefäßkrankheiten, diabetische Stoffwechselstörungen, Skeletterkrankungen und Erkrankungen des Zentralnervensystems sein.

Wie bei allen Todesfällen ist auch bei einer sturzverdächtigen Situation zu klären, ob eine Fremdeinwirkung ausgeschlossen werden kann. Das bedeutet, in solchen Fällen zu entscheiden, ob die festgestellten Kopfverletzungen Folge von Sturz oder Schlag sind. Allein aufgrund der äußerlich sichtbaren Verletzungen kann diese Unterscheidung oft nicht getroffen werden. Insbesondere lässt das Spurenbild am Kopf nicht unbedingt auf die Todesursache schließen.

Folgende Erscheinungsbilder sind möglich:

- Äußerlich sichtbare Kopfverletzungen unterschiedlicher Art und verschiedenen Alters (Hautabschürfungen, Blutunterlaufungen,

Platzwunden) ohne todesursächliche Schädel-Hirn-Verletzungen. Der Tod kann beispielsweise infolge einer alkoholischen Lebererkrankung eingetreten sein. Der Betroffene hat sich die Kopfverletzungen durch wiederholtes Hinstürzen in der Zeit vor dem Tod zugezogen. Das Verletzungsbild kann so gestaltet sein, dass man auf den ersten Blick einen nichtnatürlichen Tod annehmen muss und vielleicht sogar an fremde Hand denkt.

- Einzelne Kopfplatzwunde, beispielsweise am Hinterhaupt, mit todesursächlicher Schädel-Hirn-Verletzung. So kann der Betroffene in alkoholisiertem Zustand auf das Straßenpflaster gestürzt sein und sich dabei einen Schädelbruch mit Hirnprellung zugezogen haben.
- Keine äußerlich sichtbaren Kopfverletzungen, aber dennoch todesursächliches Schädel-Hirn-Trauma. Beim Stürzen mit Aufschlagen des Kopfes auf den Boden müssen nicht unbedingt am Ort der Gewalteinwirkung Hautabschürfungen, Blutunterlaufungen oder Platzwunden entstehen. Das gilt insbesondere dann, wenn der Betroffene zum Zeitpunkt der Gewalteinwirkung eine Kopfbedeckung getragen hat. Ebenso können die Haarbeschaffenheit oder eine entsprechende Haarfrisur als Polster gewirkt haben. Als Todesursache ist eine Blutung unter die harte Hirnhaut möglich.
- Geringfügige, äußerlich sichtbare Kopfverletzungen bei einem Tod aus innerer Ursache. Die Todesursache kann beispielsweise ein Herzinfarkt mit Hinstürzen in der Sterbephase sein. Solche agonalen Sturzverletzungen werden mitunter als Hinweis auf eine Fremdeinwirkung oder auf einen Unfall verkannt.
- Geringfügige, äußerlich sichtbare Verletzungen im Bereich von Mund und Nase (Hautabschürfungen mit nachfolgender Vertrocknung, kleine Blutunterlaufungen), die an eine Gewalteinwirkung durch Faustschlag oder Mundzuhalten denken lassen. Tatsächlich entstehen solche Verletzungen oft durch Wiederbelebungsmaßnahmen, wie Mund-zu-Mund-Beatmung, Maskenbeatmung und Fixieren des Beatmungsrohrs (Tubus) mit Pflasterstreifen auf der Haut.
- Eindeutig nach dem Tod entstandene Kopfverletzung, beispielsweise bei Bränden, wenn ein herabstürzender Balken oder ein anderer schwerer Gegenstand den Kopf der Leiche trifft.

Wie die dargestellten Erscheinungsbilder zeigen, ist eine Aufklärung derartiger Todesfälle ohne Leichenöffnung unmöglich.

Bei offensichtlichen Sturztodesfällen muss auch bei unauffälliger Situation an die Möglichkeit eines Fremdverschuldens gedacht werden. Wird einer alkoholisierten oder gebrechlichen Person ein Bein gestellt oder jemand eine Treppe hinuntergestoßen, so hinterlässt das zumeist keinen für eine Tatrekonstruktion nutzbaren Verletzungsbefund. Insofern unterscheidet sich der Sturz wesentlich sowohl von anderen stumpfen als auch von halbscharfen und scharfen Gewalteinwirkungen, bei denen meist ein das Tatwerkzeug kennzeichnendes Spurenbild am Opfer zu finden ist.

1.5 Sturz aus der Höhe

Die Bezeichnung Sturz aus der Höhe fasst solche Ereignisse zusammen, die wegen ihrer großen, aber nicht näher definierten Sturzhöhe meist mit schwersten Verletzungen einhergehen und nur ausnahmsweise überlebt werden. Die Grundsätze für die Beurteilung der Auswirkungen stumpfer Gewalt gelten auch für den Sturz aus der Höhe.

Je nach den Umständen umfasst das Spurenbild an der Leiche zahlreiche Verletzungen von der Hautabschürfung bis zur Zertrümmerung von Knochen und inneren Organen. Die Knochenbruchstücke wirken von innen heraus auf die Weichteile und die Haut, sodass Durchspießungen möglich sind. Außerdem kann es beim Aufschlagen des Körpers zum Aufplatzen der Haut kommen. Aus diesen Gründen sind Eröffnungen der Körperhöhlen nicht selten, insbesondere eine Zertrümmerung des Schädels mit Zerreißungen der Kopfschwarte und Herausschleudern des gesamten Gehirns oder Teilen davon. Andererseits fällt immer wieder die Diskrepanz zwischen den schweren inneren Verletzungen und den geringfügigen äußeren Spuren der Gewalteinwirkung auf.

Zahlreiche Faktoren bestimmen das Verletzungsmuster beim Aufschlagen des Körpers. Wesentlich sind die Sturzhöhe, die Auftreffstelle am Körper, die Beschaffenheit des Aufprallmediums und die Bekleidung.

Bevorzugte Aufschlagstelle des Körpers ist der Kopf, gefolgt von einer der beiden Rumpfseiten und der hinteren Rumpfpartie. Beim

Auftreffen des Körpers auf die Füße oder auf das Gesäß, was seltener vorkommt, kann die Wirbelsäule mit dem darumliegenden Teil der Schädelbasis in die Schädelhöhle eingestaucht werden. Dadurch entsteht ein Schädelbasisringbruch.

Beim Aufprallmedium kann es sich um den Boden, häufig betonierte, gepflasterte oder asphaltierte Flächen, oder um eine Wasseroberfläche handeln. In beiden Fällen werden gelegentlich anämische Aufschlagspuren beobachtet. Diese Verletzungen liegen an den Gliedmaßen meist entlang dem Oberschenkelknochen, der sich auf der Haut als weißlicher (anämischer) Bezirk abformt. Die angrenzenden Hautbezirke sind gerötet, manchmal zeigen sich dort Blutpunkte unter der Haut. Die anämischen Aufschlagspuren belegen zum einen die Entstehung zu Lebzeiten (vitales Zeichen) und lassen sich zum anderen für die Geschehensrekonstruktion (Aufschlagstelle) heranziehen.

Auch Besonderheiten der Aufprallstelle bestimmen das entstehende Verletzungsbild. So kann der Bewuchs mit Sträuchern zu zahlreichen, kratzerartigen Hautabschürfungen führen, die ohne Kenntnis des Ereignisortes schwer zu deuten sind. Spitze Gegenstände verursachen Pfählungsverletzungen.

Beim Aufschlagen des Körpers wird durch den hohen Flächendruck die Bekleidung an der Auftreffstelle auf die Haut gepresst. Den so entstehenden Textilabdruck bilden kräftige Blutpunkte in Linien- oder Gitterform. Das Muster zeigt immer den Ort der direkten stumpfen Gewalteinwirkung an. Regelmäßig finden sich unter dem Textilabdruck schwere Knochenverletzungen, beispielsweise Rippenserienbrüche, oder schwerste Organzerreißungen.

Beim Sturz aus der Höhe bestimmen zumeist schwere Aufprallverletzungen das Spurenbild an der Leiche. In einzelnen Fällen können jedoch davon unabhängige Verletzungen auftreten, die durch Zwischenkollisionen an Hindernissen in der Falllinie entstehen (Mauervorsprünge, Balkonbrüstungen, Markisen, Türüberdachungen). Hin und wieder sind auch außergewöhnliche Verletzungen festzustellen, die sich mit Besonderheiten am Sturzort erklären lassen. So entstand bei einer Zwischenkollision an einem gespannten Drahtseil eine vollständige Abtrennung des Kopfes.

Ein besonders vielfältiges Verletzungsbild bildet sich beim Absturz im Gebirge heraus. Wiederholtes Aufschlagen, Überschlagen, Abrollen und Rutschen verursachen zahlreiche, unterschiedliche Haut-, Weichteil-, Knochen- und Organverletzungen, verbunden mit groben Zerreißungen der Bekleidung.

Unfallbedingte Todesfälle durch Sturz aus der Höhe ereignen sich überwiegend im Arbeitsprozess, insbesondere auf Baustellen und in Industrieanlagen, sowie im häuslichen Bereich. Dort sind die Opfer vor allem jüngere Kinder, die aus dem Fenster fallen oder vom Balkon herabstürzen. Außerdem fallen ältere Personen unbeabsichtigt aus dem Fenster, weil sie beispielsweise beim Fensterputzen oder bei Reparaturarbeiten ausrutschen. Der Sturz kann ebenso durch eine krankhafte Störung (z. B. Schwindelanfall) ausgelöst werden. Ist ein älterer Mensch durch Sturz aus der Höhe zu Tode gekommen, müssen eventuell bestehende Krankheiten sorgfältig ermittelt werden.

Unter Drogeneinfluss sind unfallbedingte Todesfälle durch Sturz aus der Höhe möglich, wenn beispielsweise jemand im LSD-Rausch glaubt, fliegen zu können wie ein Vogel.

Der hohe Anteil an Suiziden resultiert daraus, dass der Sturz aus der Höhe eine große Sicherheit bietet, die ernst gemeinte Sterbeabsicht zu verwirklichen, kaum einer Vorbereitung bedarf und auch schwachen, in der Beweglichkeit eingeschränkten Personen gelingt. Es ist daher nicht verwunderlich, welch ein besonderes Problem diese Art des Suizids in Krankenhäusern, Senioren- und Pflegeheimen darstellt.

Die schwierige spurenkundliche Interpretierbarkeit des Sturzes aus der Höhe hängt damit zusammen, dass über die Mechanik des Absturzes wenig bekannt ist. Der fallende Körper beeinflusst die Art und Weise des Aufpralls durch reflektorische und willkürliche Muskelbewegungen, die zu mehreren Richtungsänderungen führen können. Hinzu kommen die Masse des fallenden Körpers und Richtungsänderungen durch Zwischenkollisionen. Lässt sich der Suizident vom Fensterbrett oder Balkon in die Tiefe gleiten oder fallen, so wird der Abstand zwischen Hauswand und Auftreffpunkt nur gering sein. Allerdings ist bei entsprechender Fassadengestaltung die Wahrscheinlichkeit von Zwischenkollisionen groß. Demgegenüber vergrößert sich der Abstand zwischen Hauswand und Auftreffpunkt, wenn die

Person abgesprungen ist. Es sollte auch daran gedacht werden, dass die Auffindungsstelle nicht immer mit der Aufschlagstelle übereinstimmt. Führen die Verletzungen nicht augenblicklich zum Tod, kann sich der Sterbende noch drehen oder sogar eine gewisse Strecke wegschleppen. Wenn der Körper auf weichem Untergrund aufschlägt, kann der Körpereindruck im Boden die Aufprallsituation widerspiegeln.

Der Suizid durch Sturz aus der Höhe wird in seltenen Fällen mit anderen Methoden, wie Übergießen mit brennbarer Flüssigkeit und Anzünden, kombiniert. Nicht sturzbedingte, auf einen unmittelbar vorangegangenen Selbsttötungsversuch hindeutende Verletzungen (z. B. frische Pulsaderschnitte) unterstützen die Version eines Suizids. In manchen Gegenden werden zeitweilig prominente Bauten als Absprungort bevorzugt, was sich ebenfalls als Anhaltspunkt für eine Selbsttötung deuten lässt. Weitere Hinweise können sich aus der Spurenlage an der Absprungstelle ergeben, so Hilfsmittel (Stuhl, Hocker, Fußbank) zum Erreichen des Fensterbretts oder Übersteigen der Balkonbrüstung, Hand-, Knie-, Gesäß-, Schuh- und Fußabdruckspuren im Bereich von Fensterbrett oder Solbank sowie zurückgelassene Gegenstände (z. B. Taschen, Flaschen von alkoholischen Getränken, Abschiedszeilen). Die Annahme eines Suizids ist dann nicht unproblematisch, wenn die zu Tode gekommene Person vor dem Sturz nicht allein in der Wohnung war.

Tötungsdelikte durch Sturz aus der Höhe als Tatmethode sind eine Seltenheit. Die Tatausführung wird durch nicht kalkulierbare Umstände erschwert, auf die der Täter praktisch keinen Einfluss hat. Zugleich sind Zeugenwahrnehmungen nicht von vornherein zuverlässig auszuschließen. Überdies setzt eine Tötung durch Hinabstürzen einen Überraschungseffekt oder die Wehrlosigkeit des Opfers voraus. Wenn also Kleinkinder, Betrunkene oder anderweitig Hilflose (unter Drogeneinfluss stehende oder gebrechliche Personen) durch einen Sturz aus der Höhe zu Tode gekommen sind, müssen die Ermittlungen mit ganz besonderer Sorgfalt geführt werden.

Die Phänomenologie der Tötungsdelikte zeigt aber auch, dass – wenngleich höchst selten – ein Hinunterwerfen oder Hinabstürzen des bereits getöteten Opfers der Verschleierung dienen kann. Mögliche Situationsfehler und die durch den Sturz verursachten Gewalteinwirkungen können infolge Überlagerung ein kompliziertes, schwer differenzierbares Spurenbild ergeben. Die besondere Aufmerksamkeit der Obduzenten muss darauf gerichtet sein, solche Verletzungen abzugrenzen, die nicht auf das Sturzgeschehen zurückzuführen sind, wie Griffspuren, Würgemale und Stauungsblutungen, Zahnkonturabdrücke durch Faustschläge, Bissspuren, geformte Wunden und Frakturen, Hinweise auf sexuell motivierte Handlungen.

Für die gedankliche Rekonstruktion des Ereignisablaufs ist es außerordentlich wichtig, alle relevanten Spuren zu sichern, denn gerade bei einer Tötung durch Hinabstürzen aus der Höhe entsteht ein weitgehend uncharakteristisches Spurenbild. Insbesondere sind Sturzhöhe und Sturzweite genau zu dokumentieren. Ebenso kommt es wesentlich auf bestimmte Nebenumstände an. Das Erkennen eines Tötungsdelikts kann durch Spuren vom Täter an der Absturzstelle und/oder durch den Nachweis eines direkten körperlichen Kontakts zwischen Täter und Opfer mit einer wechselseitigen Spurenübertragung erfolgen. Zudem sind solche Indizien wie eine relativ große Entfernung der Aufschlagstelle von der Senkrechten des Absturzpunktes bei der Versionsbildung mit zu berücksichtigen. Das setzt allerdings voraus, dass sich mögliche Auswirkungen eines suizidalen Abspringens, speziell Beschleunigung beim Absprung, und die Sturzrichtung beeinflussende Bewegungen ausschließen lassen. Gleiches gilt für eventuelle Zwischenkollisionen. Die dadurch entstehenden, zusätzlichen Verletzungen oder sonstigen Folgen verändern das Spurenbild ebenfalls. Die Orte, mit denen der herabstürzende Körper kollidiert, sind einzigartige Spurenträger, die Rückschlüsse auf den Bewegungsablauf und auf die lokalen Bedingungen der Zwischenkollision erlauben.

Gerade bei der Einwirkung stumpfer Gewalt durch Sturz aus der Höhe kommt der zusammenfassenden Betrachtung der Gesamtumstände eine überragende Bedeutung zu. Weder die Befunde an der Leiche noch die Ergebnisse der kriminalistischen Ermittlungen sind für sich allein geeignet, den Todesfall hinreichend zuverlässig einzuordnen. Nach einem Sturz aus der Höhe sind stets eine Leichenöffnung mit Blutalkoholbestimmung angeraten und weitere toxikologisch-chemische Untersuchungen zu erwägen.

1.6 Faustschläge und Fußtritte

Bei körperlichen Auseinandersetzungen (Schlägerei, Überfall) sind Faustschläge und Fußtritte häufige Formen der stumpfen Gewalteinwirkung.

Meist werden Faustschläge gegen die obere Körperhälfte geführt. Als Verletzungen entstehen Blutunterlaufungen, Hautabschürfungen und Wunden. An solchen Stellen, an denen die Haut vorspringenden Knochenteilen dicht aufliegt, kommt es zum Auftreten von Platzwunden. Typische Lokalisationen sind die Augenregion, die Jochbögen, der Nasenrücken und das Kinn. Durch Faustschläge auf den Mund können die Lippen aufplatzen und Zähne herausgeschlagen werden. An der Innenseite der Lippen und Wangen sind Schleimhautverletzungen als Zahnkonturabdrücke festzustellen. Insgesamt wird das Verletzungsbild bestimmt von einer entstellenden Gesichtsschwellung mit Monokel- oder Brillenhämatom.

Kräftige Faustschläge können zu Frakturen des Nasenskeletts, der Jochbeine, der Augenhöhlenwände (Blow-out-Fraktur) und des Unterkiefers führen. Ist der Kopf fixiert, weil das Opfer beispielsweise auf dem Boden liegt oder an der Wand steht, sind auch Mittelgesichtsbrüche möglich. Ein Faustschlag gegen den frei beweglichen Kopf (z. B. seitlich an das Kinn oder an die Kinnspitze) bewirkt eine ruckartige Dreh- bzw. Schleuderbewegung (Rotationstrauma), bei der das Gehirn aufgrund der Trägheit gegenüber dem Schädel zurückbleibt. Die dabei auftretenden Scherkräfte können zur Zerreißung von Blutadern mit Blutungen im Bereich der Hirnhäute führen.

Als Sekundärfolgen von Faustschlägen entstehen durch Anschlagen an harte Gegenstände oder durch Sturz auf den Hinterkopf schwere Schädel-Hirn-Traumen, insbesondere Schädelbasisbrüche mit Coup-Contre-coup-Verletzungen.

Gegen den Hals geführte Schläge (z. B. Handkantenschlag) hinterlassen Kehlkopfverletzungen und Einblutungen in die Halsmuskulatur. Ein Tod infolge Reflexmechanismus ist in Betracht zu ziehen.

Im Allgemeinen verursachen Faustschläge in den Bauch bei Erwachsenen nur selten schwerwiegende Verletzungen, bei Kindern dagegen Risse von Darmschlingen sowie von Leber und Milz.

Nach Faustschlägen wird nicht selten der Angriff gegen das am Boden liegende oder sitzende Opfer mit Fußtritten fortgesetzt. Häufig erfolgen solche Gewalthandlungen aus einer Gruppe heraus oder finden zwischen zwei alkoholisierten Personen statt. Immer wieder fällt die erhebliche Diskrepanz zwischen dem banalen Anlass der körperlichen Auseinandersetzung und der außerordentlichen Intensität der Gewaltanwendung auf. Dem Opfer werden Verletzungen durch Treten, Trampeln, Springen, Hüpfen oder Wippen zugefügt, bis es reglos liegen bleibt. Bedingt durch die größere Kraftentfaltung und durch die Beschaffenheit des Schuhwerks (z. B. Springerstiefel), sind beim Fußtritt die verursachten Verletzungen schwerwiegender als beim Faustschlag.

Getreten wird praktisch gegen den ganzen Körper, bevorzugt sind allerdings Kopf- und Bauchregion. Das entstehende Verletzungsbild ist vielgestaltig und meist uncharakteristisch. Es reicht von Abschürfungen, Blutunterlaufungen und Platzwunden der Gesichtshaut, Lippenverletzungen, abgebrochenen Zähnen und Gesichtsschädelfrakturen über Blutunterlaufungen in der Brust- und Bauchregion bis zu Rippenfrakturen sowie Leber-, Milz-, Nieren- und Darmverletzungen.

Flächenhafte Blutunterlaufungen in den Halsweichteilen sowie Kehlkopf- und Zungenbeinbrüche entstehen, wenn der Täter gegen den Hals tritt oder sich auf den Hals stellt.

Beim Tottreten sind Schädel-Hirn-Traumen, Rippenserienfrakturen mit Lungenanspießung, Verbluten aus Zerreißungen innerer Organe, Blutaspiration bei Gesichtsverletzungen und Fettembolie häufige Todesursachen.

Geformte Hautverletzungen nach Tritten mit dem beschuhten Fuß geben das Schuhsohlenprofil wieder und stellen typische Abdruckspuren dar. Das Schuhsohlenprofil hinterlässt geformte Hautvertrocknungen als Positivabdruck und geformte Hautunterblutungen als Negativabdruck am Ort der Gewalteinwirkung. Beim Treten mit der Schuhspitze, der Sohlenkante oder dem unbeschuhten Fuß fehlen charakteristische Hautverletzungen. Für die Feststellung der Täterschaft wird zu wenig beachtet, dass die Schuhe auch bei Verwendung als Tatwerkzeug ein wichtiger Spurenträger (Blut, Haare, Haut, Textilfasern vom Opfer) sind.

Abgesehen von Tritten in die Hodengegend kommt alleiniges Treten als primäre Angriffshandlung gegen eine stehende Person nur selten vor, am ehesten bei einschlägigen Erfahrungen in Kampfsportarten und mit Nahkampftechniken.

1.7 Reanimationsverletzungen

Im Zusammenhang mit Wiederbelebungsversuchen können verschiedene Verletzungen entstehen, die überwiegend Folgen stumpfer Gewalteinwirkung sind. Inwieweit sich dadurch Schwierigkeiten bei der Beurteilung einer vitalen Entstehung ergeben, ist im Kapitel III Nummer 2 beschrieben.

Nach kräftiger Herzdruckmassage lassen sich neben Hautvertrocknungen über dem Brustbein gelegentlich folgende Knochen- und Organverletzungen finden: Rippen- oder Rippenserien- und Brustbeinbrüche (auch mit Lungenanspießung) sowie Quetschung und Zerreißung der benachbarten Organe des Brust- und Bauchraums (vor allem Herz, Lungen, Leber, Magen). Auch Wirbelsäulenbrüche kommen unter bestimmten Voraussetzungen vor.

Festes Zupacken bei Maßnahmen der Atemspende führt gelegentlich am Hals zu Fingernagelabdrücken, umschriebenen Hautvertrocknungen und -unterblutungen, Blutergüssen in den Halsweichteilen sowie Brüchen von Zungenbein und Kehlkopf. Dagegen ist ein Zustandekommen von Stauungsblutungen allein durch Wiederbelebungsversuche kaum zu erwarten.

Im Kopfbereich können durch Mund-zu-Mund-Beatmung Verletzungen der Lippen und der Gesichtshaut entstehen. Die Kontur einer Beatmungsmaske zeichnet sich als Vertrocknung in der Umgebung von Nase und Mund ab. Wird zur Beatmung die Intubationstechnik angewandt, sind Zahnab- und -ausbrüche sowie Schleimhautverletzungen im Mund- und Rachenraum und am Kehlkopf möglich. Das Fixieren des aus der Mundhöhle herausragenden Beatmungsrohrs mit Pflaster- oder Mullstreifen hinterlässt entsprechende Vertrocknungen oder Schnürfurchen im Gesicht.

Der Defibrillator verursacht typisch geformte, thermisch bedingte Elektrodenabdrücke am Brustkorb. Zu den professionellen Reanimationsmaßnahmen zählt auch das Anlegen von Blutgefäßzugängen, die an frischen Kanüleneinstichspuren zu erkennen sind.

2. Pfählungsverletzungen

Die Pfählungsverletzungen nehmen eine Zwischenstellung zwischen Platz- und Stichwunden ein, stehen aber wegen ihrer oft großen Tiefe den Letztgenannten näher. Das Eindringen in den Körper (Penetration) oder das Durchbohren von Körperteilen kommt infolge einer umschriebenen, stumpfen bis spitzen Gewalteinwirkung zustande. Eine Pfählung kann unmittelbar durch schwere Verletzungen innerer Organe oder infolge einer Wundinfektion zum Tod führen.

Die meisten Pfählungsverletzungen sind unfallbedingt und entstehen durch Herabstürzen oder Hinfallen auf starre, aufrecht stehende Gegenstände (z. B. Pfahl, Zaunteil, Bewehrungsstahl, Harke, Ast). Ein weiterer Entstehungsmechanismus ist das Eindringen länglicher Gegenstände in den Körper bei Verkehrsunfällen (z. B. bei Auffahrunfällen von Lkw mit Verrutschen der Ladung, wie Rohre, Stangen oder Träger, nach vorn in das Fahrerhaus). Ebenso werden Pfählungsverletzungen verursacht, wenn Gegenstände (z. B. Ast, Flasche, Stiel) bei sexuellen Manipulationen in die Scheide oder in den Mastdarm eingeführt werden. Auch die Verletzung durch Hörner von Tieren stellt eine Pfählung dar.

Der verletzende Gegenstand kann Fremdkörper (z. B. Rost, Schmutz, Holzsplitter) in der Wunde hinterlassen.

3. Scharfe Gewalt

Die Einwirkung scharfer Werkzeuge und Gegenstände, wie Messer, Dolche, Rasierklingen, Scheren, Schraubendreher, abgeschlagene Flaschen oder Bleche, führt zu glattrandigen Haut- und Weichteildurchtrennungen. Nach der Art der Gewalteinwirkung werden Stich und Schnitt unterschieden. Eine Stichwunde entsteht durch einen schmalen und oft auch spitzen Gegenstand, der in Richtung seiner Längsachse senkrecht oder schräg in den Körper eindringt. Typisch ist ein Stichkanal, der abhängig vom Kraftaufwand unterschiedlich tief in das verletzte Körpergewebe hineinreicht. Eine Schnittwunde kommt zustande, wenn der einwirkende Gegenstand unter Druck und weitgehend parallel zur Körperoberfläche geführt wird. Im Unterschied zur Stichverletzung ist eine Schnittwunde länger als tief.

Bei Verletzungen durch scharfe Gewalt fehlen der Vertrocknungssaum an den Wundrändern (Ausnahme Einstich bis zum Messerheft) und die Gewebsbrücken in der Tiefe der Wunde. Stich- und Schnittverletzungen müssen nicht immer durch aktives Handeln entstehen, sondern können auch die Folge eines Hineinfallens oder Hineinschleuderns in Glasscherben oder scharfkantiges Gerümpel sein. Die Beschaffenheit der Wunde hängt vor allem von der Form des einwirkenden Gegenstandes und von der Lokalisation am Körper ab.

Eine andere Art der Einwirkung scharfer Gewalt sind Hiebe mit Werkzeugen, die zumindest eine schneidende Wirkfläche haben, beispielsweise Beile, Äxte, Hacken, Spaten und Macheten. Ebenso können rotierende Teile wie Luft- und Schiffsschrauben zu Hiebverletzungen führen.

3.1 Stichverletzungen

Die Stichverletzungen haben eine Einstichwunde, einen Stichkanal und bei Durchstichen eine Ausstichöffnung. Bei den Einstichwunden gibt es einige typische Formen:

- Schlitzförmige Wunde mit beiderseits spitzem Wundwinkel (Abbildung 13a).
  Mögliche Werkzeuge: Zweischneidige Klinge; einschneidige Klinge mit sehr schmalem Rücken oder mit abgerundeten Rückenkanten. Auch spitze, runde Gegenstände (Pfrieme, Pfeile) hinterlassen aufgrund der anatomisch vorgegebenen Spaltbarkeitsrichtung der Haut schlitzförmige Wunden.
- Einseitig spitzer Wundwinkel, der andere abgerundet (Abbildung 13b).
  Werkzeug: Klinge mit abgerundeten Rückenkanten.
- Einseitig spitzer Wundwinkel, der andere rechteckig (Abbildung 13c) oder mit kleinem, mittelständigem und zum spitzen Wundwinkel zeigenden Gewebszipfel, sog. kleiner Schwalbenschwanz (Abbildung 13d).
  Werkzeug: Einschneidige Klinge mit kantigem Rücken. Die Schwalbenschwanzbildung entsteht durch die schneidende Wirkung der Kanten des Klingenrückens in Abhängigkeit von der Beschaffenheit der Haut.

- Beide Wundwinkel mit sog. kleinem Schwalbenschwanz (Abbildung 13e).
  Werkzeug: Einschneidige Klinge mit kantigem Rücken, wobei die Schneide am Griffansatz beiderseits kantig beginnt. Der zweite Schwalbenschwanz überlagert den ursprünglich spitzen Wundwinkel, wenn die Klinge bis zum Anschlag in den Körper eindringt.
- Gabelung eines Wundwinkels, sog. großer Schwalbenschwanz (Abbildung 13f).
  Mögliche Werkzeuge: Zweischneidige oder einschneidige Klinge. Voraussetzung für die Entstehung des großen Schwalbenschwanzes ist ein Drehen der Klinge um ihre Längsachse beim Herausziehen (Bewegung des Opfers oder des Täters).

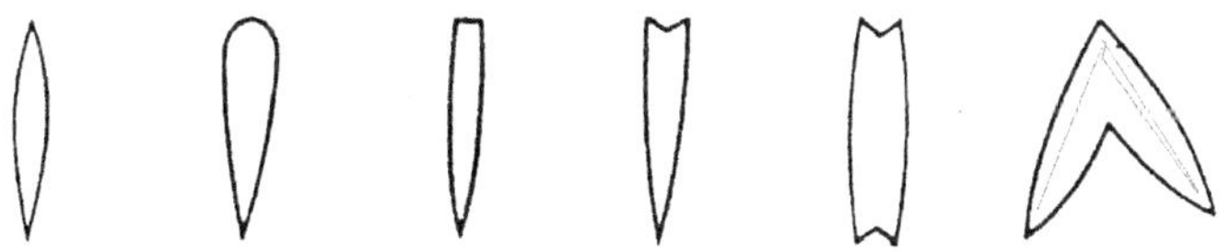

13a 13b 13c 13d 13e 13f

Abb. 13a-f: Stichwunden in der Haut

Gelegentlich entsteht durch das Einstoßen der Waffe mit großer Wucht bis zum Anschlag ein Abdruck des Messerknebels oder Werkzeughefts, eine sog. Prellmarke (Stanzfigur). Beim Durchstechen der Kleidung ist eine solche Verletzung kaum zu erwarten.

Aus der Länge der Einstichöffnung darf nicht zwangsläufig auf die Klingenbreite geschlossen werden. Die Wunde kann kleiner sein, bedingt durch eine hohe Gewebselastizität, ein stumpfes Werkzeug oder ein unvollständiges Eindringen der Klinge. Das gilt speziell für Messerklingen, die sich stetig zur Spitze hin verjüngen. Die Wunde kann größer sein, wenn zum Stich eine schneidende Komponente hinzutritt (Stich-Schnitt-Verletzung, Abbildung 14). Bei zahlreichen Stichverletzungen darf eine sich wiederholende Wundlänge als Klingenbreite angenommen werden.

Eine genaue Befunderhebung mit einer ersten Einschätzung der Einstichwunde lässt sich bei der Leichenschau durchaus vornehmen und liefert unter Umständen Anhaltspunkte für die Version über das verwendete Werkzeug.

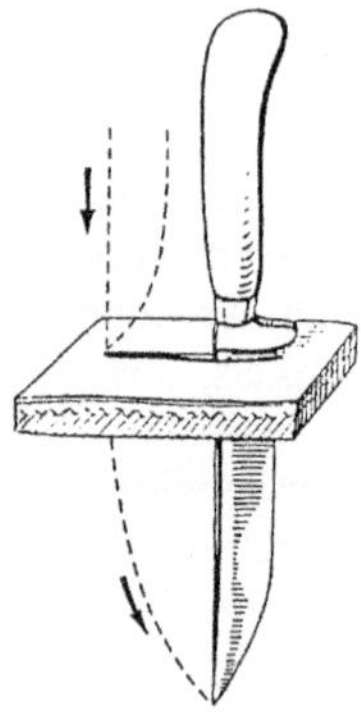

Abb. 14: Stich-Schnitt-Verletzung, Bestimmung der Klingenbreite aus der Länge der Hautwunde nicht möglich, aus [9]

Dagegen wird der Stichkanal bei der Leichenöffnung dargestellt und beurteilt. Sondierungsversuche bei der Leichenschau haben grundsätzlich zu unterbleiben, um das Spurenbild nicht zu beeinträchtigen oder gar postmortale Verletzungen zu setzen. Zudem lässt sich ohnehin aus der Stichkanallänge nur bedingt auf die Klingenlänge schließen. Der Stichkanal bleibt kürzer, wenn die Klinge nicht mit ganzer Länge in den Körper eindringt. Der Stichkanal ist länger als die Klinge, wenn das Werkzeug bis zum Anschlag in den Körper hineingestoßen wird und zusätzlich durch Kompression der Weichteile weiter in die Tiefe dringt (Abbildung 15).

Im Allgemeinen entspricht der Stichkanal nicht dem Querschnitt des verletzenden Werkzeugs. Durchdringt die Klinge jedoch einen platten Knochen (Schädel, Brustbein, Schulterblatt, Hüftbein) oder einen Knorpel (Brustbein-Rippen-Verbindung), so gibt die Durchstichverletzung gut deren Querschnitt wieder. Die Lage von Schneide und Klingenrücken ist feststellbar. Auch Stiche in Herz, Leber und Nieren lassen ein relativ formgetreues Abbild der Klinge erkennen.

Der Blutverlust nach außen kann bei Stichverletzungen gering sein, weil durch eine Verschiebung von Haut, Muskulatur und anderen Körpergeweben (z. B. Darmschlingen oder Bauchfellteile) die Verletzung abgedichtet wird.

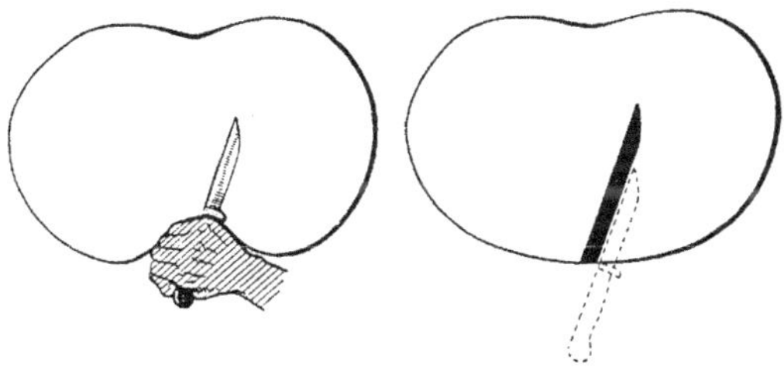

Abb. 15: Stichkanaltiefe größer als Klingenlänge, wenn durch Zusammendrücken des Körpergewebes die Klinge tiefer eindringt als es ihrer Länge entspricht, aus [9]

Über Verlauf, Länge und Form des Stichkanals informiert das Obduktionsprotokoll. Ebenso lassen sich Durchstiche zuverlässig nur bei der Leichenöffnung erkennen, was durch äußere Besichtigung meist nicht gelingt.

Tödliche Stichverletzungen sind häufiger von fremder Hand als selbst beigebracht. Das ist wohl auch der Grund, warum manchmal unfallbedingte Todesfälle zunächst als Tötungsdelikt angesehen werden. Ungewöhnliche Stichverletzungen entstehen durch Stürzen in spitze Glasscherben oder andere spitze Gegenstände und durch ungeschicktes Hantieren mit Messern in Haushalt und Gewerbe (Fleischer, Köche). Wesentlich häufiger ist die Unterscheidung Tötung oder Selbsttötung zu treffen.

Auf Selbstbeibringung von Stichen deuten hin:

- Gruppierung mehrerer Verletzungen in einem umschriebenen Gebiet mit übereinstimmender Ausrichtung der Einstichwunden,
- Stichkanäle senkrecht zur Körperoberfläche verlaufend und mit etwa gleicher Stichrichtung,
- Lokalisation oft Oberkörpervorderseite (bevorzugt Herzgegend) oder Hals, bei Frauen Brustdrüse äußerst selten durchstochen,
- Entblößung der zuvor bekleideten Einstichregion,
- Verletzungen teilweise von geringer Tiefe (Probierstiche), aber gruppierte, oberflächliche Stichelungen auch als Folge von Bedrohungshandlungen möglich – Gesamtbild beachten!
- ruhiges Bild von Blutablaufspuren.

Bei Tötung durch fremde Hand ist festzustellen:

- Wundachsstellung unregelmäßig und Stichkanalrichtung unterschiedlich, es sei denn, das Opfer war bewegungsunfähig (bewusstlos durch äußere Gewalteinwirkung, alkoholisiert oder anderweitig betäubt, gefesselt, festgehalten),
- verschiedene, mitunter über den gesamten Körper verteilte Einstichorte,
- unruhiges, unregelmäßiges Bild der Blutablaufspuren,
- Abwehrverletzungen – aktiv: an den Fingern und am Handteller Schnitte durch Anfassen der Klinge oder Stiche durch Abdrängen des Messers,
- Abwehrverletzungen – passiv: Schnitte oder Stiche an Händen und Unterarmen, die schützend vor den Körper gehalten wurden.

Bei Stichverletzungen an der Oberkörpervorderseite ist das Durchstechen der Bekleidung kein Hinweis für eine Fremdbeibringung, da eine beträchtliche Anzahl der Suizidenten ebenso handelt. Eine Vielzahl von Stichverletzungen am Körper kann durch fremde oder eigene Hand verursacht sein. In einem Fall von Suizid wurden 120 Bruststichverletzungen gezählt.

Bei Verletzung mit einer Schere hängt das entstehende Spurenbild von der Art und Weise ihrer Verwendung ab. Das einzelne Scherenblatt kann stechende oder schneidende Wirkung haben. Die so verursachten Verletzungen ähneln denen durch Messer. Eine charakteristische Wundform kommt durch Stechen mit geschlossener Schere zustande. Ihr Aussehen kann dem Symbol für einen Blitz gleichen.

Ein unregelmäßiges Bild verschiedenartiger Stich- und Schnittverletzungen ergibt sich, wenn eine abgeschlagene Flasche als Tatwerkzeug benutzt wird. Die Stichverletzung durch eine Nadel ist zumeist unscheinbar klein und kann bei Organverletzungen zum Tod durch innere Verblutung führen. Der Kausalzusammenhang zwischen einer kleinen, unscheinbaren Hautwunde und dem Todeseintritt lässt sich nur durch eine Leichenöffnung nachweisen.

Eine häufig gestellte Frage ist die, mit welcher Wucht ein Stich geführt wurde. Bei der Beantwortung sind nicht allein die physikalischen Parameter der Stichdynamik, sondern auch anatomische Gegebenheiten der betroffenen Körperregion zu berücksichtigen. Abgesehen von Knochen und Knorpel setzt die elastische Haut dem Stichwerkzeug einen gewissen Widerstand entgegen, der umso leichter überwunden wird, je spitzer das Werkzeug ist und je schneller es geführt wird. Ist die Haut durchstochen, bieten Unterhautgewebe und innere Organe keinen nennenswerten Widerstand. Beispielsweise wird nur wenig Kraft benötigt, um einen Stich durch die Zwischenrippenmuskulatur hindurch in das Herz zu führen. Mit großem Kraftaufwand und geeignetem Werkzeug (z. B. Dolch, Schraubendreher, Schere) können sogar platte Knochen, wie Brustbein und Schädel, durchstochen werden. Manchmal bricht dabei eine Messerklinge durch. Die abgebrochene Klingenspitze kann im Knochen stecken bleiben oder außerhalb des Körpers am Tatort zurückbleiben.

Gelegentlich wird behauptet, das Opfer sei „in das Messer gelaufen". Ein solcher Hergang ist möglich, aber nur erklärbar, wenn die Hand mit dem Messer nicht zurückweicht (z. B. Täter hält energisch entgegen, stützt den Messerknauf gegen seine Hüfte oder steht angelehnt an einer Wand).

Ein sofortiger Todeseintritt nach Stichverletzung stellt die Ausnahme dar. Mit einem raschen Tod ist zu rechnen bei kräftiger, schneller Blutung aus großen Herz- und Gefäßverletzungen sowie bei Luftembolie und bei starker Blutaspiration. Viel häufiger kommt es zu einem langsamen Verbluten mit schwindender Handlungsfähigkeit. Dieser Umstand erklärt, dass sich bei Tötungsdelikten durch Stiche nicht selten eine Vielzahl von Wunden findet, weil das Opfer zunächst keinerlei Wirkung auf die beigebrachten Verletzungen zeigt. Stattdessen kann es sich noch wehren, flüchten, den Angreifer beschimpfen oder um Hilfe rufen. Deshalb sticht der Täter immer und immer wieder auf sein Opfer ein, bis es keine Reaktionen mehr zeigt.

Sogar Herzstiche lassen vereinzelt eine längere Handlungsfähigkeit zu, wenn das Verbluten langsam vor sich geht. Folglich ist das Fehlen der Tatwaffe kein sicherer Anhaltspunkt für fremde Hand. Vielmehr kann der noch handlungsfähige Suizident die Waffe selbst beiseitegeschafft haben, um ein Tötungsdelikt vorzutäuschen und damit beispielsweise eine Beziehungsperson zu belasten.

Unabhängig vom Zustandekommen der Stichverletzung darf das im Körper steckende Werkzeug bei der Leichenschau weder angefasst noch herausgezogen werden. Der Spurenschutz ist auch während der Überführung der Leiche zu gewährleisten.

3.2 Schnittverletzungen

An einer Schnittverletzung (Abbildung 16) finden sich beiderseits spitze Wundwinkel, die meist kratzerartig auslaufen. Häufig ist der zu Beginn des Schnittvorgangs entstandene Wundanteil tiefer als der andere. Wird der Schnitt senkrecht zur Körperoberfläche geführt, zeigt die Schnittwunde einen keilförmigen Querschnitt. Andernfalls resultiert ein mehr oder weniger großer Hautlappen.

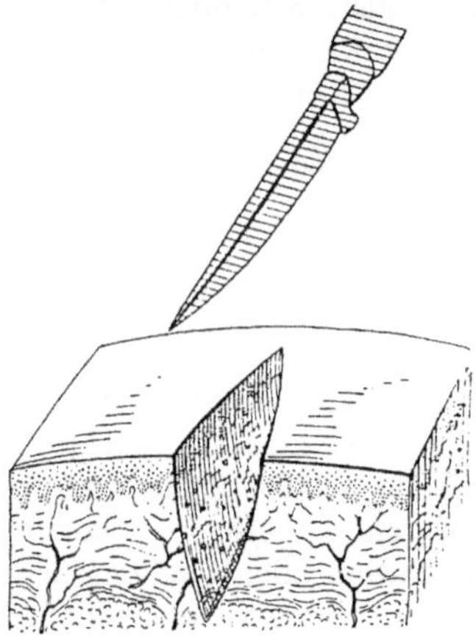

Abb. 16: Schnittverletzung mit typischen glatten Wundrändern ohne Gewebsbrücken, aus [9]

Typische Schnittarten sind die sog. Pulsaderschnitte und der Halsschnitt. Meist liegen die Pulsaderschnitte auf der Innenseite des Unterarms oberhalb des Handgelenks, können aber durchaus über den gesamten Unterarm verteilt sein. Charakteristisch ist ein paralleler, querer oder schräger Verlauf. In der Mehrzahl bleiben die Verletzungen oberflächlich, reichen jedoch manchmal bis in die Tiefe mit Durchtrennung der Sehnen und mit Schartenspuren an den Knochen. Weiterhin sind Schnittverletzungen auch an anderen Stellen zu finden, wo größere Blutgefäße direkt unter der Haut verlaufen (z. B. Leistenbeugen, Kniekehlen, Fußrücken).

Der Pulsaderschnitt ist eine typische, in suizidaler Absicht zugefügte Verletzung. Dadurch kommt es aber nur selten zu einem tödlichen

Blutverlust, weil entweder kein größeres Blutgefäß getroffen wird oder die durchtrennte Schlagader sich aufgrund ihrer Wandelastizität zusammenzieht. Da solche Verletzungen nur selten tödlich enden, findet man des Öfteren Kombinationen von Pulsaderschnitten mit Vergiftungen, Erhängen oder Sturz aus der Höhe. Das Bereitstellen von Gefäßen zum Auffangen des abfließenden Blutes, das Zufügen der Verletzungen über einem Wasch- oder Toilettenbecken und vor oder in der Badewanne kann als deutlicher Hinweis auf eine Selbstbeibringung gewertet werden. Oberflächliche, kratzerartige Hautverletzungen am Beginn der Wunde stellen Probierschnitte dar und deuten ebenso auf eigene Hand hin wie eine Gruppenbildung. Ein weiterer wichtiger Anhaltspunkt für einen Suizid sind bei Verwendung von Rasierklingen feine Schnittverletzungen an den Fingern der schneidenden Hand.

Eine Fremdbeibringung von Pulsaderschnitten kommt als Verschleierungshandlung hauptsächlich postmortal zur Vortäuschung eines Suizids vor. Sind an beiden Unterarmen die Beugesehnen durchtrennt, so ist vorrangig an fremde Hand zu denken. Nur eine sorgfältige Untersuchung der Wunden ermöglicht es, diesen Situationsfehler zu erkennen. Einen gewissen Hinweis für die Unterscheidung von Selbst- und Fremdbeibringung kann die Ermittlung der Händigkeit ergeben.

Beim Halsschnitt liegen die Verletzungen bevorzugt auf der Halsvorderseite und an den seitlichen Partien. Wird dabei die vordere Halsmuskulatur durchschnitten, kann der Eindruck entstehen, als sei aus der Halsvorderseite ein Keil herausgeschnitten worden. Dieses breite Klaffen der Wunde lässt sich mit der Retraktion der durchtrennten Halsmuskeln erklären, wodurch der Defekt nur vorgetäuscht wird. Das Phänomen kann durch das Zurücksinken des Kopfes infolge seines Eigengewichts noch verstärkt werden.

Auf Selbstbeibringung von Halsschnitten deuten hin:

- Freimachen des Halses von hinderlichen Kleidungsstücken (Tuch, Krawatte, enger Kragen, Schal),
- Wundverlauf schräg abwärts zur Schnitthand (Händigkeit beachten, Abbildung 17), mitunter auch horizontal,
- oberflächliche, meist parallele Probierschnitte und nur die Oberhaut betreffende, kratzerartige Hautverletzungen am Beginn der Wunde (*Canuto*sche Schnittverletzungen),

- Blutablaufspuren gleichmäßig und parallel an der Körpervorderseite (Selbstbeibringung häufig im Stehen oder Sitzen, manchmal vor einem Spiegel),
- begleitende, oberflächliche, gruppiert liegende Schnittverletzungen (z. B. sog. Pulsaderbereich, Ellenbeugen).

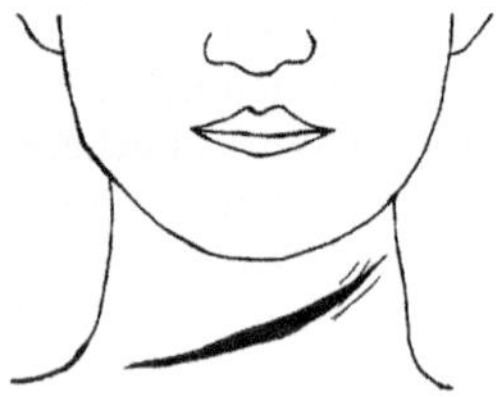

Abb. 17: Schnittverletzung am Hals bei Suizid (Rechtshänder) mit Probierschnitten an der linken Halsseite

Gruppiert angeordnete Probierschnitte sind zwar typisch für die Selbstbeibringung, aber es lassen sich auch beim Suizid zielstrebig beigebrachte, tief gehende Einzelschnitte – gelegentlich bis auf die Halswirbelsäule – beobachten. Nicht selten werden Suizidversuche durch Halsschnitte auf andere Weise (z. B. Erhängen, Sturz aus der Höhe) vollendet. Als Folgen längere Zeit zurückliegender Suizidversuche lassen sich manchmal Narben an den typischen Verletzungsstellen im sog. Pulsaderbereich und seltener am Hals finden.

Bei Tötung durch fremde Hand ist festzustellen:

- Schnittführung durch Kleidungsstücke hindurch,
- Wundverlauf abhängig vom Tathergang; bei mehrfachem Schneiden wechselnder Wundverlauf, auch mit Überkreuzung; keine Probierschnitte,
- Nebenverletzungen am Hals (Stiche) und mehr zufällig entstandene Wunden in anderen Körperregionen,
- Blutablaufspuren unregelmäßig, unterbrochen, verschmiert,
- Schnittverletzungen an Händen und Unterarmen als Abwehrfolgen, Verletzungsmuster wie bei Abwehr von Stichen.

Die Lokalisation der Verletzungen, der Wundverlauf und die Wundtiefe werden vom Tathergang bestimmt. Wesentliche Einflussfaktoren sind:

- Körperhaltung von Täter und Opfer (stehend, sitzend, kniend, liegend), Täter vor oder hinter dem Opfer,
- Relativbewegungen von Täter und Opfer zueinander (z. B. Wegdrehen des Kopfes, Zurückweichen),
- bewegungsunfähiges Opfer (z. B. gewürgt, alkoholisiert oder anderweitig narkotisiert, schlafend, gefesselt),
- Händigkeit,
- Haltung des Messers in der Hand (Klinge ragt daumenseitig oder kleinfingerseitig aus der Faust),
- Schärfe des Messers.

Steht beispielsweise der Täter hinter dem Opfer, greift es überraschend an und bringt dem von hinten umklammerten Opfer den Halsschnitt bei, dann verläuft die Wunde beim Gebrauch der rechten Hand an der Halsvorderseite entweder von links oben nach rechts unten oder von links unten nach rechts oben. Ebenso kann der Halsschnitt an der linken Halsseite von hinten oben nach vorn unten geführt sein.

Aus den erwähnten Umständen resultieren vielfältige Kombinationsmöglichkeiten für die Tatausführung. Deshalb lassen Lokalisation und Verlauf des Halsschnittes allein keine Entscheidung über Selbst- oder Fremdbeibringung zu.

Die Lokalisation von Schnittverletzungen an den Brüsten, am Bauch sowie im Bereich der Geschlechtsorgane weist auf eine sexuell motivierte Handlung hin.

Der Tod durch Schnittverletzungen tritt oft infolge Verblutens nach außen ein. Bei Durchtrennung einer großen Halsschlagader spritzt das Blut heraus, und es entstehen die typisch geformten Spritzspuren. Die Eröffnung herznaher, großer Blutadern, häufig beim Halsschnitt, kann zum Tod durch Luftembolie führen. Werden mit dem Halsschnitt große Blutgefäße eröffnet und gleichfalls Luftröhre oder Kehlkopf verletzt, erfolgt auch eine Blutaspiration (Abbildung 18). Gelegentlich wird außerdem ein Verschlucken von Blut festgestellt.

Anders als bei Stichwunden ergeben sich bei Schnittverletzungen im Allgemeinen kaum Hinweise auf das verwendete Werkzeug.

Bei Messern mit Wellenschliff der Schneide oder/und Sägezähnen am Klingenrücken kommt zu den üblichen Einsatzmöglichkeiten Schneiden und Stechen als dritte Funktion das Sägen hinzu. Durch die Säge-

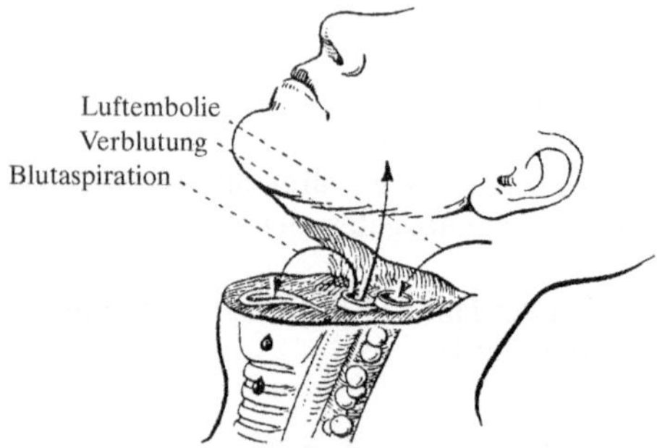

Abb. 18: Todesursachen bei Halsschnitt, aus [9]

zähne des Messers entsteht beim Zustechen eine Hautschürfung des rückenseitigen Wundanteils, die als fischschwanzartige Vertrocknung sichtbar wird. Sowohl der Wellenschliff an der Schneide als auch die Sägezähne am Klingenrücken können beim Abrutschen (tangentiale Einwirkung) typische, parallelstreifige Hautabschürfungen im Abstand der Spitzen hinterlassen. Diese Verletzungen dürfen nicht als Probierschnitte angesehen werden. Am Knochen entstehen durch die sägende Wirkung rinnenartige Vertiefungen. Durchschnittene und durchstochene Knorpel können charakteristische Schartenspuren aufweisen.

Bei Glasschnittverletzungen kann ein Wundwinkel zwei strichförmige, parallel angeordnete, oberflächliche Wundausläufer aufweisen (sog. Doppelendchen). Dieses Charakteristikum wird durch die planparallelen Glasbruchkanten verursacht.

Auch bei zahlreichen Schnittwunden kann die Handlungsfähigkeit des Verletzten längere Zeit erhalten bleiben. Die Zeitdauer hängt ganz von den Umständen des Einzelfalles ab. Wesentlich für die Einschätzung sind Art, Lokalisation und Anzahl der Verletzungen sowie das Spurenbild am Ereignisort, wie blutige Hand-, Fuß- oder Schuhabdruckspuren, Wisch- und Kriechspuren oder Versuche der Blutstillung. Verwendete Handtücher, Taschentücher oder anderes Verbandsmaterial muss nicht nur am Körper zu finden sein, sondern kann auch im Mülleimer, Waschbecken und Wäschekorb oder verstreut auf dem Boden liegen.

3.3 Hiebverletzungen

Die Hiebwunden ähneln wegen ihrer lang gestreckten Form und den meist fehlenden Gewebsbrücken den Schnittverletzungen, unterscheiden sich aber von diesen durch den häufig vorhandenen Schürfsaum und vor allem durch ihre Tiefe. Bevorzugt werden Hiebe gegen den Kopf geführt, weil dadurch eine sofortige Wehr- und Bewusstlosigkeit hervorgerufen werden soll. Die Schneide verursacht ziemlich glattrandige Wunden, die meist stark klaffen und infolge der Wucht des schweren Werkzeugs besonders tief sind. Unter der Hautdurchtrennung liegende Knochen weisen entweder geformte Brüche oder ausgedehnte Bruchsysteme auf. Dementsprechend finden sich unterschiedlich schwere Verletzungen der Hirnhäute und des Hirngewebes. Auch das Abtrennen des Kopfes oder anderer Körperteile ist möglich.

Die Schwere einer Hiebverletzung resultiert aus der Masse des verwendeten Werkzeugs und der ihm erteilten Beschleunigung durch Ausholbewegung und Armkraft. Soll der Hieb mit besonderer Wucht geführt werden, können durch die Ausholbewegung deutliche Schlagspuren des Werkzeugs (z. B. des Axtrückens) an der Zimmerdecke, an schrägen Wänden, Dachbalken oder herabhängenden Teilen resultieren. Meist finden sich auch typische Blutspritz- und -schleuderspuren.

Da Hiebwerkzeuge vielfach Scharten aufweisen, entstehen Abschürfungen an den Wundrändern und Schartenspuren an den Knochen. Das Spurenbild kann zur Identifizierung des verursachenden Werkzeugs herangezogen werden.

Während Unfälle durch Hiebwerkzeuge ausscheiden, gibt es äußerst selten Selbsttötungsfälle, fast ausschließlich bei Geistesgestörten. Auf Selbstbeibringung von Hiebverletzungen deuten hin:

- gruppiert angeordnete, nahezu parallele Verletzungen, die in ihrer Gesamtheit nach vorn konvergieren können,
- Längsrichtung der Wunden (wie der Scheitelverlauf),
- geringe Wundtiefe, Schädeldach nur selten vollständig durchschlagen,
- Lokalisation in Stirn- und Scheitelmitte.

In den meisten Fällen führen selbst beigebrachte Hiebverletzungen nicht zum Tod, sodass sich die Suizidenten auf andere Weise töten.

Bei Tötung durch fremde Hand ist festzustellen:

- Wundachsen meist wechselnd, überwiegend tiefe Verletzungen mit teilweise ausgedehnter Knochenbeteiligung,
- Lokalisation der Verletzungen beschränkt sich nicht auf Stirn- und Scheitelmitte, sondern die Wunden können über den gesamten Kopf einschließlich Gesicht verteilt sein,
- Nebenverletzungen an den Schulterhöhen durch danebengegangene Hiebe,
- unruhiges, unregelmäßiges Bild der Blutablaufspuren,
- schwere Verletzungen der Weichteile an der Außenseite der Unterarme, sogar mit Knochenbrüchen, sog. Parierfrakturen.

In der Umgebung der Leiche sollte nach Kopfbedeckungen gesucht werden, die Beschädigungen aufweisen können.

Bei der Beurteilung des Tatgeschehens ist Maresch (1988) zu folgen: „Die Vielzahl und die Schwere der Verletzungen werden oft als besondere Brutalität in der Tatausführung gewertet. Die Schwere der Verletzung liegt aber wohl in der Natur des verwendeten Werkzeuges, mit dem kaum ‚dosiert' zugeschlagen werden kann. Die Vielzahl der Verletzungen ist aus dem psychologischen Umstand abzuleiten, daß, wenn einmal die Hemmschwelle vor dem Zuschlagen überwunden ist, weitere Hiebe sozusagen zwangsläufig folgen. Die Täter können daher auch kaum die Anzahl der geführten Schläge angeben."[15]

Als Todesursache bei Hiebverletzungen kommt vorrangig das Schädel-Hirn-Trauma in Betracht. Daneben kann die Eröffnung eines Hirnblutleiters zur tödlichen Luftembolie führen.

4. Ersticken

Der Organismus benötigt für den Erhalt des Lebens die Zufuhr von Sauerstoff. Fehlt dem Körper der für den Stoffwechsel notwendige Sauerstoff, sterben die Zellen, Gewebe und Organe nach und nach ab.

15 *Maresch, W.* (1988): Atlas der Gerichtsmedizin. Stuttgart–New York: Thieme, S. 20.

Entscheidend ist der Funktionsausfall des Gehirns. Eine vollständige Unterbrechung der Sauerstoffzufuhr führt im Allgemeinen nach etwa 5 bis 10 Minuten zum irreversiblen Erlöschen sämtlicher Hirnfunktionen und damit zum Tod. Jeder Tod infolge eines Sauerstoffmangels im Organismus wird als Ersticken bezeichnet. Die Sauerstoffversorgung kann aus verschiedenen Gründen gestört sein:

- zu wenig Sauerstoff in der Atemluft (Sauerstoffverdrängung durch andere Gase, z. B. Kohlendioxid in Weinkellern und Futtersilos, Aufenthalt in großen Höhen),
- Verlegung der Atemwege aus natürlicher Ursache (z. B. Kehlkopfschwellung infolge Entzündung, Lungenkrebs, Blutung bei Lungentuberkulose) oder aus nichtnatürlicher Ursache (z. B. Zuhalten von Mund und Nase, Knebeln, Aspiration von Fremdkörpern, Blut oder Mageninhalt),
- Behinderung der Atemmechanik aus natürlicher Ursache (z. B. zentrale Atemlähmung bei Gehirn- und Rückenmarkerkrankungen) oder aus nichtnatürlicher Ursache (z. B. Behinderung der Brustkorbbewegungen durch Einklemmen oder Verschütten, Rippenserienbrüche, Lähmung der Atemmuskulatur durch Gift),
- behinderter Gasaustausch in den Lungen (z. B. Lungenödem, Lungenentzündung),
- Einschränkung der Transportkapazität von den Lungen in das Gewebe (z. B. Blockierung der Sauerstoffbindung bei Kohlenmonoxidvergiftung, Methämoglobin, Mangel an roten Blutkörperchen durch krankhafte Ursache oder großen Blutverlust),
- mangelnde oder aufgehobene Sauerstoffversorgung der Gewebe durch Verschluss (z. B. Arteriosklerose, Thrombose, Embolie) oder traumatische Durchtrennung (z. B. Stich, Schnitt) der Blutgefäße,
- Kombination von Behinderung der Atmung und Verlegung der Blutgefäße durch Halskompression,
- gestörte Sauerstoffverwertung im Gewebe (z. B. Blausäurevergiftung).

Das Ersticken wird auch als Asphyxie bezeichnet. Bei Sauerstoffmangel lassen sich nach dem Ablauf des Erstickungsvorgangs eine Form mit und eine Form ohne Anreicherung von Kohlendioxid im Blut (Hyperkapnie) unterscheiden. Die Erstickungsform mit CO_2-Ansammlung durch Behinderung der Ausatmung heißt dementsprechend hyperkapnisches Ersticken. Nur bei einem solchen Geschehen tritt ein Erstickungsgefühl mit Todesangst auf. Die Lebensgefahr wird zwar wahrgenommen, aber die Umstände lassen oft keine Selbstrettung zu (z. B. Einklemmen, Verschütten). Besteht dagegen ein Sauerstoffmangel ohne CO_2-Anreicherung im Blut, weil die Ausatmung nicht behindert ist, spricht man vom nichthyperkapnischen Ersticken. Diese Erstickungsform führt nicht zum Gefühl der quälenden Atemnot. Stattdessen kann es zu einer Euphorie mit Verkennung der bedrohlichen Situation kommen. Deshalb werden beim nichthyperkapnischen Ersticken keine Selbstrettungsversuche unternommen (z. B. Plastikbeutel über dem Kopf).

Da es letztlich bei jedem andauernden Atem- und Kreislaufstillstand zum Ersticken kommt, ist es notwendig, den Erstickungsbegriff dahingehend einzuengen, dass man vom Ersticken als Todesursache nur dann spricht, wenn die Sauerstoffzufuhr durch äußere Einflüsse, insbesondere durch mechanische Behinderungen, unterbrochen ist.

Der Ablauf des Erstickens vollzieht sich in mehreren Stadien:

1. Stadium – Ringen nach Luft (inspiratorische Dyspnoe): Tiefe und angestrengte Atmung unter Beteiligung der Atemhilfsmuskulatur, Blauverfärbung (Zyanose) und Anschwellung (Dunsung) des Gesichts und der Schleimhäute, bei vollständiger Unterbrechung der Sauerstoffzufuhr zum Gehirn nach etwa 10 Sekunden Schwinden des Bewusstseins und damit Handlungsunfähigkeit.
2. Stadium – Ausatmungskrampf (exspiratorische Dyspnoe): Heftige und krampfartige Ausatembewegungen.
3. Stadium – Krampfstadium (Stadium convulsivum): Krampfartige Zuckungen des gesamten Körpers, zunächst Blutdruckanstieg und Pulsverlangsamung, später Blutdruckabfall und Pulsbeschleunigung, manchmal Urin- und Kotabgang.
4. Stadium – Atempause (präterminale Apnoe): Stillstand der Atmung für 1 bis 2 Minuten.
5. Stadium – Schnappatmung (agonale Atmung): Langsame, von größeren Pausen unterbrochene Atembewegungen, Muskulatur erschlafft, Pupillen erweitert, Reflexlosigkeit.

Die Zeitdauer des Erstickens hängt von äußeren und inneren Einflüssen und Bedingungen ab. Im Allgemeinen dauert der Gesamtvorgang mindestens 5 Minuten. Nach dem Aufhören der Atembewegungen kann das Herz noch etwa 10 bis 20 Minuten weiterschlagen.

Die Diagnose des Erstickungstodes basiert auf

- Feststellung der Erstickungsursache (z. B. Strick um den Hals, Baumstamm auf dem Brustkorb, Knebel im Mund),
- Vorliegen typischer Leichenbefunde infolge des jeweiligen Erstickungsmechanismus und
- Ausschluss anderer Todesursachen.

Bei einigen Erstickungsformen können sog. Stauungszeichen auftreten. Hierbei handelt es sich um Blauverfärbung und Anschwellung des Gesichts sowie Stauungsblutungen.

Eine Blutstauung im Kopfbereich wird erkennbar als bläuliche Verfärbung (Zyanose) und Anschwellung der Gesichtshaut (Dunsung).

Die Stauungsblutungen entstehen, wenn der Blutabfluss über die Blutadern bei erhaltenem Blutzufluss durch die Schlagadern mechanisch behindert wird. Der Druckanstieg in den Haargefäßen (Blutkapillaren) bewirkt ein Zerreißen der Gefäßwand, und es kommt zu meist punktförmigen Haut- und Schleimhautblutungen (petechiale Blutungen, Petechien), die auch kleinfleckig zusammenfließen können. Mit einem Auftreten von Stauungsblutungen ist frühestens nach 10 bis 20 Sekunden zu rechnen. Bevorzugte Auffindungsstellen sind die Außen- und Innenseite der Augenlider, die Augäpfel und die Kopfhaut hinter den Ohrmuscheln. Bei intensiver Stauung entstehen Petechien in der gesamten Gesichtshaut. Weitere Lokalisationen sind die Schleimhäute des Mund- und Rachenraums sowie die bindegewebige Hülle der Schläfenmuskeln.

Es kommen keine Stauungsblutungen zustande, wenn der Blutzufluss durch die Schlagadern zum Kopf plötzlich komplett unterbrochen wird (z. B. Sturz in die Schlinge) oder beim Ersticken ohne Behinderung der Atemmechanik und des Blutabflusses über die Blutadern (z. B. längerer Aufenthalt in einem engen Raum mit Verringerung des Sauerstoffgehalts der Atemluft).

Die Stauungsblutungen allein sind nicht beweisend für ein mechanisches Ersticken, sondern können auch unter anderen Voraussetzungen entstehen. Häufige Ursachen sind natürliche Pressvorgänge (Hustenanfälle, Erbrechen, Stuhlgang, Presswehen bei der Entbindung). Ebenso können Augenbindehautblutungen bei anderen Todesursachen gefunden werden (z. B. plötzlicher Herztod, Stromtod). Bei Kopftieflage der Leiche ist eine Unterscheidung zwischen Stauungsblutungen und den gleichartigen, nach dem Tod entstandenen punktförmigen Blutaustritten (Vibices) äußerst schwierig.

Beim Tod durch Ersticken sind weitere äußere und innere Befunde zu erheben, denen lediglich Hinweischarakter zukommt. Bewiesen wird die Erstickung dadurch nicht. Es lassen sich feststellen:

- dunkelviolette, intensive Totenflecke,
- Hirnschwellung,
- Lungenüberblähung,
- Erweiterung und Blutüberfüllung der rechten Herzhälfte,
- stecknadelkopfgroße Blutungen unter dem Lungenfell und unter der Herzaußenhaut (*Tardieu*sche Flecke),
- Blutfülle innerer Organe, aber Blutarmut der Milz,
- flüssiges, dunkelrotes Leichenblut.

Ein länger bestehender Sauerstoffmangel führt zu mikroskopisch nachweisbaren Schäden (Vakuolen) besonders sauerstoffmangelempfindlicher Zellen. Betroffen sind hauptsächlich Gehirn, Herzmuskel und Leber.

Unter Strangulation versteht man ein gewaltsames, vollständiges oder teilweises Zusammenpressen des Halses von außen (Halskompression). Nach dem Zustandekommen werden als Arten der Strangulation

- Würgen,
- Drosseln und
- Hängen

unterschieden. Die Lebensgefährlichkeit einer Gewalteinwirkung gegen den Hals ergibt sich aus

- Zusammenpressen großer Blutgefäßstämme (Schlagadern, Blutadern) am Hals mit Behinderung der Hirndurchblutung,
- Verlegung der Atemwege und
- Reflexmechanismen mit Auswirkung auf die Herzfunktion (Herzkammerflimmern, Herzstillstand).

Eine Strangulation kann in Abhängigkeit von Intensität, Kontinuität und Dauer überlebt werden oder zum Tod führen. Bei Feststellung einer entsprechenden Erstickungsursache und typischer Strangulationsbefunde sowie Ausschluss anderer Todesursachen wird der tödliche Ausgang als

- *Er*würgen,
- *Er*drosseln oder
- *Er*hängen

bezeichnet.

4.1 Erwürgen

Beim Erwürgen erfolgt die Kompression des Halses mit einer Hand oder mit beiden Händen. Nicht unumstritten ist die Zuordnung solcher Angriffe gegen den Hals, bei denen eine tödliche Kompression der Halsweichteile von vorn mit dem Fuß oder Knie, mit einer Stange, Schusswaffe oder anderen Gegenständen vorgenommen wird. Ein derartiger Vorgang kann als eine Art des Würgens aufgefasst werden, obwohl kein direkter Zugriff mit der Hand vorliegt. Ebenso können solche Fälle, bei denen der Täter ein Werkzeug verwendet, als Drosseln angesehen werden.

Erwähnenswert sind in diesem Zusammenhang auch die tödlichen Gefahren bei Unterarmwürgegriffen (sog. Schwitzkasten). Die verschiedenen Techniken werden bei Raufereien, im Kampfsport und bei Polizeieinsätzen angewandt. Über Todesfälle im Schwitzkasten bei Polizeieinsätzen ist mehrfach berichtet worden. Dabei hat man die krampfartigen Zuckungen von Rumpf und Gliedmaßen während des Erstickens als Gegenwehr des Festgehaltenen verkannt.

Je nachdem, wie und mit welcher Kraft der Hals umfasst wird, kommt es beim Würgen entweder mehr zu einer Behinderung der Atmung oder mehr zu einer Behinderung des Blutstroms im Hals. Eine völlige Unterbrechung der Blutzufuhr zum Kopf ist durch Würgen allerdings kaum zu erreichen, weil die Wirbelschlagadern nicht komprimiert werden. Dagegen können die oberflächlich liegenden Halsblutadern durch den Würgegriff weitgehend zusammengedrückt werden, sodass der Blutabfluss aus dem Kopf erheblich eingeschränkt ist. Deshalb bilden sich Blauverfärbung, Dunsung und punktförmige Hautblutungen im Kopfbereich beim Würgen regelmäßig und äußerst stark aus. Manchmal kommt es zu Blutungen aus Nase und Ohren.

Der Würgegriff führt meist nicht sofort zur Bewusstlosigkeit. Das Opfer ist zur Gegenwehr in der Lage. Der Zugriff des Täters lockert sich zeitweise, und er muss mehrfach zufassen, sodass zwischenzeitlich wieder Atmung und Blutfluss am Hals möglich sind. Ist die Gegenwehr heftig und dadurch die Halskompression wiederholt unterbrochen, kann es mehrere Minuten bis zum Eintritt der Bewusstlosigkeit dauern. Gelegentlich hat der Täter die agonale Schnappatmung für ein Zeichen wiederbeginnenden Lebens gehalten und deshalb erneut gewürgt oder andere Tötungshandlungen vorgenommen, wie Zustechen oder Einschlagen des Schädels.

Nach Ansicht einiger Autoren kann ein Griff an den Hals durch Reizung von Nerven zum tödlichen reflektorischen Herzstillstand führen. In solchen Fällen sollen Erstickungszeichen sowie Spuren äußerer Gewalteinwirkung an der Haut und in den Halsweichteilen fehlen. Entsprechend den vorliegenden Literaturangaben erscheint ein Reflextod nach einem kurzen Griff an den Hals jedoch höchstens bei besonderen Voraussetzungen in der Person des Geschädigten denkbar und ist auch dann äußerst unwahrscheinlich.

Als äußeres Zeichen des Todes durch Erwürgen finden sich auf der Halshaut Würgemale. Diese Verletzungen entstehen durch Fingerdruck, insbesondere durch die Fingernägel des Täters, und zeigen sich als kratzerartige, gelegentlich rundliche, braune Hautvertrocknungen. Zudem können halbmondförmige Fingernagelspuren vorkommen. Durch den Griff an den Hals entstehende, kleinfleckige Unterblutungen sind ebenfalls häufig, nicht selten aber durch die braunen Hautvertrocknungen überdeckt. In Ausnahmefällen können Würgemale völlig fehlen. Das ist beispielsweise möglich, wenn ein dünner Hals mit beiden Händen vollständig umfasst wird, der Täter Handschuhe trägt oder ein Kleidungsstück die Halshaut bedeckt. Würgt der Täter mit bloßen Händen, können Hautzellen seiner Hände auf die Halshaut oder auf Bekleidungsteile des Opfers gelangen (DNS-Analytik).

Mitunter lässt sich von der Verteilung der Würgemale auf der Halshaut auf die Art und Weise des Würgegriffs schließen. Beim Würgen mit der rechten Hand von vorn sind charakteristische Spuren zu erwarten. Die meisten Hautvertrocknungen und Unterblutungen werden an der linken Seite liegen, verursacht durch die Finger. Die Würgemale, die dem Daumen entsprechen, sind an der rechten Halsseite zu erwarten. Es sind meist einzelne, häufig kräftig unterblutete Würgemale. Oberflächliche Hautabschürfungen werden oft erst nach dem Eintrocknen sichtbar. So kann es durchaus vorkommen, dass bei der Leichenschau gleich nach dem Todeseintritt keine Verletzungen erkennbar sind. Dagegen sind Stunden später die bräunlich vertrockneten Kratzer am Hals nicht zu übersehen.

Bei der Leichenöffnung finden sich kräftige Blutungen im Unterhautfettgewebe, in den verschiedenen Halsmuskeln und in der Schilddrüse sowie unterblutete Brüche des Kehlkopfgerüsts und des Zungenbeins. Kräftig ausgebildet sind meist auch die Stauungsblutungen in der Mund- und Rachenschleimhaut, in den Augenbindehäuten sowie an der Kopfschwarteninnenseite, der Knochenhaut des Schädeldachs und den Schläfenmuskeln.

Nach vorherrschender Lehrmeinung ist ein Selbsterwürgen nicht möglich, weil mit Eintreten der Bewusstlosigkeit der Würgegriff endet. Ein Reflextod durch Selbsterwürgen wurde bisher nicht bekannt. Der Tod durch Erwürgen bedeutet deshalb Tötung durch fremde Hand. Die Opfer sind fast ausschließlich Frauen (überwiegend aus sexuellen Motiven) und Kinder. Erfahrungsgemäß stellt das Würgen im Rahmen von Tötungsdelikten häufig die erste Angriffshandlung dar und ist immer wieder auch als zusätzliche Gewalteinwirkung feststellbar. Entsteht vor dem Würgen eine blutende Kopfwunde (z. B. Verletzung durch stumpfe oder scharfe Gewalt), kann es bei der nachfolgenden Halskompression nicht zur Blutstauung kommen und folglich fehlen die Stauungszeichen.

An der Notwendigkeit einer Leichenöffnung dürfte beim Tod durch Erwürgen kein Zweifel bestehen.

4.2 Erdrosseln

Ein Erdrosseln liegt vor, wenn ein um den Hals gelegtes Strangwerkzeug nicht durch die Schwere des eigenen Körpers, sondern durch andere Kräfte zugezogen wurde. Typisch ist ein Zuziehen des Drosselwerkzeugs (Tuch, Schal, Paketschnur, Leine, Seil, Kleidungsstück,

Gummiband, Riemen, Elektrokabel) mit den Händen. Möglich sind auch andere Mechanismen mit einem Zug von außen, wie das Verfangen von Halstüchern oder langen Schals in rotierenden Gegenständen (Wellen an Maschinen, Fahrzeugräder, Rolltreppen).

Durch das Zusammendrücken der Halsblutadern wird der Blutabfluss aus dem Bereich oberhalb des Drosselwerkzeugs weitgehend unterbrochen, während der Blutzustrom in den Kopf über die tiefer liegenden Schlagadern noch andauert. Aus diesem Grund bilden sich im Kopf-Hals-Bereich meist massive Stauungserscheinungen oberhalb des Drosselwerkzeugs aus. Beim Drosseln werden sowohl Blutgefäße als auch Atemwege komprimiert. Entscheidend für den Todeseintritt ist die Behinderung des Blutflusses, weniger die Einschränkung der Atmung. Der Tod tritt trotz Blutüberfüllung infolge eines Sauerstoffmangels im Gehirn ein.

Im Allgemeinen verläuft die Drosselmarke mit gleichbleibender Ausprägung horizontal (nicht ansteigend) um den gesamten Hals herum. Eine schräg nach hinten ansteigende und unvollständige Drosselmarke kann sowohl bei Selbsterdrosselung als auch beim Tötungsdelikt entstehen, wenn die Schlinge vom Täter nach hinten oben gezogen wird. Das Drosselwerkzeug zeichnet sich durch eine braune Hautvertrocknung auf dem Hals ab. Manchmal lässt sich die Oberflächenbeschaffenheit des verwendeten Werkzeugs erkennen. Je dünner es ist, desto tiefer schnürt es den Hals ein und desto deutlicher markiert sich die Drosselfurche. Bei doppelter Drosselfurche treten Blutungen im dazwischen liegenden Hautanteil auf.

Äußerlich sichtbare Stauungszeichen sind eine blau-violette Verfärbung, eine Dunsung und feine, punktförmige Hautblutungen des Gesichts und der Halshaut oberhalb der Drosselmarke. Gleichartige Blutungen entstehen in den Augenbindehäuten und in der Mundschleimhaut. Durch die Stauung im Kopfbereich kann es zu Blutungen aus Nase und Ohren kommen.

Erfolgt eine sofortige, vollständige Unterbrechung des Blutstroms durch das Drosseln, beispielsweise bei sehr dünnem Hals (Kinder), bilden sich die charakteristischen Stauungserscheinungen nicht aus.

Neben der äußeren Drosselmarke und den Stauungserscheinungen im Kopf-Hals-Bereich sind bei der Leichenöffnung innere Verletzungen am Hals sowie stauungsbedingte Blutungen in der Rachenschleimhaut, an der Innenseite der Kopfschwarte und an den Schläfenmuskeln zu finden. Im Verlauf der Drosselmarke liegen oft Blutungen im Unterhautfettgewebe und in der Muskulatur des Halses sowie in der Schilddrüse. Weiterhin können unterblutete Brüche der Kehlkopfknorpel und seltener des Zungenbeins auftreten, auch Einblutungen in die Kehlkopfweichteile sind zu beobachten. In der Luftröhre findet sich feinblasiger, mitunter blutiger Schaum.

Ein unfallbedingtes Erdrosseln ist selten. Als mögliche Unfallmechanismen seien die Todesfälle von Kleinkindern in Haltegurten oder zwischen Stäben des Kinderbetts oder Laufgitters erwähnt. Auf das Erdrosseln mit Kleidungsteilen durch Maschinenkraft wurde bereits hingewiesen. Weiterhin sind die autoerotischen Unfälle bei Selbststrangulation zu nennen (Näheres siehe Kapitel IV Nummer 4.3).

Unter den Todesfällen durch Erdrosseln sind etwa 90 % Tötungsdelikte. Bei geeigneter Bekleidung (Halstuch, Schal) bietet sich Drosseln als erste Angriffshandlung an. Daneben werden immer wieder Fälle von Selbsterdrosseln beobachtet, wenn auch in weitaus geringerer Anzahl. Als Regel gilt, dass beim Erdrosseln bis zum Beweis des Gegenteils von einem Tötungsdelikt auszugehen ist.

Einige Anhaltspunkte für die Unterscheidung zwischen Fremd- und Selbsttötung ergeben sich aus einer genauen Erhebung des Lokalbefundes am Hals. Wenn nur *ein* Drosselwerkzeug verwendet wird, spricht die Einfachumschlingung eher für fremde Hand. Zur Selbsttötung wird das Drosselwerkzeug häufiger mehrfach, gelegentlich sogar in zahlreichen Touren um den Hals gelegt.

Beim suizidalen Erdrosseln darf sich das Werkzeug nicht von selbst lösen, wenn mit eintretender Bewusstlosigkeit der Zug der Hände aufhört. Die Fixierung des Drosselwerkzeugs am Hals kann auf unterschiedliche Weise erfolgen. Am häufigsten ist das Anlegen von ein bis zwei Knoten, weitaus seltener sind es drei oder mehr. Eine Verknotung im Nacken ist höchst verdächtig für fremde Hand, wenngleich auch beim Selbsterdrosseln vereinzelt ein Knoten oder sogar ein Doppelknoten an der Halsrückseite gefunden wurde. Ausnahmsweise kann die Knotenbildung einen Hinweis auf spezielle Fertigkeiten des Ausführenden geben (z. B. Seeleute).

Das Drosselwerkzeug lässt sich auch durch einen Drehknebel sichern (z. B. Hammerstiel, Weidenast, Kleiderbügel, Tannenholzbrettchen, Bürstenstiel). Wenn das Drosselwerkzeug mit einem Knebel fixiert ist, handelt es sich praktisch immer um eine Selbsttötung.

Weiterhin kann ein Lockern des Drosselwerkzeugs dadurch verhindert werden, dass es in sich selbst fixiert bleibt. Das ist zu erreichen durch mehrtouriges Umschlingen oder durch eine hohe Haftreibung bei rauhem, feuchtem oder elastischem Werkzeug. Vereinzelt werden spezielle Materialien verwendet. So erdrosselte sich ein Elektriker durch mehrere gerippte Kabelbänder mit Arretierungsösen.

Wenn das Drosselwerkzeug bei der Auffindung der Leiche noch um den Hals liegt, ist das für die Feststellung der Selbsterdrosselung ebenso bedeutungslos wie die Art des benutzten Drosselwerkzeugs. Die Verwendung mehrerer, unterschiedlicher Werkzeuge beschränkt sich nicht nur auf den Suizid, sondern ist auch bei Tötungsdelikten zu beobachten.

Das Anlegen des Drosselwerkzeugs und seine Fixierung müssen unbedingt so ausgeführt sein, dass der Betroffene sämtliche Manipulationen selbst vornehmen konnte. Die Durchblutung des Gehirns darf vorerst nur so weit eingeschränkt sein, dass die Handlungsfähigkeit noch erhalten bleibt.

Die Einklemmung von Halsschmuck, Haaren oder Kleidungsstücken im Drosselwerkzeug spricht mehr für einen Tod durch fremde Hand, ist aber ausnahmsweise auch bei Selbsttötungen gesehen worden.

Das Fehlen der Blauverfärbung, der Gesichts- und Halsdunsung sowie der Stauungsblutungen sollte eher an ein Drosseln durch fremde Hand denken lassen, weil bei fast jeder suizidalen Erdrosselung die genannten Stauungserscheinungen in der Kopf-Hals-Region feststellbar sind.

Vor dem Abtransport der Leiche ist der Lokalbefund zu dokumentieren. Es müssen erfasst werden:

- Art und Lage des Drosselwerkzeugs,
- Anzahl der Halsumschlingungen,
- fixierende Hilfsmittel,
- Anzahl, Lage und Art der Knoten,
- Straffheit des Sitzes des Drosselwerkzeugs am Hals.

Über den Lokalbefund hinaus ist bei der weiteren Untersuchung der Leiche besonders auf Merkmale geleisteter Gegenwehr und Abwehr am Körper und an der Bekleidung zu achten, die bei der Selbsterdrosselung naturgemäß fehlen. Es muss jedoch daran gedacht werden, dass auch beim suizidalen Erdrosseln Anstoß- oder Sturzverletzungen, bevorzugt am Kopf, möglich sind.

Wenn ein fasergebendes Drosselwerkzeug verwendet wurde, sollte der Nachweis von Mikrospuren durch Klebebandabzüge von den Handinnenflächen erwogen werden. Dieselbe Spurensicherungsmethode lässt sich zum Nachweis von Material des Drehknebels einsetzen. Das Drosselwerkzeug darf nicht am Fundort, sondern erst im Rahmen der Leichenöffnung abgenommen werden. Bei der Sicherung ist zu beachten, dass an den Griffenden des Drosselwerkzeugs Hautzellen von den Händen des Täters anhaften können. Wird das Drosselwerkzeug beim Täter gefunden, können an dem Teil, der dem Hals anlag, Hautzellen vom Opfer spurenkundlich bedeutsam sein (DNS-Analytik).

Nach Abnahme des Drosselwerkzeugs (vergleiche Abbildung 22) kann die eingehende Untersuchung und Beurteilung der äußeren Drosselmarke erfolgen.

Hautabschürfungen und Blutunterlaufungen in der näheren Umgebung der Drosselmarke lassen nicht zwingend auf fremde Hand schließen, sondern können genauso beim Selbstanlegen oder durch Selbstbefreiungsversuche entstanden sein. Diese Verletzungen legen den Verdacht eines Erwürgens besonders dann nahe, wenn sie zahlreich und ausgedehnt sind.

Die Gefahr, dass ein Tötungsdelikt als solches nicht erkannt wird, ist ziemlich gering, denn allein die Feststellung des (Er-)Drosselns begründet den Anfangsverdacht.

Wenngleich allein aufgrund der inneren Halsbefunde eine Tötung durch fremde Hand nicht zweifelsfrei von einem Suizid zu unterscheiden ist, darf dennoch bei Todesfällen durch Erdrosseln nicht auf eine Leichenöffnung verzichtet werden. Nur so sind zusätzliche Informationen zur Sachverhaltsaufklärung zu erlangen. Dazu zählen äußerlich nicht erkennbare Verletzungen, dem Drosselvorgang vorausgegangene, anderweitige Einwirkungen, die als Todesursache mit in Betracht kommen, sowie vorbestehende Organveränderungen. Der Nachweis mehrerer, unmittelbar tödlicher Verletzungen schließt einen Suizid aus. Weiterhin ermöglicht es nur die Leichenöffnung zu klären, ob das Drosseln zu Lebzeiten erfolgte. Als Zusatzuntersuchung ist stets eine toxikologisch-chemische Analyse notwendig, um die Handlungsfähigkeit des Betroffenen beurteilen zu können.

Trotz der Mehrdeutigkeit der Einzelbefunde beim Erdrosseln lässt sich ein suizidtypisches Befundmuster zusammenfügen:

- Drosselwerkzeug ist vorhanden und liegt fest um den Hals.
- Verwendung eines selbstarretierenden Drosselwerkzeugs, das in der Regel in mehreren Touren um den Hals gelegt ist.
- Drosselwerkzeug ist nur einfach verknotet, Knoten liegt vorn am Hals.
- Zuhilfenahme eines Drehknebels.
- Äußere Halsverletzungen sind nur spärlich ausgebildet.
- Bei der Leichenöffnung werden keine oder nur geringfügige Verletzungen der Kehlkopfknorpel und des Zungenbeins festgestellt.

Insgesamt muss sich die Selbsterdrosselung in der gedanklichen Rekonstruktion lückenlos nachvollziehen lassen. Es dürfen keine Umstände vorliegen, die dem technischen Ablauf eines Suizids widersprechen. Zu denken ist auch daran, die Herkunft des Drosselwerkzeugs zu klären.

4.3 Erhängen

Beim Erhängen wird das um den Hals liegende Strangwerkzeug (Schnur, Strick, Seil, Leine, Riemen, Kette, Elektrokabel, Draht, streifig zerschnittene Wäsche, Taschentuch, Kleidungsstück, Schnürsenkel) durch das Gewicht des eigenen Körpers zugezogen und dadurch der Hals komprimiert. Es genügt ein Teil des Körpergewichts, sodass ein Erhängen auch im Sitzen, Knien, Hocken oder Liegen möglich ist.

Üblicherweise wird zwischen typischem und atypischem Erhängen unterschieden (Abbildung 19).

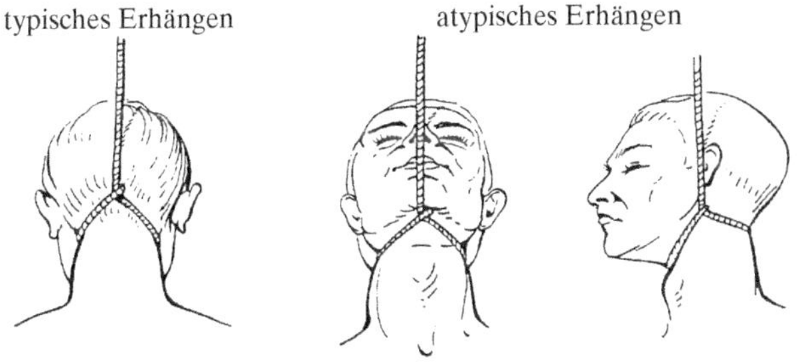

Abb. 19: Schlingenverlauf beim typischen und atypischen Erhängen, aus [9]

Als typisches Erhängen wird die Situation bezeichnet, bei der das Strangwerkzeug eintourig um den Hals liegt und eine durchlaufende Schlinge aufweist. Der höchste Punkt (Aufhängepunkt) muss sich hinten in Nackenmitte befinden. Aufgrund dessen steigt die Strangmarke von der Halsvorderseite zum Nacken hin symmetrisch an. Der Körper hängt frei in der Schlinge, sodass das gesamte Körpergewicht wirksam wird.

Alle anderen Erhängungssituationen werden unter dem Begriff atypisches Erhängen zusammengefasst. Hierbei kann der Aufhängepunkt unter dem Kinn, unter einem seitlichen Unterkieferrand oder hinter einem Ohr liegen. Das Strangwerkzeug verläuft mitunter mehrtourig oder kann einen Knoten aufweisen. Der Körper hängt nicht frei in der Schlinge, sondern hat mit Füßen, Knien, Gesäß oder anderen Körperteilen Bodenkontakt (Abbildung 20). Für den Erhängungsmechanismus ist eine vollständige, zirkuläre Kompression des Halses nicht erforderlich. Ein Erhängen kommt auch in offener Schlinge zustande.

Die praktische Bedeutung der Einteilung in typisches und atypisches Erhängen besteht darin, dass nur beim typischen Erhängen die Halsschlagadern und die Wirbelschlagadern vollständig komprimiert werden und somit keine Stauungsblutungen entstehen können. Beim atypischen Erhängen hingegen sind Stauungsblutungen möglich, aber nicht immer vorhanden. In der Praxis überwiegt das atypische Erhängen mit etwa 98 % der Fälle.

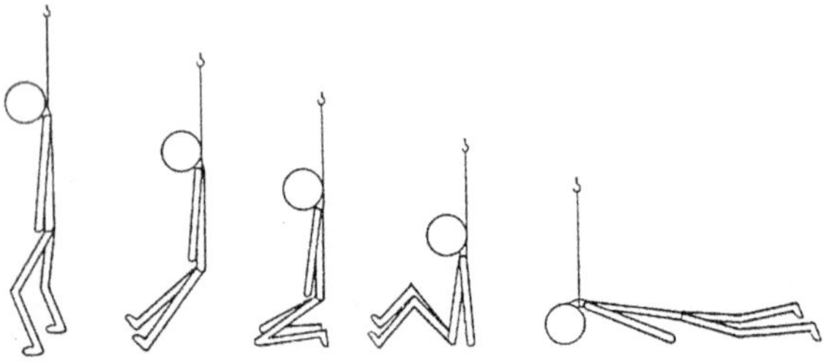

Abb. 20: Situationen bei atypischem Erhängen, aus [9]

Unter Laien herrscht immer noch die Ansicht vor, dass beim Erhängen die Luftröhre durch das Strangwerkzeug zugeschnürt wird und infolgedessen der Tod durch Luftmangel eintritt. Die Behinderung der Atmung ist aber nur von untergeordneter Bedeutung, denn auch Personen mit einer operativ angelegten Luftröhrenöffnung (Tracheostoma) an der Halsvorderseite, bei denen das Strangwerkzeug oberhalb dieser Öffnung lag, sind durch Erhängen zu Tode gekommen. Beim Erhängen werden die Blutgefäße des Halses komprimiert. Durch die Unterbrechung des Blutzuflusses zum Kopf treten infolge von Sauerstoffmangel im Gehirn nach 5 bis 10 Sekunden Bewusstlosigkeit und nach 5 bis 10 Minuten der Tod ein.

Nicht selten wird eine atypische Erhängungssituation vorgefunden, bei der die Leiche zwar im Strangwerkzeug hängt, aber beide Füße auf dem Boden stehen. Gerade diese Situation kann sich der Laie nicht erklären, weil er annimmt, dass ein Aufrichten jederzeit möglich wäre und somit der Erhängungstod vermieden werden könnte. Ein Aufrichten gelingt aber wegen der schnell einsetzenden Bewusstlosigkeit nicht mehr. Das Erhängen tritt nach Einknicken der Kniegelenke ein. Durch den Bewusstseinsverlust ist eine Befreiung aus der einmal zusammengezogenen Schlinge nicht möglich. Das erklärt einige unbeabsichtigte Erhängungstodesfälle.

Die Blutversorgung des Gehirns erfolgt durch die Hals- und Wirbelschlagadern. Zum vollständigen Verschluss der Halsschlagadern reicht bereits ein Druck von 3,5–5 kg aus. Dagegen sind zum Verschluss der Wirbelschlagadern Druckkräfte von 16–30 kg erforderlich, weil diese Blutgefäße relativ geschützt durch die seitlichen Fortsätze der Wirbel verlaufen. Um die Hals- und Wirbelschlagadern zu komprimieren, genügt also eine Kraft, die weitaus geringer als das Körpergewicht ist. Das erklärt, warum der Tod eintritt, ohne dass der Körper frei hängt. Ein Erhängen ist auch möglich, wenn eine Halsseite vom Strangulationsdruck frei bleibt (z. B. Fallen in eine Astgabel oder gespannte Wäscheleine).

Über den Ablauf des Erhängens liegen hauptsächlich Beobachtungen von Hinrichtungen vor. Beim Hineinfallen in das Strangwerkzeug zieht sich die Schlinge zu. Der Strang rutscht am Hals bis zum Kinn nach oben. Durch die eintretende Bewusstlosigkeit fällt der Kopf nach vorn. Nach einer kurzen Phase der Ruhe treten krampfartige Zuckungen auf. Das Krampfstadium kann zu ausladenden Bewegungen der Gliedmaßen führen, aber auch ziemlich unauffällig sein. Manchmal lässt sich nur ein feines Zittern mit Streckung des Körpers beobachten. In der letzten Phase tritt eine Schnappatmung auf. Nach dem Aufhören der Atembewegungen kann das Herz noch etwa 10 bis 20 Minuten weiterschlagen.

Wird eine im Strangwerkzeug hängende Person aufgefunden, muss zuallererst geklärt werden, ob der Tod bereits eingetreten ist oder nicht. Bei der geringsten Aussicht auf Rettung hat die Hilfeleistung Vorrang. Der Körper muss aus der Schlinge genommen werden, und Wiederbelebungsmaßnahmen sind einzuleiten. Besteht dagegen am Todeseintritt kein Zweifel, bestimmen die kriminalistischen Gesichtspunkte das Vorgehen. Die Leiche darf erst nach Abschluss der Ereignisortuntersuchung abgenommen werden.

Das Strangwerkzeug verursacht je nach Beschaffenheit ein charakteristisches Spurenbild an der Halshaut: die Strangmarke. Dabei handelt es sich um einen streifigen Oberhautdefekt, der postmortal braun-rot und lederartig vertrocknet. Ist das Strangwerkzeug dünn und die Zugkraft groß, dann entsteht eine tief eingedrückte Strangfurche. Bei Verwendung breiter Strangwerkzeuge (z. B. Wollschal) kann die Strangmarke weniger stark ausgeprägt sein oder sogar fehlen. Der Verlauf gibt die Lage des Strangwerkzeugs am Hals wieder. Die tiefste Einschnürung und damit stärkste Ausprägung findet sich an ihrem tiefsten Punkt, der dem Aufhängepunkt gegenüberliegt. Zum Aufhängepunkt hin wird die Strangmarke in der Regel immer schwächer und der entsprechende Anteil der Halshaut kann unverletzt bleiben, insbesondere dann, wenn die Schlinge den Hals nicht vollständig umschließt. Die Strangmarke kann in ihrem Verlauf auch deshalb unterbrochen sein, weil sich beim Zusammenziehen der Schlinge Hautfalten am Hals gebildet haben.

Die Oberflächenstruktur des Strangwerkzeugs verursacht einen entsprechenden Abdruck. So rufen glatte Werkzeuge eine glatte Strangmarke hervor. Ebenso bilden sich Besonderheiten, wie ein geflochtener Strick, Knoten, Gürtelschnalle oder Kettenglieder, im Verlauf der Strangmarke ab.

Beim typischen Erhängen steigt die Strangmarke beiderseits des Halses hinter den Ohren zum Nacken hin an. Einen annähernd horizontalen Verlauf zeigt die Strangmarke beim Erhängen im Liegen. Ihr Aussehen ähnelt in diesen Fällen dem einer Drosselmarke.

Eine zwei- oder mehrtourige Umschlingung führt mitunter zum Quetschen des eingeklemmten Hautabschnitts. Infolgedessen kommt es in der Haut zwischen den einzelnen Strangfurchen zu kleinen Blutaustritten, den sog. Zwischenkammblutungen (Abbildung 21), gelegentlich von kleinen Hautbläschen begleitet.

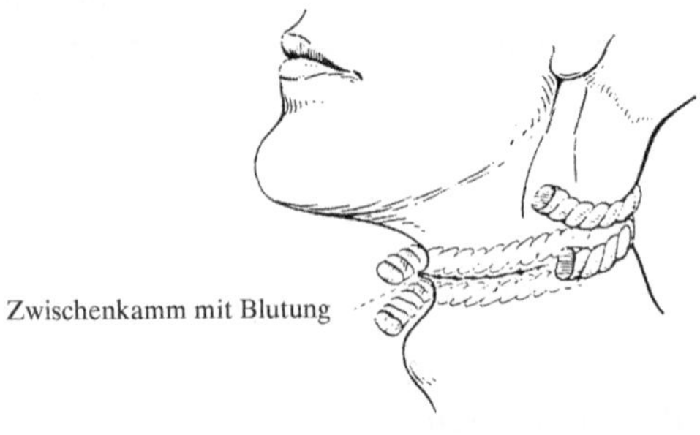

Abb. 21: Zwischenkammblutung durch Einklemmen einer Hautfalte bei zweitourigem Strangverlauf, aus [9]

Äußerlich sichtbare Zeichen des Erhängens sind Abrinnspuren von Tränenflüssigkeit, Nasensekret und Speichel, die während des Krampfstadiums vermehrt abfließen. Zudem soll das Strangwerkzeug durch Druck auf bestimmte Nervengeflechte die Drüsensekretion verstärken. Die Sekretabrinnspuren sind als angetrocknete, weißliche Streifen im Gesicht, an der Bekleidung oder als Tropfspuren auf dem Boden vor der Leiche zu sehen. Manchmal hängt Speichel als sog. Speichelfaden aus einem Mundwinkel heraus.

Wie bereits erläutert, werden beim typischen Erhängen sowohl der Blutzufluss zum Kopf als auch der Blutabfluss sofort und vollständig unterbrochen. Demzufolge können sich keine Stauungserscheinungen ausbilden. Die Gesichtshaut ist unauffällig und sogar sehr blass. Punktförmige Blutungen in der Gesichtshaut und in den Augenbindehäuten fehlen. Das sich zuziehende Strangwerkzeug drückt den Mundboden nach oben und die Zunge nach vorn. Somit kann die Zunge zwischen den Zahnreihen mehr oder weniger aus dem Mund heraushängen. Die eingeklemmte, vertrocknete Zungenspitze wird von Laien oft als Zungenbiss fehlgedeutet.

Beim langsamen Zuziehen der Schlinge und beim atypischen Erhängen treten hingegen Stauungserscheinungen im Kopf-Hals-Bereich oberhalb des Strangwerkzeugs auf. Das Gesicht kann blau aussehen. Punktförmige Stauungsblutungen entstehen in der Bindehaut von Ober- und Unterlidern sowie an den Augäpfeln und auf den Innenseiten der Lippen, seltener auch in der Gesichts- und Halshaut oberhalb des Strangwerkzeugs. Die vereinzelt zu beobachtenden Blutaustritte aus Nase oder Ohren lassen sich ebenfalls als Stauungsblutungen deuten. Bei gerade Verstorbenen findet man als selten gesehenes Zeichen des vitalen Geschehens eine Pupillendifferenz, die durch Druck des Strangwerkzeugs auf Halsnerven zustande kommt.

Während des Krampfstadiums sind Verletzungen hauptsächlich an Händen und Füßen durch Anschlagen an Wände oder Gegenstände möglich (sog. Tambourverletzungen). Solche Anschlagspuren dürfen nicht als Abwehrverletzungen oder Kampfspuren fehlgedeutet werden.

Vereinzelt werden Personen mit einem oder mehreren eingeklemmten Fingern im Strangwerkzeug aufgefunden. Dieses Phänomen lässt sich deuten als Versuch, den Druck des Strangwerkzeugs abzumindern, oder die Finger werden zwischen Haut und Strang geschoben, um bis zum letzten Moment die Möglichkeit zu haben, die Schlinge wieder aufzuziehen (Selbstrettungsversuch).

Mitunter ist ein Abgang von Kot und Urin, selten auch von Sperma festzustellen.

Die äußerlich sichtbaren Zeichen des Erhängens werden durch die inneren Befunde bei der Leichenöffnung ergänzt. Der äußeren lässt sich eine innere Strangmarke zuordnen. Infolge mechanischer Schädigung durch das Strangwerkzeug entstehen Blutungen im Unterhautfettgewebe und in der Halsmuskulatur, Unterblutungen und Dehnungsrisse der Halsschlagadern sowie unterblutete Brüche am Kehlkopfgerüst und am Zungenbein.

Entfernt vom Ort der direkten Gewalteinwirkung können an den Ursprungsstellen der vorderen Halsmuskeln (Brustbein, Schlüsselbeine) Zerrungsblutungen gefunden werden. Ebenfalls durch eine Zerrung entstehen beim freien Hängen Blutungen in den Zwischenwirbelscheiben (*Simon*sche Blutungen), bevorzugt im Bereich der Lendenwirbelsäule und bei jungen Leuten.

Ein Bruch der Halswirbelsäule (Genickbruch) ist am ehesten bei Hinrichtungen durch den Strang zu erwarten, dagegen bei Selbsttötungen außerordentlich selten und nur dann feststellbar, wenn der Suizident in die Schlinge hineinfällt. Ist die Fallhöhe sehr groß, kann es zu einer teilweisen oder vollständigen Abtrennung des Kopfes (Dekapitation) kommen.

Gelegentlich wird im Wald von Spaziergängern oder Pilzsuchern ein Toter im Zustand fortgeschrittener Leichenveränderungen gefunden, bei dem Kopf und Rumpf getrennt, aber dicht beieinanderliegen. Das am Fundort – meist an Baumästen über den Leichenteilen – festgestellte Strangwerkzeug ist richtungweisend. Bei längerem Hängen (über Monate) kann der Körper vom Kopf abreißen und mit diesem zusammen auf den Waldboden fallen. Selten verbleibt der Kopf auch in der Schlinge.

Um den Nachweis des Erhängungstodes zu führen, wurden verschiedene biochemische Methoden erarbeitet. Im Bereich der Strangmarke tritt aus den geschädigten Hautzellen die kreislaufaktive Substanz Histamin aus. Für ein Erhängen zu Lebzeiten spricht, wenn die Konzentration um ein Vielfaches höher als der Histamingehalt in einem unverletzten Hautstück ist. Die örtliche Schädigung durch das Strangwerkzeug führt auch zur Freisetzung des Hormons Thyreoglobulin aus dem Schilddrüsengewebe. Aufgrund der Abschnürung des Kopfes vom übrigen Blutkreislauf treten Konzentrationsunterschiede einiger Stresshormone und anderer Substanzen im Blut auf. Man untersucht eine Blutprobe aus dem Kopf und eine Herzblutprobe, um die Differenzen nachzuweisen (Katecholamintest, Phosphatidprobe). Der Aussagewert der Ergebnisse ist allerdings umstritten.

Tödlich endende Unfälle durch Erhängen ereignen sich vor allem bei Säuglingen und Kleinkindern, beispielsweise durch unsachgemäß angebrachte Haltegurte. Versehentliches Erhängen bei älteren Kindern und Jugendlichen kommt gelegentlich beim Aufhängenspielen vor. Weiterhin wurden unfallbedingte Erhängungstodesfälle bekannt, bei denen jemand von einem Stuhl oder einem Hocker abrutschte oder damit umkippte und mit dem Hals in einer aufgespannten Wäscheleine hängen blieb.

Eindeutig ist die Situation bei autoerotischen Unfällen. Männliche Personen versuchen durch dosierte Halskompression sich sexuell zu erregen und zu befriedigen. Ist der Zug am Strangwerkzeug zu stark, kann durch die einsetzende Bewusstlosigkeit die Schlinge nicht mehr gelöst werden, und es kommt zu einem unbeabsichtigten Erhängungstod. Die typische Auffindungssituation ist:

- von innen verschlossener Raum,
- komplizierter, mit Selbstfesselung verbundener Strangulationsmechanismus, der ein dosiertes Zuziehen der Schlinge erlaubt,
- entblößtes Geschlechtsorgan oder vollständig entkleidete Leiche, aber auch Bekleidung aus Gummi oder Leder,
- aufgestellte Spiegel,
- pornografische Darstellungen oder Literatur,
- Spermaflecke,
- Vorrichtungen zum Fotografieren oder zur Videoaufzeichnung der autoerotischen Manipulationen.

Beim Suizid wird meist so vorgegangen, dass sich der Suizident eine Schlinge knüpft, das Strangwerkzeug an einem Wandhaken, Fensterriegel, Rohr, Balken oder Ast befestigt, auf einen Gegenstand steigt (z. B. Stuhl, Tisch, Leiter, Holzklotz als Steigehilfe), sich die Schlinge um den Hals legt und sich schließlich in die Schlinge hineinfallen oder hineingleiten lässt. Andererseits kommt es vor, dass sich der Suizident die Schlinge zuerst um den Hals legt und danach das Strangwerkzeug befestigt. Weiterhin ist eine Vielzahl verschiedener Erhängungspositionen bei Selbsttötungen beobachtet worden.

Im Gegensatz zu anderen Todesursachen erreicht den Ermittlungsbeamten die Information meist derart, dass ihm mitgeteilt wird, der oder die X. habe sich erhängt. Auch wenn das Erhängen eine bevorzugte Selbsttötungsart ist, darf nicht von vornherein ein Tötungsdelikt oder eine Verschleierungshandlung ausgeschlossen werden. Gerade weil diese Fälle so selten sind, können sie durch schematisches Vorgehen bei den kriminalistischen Ermittlungen leicht verkannt werden.

Die Befundaufnahme sollte neben den allgemeinen Feststellungen zwei Komplexe umfassen:

1. Feststellungen am Strangwerkzeug und zum Erhängungsmechanismus, wie
   - Art und Lage des Strangwerkzeugs,
   - Schlingenführung am Hals und gegebenenfalls Knotenform,
   - Kleidungsstücke oder Haare unter dem Strangwerkzeug,
   - Befestigung des Strangwerkzeugs,
   - Höhe des Befestigungspunkts,
   - Länge des Strangwerkzeugs,
   - mögliche Steigehilfen.
2. Feststellungen an der Leiche, wie
   - Erhängungsposition (frei hängend, stehend, sitzend, kniend, liegend),
   - Übereinstimmung von Strangmarke und Strangwerkzeug,
   - Lage der Totenflecke (situationsgerecht),
   - Farbe der Gesichtshaut,
   - Vorhandensein von Stauungsblutungen,
   - Sekretabrinnspuren,
   - Pupillendifferenz,
   - Anschlagverletzungen,
   - erhängungsuntypische Verletzungen (z. B. Griffspuren).

Sämtliche Feststellungen müssen unter dem Gesichtspunkt bewertet werden, ob ihr Zustandekommen in der vorliegenden Weise ohne fremde Mitwirkung möglich war.

Vom Suizidenten verwendete Strangwerkzeuge, wie Leinen, Seile, Stricke oder andere fasergebende Materialien, hinterlassen an seinen Händen Faserspuren, die nach der Klebebandmethode zu sichern sind.

Das Vorhandensein einer doppelten Strangmarke kann verschiedene Ursachen haben und bedarf einer Klärung. Im Allgemeinen entstehen mehrtourige Strangmarken dadurch, dass das Strangwerkzeug nicht nur einmal um den Hals gelegt oder eine doppelte durchlaufende Schlinge geknüpft wurde. Eine zweite Strangmarke kann auch dann resultieren, wenn der Strang während des Krampfstadiums nach oben rutscht oder wenn ein unmittelbar vorausgegangener Erhängungsversuch missglückt ist. Zwei Strangmarken können aber ebenso darauf hinweisen, dass dem (Er-)Hängen ein (Er-)Drosseln vorausging.

Bei einer frei hängenden Leiche erregen Stauungsblutungen und starke Dunsung des Gesichts den Verdacht auf Würgen oder Drosseln mit nachträglichem Aufhängen.

Im Wissen um die Häufigkeit des Erhängens als Selbsttötungsmethode versuchen Täter immer wieder, durch nachträgliches Aufhängen des auf andere Weise getöteten Opfers einen Suizid vorzutäuschen. Speziell nach Angriffen auf den Hals sollen die verursachten Spuren (Stauungserscheinungen, Würgemale, Drosselmarke) durch das nachträgliche Aufhängen ihre Erklärung finden. Deshalb ist beim Vorhandensein einer Strangmarke stets die Suche nach Würgemalen und nach einer Drosselmarke erforderlich.

Die Tötung eines Erwachsenen durch Erhängen ist nur möglich, wenn das Opfer zuvor in einen wehrlosen Zustand versetzt, ein Überraschungseffekt ausgenutzt oder mit Gewalt vorgegangen wird, weiterhin wenn mehrere Täter zusammenwirken. Die Wehrlosigkeit kann durch Alkohol, Medikamente oder Drogen bedingt sein. Eine körperliche Überlegenheit des Täters besteht fast immer bei Opfern im höheren Lebensalter.

Wenn eine Fesselung vorliegt, muss geprüft werden, ob ein Selbstanlegen möglich war. Ein Erhängen mit Fesselung kann nicht zwangsläufig gleichgesetzt werden mit einer Tötung durch fremde Hand. Immer sind es die Gesamtumstände des Falles, die den Nachweis einer Tötung durch Erhängen begründen. Sowohl am Strang- als auch am Fesselungswerkzeug können durch den intensiven Kontakt mit der Hautoberfläche abgeschilferte Hautzellen anhaften, deren Herkunft sich mit Hilfe der DNS-Analytik klären lässt.

In bestimmten Berufsgruppen und Freizeitbereichen (Schiffer, Zimmermann, Bergsteiger) sind spezielle Knotenformen gebräuchlich, die in einzelnen Fällen einen Hinweis liefern können.

An der Leiche feststellbare Begleitverletzungen sind mehrdeutig. Es ist zu unterscheiden zwischen

- Entstehung während eines Abwehrkampfes (Parierverletzungen an den Unterarmen),
- Beibringung zur Herbeiführung der Wehrlosigkeit (Kopfverletzung durch stumpfe Gewalt, Würgen, Drosseln),
- Zufügung, um sicherzugehen, dass das Opfer wirklich tot ist (Aufhängen nach Würgen oder Drosseln, Messerstiche),
- Anschlagverletzungen durch Erstickungskrämpfe,
- Reanimationsfolgen sowie
- postmortalen Bergungs- und Transportverletzungen.

Sowohl die Tötung durch Erhängen als auch die Verschleierung durch nachfolgendes Aufhängen führen zu einigen speziellen Spuren. Der Täter transportiert sein wehrloses oder getötetes Opfer zum Aufhängungsort und legt ihm die Schlinge um den Hals. Das freie Ende des Strangwerkzeugs wirft er über den Oberrand eines Türblatts, über einen Balken, ein Rohr oder einen Ast und zieht das Opfer hoch. Reicht die Kraft des Täters nicht aus, wird es in kniende oder sitzende Stellung gebracht. Oft bleiben nur die Füße am Boden. Wenn das Hochziehen über einen hölzernen Gegenstand (Türkante) erfolgt, so entsteht an dieser Stelle eine tiefe Zugrille. Eine Zugrille kommt auch dann zustande, wenn das Opfer nicht besonders schwer war. An Ästen wird durch ein Hochziehen des Opfers die Baumrinde abgeschürft. Durch das Hochziehen über einen metallenen Gegenstand kann eine Polierspur entstehen oder eine Farb- bzw. Rostschicht abgerieben werden. Der Abrieb lässt sich auf dem Strangwerkzeug nachweisen. Beim Ziehen des Stricks über einen Balken oder Dachsparren können die Ausrichtung der Fasern und deren Abrieb an der Balkenkante Auskunft über die Zugrichtung geben. Der Unterschied ergibt sich daraus, dass beim Suizid der Strick erst befestigt und dann belastet wird, während beim Aufhängen durch fremde Hand das belastete Strangwerkzeug gezogen und dann fixiert wird.

Verdächtig für nachträgliches Aufhängen sind Schleifspuren in der Umgebung der Leiche, an der Bekleidung oder am Körper.

Bei der Abnahme des Strangwerkzeugs vom Hals muss der Knoten bzw. die Schlingenführung unbedingt erhalten bleiben. Deshalb ist es zweckmäßig, dass man vor der Durchtrennung des Stranges rechts und links von der Stelle, die man durchtrennen will, ein Stück Bindfaden anknüpft, sodass nach der Durchtrennung der Schlingenverlauf rekonstruierbar ist. Außerdem lässt sich damit die Schlinge erweitern und kann so ohne Weiteres über den Kopf gestreift werden (Abbildung 22). Genauso ist bei der Abnahme von Fesselungen zu verfahren.

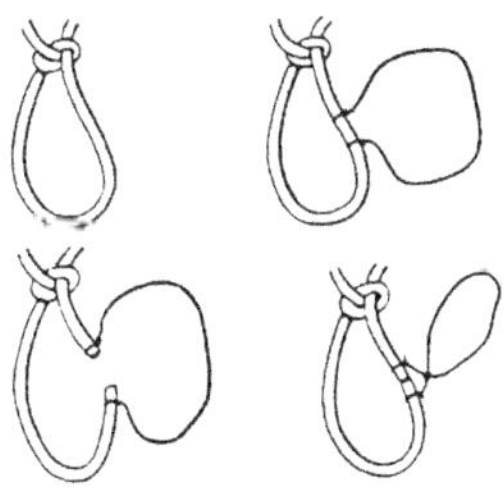

Abb. 22: Vorgehen bei der Abnahme von Strang- und Fesselwerkzeugen, aus [5]

Die äußerlich feststellbaren Zeichen des Erhängens können unter bestimmten Bedingungen auch postmortal erzeugt werden. Der Nachweis der Vitalität und damit auch der Todesursache Erhängen ist nur durch eine Leichenöffnung zu erbringen. Als Zusatzuntersuchung sollte eine toxikologisch-chemische Analyse vorgenommen werden. Die Ergebnisse erlauben Aussagen darüber, inwieweit die Handlungsfähigkeit des Suizidenten gegeben war oder – im anderen Fall – Wehrlosigkeit des Opfers bestand.

4.4 Andere Erstickungsmechanismen

Neben der Strangulation ist eine Reihe unterschiedlicher Erstickungsmechanismen kriminalistisch bedeutsam. Ein Sauerstoffmangel kann entstehen, wenn sich jemand in einem engen Raum aufhält, dem keine Frischluft zugeführt, der Sauerstoff durch die Atmung aber allmählich verbraucht wird. Meist sind es Kinder, die sich verstecken (z. B. Schrank, Koffer, Truhe, Kühlschrank) oder durch eine zufallende Tür oder durch einen Deckel eingesperrt werden. Ein Sauerstoffmangel in der Atemluft kann auch daraus resultieren, dass beim Arbeiten in kleinen Räumen, beispielsweise mit einem Schneidbrenner in einem Kessel, der Luftsauerstoff aufgebraucht wird. Ebenso kann es beim Betreiben unsachgemäß installierter Gasthermen oder bei gestörter Zuluft- und Abgasführung neben dem Auftreten von Kohlenmonoxid zu einer raschen Sauerstoffverarmung der Raumluft kommen.

Eine weitere Gefahr des Erstickens besteht dann, wenn andere Gase die Atemluft verdrängen. Das wird insbesondere in Kanalisationen, Brunnenanlagen, Schächten, Silos und auch in Gärkellern beobachtet. Dort entstehendes Kohlendioxid, das schwerer ist als Luft, sammelt sich über dem Boden an. Eine einfache Möglichkeit, diese Gefahr zu erkennen, bietet eine auf dem Boden abgestellte, brennende Kerze. Ein Verlöschen der Flamme zeigt den Sauerstoffmangel an.

In all diesen Erstickungsfällen fehlen die Blauverfärbung und die Dunsung des Gesichts sowie petechiale Blutungen, weil eine Blutstauung nicht auftritt.

Unter einem Plastikbeutel, der über den Kopf gezogen und am Hals abgedichtet ist, wird durch die Atmung der Sauerstoff nach und nach verbraucht und die Luft mit Kohlendioxid angereichert. Meist beschlägt der Beutel von innen, weil der Wasserdampf der Ausatemluft kondensiert. Ein Erstickungstod auf diese Weise ist möglich. Auch hierbei fehlen äußerlich die klassischen Erstickungszeichen, das Gesicht ist blass.

Wird eine Leiche mit einem über den Kopf gezogenen Plastikbeutel gefunden, sind folgende Versionen zu überprüfen:

- Suizidales Ersticken.
  Häufiger als allgemein angenommen ist die Selbsttötung durch Ersticken unter einem Plastikbeutel. Zum Verschluss des Beutels am Hals werden verschiedene Materialien, wie Pflasterstreifen, Klebeband, Schnüre oder Gürtel, verwendet. Wie beim suizidalen Erdrosseln muss das Selbstanlegen der Abdichtung am Hals in der gedanklichen Rekonstruktion lückenlos nachvollziehbar sein. Auch das Einleiten giftiger Gase und Dämpfe (z. B. Kohlenmonoxid, Blausäure) unter den Plastikbeutel ist wiederholt festgestellt worden.

- Autoerotischer Unfall.
Nicht selten wird bei autoerotischer Betätigung versucht, durch den Sauerstoffmangel mit Ansammlung von Kohlendioxid unter dem Plastikbeutel eine sexuelle Erregung zu erzielen. Gelegentlich kommt es dabei zu Erstickungstodesfällen.
- Unfallbedingte Todesfälle bei Kindern.
Wenn sich Kinder beim Spielen Plastikbehältnisse über den Kopf ziehen und nicht mehr abnehmen können, ist ein tödlicher Ausgang möglich.
- Tötung durch fremde Hand.
Hierbei wird es sich zumeist um wehrlose Personen (Kinder!) handeln.
- Vortäuschung eines Suizids, um eine vorangegangene Tötung durch Strangulation (vorrangig Erdrosseln oder Erwürgen) zu verschleiern.

Das postmortale Überziehen des Kopfes oder des ganzen Körpers mit einem Plastikbeutel oder -sack dient mitunter der Vermeidung von Spuren beim Transport der Leiche (Ablaufen von Blut, Erbrochenem, Körperausscheidungen).

Ab 3000 m Höhe verringert sich der Sauerstoffpartialdruck in der Atemluft so stark, dass die charakteristischen Zeichen des Sauerstoffmangels auftreten. Die Symptome werden unter der Bezeichnung Höhen- oder Bergkrankheit zusammengefasst. Der akute Höhentod ist eine Erstickung.

Ein Verschluss der Atemöffnungen erfolgt hauptsächlich durch Bedecken des Gesichts. Dies geschieht durch Zuhalten mit den Händen, Auflegen von weichen Gegenständen (z. B. Kissen, Decke) oder Zukleben mit Klebeband oder Pflaster. Bei Erwachsenen kommt ein Ersticken durch Verschluss von Mund und Nase nur selten vor, am ehesten bei körperlich unterlegenen Personen (alte Menschen, Kranke). Dagegen ist es als Todesursache bei Säuglingen und Kleinkindern stets in Betracht zu ziehen. Gerade bei diesen Altersgruppen ist ein Ersticken unter weicher Bedeckung möglich, ohne dass äußerlich sichtbare Spuren entstehen.

Eine weitere Möglichkeit, die Atemöffnungen zu verschließen, ist das Knebeln. Darunter versteht man das Zustopfen des Mundes mit Textilien, wie Taschentuch, Schal oder Strumpf. Es dient vorwiegend dem Zweck, jemanden am Schreien oder an Hilferufen zu hindern. Damit der Knebel nicht herausgeschoben werden kann, wird manchmal zusätzlich der Mund zugeklebt. Beim Hantieren mit dem Klebeband können daran Hautzellen von den Fingern des Täters haften bleiben. Ein Erstickungstod ist möglich, wenn der Knebel so tief hineingedrückt wird, dass der Rachenraum verstopft ist und somit die Nasenatmung verhindert wird. Ein absichtliches Ersticken durch Knebelung ist äußerst selten. Bei Säuglingen sind Tötungen durch Knebeln vorgekommen, vereinzelt auch bei Erwachsenen. Noch seltener dienen Knebel zum Suizid, dann oft in Verbindung mit Zukleben des Mundes und nachfolgender Selbstfesselung, um ein selbstständiges Entfernen des Knebels unmöglich zu machen.

Eine Verlegung der Atemwege entsteht meist durch Einatmen von Fremdmaterialien. Der Tod kann durch Aspiration von Blut oder Erbrochenem, aber auch von Fremdkörpern eintreten. Häufig sind es Kinder, die beim Spielen oder aus Versehen kleine Spielzeugteile, Murmeln, Spielsteine, Nüsse, Erbsen, Bohnen oder Fruchtsteine aspirieren. Verlegt der Fremdkörper Kehlkopfeingang oder Luftröhre und kann nicht mehr herausgehustet werden, so tritt der Tod durch Ersticken ein.

Beim Sturz mit dem Gesicht in weiches, abdichtendes Material (z. B. Sand, Schlamm, Kohlestaub, Asche, Getreide, Pulver) können die Atemöffnungen verschlossen, aber auch durch Aspiration die Atemwege verlegt werden. Allerdings treten Todesfälle nur auf, wenn anderweitige Beeinträchtigungen zur Bewusstlosigkeit geführt haben, häufig infolge alkoholischer Beeinflussung oder während eines epileptischen Anfalls.

Eine krankheitsbedingte Verlegung der Atemwege tritt ganz selten auf, wobei vereinzelt Todesfälle (z. B. bei Kehlkopfkrebs) bekannt geworden sind.

Verlegt ein Fremdkörper die Atemwege, so kann es zu einem Ersticken kommen, oder es tritt ein Bolustod, auch Bissentod genannt, ein. Darunter versteht man das Steckenbleiben eines Bissens oder eines anderen Fremdkörpers meist im Kehlkopfbereich, seltener in der Speiseröhre, mit örtlicher Nervenreizung, die zum reflektorischen, also sofortigen Herzstillstand führt. Beim Zustandekommen wirken sich bestimmte Umstände aus, so das Abbeißen großer Stücke, ungenügendes Kauen und gieriges Verschlingen der Nahrung. In der Mehrzahl der Fälle sind es große Fleisch-, Wurst- oder Schinkenstücke. Typische Anlässe für Bolustodesfälle sind Festgelage, Gaststättenbesuch oder hastiger Imbiss am Kiosk. Häufig sind die betroffenen Personen alkoholisiert. Bei Bolustodesfällen in Senioren- und Pflegeheimen sowie in psychiatrischen Einrichtungen kommen mehrere Faktoren zusammen. Es werden zu große Stücke abgebissen, die Nahrung schlecht gekaut (meist fehlender Zahnersatz) und hastig heruntergeschlungen. Mitunter liegen noch krankheitsbedingte Schluckstörungen vor. An weiteren Fremdkörpern, die als Bolus gewirkt haben, sind gefunden worden: Spielzeugteile, Zahnprothesenstücke, Nägel, Fruchtsteine, Arzneikapseln. Neben dem plötzlichen Reflextod kann ein Bolus auch zu einem tödlich verlaufenden Ersticken führen.

Im Erscheinungsbild unterscheiden sich das Ersticken und der reflexbedingte Bolustod deutlich voneinander. Beim Ersticken bleibt die Person zunächst bei Bewusstsein, läuft blau an, ringt nach Luft und versucht zu husten. Dagegen bricht der Betroffene beim Bolustod lautlos zusammen. Den einzigen Hinweis liefert der eingeklemmte Fremdkörper in den Atemwegen. Gelegentlich wird der Bolus im Zusammenhang mit Reanimationsmaßnahmen entfernt, dieser Umstand den Obduzenten aber nicht mitgeteilt. In solchen Fällen können durch die Leichenöffnung lediglich andere Todesursachen ausgeschlossen werden. Den einzigen Anhaltspunkt für den Bolustod bieten dann die Aussagen von Zeugen.

Der Erstickungstod kann auch die Folge einer Behinderung der Atmung von außen sein. Das kommt vor bei Verschüttung (Sand, Kies, Lawine, Silo), beim Erdrücken im Gedränge bei Paniksituationen (Brände, Einstürze bei Großveranstaltungen) und beim Einklemmen (zwischen Eisenbahnpuffern, nach Verkehrsunfällen im Fahrzeuginneren, unter schweren Gegenständen wie Betonfertigteilen, Balken oder herabgestürzten Kisten, in engen Schächten oder Spalten). Der Brustkorb wird in Ausatemstellung zusammengedrückt und fixiert. Dadurch sind Atembewegungen nicht mehr möglich und – auch wenn Atemöffnungen und Atemwege frei liegen – tritt der Erstickungstod ein. Diese Art des Erstickens wird als *Perthes*-Druckstauung bezeichnet. Das äußere Erscheinungsbild wird bestimmt von einer Dunsung des Gesichts und zahlreichen, kleinfleckigen Stauungsblutungen in der Gesichtshaut, in der Mundschleimhaut, im Hals- und Brustbereich sowie an den Armen. Darüber hinaus sind innere Stauungsblutungen zu finden.

Beim Verschütten wirkt sich nicht nur die Behinderung der Atembewegungen aus, sondern auch die Bedeckung der Atemöffnungen und die Aspiration des Verschüttungsmediums sind für den Todeseintritt von Bedeutung.

Auch das Knien oder Setzen auf den Brustkorb des zuvor wehrlos gemachten Opfers, unterstützt durch Zuhalten von Mund und Nase, kann zum Erstickungstod führen. Diese Art zu töten wird nach dem Serienmörder William Burke als Burking bezeichnet.

Ein lagebedingter Erstickungstod liegt vor, wenn der Verstorbene in einer Körperhaltung aufgefunden wird, die eine mechanische Beeinträchtigung der Atemfunktion begründet, und eine anderweitige Todesursache durch eine Leichenöffnung ausgeschlossen wurde. Vereinzelt kommt es im Zusammenhang mit polizeilichen Eingriffstechniken zu Todesfällen. Ein besonderes Risiko besteht, wenn eine hochgradig erregte Person in Bauchlage verbracht und Druck auf den Rücken ausgeübt wird. Durch die resultierende Brustkorbkompression kann die Atemmechanik erheblich behindert werden. Eine längerfristige Positionierung einer Person in Bauchlage ist daher unbedingt zu vermeiden.

5. Tod im Wasser

Nicht jede tot aus dem Wasser geborgene Person ist ertrunken. Bei Wasserleichen sind folgende Versionen – einzeln oder kombiniert – zu bedenken:

- typisches Ertrinken
  - Unfall,
  - Suizid,
  - Tötungsdelikt
- atypisches Ertrinken
  - innere Ursachen,
  - äußere Einwirkungen
- Badetod
- Tod aus natürlicher Ursache

- Tötung auf andere Weise und
  - Leichenbeseitigung,
  - Vortäuschen eines Suizids oder Unfalls durch Ertrinken.

Der irrtümliche Begriff Ertrinken geht auf den griechisch-römischen Arzt *Galen* zurück, der annahm, dass der Ertrinkende so viel Wasser schlucke, bis durch eine Überfüllung des Magen-Darm-Kanals der Tod eintrete. Tatsächlich handelt es sich beim Ertrinkungstod um einen Erstickungsvorgang, bei dem die Ertrinkungsflüssigkeit das Luftholen verhindert. Neben Wasser kommt jede andere Flüssigkeit in Betracht (z. B. Jauche, Öl, Chemikalienlösung). Das Ertrinkungsmedium verlegt Mund und Nasenöffnungen und dringt schließlich in die Atemwege ein. Wird der Ertrinkungsvorgang zumindest kurzzeitig überlebt, spricht man vom Beinahe-Ertrinken.

Beim typischen Ertrinken handelt es sich um einen Überlebenskampf gegen das Untersinken. Begleitet von Hilferufen, wird durch Strampeln mit Händen und Füßen versucht, Mund und Nase über der Wasseroberfläche zu halten und bei jedem Auftauchen immer wieder nach Luft zu schnappen.

Der klassische Ablauf des Ertrinkens lässt sich in mehrere Phasen einteilen:

1. Phase: Beim Hineingeraten in das Wasser wird tief Luft geholt und der Atem angehalten, um das Eindringen von Wasser zu verhindern. Je nach Trainingszustand kann die Atemanhaltezeit von 30 Sekunden bis einige Minuten betragen.

2. Phase: Infolge Anreicherung des Blutes mit Kohlendioxid wird das Atemzentrum gereizt, sodass die Atmung zwanghaft wieder einsetzt. Liegen Mund und Nase unter der Wasseroberfläche, beginnt die Einatmung von Wasser.

3. Phase: Das in den Kehlkopf eindringende Wasser verursacht einen Hustenreiz. Der Husten und die weitere Aspiration von Wasser führen zu starker Atemnot.

4. Phase: Mit einsetzender Bewusstlosigkeit endet der Husten, das Wasser dringt tiefer vor. Es bewirkt die Absonderung von reichlich Bronchialschleim, der sich durch die krampfhaften Atembewegungen mit der verbleibenden Luft und dem eindringenden Wasser in den Atemwegen zu Schaum vermengt.

5. Phase: Nun treten Erstickungskrämpfe auf, verbunden mit einigen Atembewegungen.
6. Phase: Einer kurzen Atempause schließt sich eine Schnappatmung an. Es folgt der endgültige Atemstillstand.

Der Ertrinkungsvorgang läuft innerhalb von 3 bis 5 Minuten ab, kann aber verlängert sein, je nachdem, wie oft der Ertrinkende beim wiederholten Auftauchen Gelegenheit hat, Luft einzuatmen. Nach Bergung aus sehr kaltem Wasser können Wiederbelebungsmaßnahmen noch nach 30 bis 45 Minuten zum Erfolg führen.

Von einem Ertrinken spricht man auch, wenn ein Bewusstloser (Alkohol, Schädel-Hirn-Trauma, Krampfanfall) in ein flaches Gewässer (Pfütze, Wasserlache, Uferzone) fällt und dadurch Mund und Nasenöffnungen verlegt werden.

Als äußerlich sichtbares, jedoch nicht immer vorhandenes Hinweiszeichen für Ertrinken findet sich bei gelandeten Leichen kurz zuvor Ertrunkener ein Schaumpilz vor Mund und Nase (Abbildung 23). Der feinblasige, weißliche Schaum quillt aus den Luftwegen nach außen. In einigen Fällen ist der Schaumpilz blutig eingefärbt. Ein fehlender Schaumpilz spricht nicht gegen einen Ertrinkungstod, weil der austretende Schaum unter Wasser weggespült, vom Wind weggeblasen oder eingetrocknet sein kann. Die Reste erkennt man manchmal als weißliche Anhaftungen um Mund und Nase.

In diesem Zusammenhang ist darauf hinzuweisen, dass ein Schaumpilz auch bei anderen, natürlichen wie nichtnatürlichen Todesursachen auftreten kann, die mit einem stark vermehrten Flüssigkeitsgehalt der Lungen (Lungenödem = Lungenwassersucht) einhergehen (Herztod, Vergiftung). Eine Verwechselungsgefahr besteht aufgrund der Auffindungsumstände kaum.

Andere Zeichen für ein Ertrinken sind bei der äußeren Besichtigung nicht zu finden. Demzufolge kann nur die Leichenöffnung eine weitere Klärung erbringen.

Die oberen Luftwege können feinblasigen Schaum enthalten. Den Hauptbefund aber bildet die Ertrinkungslunge. Bei Ertrinken im Süßwasser ist das Gewebe so stark überbläht, dass es bei Öffnung des Brustkorbs hervorquillt (Emphysema aquosum). Da das eingeatmete Wasser infolge der Herz-Kreislauf-Tätigkeit noch aufgesaugt (resor-

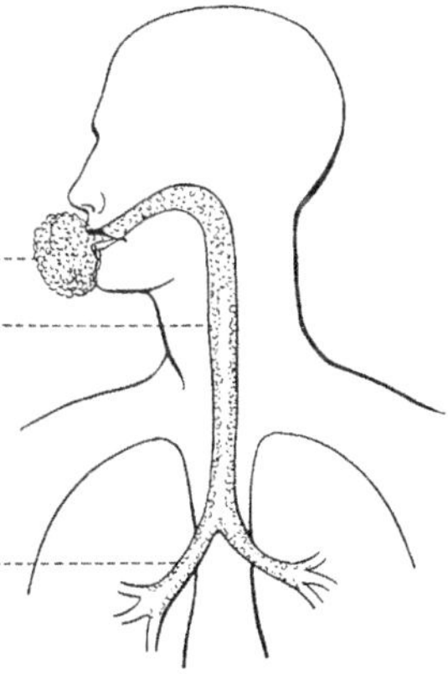

Abb. 23: Schaumpilz beim Ertrunkenen, aus [9]

biert) wird, zeigen die Lungen eine trockene Schnittfläche. Das resorbierte Wasser führt zu einer Blutverdünnung. Unter dem Lungenfell liegen verwaschene Blutungen (*Paltauf*sche Flecke). Ihr Zustandekommen ist dadurch zu erklären, dass die bei Sauerstoffmangel auftretenden, punktförmigen Lungenfellunterblutungen (*Tardieu*sche Flecke) verwässert werden, denn das in die Lungen eingedrungene Wasser löst die roten Blutkörperchen auf (Hämolyse).

Ein Ertrinken in Salzwasser führt zum Lungenödem. Beim Ertrinken in gechlortem Wasser (Schwimmbad) entwickelt sich ebenfalls ein Lungenödem.

Mitunter wird während des Ertrinkens Wasser auch verschluckt. Das ist die Ursache für zwei weitere Obduktionsbefunde. Durch eine intensive Vermengung der verschluckten Flüssigkeit mit Speisebrei, Magenschleim und Luft entsteht beim Ertrinken Schaum im Magen (*Wydler*-Zeichen). Nach Überführung des entnommenen Mageninhalts in ein Standglas zeigt sich eine typische Dreischichtung: oben Schaum, in der Mitte Wasser und unten feste Bestandteile. Wenn viel Ertrinkungsflüssigkeit verschluckt wurde, können durch Überdehnung der Magenwand Risse in der Magenschleimhaut entstehen (*Fritz*-Zeichen).

Während des Ertrinkens kommt es gelegentlich zum Erbrechen unter Wasser mit nachfolgender Einatmung von Mageninhalt (sog. *Sehrt*scher Magentod).

In den lufthaltigen Knochenräumen der Schädelbasis (Warzenfortsätze, Felsenbeine) sind manchmal Blutungen feststellbar. Die Keilbeinhöhle kann Ertrinkungsflüssigkeit enthalten (*Svešnikov*-Zeichen).

An Leber und Nieren fällt die Blutfülle auf, dagegen eine Blutarmut der Milz. Infolge der starken Belastung der rechten Herzhälfte während des Ertrinkens ist die rechte Herzkammer deutlich erweitert. Bei starker Verdünnung des flüssigen Leichenbluts führt die Hämolyse zur blutig-roten Einfärbung der Innenhaut von Schlagadern des Körperkreislaufs.

Mit den Labormethoden zur Feststellung des Ertrinkens sollen zum einen die Blutverdünnung und ihre Folgen (z. B. spezifisches Gewicht, elektrische Leitfähigkeit, Gefrierpunkterniedrigung) und zum anderen Bestandteile der Ertrinkungsflüssigkeit im Blut (z. B. Kieselalgen = Diatomeen) nachgewiesen werden. Die Verfahren haben sich in der Praxis nicht durchsetzen können.

Vom typischen Ertrinken ist ein atypischer Ertrinkungsvorgang zu unterscheiden, bei dem es nach dem Untersinken sogleich zu einer kontinuierlichen Wassereinatmung kommt. Das atypische Ertrinken kann einer Bewusstlosigkeit im Wasser folgen, die durch innere Ursachen oder äußere Einwirkungen (z. B. Kopfsprung in flaches Wasser, Kollision mit einem Sportboot) hervorgerufen wird. Der Ertrinkungstod tritt ebenfalls ein, wenn äußere Umstände ein Auftauchen verhindern (z. B. Schiffsuntergang, Untergehen als Insasse eines Kraftfahrzeugs oder Flugzeugs, Anketten unter Wasser, gewaltsames Unterwasserdrücken durch fremde Hand). Das atypische Ertrinken ist durch den Nachweis einer Wassereinatmung feststellbar.

Als begünstigende Faktoren für einen Ertrinkungstod sind alkoholische Beeinflussung, prall gefüllter Magen sowie Erschöpfung und Unterkühlung infolge eines zu langen Aufenthalts im Wasser anzusehen. Der Sprung in kaltes Wasser bringt das Risiko eines tödlichen Immersionsschocks mit sich. Dabei kommt es zu einem extremen Blutdruckanstieg, zu unkontrollierbaren, krampfartigen Einatembewegungen und zu schwerwiegenden Herzrhythmusstörungen. Es besteht die Gefahr des Ertrinkens.

Erbringt die Leichenöffnung als Todesursache Ertrinken, so sagt diese Diagnose noch nichts über das Zustandekommen des Todesfalles aus. Warum der Betroffene ertrunken ist, kann gelegentlich bereits durch weitere Obduktionsbefunde (z. B. Hirnblutung bei Bluthochdruck) hinreichend geklärt werden. In anderen Fällen wird man ohne Zusatzuntersuchungen nicht auskommen. So kann eine mikroskopische Untersuchung als Ursache für das Ertrinken eine Herzmuskelentzündung oder eine Lungenentzündung erbringen. Andere Ertrinkungstodesfälle sind erst nach einer toxikologisch-chemischen Analyse erklärbar, wenn eine relevante Beeinflussung durch Alkohol, Medikamentenwirkstoffe oder Drogen nachgewiesen wird.

Die meisten Todesfälle im Wasser sind unfallbedingt. Ohne die Vorgeschichte und die äußeren Umstände zu kennen, ist eine solche Feststellung kaum möglich. Wird beobachtet, wie jemand mit dem Kopf voran ins Wasser springt, nicht mehr auftaucht und später tot geborgen wird, liegt ein Unfalltod nahe. Das Obduktionsergebnis bekräftigt diese Version, wenn eine Verletzung der Halswirbelsäule mit Rückenmarkschädigung nachweisbar ist. Man kann annehmen, dass die Bewegungsunfähigkeit infolge Lähmung der Arme und Beine zum Ertrinken geführt hat.

Gleichfalls ohne Kenntnis der Vorgeschichte nicht zu klären sind solche Ertrinkungsfälle, die sich im Zusammenhang mit Untergängen, Kollisionen und Kentern von Wasserfahrzeugen oder beim Wassersport (z. B. Wasserski, Surfen) ereignen.

Von Unfällen durch Ertrinken sind häufig unbeaufsichtigte Kleinkinder betroffen, die in ein Gewässer hineingeraten. Wird das Kind noch lebend geborgen, liegt ein Beinahe-Ertrinken vor. Abhängig von der Dauer des Untertauchens führt der Sauerstoffmangel zu unterschiedlich schweren, mitunter tödlichen Hirnschäden. Das eingeatmete Wasser verursacht Lungenschäden (Aspirationspneumonie). Ein Lungenversagen nach Beinahe-Ertrinken kann nach mehreren Stunden oder Tagen zum Tod führen.

Die Annahme eines Suizids durch Ertrinken wird im Wesentlichen durch die allgemeinen Hinweise auf eine Selbsttötung gestützt. Darüber hinaus ist zu ermitteln, ob der Betroffene Schwimmer oder Nichtschwimmer war. Hat jemand die ernsthafte Absicht, sich zu ertränken, werden manchmal Fesselungen gefunden. Andere Möglichkeiten, eine Selbstrettung zu verhindern, sind das Anbringen von schweren Gegenständen, wie Steine oder Gewichte, am Körper und das Anketten unter Wasser.

In manchen Gegenden gibt es hohe Brücken, von denen sich Suizidenten bevorzugt in das Wasser herabstürzen. Bei großer Höhe verhält sich das Wasser wie ein festes Medium, und durch den Aufprall kann es zu sofort tödlichen Verletzungen kommen. Ist das nicht der Fall, tritt der Tod durch Ertrinken ein.

Die seltene Tötung durch Ertränken kann auf die Weise begangen werden, dass ein Nichtschwimmer ins Wasser hineingestoßen wird, oder der Täter macht sein Opfer durch Schlagen, Würgen, Fesseln oder Alkohol wehrlos, um es anschließend ins Wasser zu werfen (z. B. von einer Brücke oder von Klippen). Eine Begehungsweise mit großer Tatintensität ist das gewaltsame Unterwasserdrücken des Opfers, bis es ertrunken ist. Meist sind Kinder oder schwächliche Erwachsene Opfer derartiger Tötungsdelikte.

Bei einer Serie von Tötungsverbrechen an schwerkranken Patienten durch Pflegepersonal eines Krankenhauses gingen die Täterinnen so vor, dass sie mit einem Spatel die Zunge des Patienten gegen den Mundboden drückten und anschließend 200–250 ml Leitungswasser in die Luftwege einflößten. Der Tod durch Wasseraspiration trat in allen Fällen zwischen 45 und 60 Minuten nach der Verabreichung ein.

Ein Badetod wird durch die Einwirkung des Wassers auf den Körper ausgelöst. Als mögliche Ursachen gelten Reflexmechanismen und Kältewirkung im Zusammenspiel mit einer körperlichen Disposition. Diskutiert wird weiterhin ein Stimmritzenkrampf (Laryngospasmus) infolge des Eindringens von Wasser, sodass ein Luftholen nicht möglich ist. Entscheidend für das lautlose Versinken im Wasser ist die schnell eintretende Bewusstlosigkeit. Wenn der Tod unmittelbar folgt, wird auch kein Wasser mehr eingeatmet und die Ertrinkungsbefunde fehlen. Tritt der Tod dagegen nicht sofort ein, sondern zunächst Kreislaufschwäche (z. B. Kollaps nach langem Sonnenbaden) und Bewusstlosigkeit, können sich die Zeichen des Ertrinkens unterschiedlich stark herausbilden.

Beim Aufenthalt im Wasser ist auch ein Tod aus natürlicher Ursache (z. B. Herzinfarkt, Schlaganfall, Thromboembolie) möglich. In Abhängigkeit von der Dauer der Sterbephase nach dem Untersinken kann mehr oder weniger Wasser eingeatmet werden.

Es ist zwar selten, aber es kommt vor, dass jemand nach einem natürlichen Tod als Leiche in ein Gewässer gerät. Ist der Sterbeort zufällig dicht am Wasser (z. B. Uferzone, Bootssteg, Angelkahn), kann der Verstorbene hineinfallen oder hineingleiten.

Manchmal dient das Wasser der Leichenbeseitigung nach einem Tötungsdelikt. In der Hoffnung, dass der Leichnam nicht mehr auftaucht, wirft der Täter sein Opfer in ein Gewässer. Um das Auftauchen zu verhindern, wird es mit Steinen oder anderen Gegenständen beschwert.

Das Wasser wird auch für anderweitige Verschleierungshandlungen genutzt. Die Absicht des Täters kann es sein, entweder eine Selbsttötung oder einen Unfall durch Ertrinken vorzutäuschen. Um eine vorausgegangene Gewalteinwirkung durch fremde Hand erkennen zu können, muss eine Leichenöffnung durchgeführt werden.

Ein spezielles kriminalistisches Problem stellt der Leichenfundort Badewanne dar. Die Vielfalt möglicher Todesursachen und die Wirkungen des Mediums Badewasser bedingen nicht selten eine schwer beurteilbare Spurenlage. Erschwerend wirkt sich oft aus, dass von Auffindungszeugen oder vom Leichenschauarzt das Badewasser abgelassen wird. Später lässt sich dann nicht mehr eindeutig der Wasserstand rekonstruieren und auch die Frage nicht beantworten, ob sich Mund und Nasenöffnungen des Leichnams oberhalb oder unterhalb der Wasseroberfläche befunden haben.

Mögliche Todesursachen beim Tod in der Badewanne sind in der nachfolgenden Übersicht[16] zusammengestellt:

1. Todesursache Ertrinken
   Ein Ertrinken in der Badewanne setzt auslösende Faktoren voraus, die letztlich zu einer Bewusstlosigkeit führen. Dadurch können Mund und Nase unter die Wasseroberfläche geraten, sodass der Ertrinkungsvorgang einsetzt.

16 *Krüger, U., Schuster, D., Wegener, R.* (1987): Zum Problem „Badewannentod“. Kriminal. forens. Wiss. 65/66: 62-63.

1.1 Auslöser natürliche Faktoren:
Es kommen alle schweren Erkrankungen in Betracht. Vielfach lassen sich entsprechende Organveränderungen bei der Leichenöffnung feststellen. Das gelingt allerdings nicht immer. Von den verbreiteten Krankheiten betrifft das beispielsweise Herzrhythmusstörungen und Epilepsie.

1.2 Auslöser nichtnatürliche Faktoren:
- Alkohol,
- Medikamentenwirkstoffe, Drogen,
- Kohlenmonoxid durch defekte oder unsachgemäß installierte Gasthermen,
- Elektrizität,
- Blutverlust durch Schnitt- und Stichverletzungen,
- Würgen oder Drosseln,
- Gewalteinwirkungen wie Schläge oder Hiebe auf den Kopf,
- Verbrühen.

2. Todesursache nicht Ertrinken
Grundsätzlich sind alle natürlichen und nichtnatürlichen Todesursachen denkbar. Da der Tod plötzlich eintritt, wird kein Wasser mehr eingeatmet und verschluckt. Folglich lassen sich bei der Leichenöffnung keine Ertrinkungszeichen nachweisen. In diesen Fällen würde der Tod auch an jedem anderen Ort eintreten können.

2.1 Todesursache natürlich:
Plötzliche natürliche Todesfälle in der Badewanne werden selbstverständlich von denselben Erkrankungen verursacht, die bei den Sterbefällen insgesamt dominieren. An der Spitze stehen die Herz-Kreislauf-Krankheiten, speziell der plötzliche Herztod.

2.2 Todesursache nichtnatürlich:
- akute Alkoholvergiftung,
- Intoxikationen durch Medikamentenwirkstoffe, Drogen oder andere Substanzen,
- Kohlenmonoxidvergiftung,
- Elektrotod,
- Ersticken (Erwürgen, Erdrosseln),
- andere gewaltsame Todesursachen, wie Schädel-Hirn-Zertrümmerung, scharfe Gewalt, Schuss.

Aus dem Schema ergibt sich zwingend, dass bei den vielen in Frage kommenden Todesursachen und den zahlreichen Kombinationsmöglichkeiten durch eine Leichenöffnung die Todesursache festgestellt werden muss. Das ist eine Voraussetzung, um den Todesfall als Unfall, Selbsttötung oder Tötungsdelikt einzuordnen.

Typische Unfälle ereignen sich durch Ausgleiten vor oder in der Badewanne mit nachfolgendem Ertrinken.

Bei den Suiziden handelt es sich oft um Stromtodesfälle in der Badewanne. Weitaus am häufigsten wird als Spannungsquelle ein Haartrockner benutzt. Eine weitere Vorgehensweise bei Selbsttötung ist die Kombination aus Vergiftung und Ertrinken. Die Suizidenten nehmen Medikamente (Schlaf-, Beruhigungs-, Schmerzmittel) und/oder Alkohol ein, setzen sich in die Badewanne, um bei Eintreten der Bewusstlosigkeit unter Wasser zu sinken und zu ertrinken.

Auch Tötungsdelikte durch Ertränken in der Badewanne sind bekannt geworden.

Schließlich kann die Badewanne postdeliktisch als Verbringungsort des getöteten Opfers benutzt werden. Der Täter versucht, einen Unfall oder eine Selbsttötung durch Ertrinken vorzutäuschen. Zu beachten ist, dass frisch entstandene Strangmarken durch Ablegen des Opfers in der gefüllten Badewanne verwässern können und dadurch äußerlich kaum erkennbar sind.

Andererseits wird mitunter eine Leichenzerstückelung in der Badewanne vorgenommen oder eine Zerstörung durch Säure versucht.

Bei Leichen aus dem Wasser oder in der Badewanne darf nicht vorschnell ein Unfall oder ein natürlicher Tod angenommen werden. Die Hinweise auf die Einwirkung fremder Hand können äußerst spärlich sein oder sogar fehlen. Zudem können durch die rasch ablaufenden Leichenveränderungen viele Befunde verloren gehen. Gerade hier muss unter dem Aspekt latenter Tötungsdelikte die Forderung wiederholt werden, auf eine baldige Leichenöffnung zu drängen. Dennoch werden sich die Erwartungen des Ermittlungsbeamten an die Aussagekraft der rechtsmedizinischen Befundinterpretation nicht immer hinreichend erfüllen, sodass den kriminalistischen Ermittlungen die größte Bedeutung zukommt.

Bedingt durch den Aufenthalt im Wasser, treten Leichenveränderungen auf, die zwar durch das Wasser verursacht sind, aber unabhängig von der Todesursache zustande kommen. Entscheidend für ihr Fortschreiten ist die Wassertemperatur. Darüber hinaus haben Verunreinigungen, insbesondere der Bakteriengehalt, und die Wasserbewegung ebenfalls einen Einfluss. Kriminalistisch bedeutsam sind die Leichenveränderungen deshalb, weil sich aus ihrem Vorhandensein gewisse Rückschlüsse auf die Liegezeit im Wasser (= Wasserzeit) ableiten lassen.

An frischen Wasserleichen können Veränderungen bestehen, die durch Wasser und Kälte verursacht werden. Auffällig sind Blässe der Leiche, Gänsehaut, Schrumpfung von Penis und Hodensack sowie Aufrichtung der Brustwarzen.

Bereits nach kurzer Zeit bildet sich die sog. Waschhaut mit Quellung und Runzelung der Oberhaut heraus. Die Veränderungen beginnen nach 3 Stunden an den Fingerkuppen und an den Zehenspitzen und erfassen nach 6 Stunden die Hohlhand und die Fußsohle. Die Haut wirkt ausgelaugt und blass. Schließlich löst sich am ganzen Körper die Oberhaut in Fetzen von der Lederhaut ab. Nach 3 bis 6 Wochen kann an Händen und Füßen die Haut mit Nägeln handschuh- bzw. sockenartig abgezogen werden. Die Kopfhaare lassen sich ebenfalls leicht herausziehen. Der zeitliche Ablauf unterliegt starken Schwankungen.

Zur Identifizierung von Wasserleichen können Fingerabdrücke auch an waschhautveränderten Fingern abgenommen werden. Das gelingt selbst dann, wenn sich die Waschhaut bereits vollständig abgelöst hat.

Neben den späten Leichenveränderungen beginnt beim Aufenthalt im Wasser nach einigen Tagen ein Algenbewuchs, der sog. Algenrasen. Zum zeitlichen Ablauf von Fäulnis, Fettwachsentstehung und Algenbewuchs gibt es Tabellenwerke. Wegen der starken Schwankungen im Ausprägungsgrad der Leichenveränderungen in Abhängigkeit von Wassertemperatur und Wasserverschmutzung bedarf die Schätzung der Wasserzeit mit Hilfe dieser Tabellen einschlägiger Erfahrungen und muss dem Sachverständigen überlassen werden.

Normalerweise geht eine Leiche im Wasser unter und sinkt bis auf den Grund. Nur ganz selten kommt es vor, dass der Körper gleich nach dem Tod auf dem Wasser treibt. Das kann wesentlich bedingt sein durch große Luftblasen in der Bekleidung, weniger durch den

Auftrieb verbliebener Restluft in den Lungen und durch reichlich Darmgase.

Das Auftauchen der Leiche wird ansonsten mit zeitlichem Abstand durch Fäulnisgase bewirkt. Der Auftrieb kann so stark sein, dass sogar eine mit größeren Gewichten (bis zu 25 kg, im Einzelfall auch mehr) beschwerte Leiche an die Oberfläche gelangt. In flachen Gewässern tauchen Leichen während der Sommermonate infolge der raschen Fäulnisgasbildung schon nach wenigen Tagen auf. Dagegen entstehen in tiefen Gewässern mit niedriger Temperatur die Fäulnisgase nur langsam oder kaum, sodass der Auftrieb nicht ausreicht und die Leiche in der Tiefe liegen bleiben kann.

Die Fäulnis schreitet nach der Bergung einer Leiche aus dem Wasser rasch voran. Schon nach wenigen Stunden kann eine zunächst noch gut erhaltene Leiche hochgradige Fäulniserscheinungen mit monströser Auftreibung des Körpers, insbesondere der Kopf-Hals-Region, zeigen. Deshalb sollten erkennungsdienstliche Maßnahmen und Leichenöffnung möglichst bald vorgenommen werden.

An Wasserleichen entstehen mitunter postmortale Verletzungen verschiedener Art. Eine Leiche liegt oder treibt im Wasser meist in Bauchlage, wobei Kopf und Gliedmaßen herabhängen. Die Wasserbewegungen führen durch Abschleifen zu Verletzungen an Kopf, Handrücken, Knien und Fußspitzen (Abbildung 24). Gelegentlich kommt es vor, dass der Schädel weitgehend abgeschliffen und das Gehirn herausgespült wird.

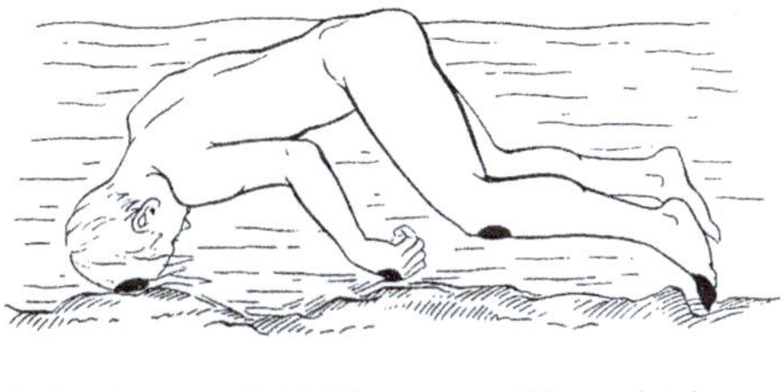

Abb. 24: Lokalisation von Schleifspuren an Wasserleichen, aus [9]

Durch längeres Treiben in einem reißenden Gewässer kann die Bekleidung zerrissen werden und vollständig verloren gehen. Dieser Umstand ist in entsprechenden Fällen bei der Versionsbildung zu berücksichtigen.

Die Verursacher von Tierfraß an Wasserleichen sind hauptsächlich Fische, Schnecken, Blutegel, Krabben, Krebse, Ratten und Seevögel.

Beim Bergen von Leichen können ebenfalls Verletzungen entstehen. Es sind meist Abschürfungen und Wunden durch Haken oder Seile. Wird von Unerfahrenen das Seil um den Hals der Wasserleiche gelegt, um sie daran aus dem Wasser zu ziehen, werden postmortale Strangulationsverletzungen erzeugt.

Typische Verletzungen durch Schiffsschrauben sind parallel angeordnete, schnittartige Haut- und Weichteildurchtrennungen, manchmal mit Knochenzertrümmerungen, Eröffnung von Körperhöhlen sowie Abtrennung von Kopf und Gliedmaßen. Bei ausgedehnten Zerstörungen mit Fehlen von Körperteilen kann der Eindruck einer Leichenbeseitigung durch Zerstückeln entstehen. Richtungweisend für die Bewertung als Schiffsschraubenverletzung ist das typische Befundbild. Es muss damit gerechnet werden, dass einzelne Leichenteile durch Verfangen am Schiffskörper auch stromaufwärts über weite Strecken mitgenommen werden können.

Von Schiffsschraubenverletzungen sind größtenteils Leichen, seltener Lebende betroffen. Bei den Letztgenannten führen meist schwere Schädel-Hirn-Zertrümmerungen zum Tod. Die Unterscheidung zwischen vitalen und postmortal entstandenen Verletzungen wird dadurch erheblich erschwert, dass die Wunden vom Wasser ausgelaugt sind. Das Befundbild kann weiterhin durch Verschmutzungen mit Schlamm und Sand, durch Algenbewuchs und durch die fortschreitenden Leichenveränderungen beeinflusst werden.

Der Tod beim Tauchen ist selten und gehört zu den nichtnatürlichen Todesfällen. Neben dem kommerziellen und militärischen Einsatz gewinnt das Sporttauchen immer mehr an Bedeutung. Dementsprechend steigt weltweit die Anzahl von Todesfällen. Fast alle Unfälle beim Tauchen sind auf menschliches Fehlverhalten und nicht auf ein Versagen der Tauchgeräte zurückzuführen. Die Untersuchung erfordert vor allem eine enge Zusammenarbeit zwischen einem tauchmedizinisch erfahrenen Rechtsmediziner und einem versierten technischen Sachverständigen. Die gutachtliche Beurteilung tödlicher Tauchunfälle darf sich nicht auf die Feststellung der Todesursache Ertrinken beschränken. Vielmehr müssen die auslösenden Faktoren ermittelt werden, die zum Ertrinken geführt haben.

Die Dekompressions- oder Caisson-Krankheit (Caisson = Senkkasten für Bauarbeiten unter Wasser) entsteht bei zu schnellem Auftauchen nach Aufenthalt in großer Wassertiefe. Der dabei eintretende Druckabfall bewirkt, dass die im Blut und im Gewebe physikalisch gelösten Gase, insbesondere Stickstoff, in Bläschenform frei werden. Infolgedessen kann es zu einer tödlichen Gasembolie kommen. Diese Vorgänge sind sowohl beim Tauchen als auch bei Arbeiten im Caisson (z. B. Brückenpfeilergründung, Verkehrstunnelbau) möglich.

6. Schuss

Im Allgemeinen versteht man unter Schussverletzungen solche Wunden, die durch Projektile aus Feuerwaffen verursacht werden. Als Schusswunden bezeichnet man aber auch Körperschädigungen, die durch andere Schusswaffen oder Schussapparate entstehen. Das können sein:

- Schreckschuss-, Reizstoff- und Signalwaffen,
- Druckluft- und Federdruckwaffen sowie Waffen mit kalten Treibgasen,
- Bolzenschussapparate,
- Bolzen-, Nagel- und Klammersetzgeräte,
- selbstgebaute Schussvorrichtungen, auch Schießkugelschreiber,
- Präzisionsschleudern (Katapulte, Zwillen),
- Armbrüste, Bögen,
- Harpunen.

Das Erkennen einer Schussverletzung bereitet in aller Regel keine Schwierigkeiten. Vereinzelt ist es aber zu Verwechselungen mit Stichverletzungen, Blitzschlag und Platzwunden durch stumpfe Gewalt gekommen. Auch schrotschussartige Hautdefekte durch Madenfraß sind fehlgedeutet worden.

Die kinetische Energie des Projektils und dessen Form bestimmen die Wirkungen im Ziel. Es können folgende Arten von Schussverletzungen entstehen:

- Durchschuss,
- Steckschuss,
- Streifschuss,

- Prellschuss (nur Hautunterblutung, kein Eindringen in den Körper),
- Prallschuss (Rikoschettschuss = sog. Querschläger, Projektil beim Flug an einem Hindernis abgelenkt),
- Winkelschuss (Ablenkung des Projektils im Körper, z. B. an einem Knochen),
- *Krönlein*-Schuss (Aufsprengung des Schädels und Herausschleudern des Gehirns durch schnelle Geschosse).

Beim Schussbruch handelt es sich um einen offenen Knochenbruch infolge eines Geschosstreffers. Abhängig von den Geschossparametern und von der Beschaffenheit des getroffenen Knochens (platter Knochen, Röhrenknochen) können verschiedene Bruchformen entstehen.

Ein Durchschuss hinterlässt im Körper ein Einschussloch, einen Schusskanal und eine Ausschussöffnung. Die Unterscheidung zwischen Ein- und Ausschusswunde wird durch charakteristische Befunde ermöglicht und ist notwendig, um sich einen ersten Überblick über die Anzahl der Treffer und die Schussrichtung zu verschaffen.

Der Einschussdefekt ist meist rund, bei schrägem Auftreffen des Projektils auf der Haut oval. An den zentralen Gewebsverlust schließt sich nach außen der Abstreifring (Schmutzring) an. Vom Projektil werden Waffenöl aus dem Laufinneren und Schmauch mitgenommen und beim Durchdringen der Haut abgestreift. In der Ablagerung können auch Metallspuren vom Projektil enthalten sein. Wenn das Geschoss zuvor die Bekleidung oder andere Materialien, wie Holz, Pappe oder Glas, durchschlagen hat, wird naturgemäß der Abstreifring auf der Haut fehlen. Als weiteres sicheres Einschusszeichen gilt die Einschleppung von Textilfasern und Haaren in die Tiefe des Schusskanals. Der Randbereich am Einschussdefekt ist oberhautfrei und trocknet infolgedessen bräunlich ein. Für diese ringförmige Schädigungszone werden die Bezeichnungen Schürf- oder Vertrocknungssaum verwendet. Ganz außen, am Übergang zur unverletzten Haut, liegt der mehr oder weniger breite, rötliche Kontusionssaum. Es handelt sich um kleine Blutungen aus gequetschten und zerrissenen Blutgefäßen (Abbildung 25). In einigen Publikationen werden der Schürfsaum als Kontusionsring und der Kontusionssaum als Dehnungssaum bezeichnet.

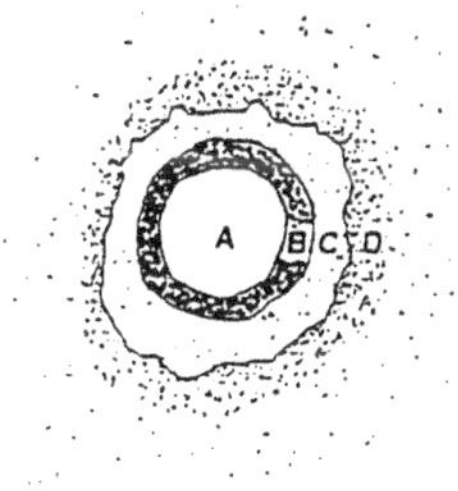

A: Einschussdefekt, Wundränder nicht adaptierbar
B: Abstreifring, schwarz ölig-rußig
C: Schürfsaum, braun vertrocknet
D: Kontusionssaum, rot, nach außen blasser werdend

Abb. 25: Kennzeichen des Einschusses (Fernschuss, unbekleidete Haut)

Die Ausschussöffnung weist nach Größe und Gestalt eine erhebliche Variabilität auf. Oft, aber nicht immer ist die Wunde größer als der Einschussdefekt. Deutliche Größenunterschiede entstehen infolge einer Deformierung oder Verkantung des Projektils und durch Mitreißen von Gewebe, insbesondere von Knochensplittern. In ihrer Gestalt kann die Ausschusswunde rund, oval, mehrstrahlig und bei matten Projektilen auch schlitzförmig sein. Im Gegensatz zum Einschussdefekt findet sich am Ausschuss meist kein Gewebsverlust. Die Wundränder der Ausschussöffnung lassen sich dann defektfrei aneinanderfügen (adaptieren). Die unverletzte Hornschicht der Haut reicht bis an die Wundränder.

Wenn Unterscheidungsmerkmale fehlen (z. B. Abstreifring nicht auf der Haut, sondern an der Bekleidung), dann ist die Bestimmung von Ein- und Ausschuss schwierig. Ebenso können sich Schwierigkeiten ergeben, wenn ein runder Ausschuss unter festen, direkt der Haut anliegenden Kleidungsstücken (z. B. Jeans, Gürtel, Büstenhalter) entsteht. Der dabei auftretende Schürfsaum lässt sich durch den Hautandruck gegen das Textilgewebe erklären.

Um die Anzahl der Treffer festzustellen, muss die Zuordnung von Ein- und Ausschuss erfolgen. Zu jedem Durchschuss gehört ein Projektil, das außerhalb des Körpers zu suchen ist. Mitunter liegt es zwischen Haut und Bekleidung. Das Projektil konnte die Haut gerade noch durchschlagen, hat aber nicht mehr die Kraft, auch das Kleidungsstück zu durchdringen. Beim Entkleiden ist darauf zu achten.

Der Schusskanal verbindet Ein- und Ausschussöffnung, muss aber nicht geradlinig verlaufen. So kann es durch Knochenkontakt zu einer Ablenkung des Geschosses kommen. Beim Durchdringen des Körpergewebes hinterlässt das Vollmantelprojektil einen Zerstörungskanal, der sich im Allgemeinen in Schussrichtung trichterförmig erweitert. Die Abgabe der Bewegungsenergie erfolgt nicht nur in Schussrichtung, sondern auch senkrecht zur Geschossbahn. Dabei wird das umgebende Gewebe radiär beschleunigt, also beiseitegedrängt. Es bildet sich kurzzeitig ein Hohlraum (Kavitation). Diese temporäre Wundhöhle besteht für Sekundenbruchteile und fällt nach dem Geschossdurchgang aufgrund der Gewebselastizität bis auf den verbleibenden Zerstörungskanal wieder zusammen. Entscheidend für das Ausmaß der temporären Wundhöhle ist die Geschossgeschwindigkeit (Abbildung 26).

Bei langsamen (bis etwa schallschnellen) Projektilen, die aus Pistolen und Revolvern verschossen werden, liegt die Größe der Wundhöhle kaum über dem Projektildurchmesser. Schnelle (bis dreifach schallschnelle) Geschosse werden aus Gewehren abgefeuert und verursachen eine deutlich größere Wundhöhle. Bei Hochgeschwindigkeitsgeschossen mit einer Aufprallgeschwindigkeit von mehr als 1000 m/s kann der Durchmesser der temporären Wundhöhle ein Vielfaches des Projektilkalibers betragen und mehr als 10 cm erreichen. Daraus ergibt sich, dass in Abhängigkeit von der Geschossgeschwindigkeit

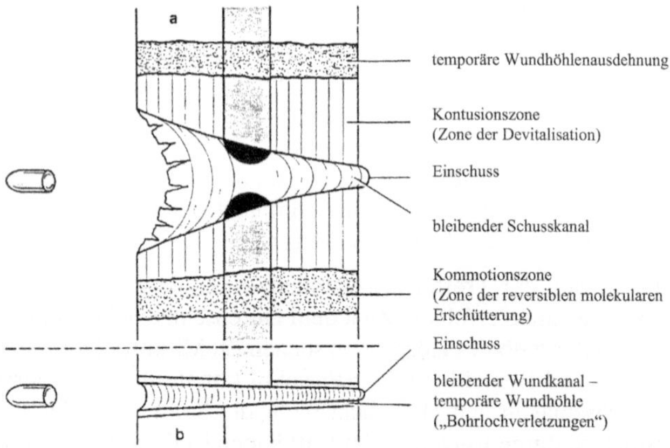

Abb. 26: Temporäre Wundhöhle bei (a) Hochgeschwindigkeitsgeschoss und bei (b) schallschnellem bis doppelt schallschnellem Geschoss, aus [2]

das Körpergewebe um den Zerstörungskanal mehr oder weniger stark mitverletzt wird.

Die Schädigung in der Umgebung des Schusskanals lässt sich in drei Zonen einteilen, die bei Hochgeschwindigkeitsgeschossen besonders deutlich ausgeprägt sind:

- zentral vollständiger Gewebsverlust = bleibender Schusskanal, Defekt infolge Gewebselastizität im Allgemeinen mit einem geringeren Durchmesser als das Geschosskaliber,
- nach außen anschließend Kontusionszone = irreversible Schädigung mit Blutungen und Gewebsuntergang,
- ganz außen Kommotionszone = rückbildungsfähige Gewebsschädigung.

In Flüssigkeiten breitet sich der Druck nach allen Richtungen gleichmäßig aus. Werden flüssigkeitsreiche Gewebe oder flüssigkeitsgefüllte Organe durch ein schnelles Geschoss getroffen, kommt es zu ausgedehnten Zerreißungen bis zur Organzerstörung. Dieser Vorgang wird hydrodynamische Sprengwirkung genannt. Am Kopf führt das zum Zerplatzen des Schädels mit zahlreichen Knochenbruchstücken und zum Herausschleudern des Gehirns. Bei einem solchen *Krönlein*-Schuss gleichen die Verletzungen einer Zermalmung des Kopfes durch Überrollen vom Lkw oder schwersten Hiebverletzungen.

Eine Besonderheit ist bei Teilmantelprojektilen zu beachten. Diese Geschosse verformen oder zerlegen sich im Körper und führen zu erheblichen Gewebszerstörungen. Genauso wirken Geschosse, bei denen die Projektilspitze fehlt (sog. Dumdumgeschosse).

Findet sich am Körper nur ein Einschussdefekt, so liegt ein Steckschuss vor. Das Projektil muss bei der Leichenöffnung gesucht und gesichert werden. Die Suche wird durch eine Röntgenuntersuchung erleichtert. Gelegentlich lässt sich das Projektil an der gegenüberliegenden Körperseite unter der Haut tasten.

Zu beachten ist, dass Einschüsse nicht auf den ersten Blick erkennbar sein müssen, wenn die Einschusswunde beispielsweise im Mund, zwischen Hautfalten oder unter der herabhängenden Brust liegt. Weiterhin ist bei der Bestimmung der Trefferanzahl zu bedenken, dass das Durchschießen einer Kleiderfalte drei Textildefekte hinterlässt. Eine höhere Trefferanzahl wird ebenfalls vorgetäuscht, wenn die Arme schützend vor den Körper gehalten werden und dasselbe Geschoss sowohl einen Arm als auch den Rumpf durchdringt. Bei mehr als einem Schuss ist die Trefferanzahl zuverlässig nur durch die Leichenöffnung festzustellen.

Wenn bei einem Streifschuss das Projektil die Körperoberfläche tangential trifft, entsteht eine längsovale Verletzung der Haut. Die resultierende Abschürfung kann bräunlich vertrocknen und einem Kratzer ähneln.

Entscheidend für das Durchdringen der intakten Haut ist nicht allein die Geschossgeschwindigkeit und damit die Auftreffenergie, sondern ebenso die aus Größe und Form der Stirnfläche des Geschosskopfes abgeleitete sog. spezifische Energie. Der Schwellenwert für die Haut ist eine biologische Konstante und beträgt im Mittel 10 J/cm^2. Daraus ergibt sich als Grenzwert der Geschossgeschwindigkeit 50–60 m/s für das Durchdringen der Haut.

Nach der Schussentfernung unterscheidet man zwischen Nahschuss mit der Sonderform des Schusses aus einer aufgesetzten Waffe (absoluter Nahschuss) und Fernschuss.

Der absolute Nahschuss, bei dem die Laufmündung direkten Kontakt mit dem Ziel hat, weist eine charakteristische Wundform auf (Abbildung 27). Besonders deutlich sind die Befunde beim aufgesetzten Kopfschuss. Über platten Knochen, wie Stirn- oder Schläfenbein, entsteht ein Schussloch, von dem sternförmig eine mehrstrahlige Hautaufplatzung ausgeht. Um den Einschussdefekt herum kann die Waffenmündung einen Abdruck hinterlassen, der bräunlich vertrocknet und als Stanzmarke (*Werkgartner*sche Stanzverletzung) bezeichnet wird. Die Gestalt der Stanzmarke kann Hinweise auf die Waffenhaltung geben. Die Pulvergase dringen unter die Haut und verursachen eine Schmauchhöhle. Darin sind Pulverschmauch sowie Pulverteilchen zu finden. Die Muskulatur in diesem Bereich kann durch Kohlenmonoxid, das aus dem Treibgas stammt, hellrot verfärbt sein. Beim absoluten Nahschuss durch den Kopf ist der Einschuss oft größer als der Ausschuss.

Beim relativen Nahschuss werden zwei Schussentfernungsbereiche unterschieden, die abhängig von der verwendeten Waffe und der eingesetzten Munition variieren. Ein näherer relativer Nahschuss ist ge-

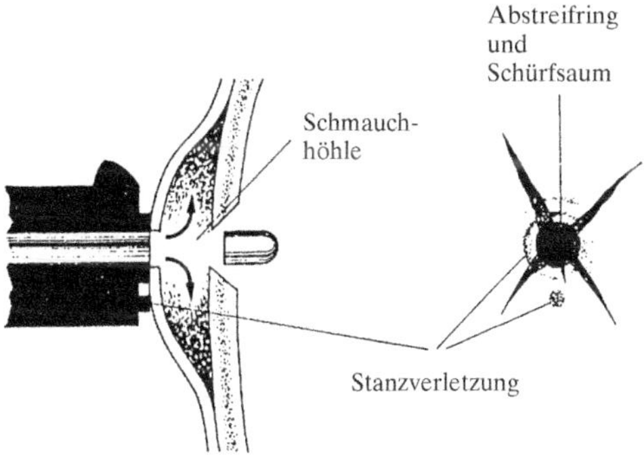

Abb. 27: Kennzeichen eines absoluten Nahschusses am Kopf, aus [7]

kennzeichnet durch einen kräftigen Schmauchhof, der mitunter Abstreifring und Schürfsaum, vereinzelt sogar den Kontusionssaum überlagert. Weiterhin sind Einsprengungen unverbrannter Pulverteilchen zu finden. Die heißen Pulvergase verursachen Haarkräuselungen, und durch glühende Pulverteilchen entstehen feinste Brandbläschen. Diese Folgen der Hitzeeinwirkung können bis zu einer Schussentfernung von 5 cm bei Kurzwaffen und von 50 cm bei Langwaffen feststellbar sein. Der zweite Schussentfernungsbereich wird weiterer relativer Nahschuss genannt. Dabei finden sich nur Einsprengungen von Pulverteilchen um das Einschussloch.

Beim Fernschuss fehlen die Nahschusszeichen, die je nach Waffen- und Munitionstyp bis zu einer Schussentfernung von etwa 150 cm auftreten. Die Einschussöffnung ist meist kleiner als die Ausschusswunde. Befindet sich ein Hindernis zwischen Waffe und Haut (z. B. Kleidung, Kissen, Brotlaib), werden die Nahschusszeichen abgefiltert und dadurch ein Fernschuss vorgetäuscht. Zu berücksichtigen ist auch, dass Nahschusszeichen durch Fäulnis oder Brandeinwirkung beeinträchtigt werden können.

Durchschlägt ein Geschoss zwei nicht allzu weit voneinander entfernte Ziele, so können Bestandteile des ersten Zieles (z. B. lackierte Tür) mitgerissen werden und sich auf dem zweiten Ziel (z. B. getroffene Person) niederschlagen. Diese Erscheinung wird *Vinogradov*-Phänomen genannt. Seine kriminalistische Bedeutung besteht darin, dass die Einsprengungen in der Haut Nahschusszeichen vortäuschen können und dadurch ein Fernschuss als relativer Nahschuss verkannt wird.

Aus der Zuordnung von Ein- und Ausschuss ergibt sich, aus welcher Richtung der Körper getroffen wurde. Am Schädel ist der Schusskanal im Knochen trichterförmig in Schussrichtung erweitert. Demzufolge findet man am Einschussdefekt die innere Knochentafel stärker ausgeplatzt als die äußere Knochentafel, beim Ausschuss ist es umgekehrt (Abbildung 28).

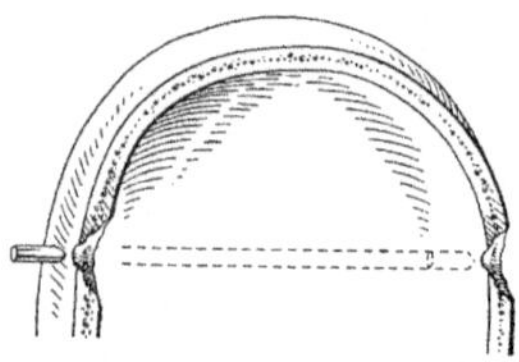

Abb. 28: Schädeldurchschuss, Bestimmung der Schussrichtung aufgrund der trichterförmigen Aussprengung am Knochen, aus [9]

Ergänzend zur Bestimmung der Schussrichtung kann der Schusswinkel berechnet werden, wenn das Projektil im Körperinneren nicht abgelenkt wurde. Auch die Befunde an der Einschusswunde lassen Rückschlüsse auf den Auftreffwinkel des Projektils zu. Bei senkrechtem Auftreffen ist das Schussloch rund, während bei schrägem Auftreffen eine ovale Form mit stärkerer Abschürfung zum Schützen hin entsteht. Darüber hinaus liefern die Beschmauchung und die Einsprengung von Pulverteilchen gewisse Anhaltspunkte für den Auftreffwinkel. Beide Nahschusszeichen sind konzentrisch ausgebildet, wenn das Projektil senkrecht aufgetroffen ist, und exzentrisch angeordnet bei schrägem Auftreffen mit einer höheren Dichte auf der laufnahen Seite.

Ist die Körperhaltung des Opfers zum Zeitpunkt der Schussabgabe bekannt, sind im Einzelfall Rückschlüsse aus dem berechneten Schusswinkel auf die Flugbahn des Geschosses und damit auf den Standort des Schützen möglich.

Eine Verletzung durch Schrotmunition lässt sich meist leicht erkennen. Eine Ausschussöffnung fehlt fast immer. Beim aufgesetzten Schuss oder bei einem Schuss aus geringer Entfernung entsteht eine etwa 2–3 cm große, lochartige Einschusswunde. Die gesamte Schrotladung und der Filzpfropfen oder Plastikbecher befinden sich im Körperinneren. Gezähnelte Ränder des Einschusslochs bilden sich bei einer Schussentfernung ab etwa 1 m aus. Ab einer Entfernung von 5 m bestimmen die Einschläge der Einzelschrotkörner das Trefferbild. Mit zunehmender Entfernung vergrößert sich der Durchmesser des Streukreises und die Durchschlagskraft nimmt ab. Der aufschlagende Filzpfropfen oder Schrotbecher markiert sich als braun eingetrockneter Hautbezirk. Auf Entfernungen von 10–30 m werden Haut und innere Organe von Schroten mit einem Durchmesser von mehr als 3 mm noch durchschlagen. Je nach Korngröße sind ab etwa 50 m tödliche Verletzungen nicht mehr zu erwarten.

Bei Verwendung von Gummi- und Plastikgeschossen sind Verletzungen und sogar Todesfälle möglich. So wurden Frakturen von Gesichts- und Gehirnschädel, Augenverletzungen mit Erblindung, Rippenbrüche sowie Prellungen von Leber, Lungen und Milz beschrieben.

Ein unverkennbares Wundbild verursachen Bolzenschussapparate, auch Schlachtschussapparate oder Viehbetäubungsgeräte genannt. Bei Schussabgabe wird der Apparat auf den Körper, fast ausschließlich auf den Kopf, gedrückt. Eine gezündete Kartusche treibt einen Metallbolzen 8–10 cm weit in das Schädelinnere. Dadurch entsteht ein runder, scharfrandiger Stanzdefekt in der Haut und im Knochen, dem sich ein Kanal anschließt, an dessen Ende im Gehirn das ausgestanzte Haut- und Knochenstück liegt. Der Metallbolzen wird durch Federkraft in den Schussapparat zurückgezogen. In der Umgebung des Stanzlochs finden sich je nach Anzahl und Anordnung der Schmauchabzugskanäle zwei gegenüberliegende oder vier kleeblattartig angeordnete, runde Schmauchauflagerungen. Allerdings gibt es auch Bolzenschussapparate, deren Kopfplatte nicht über Gasabzugskanäle verfügt. Dementsprechend ist die Einschusswunde nicht zusätzlich von isolierten Schmauchhöfen umgeben.

Durch Schreckschusswaffen sind tödliche Verletzungen möglich. Wenn die Waffe aufgesetzt oder aus ganz kurzer Distanz abgefeuert wird, verursachen die austretenden Pulvergase einen Zerstörungskanal, der bis ins Herz reichen oder große Blutgefäße (z. B. im Hals) durchtrennen kann. Der Gasstrahl wirkt wie ein Geschoss.

Aus Druckluftwaffen werden Projektile von geringer Masse verschossen. Tödliche Verletzungen können auftreten, wenn bei geringer Schussentfernung das Geschoss einen dünnen Schädel durchschlägt und in das Gehirn eindringt oder Halsgefäße getroffen werden. Auch Herz- und Lungendurchschüsse sind vorgekommen.

Im Bauwesen werden Bolzensetzgeräte verwendet. Bei unsachgemäßem Gebrauch kann der frei fliegende Bolzen wie ein Projektil zu tödlichen Schussverletzungen führen.

Durch die Pfeile von Armbrüsten, Bögen und Harpunen werden meist Steckschüsse verursacht. Bei Todesfällen erfordert die Entscheidung, ob der Treffer durch eigene oder fremde Hand oder auch unfallbedingt zustande gekommen ist, eine sorgfältige Hergangsrekonstruktion.

Die Todesursachen bei Schussverletzungen sind vorrangig Organzerstörungen (z. B. bei Kopfdurchschüssen) und Verbluten (häufig bei Lungendurchschüssen). Durch die hydrodynamische Sprengwirkung kann das Herz zerfetzt werden, wenn in der Erschlaffungsphase die Herzkammern mit Blut gefüllt sind.

Abgesehen von Verletzungen durch Schrotmunition und Bolzenschussapparaten bieten die Befunde an der Leiche nur wenig Anhaltspunkte für die Feststellung des verwendeten Waffen- und Munitionstyps. Anhand der Größe des Einschussdefekts sind sogar am Knochen nur grob orientierende Kaliberzuordnungen möglich. Lässt sich bei der Leichenöffnung das Geschoss sichern (Steckschuss), können weitergehende Aussagen zum Kaliber und zur Munition gemacht werden. Das gesicherte Projektil ist auch für eine Untersuchung mit dem Vergleichsmikroskop erforderlich.

Unter günstigen Umständen formt sich bei aufgesetzter Waffe die Laufmündung als bräunlich vertrocknete Stanzmarke auf der Haut ab. Charakteristische Formelemente der Waffenmündung können erkennbar sein. Des Weiteren lässt sich aus der Lokalisation des Kornabdrucks auf die Waffenhaltung bei der Schussabgabe schließen.

Hinsichtlich der Reihenfolge von Schädelschüssen kann versucht werden, die Prioritätsregel von *Puppe* anzuwenden (vergleiche Abbildung 12).

Vor der Spurensicherung an der Leiche sind die Schusswunden zu beschreiben und fotografisch zu dokumentieren. Bei der Leichenöffnung wird die Wunde mit dem umgebenden Hautareal herausgeschnitten und das entnommene Gewebe anschließend einer kriminaltechnischen Untersuchung zugeführt. Die nachweisbaren Schmauchbestandteile und Pulverteilchen erlauben eine Schussentfernungsbestimmung und in Zweifelsfällen eine Unterscheidung von Ein- und Ausschuss. Ebenso muss die Bekleidung gesichert und auf Schussspuren untersucht werden.

Unter den Schusstodesfällen sind etwa zwei Drittel Suizide, knapp ein Drittel Tötungsdelikte und ein entsprechend geringer Anteil Unfälle.

Zu tödlichen Unfällen kommt es vorwiegend auf der Jagd. Als Hauptursachen sind immer wieder die Schussabgabe bei unzureichendem Büchsenlicht und eine mangelnde Jagddisziplin festzustellen. Eine weitere Gefahr besteht bei eingestochener Waffe. Ist das Stechschloss gespannt, kann schon eine geringfügige Erschütterung der Waffe (z. B. Stolpern des Jägers, Umfallen oder Abstellen der Büchse) den Schuss lösen. Unfälle ereignen sich ebenfalls bei unsachgemäßem Umgang mit der Waffe, etwa beim Reinigen oder Herumspielen.

Zur Abgrenzung zwischen einer Selbst- und Fremdbeibringung können folgende Befunde an der Leiche herangezogen werden:

- Lokalisation und Anzahl der Schussverletzungen,
- Schussentfernung,
- Feststellung der Schusshand,
- Spurenbild an der Bekleidung,
- zusätzliche Verletzungen,
- Ergebnis der toxikologisch-chemischen Untersuchung.

Häufige Einschussstellen bei Suizid sind die Schläfenregionen (in Abhängigkeit von der Händigkeit), Herzgegend, Stirn und Mund. In der Regel weisen diese Verletzungen Nahschusszeichen auf. Nur selten wird bei suizidalen Brustschüssen die Einschussregion entblößt.

An der Schusshand des Suizidenten lässt sich bei Verwendung von Pistolen und Revolvern meist Schmauch nachweisen. Außerdem können Blut und Körpergewebsteilchen (z. B. beim Kopfschuss Hirngewebe) auf die Hand, an die Waffenmündung, in den Waffenlauf und auf die Ärmel der Bekleidung gespritzt sein (sog. Rückspritzspuren, Backspatter). Durch Waffenteile, die sich bei der Schussabgabe bewegen, sind Verletzungen an der Schusshand im Schwimmhautbereich zwischen Daumen und Zeigefinger möglich. Wird die Waffe mit beiden Händen gehalten, finden sich Beschmauchung, Blutspritzer und Verletzungen mitunter auch an der Stützhand.

Bei Verwendung von Langwaffen können suizidale Kopf- und Herzschüsse mit dem Daumen oder mit dem großen Zeh ausgelöst werden. Ist der Abzug so nicht zu erreichen, kommen Hilfsmittel wie Stöcke oder Schnüre zum Einsatz.

Für Schüsse in den Mund werden sowohl Kurz- als auch Langwaffen benutzt. Charakteristisch sind radiäre Aufplatzungen der Lippen und in den Mundwinkeln. Das Einschussloch am Gaumen ist von reichlich Schmauch umgeben. Diagnostische Schwierigkeiten können sich bei der Leichenschau ergeben, wenn infolge der Totenstarre die Mundhöhle nicht ohne Weiteres einsehbar ist. Ein Steckschuss kann dann leicht übersehen werden.

Die Todesfälle durch Bolzenschussapparate sind fast immer Suizide, wobei die Einschusslokalisation am Kopf liegt. Auch die Hinterhauptsregion kann betroffen sein. Vereinzelt steckt der Bolzen des Schussgeräts bei Auffindung der Leiche noch im Kopf, wenn die Kraft der Rückholfeder nicht ausgereicht hat.

Gelegentlich basteln Suizidenten Schussvorrichtungen oder verändern Schreckschuss-, Reizstoff- oder Signalwaffen, um sich damit zu erschießen. Meist erklärt schon die Fundortsituation den Sachverhalt.

In der Mehrzahl der Fälle tritt nach Kopfschüssen sofortige Bewusstlosigkeit mit Handlungsunfähigkeit ein. Neben dem verwendeten Waffen- und Munitionstyp ist der Verlauf des Schusskanals entscheidend für die Hirnschädigung. Manchmal bleibt nach einem Kopfschuss die Handlungsfähigkeit erhalten. Das ist am ehesten bei Schüssen quer durch das Stirnhirn zu erwarten. Eine kurz dauernde Handlungsfähigkeit kann auch bei ausgedehnten Herzverletzungen bestehen. Allerdings ist es im Einzelfall schwierig, die Zeitdauer einzuschätzen.

Auf den ersten Blick nicht zur Suizidversion passende Feststellungen am Fundort sollten auch unter dem Aspekt einer möglichen Handlungsfähigkeit betrachtet werden. So kann der verletzte Suizident durchaus noch einige Schritte laufen, sich einen weiteren Schuss zufügen oder die Waffe wegwerfen.

Meist fällt die Waffe nach der Schussabgabe dem Suizidenten aus der Hand und wird in unmittelbarer Nähe der Leiche gefunden. Die Feststellung „Waffe in der Hand des Toten" kann zum einen erklärt werden durch nachträgliches Hineinlegen, um eine Selbsttötung vorzutäuschen. Zum anderen verhindern in Ausnahmefällen besondere Umstände bei der Suizidausführung, dass die Waffe aus der Schusshand gleitet und herabfällt. Das ist beispielsweise zu beobachten nach suizidalen Kopfschüssen in Bauch- oder Rückenlage, wenn die waffenhaltende Hand neben dem Kopf liegen bleibt.

Bei Selbsttötungen wird gelegentlich eine Kombination von Erschießen mit Erhängen oder Ertrinken gewählt.

Auch bei einer Fremdbeibringung wird der Täter versuchen, eine schnelle Wirkung durch Schüsse in den Kopf oder in den Brustkorb zu erreichen. Meist werden Faustfeuerwaffen verwendet. Finden sich mehrere Schussverletzungen über unterschiedliche Körperregionen verteilt, spricht das für ein Tötungsdelikt. Nicht selten wird das gesamte Magazin leer geschossen. Weitere Hinweise für eine Fremdbeibringung sind Fernschüsse sowie das Fehlen von Schmauch-, Blut- und Gewebsteilchen an den Händen der Leiche. Eine Beschmauchung der Hand des Opfers kann aber dadurch entstehen, dass es sich mit einer Schusswaffe wehrt oder mit seiner Hand abwehrend in den Pulvergasstrahl der Täterwaffe gerät. Einzelne Schüsse in den Nacken und in den Hinterkopf sind verdächtig auf fremde Hand (sog. Hinrichtung), wurden aber auch bei Suizidenten beobachtet. Bei Verwendung von Gewehren spritzt Gewebsbrei meterweit und kegelförmig aus Ein- und Ausschussöffnung. Dadurch können feinste Gewebsspritzer an der Waffe sowie an den Händen und an der Bekleidung des Schützen zu finden sein (DNS-Analytik).

Beim Laden der Waffe können Hautzellen auch auf die Patronenhülsen gelangen. Befindet sich noch Munition in der Waffe, kann durch eine molekularbiologische Untersuchung die Person identifiziert werden, die die Waffe geladen hat.

Werden echte Abwehrverletzungen an der Leiche festgestellt, liegt ein Tötungsdelikt vor. Beispielsweise kann bei Schusswaffengebrauch ein Durchschuss als Abwehrverletzung auftreten, wenn Hand oder Arm schützend vor den Körper gehalten wird. Mehrere Schussverletzungen, die auf ein unterschiedliches Kaliber hinweisen, lassen darauf schließen, dass aus verschiedenen Waffen geschossen wurde. Bei Tötung durch fremde Hand fehlt in der Regel die Waffe am Tatort.

Selbstverständlich muss bei Verdacht auf ein Tötungsdelikt eine Leichenöffnung vorgenommen werden. Aber auch bei offensichtlichem Vorliegen eines Suizids ist eine Obduktion anzustreben, um – häufig von Angehörigen geäußerten – Vermutungen auf Fremdtäterschaft zu begegnen.

Bei der Leichenöffnung sind folgende kriminalistisch bedeutsame Aspekte zu berücksichtigen:

- Schussverletzung ja oder nein?
- Art (Durch-, Steck- oder Streifschuss, Nah- oder Fernschuss),
- Vitalität,
- Anzahl und Richtung der Schüsse, Verlauf der Schusskanäle,
- Hinweise auf Waffen- und Munitionstyp,
- Priorität der Schüsse,
- Todesursache, Handlungsfähigkeit,
- Hinweise für Fremd- oder Selbstbeibringung,
- Beeinflussung durch Alkohol, Medikamente oder Drogen.

Die oft schweren Verletzungen durch Explosionen werden nicht nur durch herkömmliche Sprengstoffe, sondern auch durch andere explosible Stoffe oder Zubereitungen verursacht. Bei Sprengstoffexplosionen handelt es sich meist um Unfälle, die auf unsachgemäßen Umgang oder Herumexperimentieren sowie auf ungewolltes Zünden von Fundmunition zurückzuführen sind. Zunehmend häufiger werden Sprengstoffe für Terroranschläge eingesetzt. Ganz selten sind Suizide durch Sprengstoffexplosion, meist bei entsprechender Berufstätigkeit.

Weiterhin ereignen sich Unfälle insbesondere durch Gasexplosion in Wohnhäusern (selten auch als Suizidfolge), Explosion von Treibstoffen sowie Staubverpuffung in Getreidesilos oder Kohlegruben. Die Explosion eines Luft-Methan-Gemisches in Bergwerken, vorwiegend in Steinkohlegruben, ist die Ursache für sog. schlagende Wetter.

Die Verletzungen entstehen vor allem durch die Druckwelle sowie durch herumfliegende Splitter und Trümmer. In nächster Nähe des Explosionsortes können zusätzlich Brandverletzungen auftreten. Der Ereignisort und der Zerstörungsgrad der Leiche (abgerissene, weit fortgeschleuderte oder völlig zerstörte Körperteile) lassen die Ursache unschwer erkennen.

Insbesondere bei Massenunfällen und Terroranschlägen kann die Identifizierung der Opfer erhebliche Schwierigkeiten bereiten.

7. Elektrizität

Als Folgen einer Einwirkung elektrischer Energie auf den menschlichen Körper werden unterschieden:

- elektrospezifische Schädigungen (Bewusstlosigkeit, Atemlähmung, Herzkammerflimmern, Muskelkrampf),
- elektrothermische Schädigungen (Verbrennungen, speziell Strommarke),
- indirekte Schädigungen (z. B. Sturz).

Der Tod durch Elektrizität setzt bei Kontakt mit Spannung führenden Teilen das Zustandekommen eines Stromkreises voraus. Meist schließt der menschliche Körper den Stromkreis zwischen einem isolationsdefekten Elektrogerät und der Erde (sog. Körperschluss). Bei einer elektrischen Körperdurchströmung überwindet der Strom den Hautwiderstand an der Eintrittsstelle, den Widerstand im Körperinneren und den Hautwiderstand an der Austrittsstelle. Das Ausmaß der Schädigungen ist abhängig von folgenden Faktoren:

- Spannung (Volt),
- Stromstärke (Ampere),
- Widerstand (Ohm),
- Frequenz (Hertz),
- Stromart (Wechsel- oder Gleichstrom),
- Kontaktfläche,
- Kontaktzeit (Stromflussdauer),
- Stromweg im Körper (individuelle Faktoren).

Technisch werden drei Spannungsbereiche unterschieden. Für Wechselstrom gelten folgende Werte:

- Kleinspannung (bis 50 V, ungefährlich, auch als Schwachstrom bezeichnet),
- Niederspannung (bis 1000 V, hierzu gehört der Haushaltsstrom mit 230 V),
- Hochspannung (mehr als 1000 V).

Nach dem *Ohm*schen Gesetz bestimmt die Spannung die Stromstärke im Körper.

Der Hautwiderstand ist bei dicker, schwieliger und trockener Haut größer als bei dünner, feuchter oder abgeschürfter Haut. Im Allgemeinen erfolgt der Hautdurchschlag zwischen 70 und 100 V. Der Widerstand im Körperinneren ist praktisch zu vernachlässigen. Nach dem Weg durch den Körper fließt der Strom meist über die Füße ab. Schuhwerk, Teppiche oder Kunststoffbeläge können durch Isolation den Stromfluss hemmen.

Der meist verwendete Haushaltsstrom mit einer Wechselspannung von 230 V und 50 Hz ist besonders gefährlich. Bei Gleichspannung ist für denselben Effekt eine drei- bis viermal höhere Stromstärke nötig als bei der üblichen Haushaltsspannung. Der Hautwiderstand ist der Kontaktfläche umgekehrt proportional. Diese Relation hat Bedeutung für die Entstehung der Strommarke. Selbst der gefährliche Haushaltsstrom muss keine Schädigungen hinterlassen, wenn die Kontaktzeit nur Bruchteile von Sekunden beträgt.

Berührt man mit der Hand einen Strom führenden Leiter, ist bei minimaler Stromstärke nur ein Kribbeln zu spüren. Ab etwa 15 mA tritt ein Muskelkrampf ein, sodass ein willkürliches Loslassen nicht mehr möglich ist (sog. Klebenbleiben). Wenn der Stromweg durch den Brustkorb verläuft, wird im Bereich von 15–20 mA das Luftholen durch Verkrampfung der Atemmuskulatur behindert (Erstickungsgefahr) und im Bereich von 25–50 mA tritt eine Störung der Erregungsbildung und -leitung am Herzen ein. Bei längerer Kontaktzeit kann es zur Bewusstlosigkeit kommen. Bei mehr als 50 mA wird die Gefahr rasch größer, dass ein Herzkammerflimmern oder ein Herzstillstand (Asystolie) eintritt. Aufgrund der fehlenden Pumpleistung des Herzens sehen die Betroffenen trotz des Krampfzustandes der Atemmuskulatur nicht blau, sondern blass aus. Ein Durchströmen des Kopfes führt zu einer im Hirnstamm ausgelösten Atemlähmung.

Durch die Hitzewirkung des Stromes entsteht als lokale Verbrennung an der Kontaktstelle der Haut mit dem Spannung führenden Teil eine Strommarke. Die elektrothermische Wirkung (*Joule*sches Gesetz) wird bestimmt von Stromstärke, Widerstand, Stromflussdauer und Kontaktfläche.

Die Strommarke ist an der Leiche in der Regel der einzige, äußerlich sichtbare Hinweis auf einen Stromtod. Eine Entstehung ist allerdings auch postmortal möglich. Strommarken können an der Stromeintrittsstelle wie auch an der Austrittsstelle beobachtet werden. Bei typischer Ausprägung hat die Strommarke einen wallartigen, grau-weißen Rand (sog. Porzellanwall). Im Zentrum zeigt sich eine braune oder gelbe Farbe, wenn der Hornstoff der obersten Hautschicht (Keratin) eingeschmolzen ist. Mitunter findet sich infolge starker Hitzewirkung eine zentrale Verkohlung. Durch die Verkohlung kann der Hautwiderstand ansteigen, sodass der Stromfluss unterbrochen wird (sog. Selbstausschaltung). Größe und Gestalt der Strommarke sind außerordentlich verschieden und können von einer Punktform bis zur reliefartigen Ausprägung mit Abbildung des berührten Leiters reichen. Am häufigsten liegen Strommarken an der Beugeseite der Finger und an der Handinnenfläche, können aber als Stromaustrittsstellen auch an den Füßen lokalisiert sein.

Mit dem bloßen Auge lassen sich Strommarken im Einzelfall schwer von mechanisch bedingten Hautverletzungen, wie Schrunden und Abschürfungen, oder sogar von Warzen abgrenzen. Beim Stromfluss kann Metall des Leiters auf die Haut übergehen (Metallisation). Die Methode der Wahl zum Nachweis des Leitermetalls ist die Rasterelektronenmikroskopie, kombiniert mit energiedisperser Röntgenmikroanalyse. Mikroskopisch zeigt die Strommarke eine blasige Durchsetzung der Hornschicht, eine Ausrichtung der Basalzellen (sog. Palisadenstellung), strichförmig erscheinende Zellkerne und Blutungen. Diese Veränderungen sind zwar typisch, aber nicht beweisend für eine Stromeinwirkung.

Das Berühren Spannung führender Teile muss nicht unmittelbar durch die elektrospezifische Wirkung des Stromes, sondern kann auch durch sekundäre Schädigungen zum Tod führen. Oft sind es Schreckreaktionen, die bei einem leichten, an sich harmlosen Stromschlag einen Sturz von der Leiter oder von einem Gerüst auslösen.

Als Todesursache bei Einwirkung von Haushaltsstrom auf den menschlichen Körper steht der Herztod infolge eines Kammerflimmerns im Vordergrund. Die Obduktionsbefunde an den inneren Organen sind uncharakteristisch und für die Diagnose des Stromtodes ohne Bedeutung. Man findet Hirnschwellung, Blutfülle der inneren Organe, Herzerweiterung und flüssiges Leichenblut.

Ein Stromtod ist leicht zu erkennen, wenn eine entsprechende Fundortsituation vorliegt und sich an der Leiche Strommarken nachweisen lassen. Gelegentlich sind auch Zeugen zu ermitteln, die einen Aufschrei gehört haben oder das krampfartige Festhalten des Betroffenen am Strom führenden Leiter beobachten konnten. Bei Stromtodesfällen muss die Untersuchung des Leichenfundortes mit besonderer Vorsicht erfolgen. Um sich nicht zu gefährden, sollten zuerst die technischen Gegebenheiten geklärt und – sofern zuvor nicht geschehen – der noch geschlossene Stromkreis unterbrochen werden.

Allerdings bereitet das Erkennen eines Stromtodes erhebliche Schwierigkeiten, wenn die Fundortsituation keinen zwingenden Hinweis liefert, Zeugen nicht zu ermitteln sind und Strommarken fehlen. Nur in etwa 50–60 % der Todesfälle durch Haushaltsstrom entstehen auf der Haut die richtungweisenden Strommarken. Je zarter und feuchter die Haut und je größer die Kontaktfläche ist, desto eher werden die typischen Hautverletzungen fehlen.

Beim Verdacht auf einen Stromtod sollte nicht nur eine Leichenöffnung angeregt, sondern auch auf eine unverzügliche Durchführung gedrängt werden, damit die einsetzenden Fäulniserscheinungen mögliche Strommarken nicht unkenntlich machen. Es ist empfehlenswert, einen auf dem Gebiet der Elektrotechnik erfahrenen Sachverständigen hinzuzuziehen (Nr. 36 II RiStBV). Als Arbeitshilfe für Gutachter hat der VDE-Ausschuss Sicherheits- und Unfallforschung den Leitfaden „Technisches Gutachten bei vermuteter elektrischer Körperdurchströmung“ herausgegeben. Weist die Auffindungssituation oder die Aussage eines Zeugen auf einen Tod durch elektrischen Strom hin, fehlen aber Strommarken, so kann ein Stromtod diagnostiziert werden, wenn durch die Leichenöffnung und die toxikologisch-chemischen Analysen eine andere Todesursache ausgeschlossen wurde. Bei unklaren Todesfällen ist an einen Stromtod auch dann zu denken, wenn die äußeren Umstände einen solchen Verdacht nicht zwingend nahelegen.

Die Todesfälle durch elektrischen Strom sind überwiegend Unfälle im häuslichen Bereich, wo das Berühren Spannung führender Teile, insbesondere von isolationsdefekten Haushaltsgeräten und Werkzeugen, sowie fehlerhafte Installation und unsachgemäße Reparatur die Hauptursachen darstellen. Die Arbeitsunfälle machen nur einen äußerst geringen Anteil aus und ereignen sich vorwiegend bei Arbeiten an nicht freigeschalteten Leitungen oder Anlagen.

Elektrounfälle sind bei Hochspannungen über 5000 V auch ohne direkte Berührung Spannung führender Teile möglich. Beim Hochspannungsunfall tritt ein Funkenüberschlag mit Lichtbogen auf, der zu schwersten Verbrennungen bis zu Verkohlungen führt. Mitunter ist die Haut schrotschussartig durchlöchert. Bedingt durch extrem hohe Temperaturen, kann Leitermaterial verdampfen und sich auf der Haut ablagern. In der Umgebung der Augen können sich sog. Krähenfüße ausbilden. Das sind fächerförmige, helle Aussparungen der ansonsten berußten oder verbrannten Gesichtshaut.

An der Bekleidung findet man nicht selten Zerreißungen (gelegentlich schrotschussartige Durchlöcherung wie an der Haut), Verbrennungen und bei Chemiefasern Einschmelzungen mit Abtropfspuren.

Eine Sonderform des Hochspannungsunfalls ist der Blitzschlag. Die Spannungswerte erreichen einige 100 Mio V, sodass bei einer Einwirkungszeit im Mikrosekundenbereich Stromstärken bis zu mehreren 10 000 A entstehen. Noch in 100–200 m Entfernung vom Einschlag des Blitzes kann eine Person in Mitleidenschaft gezogen werden. Beim Laufen wird mit beiden Beinen eine Spannung abgegriffen, wobei der Strom von einem Fuß zum anderen durch den Körper fließt (sog. Schritteffekt).

Jährlich werden in Deutschland etwa 100 Menschen vom Blitz getroffen. Die Sterblichkeit liegt bei unter 10 %.

Die Folgen eines Blitzschlags sind auf die hohe Spannung, die extremen Temperaturen sowie die Druckwelle zurückzuführen. An der Bekleidung entstehen Zerreißungen und Verbrennungen sowie Einschmelzungen von Metallteilen (z. B. Reißverschlüsse, Knöpfe, Schlüssel). Zusätzlich zu den Ein- und Austrittsstellen des Blitzstroms findet sich bei etwa 20 % der Getroffenen eine sog. Blitzfigur (*Lichtenberg*-Figur) in Gestalt farnkrautartig verzweigter Hautrötungen. Die Blitzfiguren können nach dem Tod abblassen oder sogar ganz verschwinden. Wie bei Hochspannungsunfällen durch technische Elektrizität finden sich auch bei Blitzschlag manchmal schrotschussartige Durchlöcherungen an Bekleidung und Haut sowie schwerste Verbrennungen. Als Todesursache kommen eine zentrale Atemlähmung und ein Herzkammerflimmern in Betracht.

Ein Elektroimpulsgerät (sog. Elektroschocker) soll eine Person mit Hochspannungsimpulsen innerhalb von Sekunden lähmen und aktionsunfähig machen, ohne ihr nachhaltig zu schaden. Um eine Wirkung zu erzielen, muss der Angreifer mit den Elektroden berührt werden. Wie Untersuchungen gezeigt haben, verursachen handelsübliche Geräte nur lokale Reizungen und mäßiggradige Schmerzreaktionen bei erhaltener Handlungsfähigkeit. Als Verteidigungswaffen sind Elektroimpulsgeräte nur eingeschränkt tauglich.

Autoerotische Unfälle durch Elektrizität ereignen sich immer wieder. Ein solcher Todesfall wird klar, wenn Stromkabel am Penis oder am After angelegt wurden. Ansonsten bietet sich das Bild wie bei andersartiger autoerotischer Betätigung, sodass die kriminalistische Beurteilung keine Schwierigkeiten bereiten dürfte.

Nur selten wird elektrischer Strom für einen Suizid verwendet. Die Fundortsituation mit mehr oder weniger komplizierten Kabelzuführungen zum Körper lässt auf eine Selbsttötung schließen. Vereinzelt sind Fälle bekannt geworden, bei denen der Suizident den Stromschluss mit dem Körper durch eine Zeitschaltuhr vorherbestimmt und sich anschließend in einen Zustand der Bewusstlosigkeit (Alkohol, Medikamente) versetzt hat. In Suizidabsicht klettert mitunter jemand auf den Gittermast einer Hochspannungsleitung, um eine der Freileitungen zu berühren.

Die wenigen, bekannt gewordenen Tötungsdelikte durch elektrischen Strom sind dadurch gekennzeichnet, dass der Täter die manipulierte Anlage nach der Tat wieder in einen technisch unauffälligen Zustand zurückführt oder versucht, eine Unfallsituation zu gestalten.

Eine Vielzahl von Fragen wirft der Stromtod in der Badewanne auf. Wird eine Leiche in der gefüllten Wanne gefunden und liegt zudem ein elektrisches Gerät im Badewasser, dann ist der Verdacht auf einen Stromtod gegeben. An Elektrogeräten werden in der Badewanne weitaus am häufigsten Haartrockner gefunden, seltener Rasierapparate, Haarschneidemaschinen, Radiogeräte, Heizgeräte, Bügeleisen, Lampen oder Stromkabel. Die diagnostisch wichtigen Strommarken fehlen jedoch oft.

Im Ergebnis einer engen Zusammenarbeit zwischen Ermittlungsbeamten, Rechtsmediziner und elektrotechnischem Sachverständigen wird häufig eine Klärung des Ereignisablaufs und eine zuverlässige Einordnung des Todesfalles als Unfall, Suizid oder Tötungsdelikt gelingen. Andererseits bleibt das zum Tod führende Geschehen nicht ganz selten unklar.

8. Hohe Temperaturen

Bei den Hitzewirkungen wird zwischen allgemeinen und örtlichen thermischen Schäden unterschieden.

Zu den allgemeinen Wirkungen gehört als schwerste Form der Hitzeerkrankungen der Hitzschlag. Dazu kommt es, wenn die Temperaturregulation des Organismus nicht mehr ausreicht und sich eine Überwärmung (Hyperthermie) entwickelt. Disponierende Faktoren sind neben schwerer körperlicher Arbeit hohe Außentemperatur und Luftfeuchtigkeit, Windstille sowie unzweckmäßige Bekleidung. Ab 40 °C Körpertemperatur kann ein tödliches Kreislaufversagen eintreten. So haben sich Todesfälle ereignet, weil Säuglinge und Kleinkinder über einen längeren Zeitraum im geschlossenen Pkw bei starker Sonneneinstrahlung zurückgelassen wurden. Die Obduktionsbefunde bei Hitzschlag sind uncharakteristisch.

Eine Sonderform der Überwärmung ist der Sonnenstich, bei dem sich durch die Sonnenwärme eine lokale Überhitzung des Kopfes entwickelt (z. B. bei Gletscherwanderung). In unseren Breiten treten Todesfälle selten auf.

Direkte thermische Schäden sind die Verbrühung und die Verbrennung. Eine Verbrühung liegt vor, wenn heiße Flüssigkeiten, Dämpfe oder Gase die thermische Gewebsschädigung verursachen. Besonders häufig betroffen sind Kleinkinder, in geringem Maße auch alte Menschen. Kinder im Krabbelalter verbrühen sich durch Herabziehen (meist von Tischdecken) oder Umstoßen von Gefäßen mit heißer Flüssigkeit. Es muss aber beachtet werden, dass auch Kindesmisshandlungen durch Übergießen oder Abduschen mit heißem Wasser vorkommen. Das Verletzungsbild darf nicht mit krankhaften Hautveränderungen verwechselt werden (*Lyell*-Syndrom = Syndrom der verbrühten Haut). Bei Arbeitsunfällen entstehen Verbrühungen durch Bersten von Rohrleitungen und Kesseln.

Von Verbrennung spricht man dann, wenn die thermische Gewebsschädigung durch Einwirkung von offenen Flammen, Funken oder Strahlung (z. B. Sonnenbrand) sowie durch Berühren von heißen Gegenständen verursacht wird. Als Spezialfälle sind bereits die lokalen Verbrennungen durch heiße Pulverteilchen beim Schuss und die Strommarke beschrieben worden.

Die Hitzeschäden werden üblicherweise in vier Grade oder Stadien eingeteilt:

1. Grad – Hautrötung (Erythem) und Schwellung, ab 40–50 °C.
2. Grad – Blasenbildung (sog. Brandblasen), bei 70–100 °C.
3. Grad – Zerstörung der Haut und tiefer liegender Gewebsschichten (Nekrose), Aussehen der Muskulatur und anderer Gewebe wie gekocht, Körperhöhlen können aufbrechen, mehr als 100 °C.
4. Grad – Verkohlung (Karbonisation), wesentlich höher als 100 °C.

Im Unterschied zur Verbrühung kommt es bei der Verbrennung zu Verkohlungen und zu Veränderungen an den Haaren. Wirkt die Flamme direkt ein, sind die Haare angesengt, gekräuselt, enthalten Luftblasen, an den Enden finden sich kleine Schmelzperlen, und die Haarfarbe wird braun-rot, auch bei weißem Haar.

Die verbrannte Hautfläche, der Schweregrad der Schädigung und das Lebensalter des Verletzten bestimmen die Prognose. Bei kleinen Kindern sind bereits Verbrennungen bzw. Verbrühungen mit einer Ausdehnung ab 15 % der Körperoberfläche lebensgefährlich. Bei Erwachsenen besteht ab 40 % Lebensgefahr, und Verbrennungen von mehr als 50 % der Haut werden nur in Ausnahmefällen überlebt. Alte Menschen können schon bei einer Verbrennung von nur 20 % der Körperoberfläche sterben.

Um bei Erwachsenen die Ausdehnung einer Verbrennung einzuschätzen, wird die Neunerregel angewandt. Danach werden je 9 % der Körperoberfläche für Kopf, jeden Arm, Brust und Bauch sowie je 2 × 9 % für jedes Bein und für den Rücken angerechnet. Für Säuglinge und ältere Kinder gelten andere Richtzahlen (Abbildung 29).

Meist liegt bei Brandleichen eine kombinierte Todesursache vor, wobei mal die Verbrennung und mal die Rauchgasvergiftung im Vordergrund steht.

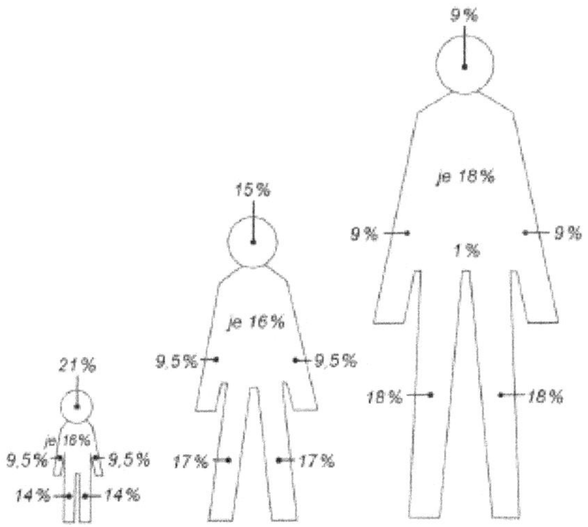

Abb. 29: Schätzung der verbrannten Hautfläche in Prozent nach der Neunerregel, nach [12]

Der akute Verbrennungstod (sog. Hitzeschock) mit raschem Atem- und Herz-Kreislauf-Stillstand ist die Folge einer direkten Hitzeeinwirkung auf den Körper, die zu mehr oder weniger ausgedehnten Verbrennungen führt. Dabei werden nur geringe Mengen oder gar keine Rauchgase eingeatmet. Das Fehlen von Rußpartikeln in den Luftwegen und von Kohlenmonoxid im Blut bedeutet also nicht zwangsläufig, dass der Betroffene bei Brandausbruch bereits tot war.

Tritt durch Hitzeeinwirkung nicht sofort der Tod ein, so kann sich bei Verbrennungen von mehr als 15 % der Haut eine allgemeine Schädigung des Organismus entwickeln, die als Verbrennungskrankheit bezeichnet wird. Anfänglich steht ein Schockgeschehen im Vordergrund, das durch Verlust von Flüssigkeit, Salzen und Bluteiweißen bedingt ist. Die Ursachen für Spättodesfälle sind Organschäden durch Giftwirkung des zerfallenen Gewebes aus den Brandwunden (z. B. toxisches Nieren- und Leberversagen). Durch die eingeatmeten, heißen Gase werden Luftwege und Lungengewebe stark geschädigt (thermisches Inhalationstrauma), und der Tod kann infolge eines Lungenversagens eintreten. Schließlich sind eine Allgemeininfektion mit Ausbreitung von Krankheitserregern im Körper (Sepsis) und selten Geschwüre (Stressulzera) im Magen-Darm-Kanal mit innerem Verbluten mögliche Ursachen für einen Spättod.

Wird nach einem Brand eine Leiche geborgen, so stellt sich die Frage, woran die betroffene Person verstorben ist. Diese Frage kann nur im Ergebnis einer Leichenöffnung und nachfolgender Zusatzuntersuchungen, vorrangig toxikologisch-chemischer Analysen, beantwortet werden. Zugleich lässt sich dadurch feststellen, ob der Tod vor Ausbruch oder im Verlauf des Brandes eingetreten ist.

Zur Feststellung einer Brandeinwirkung zu Lebzeiten werden die nachfolgend erläuterten vitalen Zeichen herangezogen. Da nur selten der ganze Körper gleichmäßig der Hitze ausgesetzt ist, weisen Brandleichen häufig unterschiedliche Verbrennungsstadien auf. Neben Verkohlungen können in anderen Körperabschnitten lediglich Verbrennungen 1. und 2. Grades vorhanden sein. Eine Hautrötung in der Umgebung der Brandblase lässt auf eine Entstehung zu Lebzeiten schließen. Die Abgrenzung zu postmortal entstandenen Brandblasen erfordert eine nähere Untersuchung durch den Rechtsmediziner.

Durch ein festes Zusammenkneifen der Augen bleiben die Falten neben den äußeren Augenwinkeln von der Brandeinwirkung verschont. Die nicht berußten oder unverbrannten Hautfalten zeichnen sich als sog. Krähenfüße ab. Außerdem werden nur die Wimpernspitzen versengt (sog. Wimpernzeichen).

Eingeatmete, heiße Luft verursacht im Kehlkopf eine Rötung und Schwellung der Schleimhaut. Beim Brand entstehender Ruß kann eingeatmet werden, sodass sich Rußpartikel bis in die tiefen Luftwege ablagern. Mitunter wird Ruß auch verschluckt. Die Rauchgase enthalten je nach Verbrennungsprozess und verbranntem Material unterschiedliche toxische Bestandteile. Bei jeder unvollständigen Verbrennung entsteht Kohlenmonoxid. Durch Verbrennen von Kunststoffen können beispielsweise Cyanverbindungen, Chlorwasserstoff, Phosgen und Dioxine auftreten. Die eingeatmeten Gifte lassen sich durch toxikologisch-chemische Analysen im Körper nachweisen.

Das eingeatmete Kohlenmonoxid verbindet sich mit dem roten Blutfarbstoff (Kohlenmonoxid-Hämoglobin = CO-Hb), verdrängt so den Sauerstoff und wirkt dadurch als Gift. Eine CO-Hb-Konzentration von mehr als 20 % gilt als vitales Zeichen einer Brandeinwirkung.

Als Hinweise für eine Kohlenmonoxidvergiftung sind an der Leiche die lachsfarbene Muskulatur und hellrotes, flüssiges Blut festzustellen. Die ebenfalls typischen, hellroten Totenflecke lassen sich bei ausgedehnten Verbrennungen der Körperoberfläche nicht erkennen.

Besteht der Verdacht, dass Brandlegungsmittel (z. B. Benzin, Spiritus) verwendet wurden, sollte zu klären versucht werden, ob der Betroffene flüchtige Stoffe eingeatmet hat. Dazu werden bei der Leichenöffnung Blutproben aus der rechten und der linken Herzkammer oder Lungenstücke für eine gaschromatografische Untersuchung entnommen.

Vielfach weisen Brandleichen postmortale Veränderungen auf. Charakteristisch ist die sog. Fechter- oder Boxerstellung. Durch hitzebedingte Schrumpfung der Muskelsehnen sind die Gliedmaßen in halb gebeugter Stellung fixiert. Die Schrumpfung der Gesichts- und Halsweichteile bringt eine Veränderung der Physiognomie mit sich. Typisch sind der geöffnete Mund und das Hervortreten der Zunge. Weiterhin können Hitzerisse der Haut entstehen, die teilweise glattrandig erscheinen und an Messerschnittverletzungen erinnern. Bevorzugte Stellen sind die Gesichts- und Halsregion. Die Schrumpfung der Knochen wird meist überschätzt. Sie beträgt bei den langen Röhrenknochen bis 10 %. Durch längere Brandeinwirkung mit weitgehender Abkohlung der Gliedmaßen entsteht ein Brandtorso. Bei flüchtiger Betrachtung sind Verwechselungen mit Kindesleichen möglich und auch schon vorgekommen.

Infolge direkter Hitzeeinwirkung auf den Kopf ist eine Aufsprengung des Hirnschädels möglich. Es kann auch ein sog. Brandhämatom zu finden sein. Dabei handelt es sich um eine Blutansammlung zwischen Schädeldach und harter Hirnhaut, deren Unterscheidung von einem vital entstandenen, epiduralen Hämatom den Obduzenten überlassen werden muss.

Bei stark verkohlten Brandleichen ist die Identifizierung erheblich erschwert. Wegen der großen Brüchigkeit einer weitgehend verkohlten Brandleiche muss bei deren Bergung und Transport behutsam vorgegangen werden. Insbesondere dann, wenn der Körper von Brandschutt bedeckt oder zusätzlich durch Löschwasser aufgeweicht ist, muss darauf geachtet werden, dass verbliebene Identitätsmerkmale (locker sitzende Zähne, Bekleidungsreste, Schmuckgegenstände) nicht verloren gehen.

Tödliche Verbrennungen sind meist Unfälle. Bei Erwachsenen führt häufig das Rauchen in alkoholisiertem Zustand auf der Schlafstätte zur Verbrennung. Das Körperfett kann brandfördernd wirken, insbesondere dann, wenn Kleidungsstücke, Schlaf- oder Sitzmöbel eine Dochtwirkung erzeugen. Unsachgemäßes Entzünden von Grillkohle (z. B. mit Spiritus) verursacht alljährlich Verpuffungen mit schwersten Verbrennungen. Spielen Kinder mit Streichhölzern (kokeln, zündeln), so können nicht mehr beherrschbare Feuer entstehen. Die Missachtung von Arbeitsschutzvorschriften beim Schweißen führt mitunter zu Bränden.

In der Öffentlichkeit vollzogene, demonstrative Selbstverbrennungen, meist nach Übergießen mit Benzin oder Öl, sind aus der Situation und häufig durch Zeugenaussagen problemlos als solche zu erkennen. Vereinzelt haben sich Suizidenten mit brennbarer Flüssigkeit übergossen und angezündet, um sich anschließend als brennende Fackel aus großer Höhe herabzustürzen. Andersartige Suizide (z. B. Erhängen oder Erschießen) werden gelegentlich mit einer Brandlegung verbunden, um den Erben möglichst wenig zu hinterlassen (Abbrennen des Anwesens) oder den Verdacht eines Verbrechens auf Angehörige zu lenken.

Äußerst selten sind Tötungsdelikte durch Verbrennen (Brandmord), die an wehrlosen Personen nach Übergießen mit brennbarer Flüssigkeit oder durch Hineinstoßen in ein größeres Feuer begangen werden. Die Bergung einer Brandleiche aus einem ausgebrannten Kraftfahrzeug ohne erkennbares Verkehrsunfallgeschehen muss den Verdacht auf eine Fremdeinwirkung hervorrufen.

Wesentlich häufiger wird versucht, ein Tötungsdelikt durch Brandlegung zu verschleiern (Mordbrand). Auf diese Weise will der Täter die Spuren des Verbrechens an der Leiche beseitigen und die Identifizierung verhindern oder zumindest erschweren. Durch Verbrennen soll die Leiche vollständig zerstört werden. Dieses Vorhaben gelingt jedoch meist nicht. Eine vollständige Leichenverbrennung lässt sich nur bei konstant hohen Temperaturen um 1000 °C über einen Zeitraum von 1 bis 2 Stunden in einem Krematorium erreichen. Nur unter diesen Voraussetzungen verbrennt die Leiche bis auf einen Rest von 1–3 kg kalzinierter Knochenstücke. Die notwendigen Bedingungen für eine vollständige Leichenverbrennung sind bei einer kriminellen

Brandlegung kaum zu erreichen. Demgegenüber ist es möglich, die Leiche eines Säuglings bei Temperaturen ab 500 °C zu verbrennen.

Naturgemäß werden die vitalen Zeichen des Verbrennens beim Mordbrand fehlen.

Selbst bei stark verkohlten und verstümmelten Leichen können die inneren Organe noch so gut erhalten sein, dass eine zuverlässige Befunderhebung möglich ist. So lassen sich beispielsweise Kehlkopfbrüche infolge von Drosseln oder Würgen und Stich- oder Schussverletzungen ebenso feststellen wie dazugehörige vitale Zeichen (Unterblutung, Ausblutung). Auch die Folgen stumpfer Gewalteinwirkung können erhalten bleiben. Durch die Leichenöffnung ist praktisch immer zu klären, ob Zerstörungen am Schädel einer Brandleiche durch Erschlagen, durch herabstürzende Gebäudeteile oder durch die Hitzeeinwirkung zustande gekommen sind.

Wenn Kleidungsstücke oder andere Gegenstände (z. B. Strangwerkzeug) dem Körper eng anliegen, können so die darunter befindlichen Hautpartien nahezu unverändert erhalten bleiben. Demnach ist auch die Strangmarke unschwer erkennbar.

Ergibt die Leichenöffnung, dass der Betroffene bei Brandausbruch gelebt hat, stellt sich die Frage, warum er verbrannt ist. Mit anderen Worten:

- Konnte er den Ausbruch des Brandes wahrnehmen?
- War er in der Lage, den Brandort zu verlassen?

Mögliche Erklärungen wären tiefer Schlaf, Alkoholisierung, Medikamenten- oder Drogenwirkungen, Lähmungen, Gehbehinderungen oder ein verlegter Fluchtweg (z. B. Türen sind nicht zu öffnen, vom Feuer eingeschlossen, Brand in unteren Stockwerken). Auch die schnelle Giftwirkung von Rauchgasen (Kohlenmonoxid, Cyanverbindungen) sowie ein heftiges Brandgeschehen mit Hitzeschock bedingen eine baldige Handlungsunfähigkeit. Diese kann ebenso durch Fremdeinwirkung, wie Fesselung, Einsperren, zu Bewusstlosigkeit führende Schläge gegen den Kopf oder Strangulation, verursacht sein. Beim Suizidenten ist es denkbar, dass er nicht versucht hat, dem selbst gelegten Brand zu entfliehen.

Finden sich keine Zeichen einer Verbrennung zu Lebzeiten, kommen als Erklärung ein Hitzeschock und andere Todesursachen, d. h. ein natürlicher wie auch ein nichtnatürlicher Tod in Betracht. Die Feststellung der Todesursache wird im Allgemeinen durch Leichenöffnung und toxikologisch-chemische Analysen gelingen. Liegt ein nichtnatürlicher Tod vor, müssen die kriminalistischen Ermittlungen die entscheidenden Hinweise erbringen, um die Leichensache als Unfall, Suizid oder (verschleiertes) Tötungsdelikt abzuschließen.

9. Niedrige Temperaturen

Die Einwirkung von Kälte auf den Körper kann zu einem lokalen Schaden, der Erfrierung, und zu einer Beeinträchtigung des Gesamtorganismus, der allgemeinen Unterkühlung, führen.

Bei der lokalen Gewebsschädigung werden vier Grade unterschieden:

1. Grad – blau-rote Hautverfärbung (Kälteerythem).
2. Grad – Schwellung und Blasenbildung (sog. Frostbeule).
3. Grad – Gewebsuntergang (sog. Frostbrand = Kältegangrän).
4. Grad – selten völlige Vereisung mit Abbrechen der Glieder.

Geschädigt werden zuerst Ohren und Nase sowie Zehen und Finger. Kriminalistisch sind lokale Erfrierungen nahezu bedeutungslos.

Die allgemeine Unterkühlung stellt eine Herabsetzung der Körpertemperatur unter den Normalwert von rund 37 °C dar. Begünstigende äußere Faktoren sind unzureichende Bekleidung, hohe Luftfeuchtigkeit (Regen, Nebel), Wind, Aufenthalt in kaltem Wasser (Schiffbrüchige), Einschneien und Schneelawinen. Gegebenenfalls müssen die Wetterbedingungen, wie Temperatur, Luftfeuchtigkeit, Windstärke und Niederschlag, durch Nachfragen beim Wetterdienst ermittelt werden.

Von den inneren Faktoren sind bedeutsam: Alkoholrausch, Medikamenten- und Drogenwirkungen, Erschöpfung, Hunger, Krankheiten, Blutverlust und Schädel-Hirn-Verletzungen mit Bewusstseinsstörungen. Eine besondere Gefährdung besteht für alte, körperlich geschwächte Menschen und kleine Kinder sowie für Unfallverletzte, desorientiert umherirrende Personen und Obdachlose.

Bei der allgemeinen Unterkühlung lassen sich vier Stadien unterscheiden:

Stadium 1 – Erregungsstadium (Körperkerntemperatur 36–33 °C):
Muskelzittern, Euphorie, paradoxes Wärmeempfinden, Verwirrtheit, erhöhte Schmerzempfindung, Steigerung von Herz- und Atemfrequenz.

Stadium 2 – Erschöpfungsstadium (Körperkerntemperatur 33–30 °C):
Muskelerschlaffung, nachlassende Schmerzempfindung, Apathie, Absinken von Herz- und Atemfrequenz.

Stadium 3 – Lähmungsstadium (Körperkerntemperatur 30–27 °C):
Kältestarre der Muskulatur, Bewusstlosigkeit, Reflexverlust, weiteres Absinken der Herz- und Atemfrequenz.

Stadium 4 – Finalstadium (Körperkerntemperatur niedriger als 27 °C):
weitere Dämpfung der Vitalfunktionen bis zum Herz-Kreislauf-Stillstand durch Herzkammerflimmern bzw. Herzstillstand, Atemstillstand.

Eine akute Unterkühlung kann bereits innerhalb weniger, meist von 5 bis 7 Stunden zum Tod führen. Im Zusammenwirken von äußeren und inneren Faktoren reichen Lufttemperaturen bei Plusgraden zwischen 4 °C und 8 °C für den Todeseintritt aus. Folglich ist eine tödliche Unterkühlung bei entsprechenden Nachttemperaturen auch im Sommer möglich. Der Kältetod tritt nicht nur im Freien ein, sondern kommt ebenso in unzureichend geheizten Wohnungen oder anderen geschlossenen Räumen vor.

Äußere Befunde an der Leiche beim Tod durch Unterkühlung können völlig fehlen. Etwa in der Hälfte der Fälle finden sich im Bereich der Knie und Ellenbogen fleckförmig geschwollene, blau-rote, glänzende Hautstellen (Kälteerythem). Durch die Kälteeinwirkung entstehende, hellrote Totenflecke sind kein vitales Zeichen, sondern zeigen lediglich an, dass die Leiche niedrigen Temperaturen ausgesetzt war (z. B. auch in einer Kühlzelle).

Von den Obduktionsbefunden sind schwarz-braune, bis linsengroße Flecke in der Magenschleimhaut (Blutungen oder akute hämorrhagische Erosionen = *Višnevski*sche Flecke) richtungweisend für den Unterkühlungstod. Mehr als die Hälfte der Verstorbenen weist derartige Schleimhautdefekte auf. In der Bauchspeicheldrüse finden sich Gewebsveränderungen, die dem Bild einer Entzündung mit Gewebsuntergängen und Blutungen gleichen. Da es bei der Unterkühlung zu Stoffwechselstörungen kommt, können entsprechende Stoffwechselprodukte im Urin der Leiche nachgewiesen werden (Keton-Schnelltest).

Mitunter ist die Leichenfundortsituation bei Unterkühlung so beschaffen, dass der Unerfahrene zuerst an eine Fremdeinwirkung denkt. Wie bereits erwähnt, kommt es bei der Unterkühlung zu einem paradoxen Wärmeempfinden. Der Unterkühlte zieht sich nach und nach aus, verstreut beim Herumirren und Herumkriechen die Kleidungsstücke in weitem Umkreis, sucht keinen Schutz vor der Kälte, sondern legt sich schließlich nackt hin, um einzuschlafen. Dieses widersinnige Verhalten wird als Kälteidiotie bezeichnet. Der Leichenfundort kann durch die regellos verstreuten Kleidungsstücke den Eindruck erwecken, als habe ein Kampf stattgefunden. Bekräftigt wird diese Annahme häufig dadurch, dass der Leichnam vielfache Hautabschürfungen und Verschmutzungen, vorrangig an Knien und Unterarmen, aufweist. Wird eine entkleidete Frau tot aufgefunden, kann die Körperhaltung mit gespreizten Beinen den Verdacht auf ein Sexualdelikt nahelegen. Finden sich bei geschlossener Schneedecke nur die vom Betroffenen hinterlassenen Spuren, so wird der Ausschluss einer Fremdeinwirkung ohne Weiteres möglich sein.

In unseren Breiten ist der Tod durch Unterkühlung in der überwiegenden Mehrzahl der Fälle mit einer alkoholischen Beeinflussung verbunden. Gewöhnlich handelt es sich um Unfälle. Allerdings kommen auch Tötungen durch Unterkühlung vor. Das Opfer wird betrunken gemacht und in stark alkoholisiertem Zustand ins Freie gebracht. Wird ein verletztes Opfer (z. B. nicht tödliche stumpfe Gewalteinwirkung) hilflos im Freien liegen gelassen, so kann als letztendliche Todesursache die Unterkühlung hinzutreten. Neugeborene und Kleinkinder sind vereinzelt die Opfer vorsätzlicher Tötungen durch Unterkühlung. Zumeist erbringt die Leichenöffnung Klarheit über die Todesursache. Die richtungweisenden Obduktionsbefunde können aber auch fehlen, sodass bei Ausschluss anderer Todesursachen die Diagnose des Unterkühlungstodes nur durch die Vorgeschichte und die Auffindungssituation gestützt wird.

10. Nahrungsmangel

Ein gesunder Erwachsener benötigt zur Erhaltung der Organfunktionen zwischen 1400 und 1800 kcal pro Tag. Dieser Grundumsatz ist abhängig von Alter, Geschlecht, Körperoberfläche, Hormonfunktion und Art der Ernährung. Zusätzliche Faktoren, wie körperliche Tätigkeit und Wärmeregulation, führen zu einer Steigerung des Kalorienbedarfs. Die Zufuhr der Energie erfolgt durch die Nahrung, die alle vom Körper benötigten Bestandteile in einem geeigneten Verhältnis enthalten muss. Neben den Energielieferanten Eiweiße, Fette und Kohlenhydrate benötigt der Körper Wasser, Vitamine, Minerale und Spurenelemente. Bei den Eiweißen und Fetten ist ein gewisser Gehalt an essenziellen Amino- bzw. Fettsäuren unverzichtbar. Der Wasserbedarf des Körpers beträgt unter normalen Bedingungen rund 2 Liter am Tag.

Der Tod durch Verhungern kann verschiedene Ursachen haben. Neben krankheitsbedingten Störungen der Nahrungsaufnahme (z. B. Speiseröhrenkrebs) und Nahrungsverweigerung (z. B. Hungerstreik, psychogene Essstörungen) sind völliger Nahrungsentzug und unzureichende Nahrungszufuhr (Mangelernährung, Fehlernährung) zu nennen. Schwere Formen der Abmagerung können auch die Folge verschiedener Krankheiten (z. B. Krebsleiden, Tuberkulose, Schilddrüsenüberfunktion) sein.

Der vollständige Nahrungsentzug führt bei Erwachsenen nach 50 bis 60 Tagen zum Tod, wenn ausreichend Wasser aufgenommen wird. Allerdings besteht in Abhängigkeit von Umgebungsbedingungen und Körperkonstitution eine große Variationsbreite in der Überlebenszeit. Wird auch kein Wasser aufgenommen, tritt der Tod bei gemäßigtem Klima nach etwa 10 Tagen ein, in den Tropen wesentlich schneller. Neugeborene und Säuglinge überleben einen Nahrungsentzug nur wenige Tage.

Der Tod ist entweder direkte Folge des Nahrungsmangels, oder es treten durch die verminderte Abwehrlage des Organismus tödliche Infektionen (z. B. Lungen- und Darmentzündung) hinzu.

Der Leichenbefund wird von der hochgradigen Abmagerung (= Auszehrung = Kachexie) und von der Austrocknung bestimmt. Unter der trockenen, faltigen und schlaffen Haut zeichnet sich das Skelett ab.

Die Kopfbehaarung ist schütter und trocken. Im Gesicht fallen die tief liegenden Augen und die eingesunkenen Schläfen besonders auf. Die Zwischenrippenräume und der Bauch sind tief eingesunken. Der Durchmesser der Gliedmaßen ist erheblich reduziert. Als Folgeschäden des Nahrungsmangels kommen Infektionen, Vitaminmangelzustände und schwere Hautveränderungen (z. B. Wundsein, Durchliegegeschwüre) hinzu.

Dem äußeren Bild entsprechend, weisen auch die inneren Organe eine starke Rückbildung auf. Unterhautfettgewebe und Muskulatur fehlen weitgehend. Der Magen-Darm-Kanal ist leer. Im Mastdarm finden sich manchmal verhärtete Kotballen. Insbesondere bei Eiweißmangel kommt es zu einer Wassereinlagerung in die Körpergewebe (Hungerödem) mit Anschwellung der Gliedmaßen und Flüssigkeitsansammlung in der Bauchhöhle.

Der Hungertod betrifft vorwiegend Kinder in den ersten 3 Lebensjahren, die von den Eltern nicht versorgt werden. Mitunter verhungern alte Menschen und Geistesgestörte, die vereinsamt, oft unter unwürdigen Bedingungen leben. Bei Alkohol- und Drogenabhängigen sind nicht selten Zeichen einer unzureichenden Nahrungszufuhr feststellbar.

Besondere äußere Umstände können zum Verhungern und zum Verdursten führen (z. B. verschüttete Bergleute, Schiffbrüchige). Weiterhin sind Fälle bekannt geworden, bei denen eine Person von einer anderen bis zum Hungertod gefangen gehalten wurde.

Bei Todesfällen von Säuglingen und Kleinkindern, die ein zu geringes Körpergewicht, ein Wachstumsdefizit und vielleicht noch Pflegeschäden aufweisen, ergibt sich der Verdacht auf eine Kindesvernachlässigung durch Nahrungsentzug. Um die Todesursache festzustellen und zugleich den Schutzbehauptungen der Kindesmutter (schlechter Esser, Gedeihstörungen) entgegentreten zu können, müssen Leichenöffnung, mikroskopische Gewebeuntersuchungen und toxikologisch-chemische Analysen durchgeführt werden. Außerdem können Unterlagen der Schwangeren- und Mütterberatung sowie Aufzeichnungen über ärztliche Behandlungen der Sachverhaltsaufklärung dienlich sein.

V. Vergiftungen

1. Begriffe und rechtliche Bestimmungen

Gifte sind Substanzen, die in einer gewissen Menge durch ihre chemischen oder physikalischen Eigenschaften unter bestimmten Bedingungen den menschlichen Organismus schädigen können. Die Giftwirkung hängt im Wesentlichen ab von der Art der Substanz und der aufgenommenen Menge (Dosis), der Art der Verabreichung, der Einwirkungsdauer und -häufigkeit sowie der körperlichen Beschaffenheit des Geschädigten (Alter, Krankheiten). Nach der Herkunft kann es sich um chemische, pflanzliche, tierische, bakterielle oder andere Gifte handeln.

Eine Vergiftung (Intoxikation) ist das Krankheitsbild, das aus der schädlichen Wirkung eines Giftes resultiert. Es kann zur Wiederherstellung der Gesundheit, zu chronischer Krankheit oder zum Tod kommen. Zwischen der Aufnahme eines Giftes und dem Wirkungseintritt liegt eine unterschiedlich lange Latenzzeit. Die Zeitdauer kann von Sekunden (Blausäure) über Tage (Halogenalkane) bis zu Jahren (krebserzeugende Stoffe) reichen. Nach dem Verlauf werden akute und chronische Vergiftungen unterschieden.

Das schnelle Auftreten von Krankheitszeichen nach einmaliger Substanzaufnahme in ausreichender Dosis stellt eine akute Vergiftung dar. Der Tod kann sofort (z. B. Cyanide) oder nach geringer Überlebenszeit (z. B. Strychnin) eintreten und ist unmittelbare Folge schwerwiegender Funktionsstörungen einzelner Organsysteme.

Eine chronische Vergiftung ist charakterisiert durch das Auftreten oder die Verstärkung von Krankheitszeichen nach wiederholter Aufnahme kleiner Substanzmengen über einen längeren Zeitraum. Hierbei ist der Tod mittelbare Folge der zunehmenden Organschädigung oder hinzutretender Komplikationen.

Aus dem Strafprozessrecht ist bei Vergiftungsverdacht der § 91 StPO zu beachten, der die Untersuchung durch einen Chemiker vorschreibt. Ergänzt werden die Bestimmungen der Strafprozessordnung durch die Hinweise der Nrn. 34 (Exhumierung bei Vergiftungsverdacht) und 35 (Entnahme von Leichenteilen) der RiStBV. Unter Nr. 35 RiStBV heißt es:

„(1) Der Staatsanwalt hat darauf hinzuwirken, dass bei der Leichenöffnung Blut- und Harnproben, Mageninhalt oder Leichenteile entnommen werden, falls es möglich ist, dass der Sachverhalt durch deren eingehende Untersuchung weiter aufgeklärt werden kann. Manchmal, z. B. bei mutmaßlichem Vergiftungstod, wird es sich empfehlen, einen besonderen Sachverständigen zuzuziehen, der diese Bestandteile bezeichnet.

(2) Werden Leichenteile zur weiteren Begutachtung versandt, so ist eine Abschrift der Niederschrift über die Leichenöffnung beizufügen. Die Ermittlungsakten sind grundsätzlich nicht zu übersenden."

Strafrechtlich relevant sind speziell die gefährliche Körperverletzung durch Beibringung von Gift (§ 224 I Nr. 1 StGB), die gemeingefährliche Vergiftung (§ 314 StGB) und die schwere Gefährdung durch Freisetzen von Giften (§ 330a StGB).

Darüber hinaus sind im Zusammenhang mit Giften und Vergiftungen hauptsächlich folgende Gesetze bedeutsam:

- Chemikaliengesetz i. d. F. d. Bek. vom 28. August 2013,
- Arzneimittelgesetz i. d. F. d. Bek. vom 12. Dezember 2005,
- Betäubungsmittelgesetz i. d. F. d. Bek. vom 1. März 1994,
- Grundstoffüberwachungsgesetz vom 11. März 2008,
- Neue-psychoaktive-Stoffe-Gesetz vom 21. November 2016.

Gemäß § 16e II Chemikaliengesetz i. V. m. § 3 der Giftinformationsverordnung i. d. F. d. Bek. vom 31. Juli 1996 besteht für jeden Arzt eine unverzügliche Mitteilungspflicht

„1. bei akuten Erkrankungen nach Abschluss der Behandlung,
2. bei chronischen Erkrankungen nach Stellung der Diagnose,
3. bei einer Beratung im Zusammenhang mit einer Erkrankung nach Abschluss der Beratung,
4. sofern im Falle einer Erkrankung mit Todesfolge eine Obduktion durchgeführt wird, nach deren Abschluss".

2. Vorkommen und Verteilung

In Deutschland werden jährlich schätzungsweise 100 000–200 000 Vergiftungen in Krankenhäusern behandelt. Die Ursachen verteilen sich etwa wie folgt:

- Haushaltsmittel (etwa 35 %),
- Arzneimittel (etwa 30 %),
- Pflanzen (etwa 14 %),
- Schädlingsbekämpfungsmittel (etwa 7 %),
- chemisch-berufliche Stoffe (etwa 4 %),
- Drogen (etwa 3 %),
- sonstige Gifte (etwa 7 %).

Mehr als die Hälfte aller Vergiftungen betrifft Kinder, überwiegend die Altersgruppe der Ein- bis Vierjährigen. Bei den Kindern sind Haushaltspräparate und Pflanzen die häufigsten Gifte, während bei den Erwachsenen Arzneimittel an der Spitze stehen.

An einer Vergiftung sterben in Deutschland jährlich 3000–4000 Menschen. Das entspricht einem Anteil der Vergiftungstodesfälle von ungefähr 0,3–0,5 % aller Sterbefälle. Von den tödlichen Vergiftungen sind 70–90 % Suizide. Der Rest betrifft unfallbedingte Intoxikationen (unter 10 %) und solche Vergiftungsfälle, bei denen keine Zuordnung möglich ist. Tötungsdelikte werden selten festgestellt (unter 1 %).

3. Toxikokinetik

Die Toxikokinetik beschäftigt sich mit dem Schicksal von Giften bei der Körperpassage und beschreibt die Konzentration-Zeit-Verläufe im Organismus. Dazu gehören folgende Vorgänge:

- Aufnahme in den Körper (Absorption),
- Verteilung im Organismus (Distribution),
- Verstoffwechselung des Giftes (Metabolisierung, Biotransformation),
- Ausscheidung des Giftes oder der Umwandlungsprodukte (Elimination).

Ein Gift kann auf verschiedenen Wegen in den Körper gelangen. Üblich ist die Unterscheidung zwischen einer Aufnahme über den Magen-Darm-Kanal (enteral) und einer Zufuhr unter Umgehung des Magen-Darm-Kanals (parenteral). Zur enteralen Verabfolgung gehören die Einnahme über den Mund (oral) und über die Mundschleimhaut (bukkal, sublingual) sowie das Einführen in den Mastdarm (rektal). Parenterale Giftaufnahmewege sind die Injektion (in Blutgefäße, in die Muskulatur oder unter die Haut), das Einatmen (Inhalation) sowie die Aufnahme über Nasenschleimhaut (nasal), Scheidenschleimhaut (vaginal) und Haut (transdermal).

Um im Körper wirksam zu werden, muss das Gift vom Aufnahmeort in den Blutkreislauf gelangen. Direkt und damit am wirkungsvollsten geschieht das durch Einspritzen in die Blutbahn (überwiegend intravenöse Injektion). Die Bedeutung der übrigen Giftaufnahmewege veranschaulicht nicht zuletzt die Größe der verfügbaren Resorptionsoberfläche, die im Magen-Darm-Kanal 120 m^2, im Atemtrakt 70 m^2 und bei der Haut 1,7 m^2 beträgt. Die Geschwindigkeit der Giftaufnahme aus dem Magen-Darm-Kanal in das Blut hängt vorrangig von Löslichkeit und Molekülgröße der Substanz sowie von der Durchblutung der Magen-Darm-Schleimhaut ab.

Das aufgenommene Gift wird mit dem Blutstrom im Körper verteilt. Wesentliche Vorgänge dabei sind die Bindung an Bluteiweiße, die Anreicherung oder Bindung in entsprechenden Geweben (z. B. Fettgewebe) und die Aufnahme in die Zellen. Die Verteilung hängt maßgeblich von der Organdurchblutung ab. Demzufolge können Alter und Krankheiten, welche die Blutversorgung reduzieren, zu Veränderungen der Verteilungseigenschaften einer Substanz führen. Für manche Stoffe bestehen Begrenzungen ihrer Verteilung (z. B. Blut-Hirn-Schranke).

Einige der aufgenommenen Gifte (z. B. Metalle) werden im Körper nicht verändert, während andere einer Umwandlung unterliegen. Diese Stoffwechselprozesse vollziehen sich überwiegend in der Leber, wo Zellenzyme Abbau, Umbau und Kopplung an andere Verbindungen bewirken. Dadurch wird eine Verbesserung der Ausscheidung erreicht. Es gibt aber auch Stoffwechselprozesse, die eine Substanz erst im Organismus in ein Gift umwandeln (Giftung).

Die Ausscheidung aus dem Körper kann über mehrere Wege erfolgen. Von den verschiedenen Mechanismen der Entfernung eines Giftes oder der Umwandlungsprodukte aus dem Organismus ist die Ausscheidung über die Nieren am bedeutsamsten. Infolgedessen erscheinen die Substanzen im Urin und lassen sich darin nachweisen. Die Ausscheidung kann weiterhin mit dem Kot erfolgen, in geringen Mengen auch mit Schweiß und Speichel. Schließlich ist die Ausatmung über die Lungen (Exhalation) für manche Substanzen eine wichtige Form der Ausscheidung.

Die Ablagerung unveränderter oder umgewandelter Gifte in Haut, Haaren und Nägeln stellt nur dann eine wirkliche Ausscheidung dar, wenn durch abgestoßene bzw. abgeschnittene Anteile eine Entfernung aus dem Organismus bewirkt wird. Die sog. Depotgifte werden hauptsächlich durch Speicherung in verschiedenen Geweben aus dem Blutstrom entfernt, verbleiben aber im Körper. Je nach Ablagerungsform kann unter bestimmten Bedingungen eine toxische Menge freigesetzt werden. Dadurch ist die Substanz noch längere Zeit nach Beendigung der Aufnahme in den Ausscheidungen nachweisbar. So lagert sich das Insektizid DDT im Fettgewebe ab und wird durch Fettabbau bei Nahrungsmangel mobilisiert.

4. Giftnachweis

Die Feststellung einer Vergiftung durch den Giftnachweis in biologischem Material ist Aufgabe der toxikologischen Analytik. Das Arbeitsgebiet umfasst den qualitativen Nachweis, die quantitative Bestimmung und die Bewertung der Untersuchungsergebnisse.

Die toxikologisch-chemische Analyse wird durch verschiedene Faktoren erschwert. Zahlreiche Substanzen wirken bereits bei sehr kleiner Dosis, sodass die im Körper verteilte Menge im Nano- oder Pikogrammbereich liegen kann. Dadurch bereitet der Nachweis einige Schwierigkeiten, und es gelingt mitunter nur die Art der Substanz festzustellen. Viele Gifte werden im Körper schnell umgewandelt. Infolgedessen können lediglich Abbauprodukte erfasst werden, die keine ausreichenden Rückschlüsse auf Art und Menge der aufgenommenen Substanz zulassen. Manche Gifte werden so schnell im Organismus abgebaut und ausgeschieden, dass nach einer kurzen Überlebenszeit der Giftnachweis nicht mehr gelingt.

Bedingt durch die fortwährende Einführung neuer Verbindungen in Industrie, Medizin und anderen Bereichen, müssen Analysemethoden und Referenzwerte ständig auf dem Laufenden gehalten werden.

Eines der Hauptprobleme beim Giftnachweis ist die große Vielfalt der Untersuchungsmaterialien. Analysiert werden müssen so unterschiedliche Proben wie nicht aufgenommene Reste des fraglichen Giftes, Rückstände in Trinkgefäßen oder auf Textilien, Erbrochenes, Magenspülflüssigkeit, Blut, Urin und andere Körperflüssigkeiten, Organgewebe, Magen- und Darminhalt, Haare und Nägel. Zu berücksichtigen ist auch, dass Gifte im Körper nach dem Tod noch Veränderungen unterliegen. Daran sind körpereigene Enzyme und Fäulnisvorgänge beteiligt.

Einige Gifte lassen sich auch nach längerer Liegezeit im Erdgrab nachweisen. Das gelingt bei vielen anorganischen Giften, insbesondere Metallen (z. B. Arsen, Thallium), noch nach Jahren und bei organischen Verbindungen (z. B. Schlafmittel) bis zu mehreren Monaten. Deshalb ist eine Exhumierung bei Vergiftungsverdacht sinnvoll. Allerdings muss beachtet werden, dass auch Sargmaterial und Erdproben zu entnehmen sind, weil Gifte aus dem Erdreich in den Leichnam einwandern oder aber ausgeschwemmt werden können. Um ein sachgerechtes Vorgehen bei der Exhumierung und bei der Entnahme von Sarg- und Erdproben zu gewährleisten, muss ein Rechtsmediziner hinzugezogen werden.

Bei der Leichenöffnung erfolgt routinemäßig die Entnahme von Herzblut, Oberschenkelvenenblut und Urin sowie von Organproben aus Lungen, Leber, Nieren und Gehirn. Zu den Standardasservaten gehören auch Magen- und Darminhalt. Abhängig von der Fragestellung sind Hirnkammer- und Rückenmarkflüssigkeit, Augapfelflüssigkeit, Gallensaft, Muskulatur, Fettgewebe, Knochen, Haare, Nägel, Injektionsstellen mit umgebendem Gewebe oder Fäulnisflüssigkeit erforderlich.

Besteht ein Verdacht, welches Gift aufgenommen wurde, sind zielgerichtete Untersuchungen möglich. Jedoch müssen die toxikologischen Analysen oft mit weitgehend ungerichteter Fragestellung vorgenommen werden. Fehlende Hinweise auf das verwendete Gift bedeuten immer einen hohen methodischen Aufwand und einen großen Verbrauch des vorhandenen Untersuchungsmaterials. Ohne konkreten Verdacht kann die allgemeine Frage nach dem Vorliegen einer Vergiftung nicht immer eindeutig beantwortet werden, weil viele Substanzen nur bei gezielter Suche nachweisbar sind.

Die toxikologische Analytik erfordert ein umfangreiches Methodenspektrum.

Als Vortests stehen heute moderne immunologische Techniken zur Verfügung. Solche Screening-Verfahren werden meist durchgeführt, um Stoffgruppen (z. B. Benzodiazepine, Opiate) im Urin oder im Blut zu erfassen. Unterschieden werden die Prinzipien

- Enzymimmunoassay (EIA) und
- Radioimmunoassay (RIA).

Die Ergebnisse dienen der Orientierung und müssen durch spezifische Nachweismethoden bestätigt werden.

Zur Feststellung von Art und Menge eines Giftes ist es zunächst erforderlich, die Substanzen (Stoff, Umwandlungsprodukte) aus dem Untersuchungsmaterial zu isolieren und anzureichern. Grundsätzlich eignen sich zur Anreicherung organischer Verbindungen aus biologischem Material mehrere Verfahren, so die Flüssig-Flüssig-Extraktion (FFE), die Fällung mit einem organischen Lösungsmittel wie Methanol oder Acetonitril und die Festphasenextraktion (SPE = solid phase extraction). Eine Alternative zu den klassischen Techniken stellt die Festphasenmikroextraktion (SPME = solid phase micro extraction) dar. Weitere Verfahren sind Destillation oder Dampfraumanalyse (sog. Headspace-Techniken) für flüchtige Stoffe, Dialyse für Salze und Veraschung für Metallgifte.

Nach erfolgter Anreicherung müssen geeignete Auftrennungs- und Detektionsverfahren eingesetzt werden, um die Substanzen zu identifizieren und zu quantifizieren. Für die Auftrennung von Substanzgemischen, die in der Regel vor der Detektion erfolgt, sind verschiedene chromatografische Untersuchungsmethoden verfügbar:

- Dünnschichtchromatografie (DC),
- Gaschromatografie (GC),
- Hochleistungsflüssigkeitschromatografie (HPLC = high performance liquid chromatography).

Eine Vielzahl von Einsatzmöglichkeiten bieten auch die hochauflösenden Trennmethoden der Kapillarelektrophorese.

Zur Identifizierung und Quantifizierung werden neben spektroskopischen Methoden vor allem massenspektrometrische Verfahren genutzt, darunter

- Absorptionsspektroskopie im ultravioletten und/oder sichtbaren Bereich (UV- bzw. UV-VIS-Spektroskopie),
- Infrarotspektroskopie (IR-Spektroskopie),
- Massenspektrometrie (MS) bzw. Tandemmassenspektrometrie (MS/MS), häufig in Kombination mit vorheriger Gaschromatografie (GC-MS bzw. GC-MS/MS) oder Flüssigkeitschromatografie (LC-MS bzw. LC-MS/MS),
- Hochauflösende Massenspektrometrie (HRMS = high resolution mass spectrometry),
- Kernmagnetische Resonanzspektroskopie (nuclear magnetic resonance, NMR-Spektroskopie),
- Atomabsorptionsspektroskopie (AAS),
- Röntgenfluoreszenzanalyse (RFA).

Sofern erforderlich, können noch andere Analysemethoden (z. B. Flammenfotometrie, Neutronenaktivierungsanalyse, Voltammetrie) eingesetzt werden. In Betracht kommen weiterhin mikroskopische, bakteriologische und botanische Untersuchungen.

Die Feststellung einer Vergiftung setzt den Nachweis eines Giftes im Körper voraus. Gelingt der Giftnachweis nicht, lässt sich eine Vergiftung niemals sicher ausschließen, weil eine Untersuchung auf alle denkbaren Gifte praktisch nicht durchführbar ist oder sich die aufgenommene Substanz aufgrund der geringen Konzentration im Körper dem Nachweis entziehen kann. Des Weiteren ist es möglich, dass das Gift und seine Abbauprodukte bereits ausgeschieden worden sind.

5. Anorganische Gifte

5.1 Blausäure und ihre Salze

Die Blausäure (HCN, Cyanwasserstoffsäure) und ihre Salze Kaliumcyanid (KCN, Zyankali) und Natriumcyanid (NaCN) sind hochgiftige Stickstoffverbindungen des Kohlenstoffs. Reine Blausäure ist eine farblose Flüssigkeit, die wegen ihres niedrigen Siedepunktes von 26 °C leicht verdampft und deshalb eingeatmet werden kann. Die Dämpfe sind leichter als Luft und steigen auf. Kaliumcyanid und Natriumcyanid sind weiße Substanzen. Als sehr schwache Säure wird Blausäure aus ihren Salzen durch andere Säuren freigesetzt (z. B. Kohlensäure, Fruchtsäuren, Magensalzsäure).

Im industriell-gewerblichen Bereich bestehen Vergiftungsmöglichkeiten in der Galvanotechnik, bei der Schädlingsbekämpfung (Begasung), in der Edelmetallindustrie und durch Laborchemikalien. Bevorzugt werden Cyanverbindungen, meist Kaliumcyanid, in suizidaler Absicht von Personen eingenommen, die sich das Gift aufgrund ihrer beruflichen Tätigkeit leicht beschaffen können (z. B. Chemiker, Laborpersonal, Goldschmiede, Desinfektoren, Mitarbeiter von Galvanisierbetrieben). Tötungsdelikte mit Cyaniden wurden selten festgestellt. Bei Tötungsversuchen durch Giftverabreichung in Speisen oder Getränken sind solche Personen besonders gefährdet, die erblich bedingt nicht über die Fähigkeit verfügen, den charakteristischen Geruch nach bitteren Mandeln wahrzunehmen.

Bei Bränden vor allem von Kunststoffen können verschiedene Cyanverbindungen freigesetzt werden.

Schon geringe Konzentrationen in der Atemluft von 200–500 ppm (parts per million = Millionstel = ml/m^3) wirken in wenigen Sekunden bis Minuten tödlich. Wird das Gift geschluckt, führen Dosen ab etwa 1 mg/kg Körpergewicht rasch zum Tod. Für Erwachsene liegt die tödliche Dosis demnach bei etwa 60–100 mg HCN oder bei etwa 200–300 mg Blausäuresalz.

In bitteren Mandeln ist das pflanzliche Gift Amygdalin enthalten, das bei wiederholter Aufnahme zu einer chronischen Cyanidbelastung führen kann. Bei Kleinkindern gelten 5 bis 10 Bittermandelkerne als tödliche Dosis, bei Erwachsenen 50 bis 60 Kerne. Weiterhin kommt Amygdalin in den Kernen von Steinobst, wie Pfirsiche, Kirschen und Pflaumen, vor.

Im Organismus wird aus den Cyanverbindungen das toxisch wirkende Cyanidion freigesetzt. Es führt zu einer Blockierung der Zellatmung. Dadurch ist die Sauerstoffverwertung im Gewebe gestört (innere Erstickung). Die Verteilung im Körper verläuft rasch und effektiv. Die Vergiftungserscheinungen nach Inhalation treten innerhalb von wenigen Sekunden auf, nach Einnahme des Giftes innerhalb von Minuten. Auch eine Aufnahme von Cyanverbindungen über die feuchte Haut ist möglich.

Die Metabolisierung erfolgt in den Zellen über eine Vielzahl von Stoffwechselwegen. Den wesentlichen Entgiftungsvorgang stellt die

Umwandlung (Kopplung an Schwefel) in der Leber dar. Der größte Teil des umgewandelten Cyanids wird über die Nieren ausgeschieden. Geringe Anteile werden als Cyanwasserstoff abgeatmet.

Die Anzeichen einer akuten Vergiftung sind:

- Blausäuregeruch der Ausatemluft (sog. Bittermandelgeruch),
- Schleimhautreizungen der Augen und Atemwege,
- rosa-rote Hautverfärbung,
- Übelkeit, Erbrechen, Angstgefühl, Bewusstlosigkeit, Krämpfe, Atemstillstand.

Chronische Vergiftungen sollen wegen der hohen Entgiftungskapazität des Organismus selten vorkommen. Meist führen akute Vergiftungen infolge der starken Wirksamkeit der Cyanverbindungen unmittelbar zum Tod.

Folgende Leichenbefunde sind möglich:

- hellrote Totenflecke nach Aufnahme einer größeren Giftmenge,
- Blausäuregeruch der aus Mund und Nase ausströmenden Luft nach Druck auf den Brustkorb, beachte aber: Der Blausäuregeruch kann von etwa 20 % der Menschen nicht oder kaum wahrgenommen werden!
- hellrotes Leichenblut,
- Blausäuregeruch von Mageninhalt und inneren Organen,
- Verätzung der Magenschleimhaut.

Als Untersuchungsmaterial werden Körperflüssigkeiten, Magen-Darm-Inhalt und Organproben benötigt. Die entnommenen Proben müssen randvoll in dicht schließenden Behältnissen asserviert werden. Der Nachweis erfolgt mit einem Gasspürgerät am Mageninhalt und spektrofotometrisch am Blut. Umgehende toxikologisch-chemische Untersuchungen sind erforderlich, da spätere Analyseergebnisse sowohl durch Flüchtigkeit und raschen Abbau der Blausäure als auch durch Neubildung von Cyanid in der Leiche und in zu lange gelagerten Asservaten nur mit Vorbehalt zu verwerten sind.

5.2 Kohlenmonoxid

Kohlenmonoxid (CO) entsteht bei unvollständiger Verbrennung kohlenstoffhaltiger Materialien und ist in Rauchgasen, Kuppelgasen,

Autoabgas und Tabakrauch enthalten. Das Gas wird vom Menschen nicht wahrgenommen, weil es farb-, geruch- und geschmacklos ist und keine Reizwirkung auf die Atemwege ausübt. Der typische Geruch des früher verwendeten Stadtgases war auf die Beimengung von Geruchswarnstoffen (Odorierung) zurückzuführen.

Die meisten Vergiftungen durch Kohlenmonoxid sind unfallbedingt. Bei unklaren Todesfällen in Räumen mit Gasgeräten oder Ofenheizung (Dusch- und Baderäume, Küche) und in Garagen ist an eine Kohlenmonoxidvergiftung zu denken. Erfolgt eine unvollständige Verbrennung von Erdgas oder Propangas, so entsteht Kohlenmonoxid. Entsprechende Bedingungen sind bei zu langem Betreiben von Gasheizgeräten in kleinen, schlecht belüfteten Räumen (Gartenhäuser, Wohnwagen, Campinganhänger) oder bei Nutzung von Gasherden zu Heizzwecken gegeben. Hierbei kann es zum Tod mehrerer Personen und kleiner Haustiere kommen.

Die Kohlenmonoxidquelle muss in jedem Fall ermittelt werden, um die Gefährdung weiterer Personen zu vermeiden. Eine Diffusion durch Mauerwerk und Erdreich in andere Räume ist möglich. Dabei verliert odoriertes Gas seinen typischen Geruch, weil die Warnstoffe herausgefiltert werden (Sickergas).

Vereinzelt wurde über Todesfälle beim Tauchen mit Pressluftgeräten berichtet. Deren Ursache bestand darin, dass die Luft in den Pressluftflaschen durch Verwendung benzinbetriebener Kompressoren mit Kohlenmonoxid verunreinigt war.

Nach der Umstellung der Gasversorgung von CO-haltigem Stadtgas (Leuchtgas) auf CO-freies Erdgas kommen Selbsttötungen heute nur noch gelegentlich vor. Zum weitgehenden Rückgang der suizidalen Kohlenmonoxidvergiftungen hat auch die Ausrüstung von Kraftfahrzeugen mit Schadstoff reduzierenden Katalysatoren beigetragen. Seither wurden wiederholt benzinbetriebene Gerätemotoren und Holzkohlefeuer als CO-Quellen für Selbsttötungen benutzt. Für die wenigen bekannt gewordenen Tötungsdelikte in neuerer Zeit haben die Täter das Kohlenmonoxid aus Gasflaschen verwendet.

Bei Vorhandensein eines geeigneten Gas-Luft-Gemisches innerhalb der Zündgrenzen kann es, wenn eine Zündquelle vorhanden ist, zu schweren Gasexplosionen kommen.

Die Aufnahme von Kohlenmonoxid erfolgt durch Einatmen. Bereits bei einer Raumluftkonzentration um 0,1 Vol.-% kann es in Abhängigkeit von Einwirkzeit, Tätigkeit und individuellen Faktoren (z. B. Alter, Krankheiten) zu tödlichen Vergiftungen kommen. Bei gleichem CO-Gehalt der Atemluft versterben Kinder im Allgemeinen eher als Erwachsene. Eine wesentliche Ursache dafür ist die höhere Atemfrequenz der Kinder.

Das Kohlenmonoxid gelangt über die Lungenbläschen in das Blut und wird dort an den roten Blutfarbstoff (Hämoglobin) der roten Blutkörperchen gebunden. Die Affinität des Kohlenmonoxids zum Hämoglobin ist etwa 250-mal höher als die des Sauerstoffs. Darauf beruht die Toxizität des Kohlenmonoxids, das durch eine Verdrängung des Sauerstoffs von seiner Bindungsstelle am Hämoglobin giftig wirkt. Es entsteht Kohlenmonoxid-Hämoglobin (Carboxyhämoglobin = CO-Hb).

Die Verteilung im Körper wird durch die Bluteiweiße bestimmt. Etwa 85 % des Kohlenmonoxids befinden sich im Blut, der Rest reichert sich hauptsächlich im Muskeleiweiß (Myoglobin) an. Nach Bergung eines noch lebenden Vergifteten aus der CO-haltigen Umgebung wird durch die Einatmung von Frischluft das CO-Hb in sauerstoffhaltiges Hämoglobin umgewandelt. Die Ausscheidung des Kohlenmonoxids erfolgt fast vollständig durch Ausatmen. Bei normaler Lungenfunktion sinkt die CO-Hb-Konzentration im Blut in Abhängigkeit vom maximalen Vergiftungswert innerhalb von 2 bis 4 Stunden auf jeweils die Hälfte des Ausgangswertes (Halbwertzeit). Der Sauerstoffmangel im Gewebe kann zu erheblichen Spätschäden führen, die vor allem das Nervensystem und das Herz betreffen.

Die Anzeichen einer akuten Vergiftung sind abhängig von der CO-Hb-Konzentration im Blut (Tabelle 5).

Bei Nichtrauchern sind Werte bis 2 % CO-Hb normal. Raucher erreichen Werte bis 15 %, im Extremfall bis etwa 20 % CO-Hb.

Tab. 5: Symptome der akuten CO-Vergiftung

CO-Hb (%)	Symptome
< 20	Müdigkeit, Kopfschmerzen, Herzrasen, Sehstörungen
20 bis 30	Benommenheit, Schwindel, Muskelschwäche
30 bis 50	Übelkeit, Erbrechen, Konzentrationsschwäche, Ohrensausen, Bewusstseinsverlust, Kreislaufkollaps, Rosafärbung der Haut
> 50	tiefe Bewusstlosigkeit, Krämpfe, Atemstörungen, akute Lebensgefahr
60 bis 70	Todeseintritt

Eine besondere Gefahr der CO-Vergiftung besteht darin, dass die Handlungsfähigkeit des Vergifteten durch Schwäche und Bewegungsunfähigkeit zunehmend eingeschränkt wird. Dadurch ist er nicht in der Lage, sich bei Erkennen der Gefahr zu retten.

Schwere akute Vergiftungen führen innerhalb kurzer Zeit zum Tod. Bei einem sehr hohen Kohlenmonoxidgehalt in der Raumluft wird Bewusstlosigkeit nach wenigen Atemzügen eintreten.

Chronische Schäden können sich durch Summation einzelner Folgen des Sauerstoffmangels entwickeln.

Folgende Leichenbefunde sind möglich:

- Totenflecke hellrot (auch als kirschrot, johannisbeerrot, eosinrot bezeichnet), typische hellrote Färbung ab etwa 50 % CO-Hb zu erwarten,
- lachsfarbene Muskulatur (Carboxymyoglobin),
- flüssiges, hellrotes Leichenblut,
- Erbrochenes, Kot- und Urinabgang,
- Hirnschäden bei Spättodesfällen, insbesondere beidseitige Erweichungsherde im Hirnstamm (*Kolisko*-Herde).

Als Untersuchungsmaterial wird Herzblut der Leiche benötigt. Die Kochprobe als Vorprobe basiert auf der Hitzestabilität des CO-Hb. Das zu untersuchende Blut und ein Kontrollblut werden in einem Reagenzglas jeweils mit etwas Wasser versetzt und beide Proberöhrchen in kochendes Wasser gestellt. CO-haltiges Blut nimmt eine ziegelrote Farbe an, wenn die CO-Hb-Konzentration mehr als 40–50 % beträgt. Nicht CO-haltiges Blut verfärbt sich schmutzig-braun. Der Nachweis erfolgt spektrofotometrisch oder mit der Gaschromatografie in Kombination mit einem Detektionsverfahren. CO-Hb ist eine stabile Verbindung und lässt sich lange Zeit nach dem Tod sogar an fäulnisveränderten Leichen nachweisen. Steht Blut für die Untersuchung nicht mehr zur Verfügung, kann der Nachweis an Muskulatur oder Fäulnisflüssigkeit gelingen.

5.3 Schwefelwasserstoff

Schwefelwasserstoff (H_2S) ist ein farbloses, brennbares Gas, das intensiv nach faulen Eiern riecht. Es ist äußerst giftig und schwerer als Luft. Deshalb sammelt es sich in tief liegenden Teilen von Räumen und Behältern an. Das Gas bildet sich bei der Herstellung schwefelhaltiger Substanzen und von Viskoseprodukten. Außerdem ist es ein Fäulnisgas, das in Kläranlagen und Kanalsystemen entstehen kann. Typisch sind Reihenvergiftungen: Ein Bewusstloser soll aus einem Schwefelwasserstoff enthaltenden Raum geholt werden, und die zur Rettung eingesetzten Helfer werden ebenfalls bewusstlos.

Beim Einatmen hoher Konzentrationen tritt der Tod schon nach wenigen Atemzügen durch Lähmung des Atemzentrums ein. Der Wirkungsmechanismus von Schwefelwasserstoff ähnelt dem der Blausäure. Die akute Vergiftung ist gekennzeichnet durch Reizung der Augen und Atemwege, Kopfschmerzen und Schwindel, Atemnot, Herzrasen, Benommenheit und Krämpfe.

Die Leichenbefunde sind uncharakteristisch. Zum Nachweis von Schwefelwasserstoff in biologischem Material eignen sich gaschromatografische Methoden. Nach erfolgter Trennung kann die Verbindung flammenfotometrisch detektiert werden. In der Luft lässt sich das Gift mit einem Gasspürgerät nachweisen.

5.4 Metallgifte

Gegenüber früheren Jahrhunderten ist die forensische Bedeutung der Metallgifte stark zurückgegangen. Wesentliche Ursachen dafür sind rechtliche Beschränkungen im Umgang, verbesserte Behandlungs- und Nachweismethoden sowie die Verfügbarkeit anderer hochtoxischer Substanzen. Gegenwärtig haben Schwermetalle als Gifte vor allem in der Umwelttoxikologie eine Bedeutung. Um eine chronische Belastung durch Schwermetalle am Arbeitsplatz zu verhüten, gibt es in den Industrieländern strenge Arbeitsschutzverordnungen.

5.4.1 Arsen

Arsen wird zu den Halbmetallen gezählt und kommt als Element in der Natur nur selten vor. Das Mineral heißt Scherbenkobalt. Die Giftigkeit hängt entscheidend von der Arsenverbindung ab. Elementares Arsen ist ungiftig, jedoch oxidiert es leicht zu dem giftigen Arsenik (As_2O_3 = Arsentrioxid). Das ist ein weißes, geruch- und geschmackloses Pulver, das bereits in geringer Menge wirksam wird. Die tödliche Dosis ist variabel. Als Minimum bei oraler Zufuhr gelten für Erwachsene 60–300 mg. Chronische Arsenikesser können erheblich größere Aufnahmemengen vertragen. Die höchste Toxizität besitzt der Arsenwasserstoff (AsH_3 = Arsin). Dieses knoblauchartig riechende Gas ist 15-mal giftiger als Kohlenmonoxid.

Arsenverbindungen sind in Industrie und Landwirtschaft weit verbreitet, so als Pflanzenschutzmittel, Konservierungsmittel für Felle und Häute, Beiz- und Brüniermittel sowie in der Glas-, Porzellan-, Textil- und Halbleiterindustrie. Vereinzelt treten im gewerblichen Bereich unfallbedingte Vergiftungen auf.

Während Arsenikpulver (Giftmehl, Erbschaftspulver) bis zur Entwicklung des ersten zuverlässigen Verfahrens zum Giftnachweis in biologischem Material (*Marsh*sche Probe, 1836) das klassische Mordgift war, sind Tötungsdelikte heute fast verschwunden. Ähnliches gilt für suizidale Vergiftungen mit Arsenverbindungen.

Die meisten Arsenverbindungen werden sowohl nach Einnahme als auch nach Einatmung rasch und weitgehend vom Körper aufgenommen. Ihre Wirkung beruht auf einer Blockierung bestimmter Zellenzyme hauptsächlich der Blutkapillarwand. Aufgenommenes Arsen reichert sich vor allem in Haut und Haaren an. Die Verstoffwechselung im Organismus erfolgt auf vielfältige Weise. Ein großer Teil der anorganischen Arsenverbindungen wird in der Leber entgiftet. Die Ausscheidung erfolgt über die Nieren, geringfügig auch mit Kot und Schweiß sowie durch Verlust von Hautschuppen, Haaren und Nägeln.

Aufgrund gleichartiger Krankheitszeichen können akute wie auch chronische Vergiftungen als natürliche Darmerkrankungen, speziell als Cholera, fehlgedeutet werden. Uncharakteristische Anfangssymptome der akuten Vergiftung nach Einnahme sind:

- Kopfschmerzen,
- krampfartige Bauchschmerzen,
- Übelkeit und Erbrechen,
- heftiger Durchfall, teilweise blutig.

Infolge Wasser-, Elektrolyt- und Eiweißverlustes entstehen:

- Wadenkrämpfe, Muskelzuckungen,
- Nierenversagen,
- Herz-Kreislauf-Versagen,
- tiefe Bewusstlosigkeit und zentrale Atemlähmung (nach Zufuhr sehr hoher Dosen).

Eine massive Gifteinnahme kann zum Tod führen, bevor die Vergiftungszeichen erkennbar werden. Meist erfolgt der Todeseintritt innerhalb weniger Stunden. Wird eine akute Vergiftung überlebt, entwickeln sich häufig lang anhaltende Nervenentzündungen.

Nach Einatmung arsenhaltiger Verbindungen sind die Magen-Darm-Beschwerden weniger stark ausgeprägt. Stattdessen bestimmen Husten und Atemnot das Krankheitsbild.

Chronische Vergiftungen sind heute ebenfalls selten und entstehen vor allem im gewerblichen Bereich durch Gifteinatmung. Die Folgen zeigen sich vorwiegend an der Haut und am Nervensystem.

Bei akuter Vergiftung sind folgende Leichenbefunde möglich:

- Schwellung und Rötung der Magenschleimhaut,
- Zeichen einer starken Austrocknung.

Bei chronischer Vergiftung entstehen:

- Hautveränderungen, insbesondere dunkelgraue Pigmentierung des Rumpfes (Arsenmelanose) sowie Hautverdickung an Handtellern und Fußsohlen (Arsenkeratose),
- Nagelveränderungen, erkennbar als grau-weiße Querstreifen = *Mees*sche Nagelbänder,
- Spätschäden an inneren Organen (Leber, Gehirn).

Als Untersuchungsmaterial werden Körperflüssigkeiten, Magen-Darm-Inhalt und Organproben sowie Haare, Nägel und Knochen benötigt. Der Nachweis erfolgt mit der Atomabsorptionsspektrometrie.

Das Arsen wird bei überlebten Vergiftungen 1 bis 2 Wochen nach der Einnahme in Haaren und Nägeln nachweisbar. Durch Messungen am Haarschaft können Rückschlüsse auf den Vergiftungsverlauf abgeleitet werden.

Arsen unterliegt in der Leiche keinerlei Veränderungen und lässt sich in Haaren, Nägeln und Knochen praktisch unbegrenzt nachweisen. Nach Exhumierung sind die Analyseergebnisse kritisch zu interpretieren, weil Arsen aus der Umgebung (Sarg, Erdreich, Grundwasser) in den Körper einwandern kann.

5.4.2 Thallium

Fast alle Thalliumverbindungen sind stark giftig. Eine besondere Bedeutung hatte Thallium(I)-sulfat, das früher als Rattengift (Zelio-Giftkörner®, Zelio-Paste®) verwendet wurde. Es ist ein weißes Pulver ohne besonderen Geruch und Geschmack, wurde allerdings mit einer Warnfarbe (Körner rot, Paste blau) vermischt. Die tödliche Dosis für Erwachsene beträgt etwa 1 g Thalliumsulfat.

Schwere Vergiftungen sind seit dem allgemeinen Verbot von Thallium in Rattengift äußerst selten geworden. Früher häufiger als heute wurde Thalliumsulfat für Giftmorde verwendet, weil es leicht beschaffbar war und wegen seiner Geruch- und Geschmacklosigkeit problemlos verabreicht werden konnte. Mit entsprechenden Speisen und Getränken (z. B. Rotkohl, Rotwein, Cola) lässt sich die Warnfarbe tarnen. Zudem liegt zwischen der Giftbeibringung und dem Auftreten erster Vergiftungserscheinungen eine längere Zeitspanne.

Die Aufnahme von Thallium kann durch Einnehmen und Einatmen sowie über die Haut erfolgen. Im Körper wird es schnell aus dem Blut entfernt und im gesamten Organismus verteilt. Besonders hohe Gehalte weisen Nieren, Leber, Knochen, Haut, Fingernägel und Haare auf. Die Ausscheidung erfolgt über die Nieren und über den Darm.

Nach einer Latenzzeit von Stunden bis zu 4 Tagen entwickeln sich bei akuter Vergiftung folgende Anzeichen:

- Nervenschmerzen, überwiegend in den Beinen,
- Erbrechen, Durchfall, krampfartige Bauchschmerzen, Verstopfung,
- Schlaflosigkeit, Erregungs- und Verwirrtheitszustände,
- Herzjagen.

Als Spätfolgen treten büschelweiser Haarausfall (= wichtiges Leitsymptom, frühestens nach etwa 2 Wochen) und *Mees*sche Nagelbänder (nach 3 bis 4 Wochen) auf.

Die Möglichkeit einer chronischen Vergiftung besteht im gewerblichen Bereich (Glas- und Elektroindustrie) vorwiegend durch Einatmung von Stäuben und Dämpfen. Das seltene Vergiftungsbild umfasst Nervenschäden, Schlafstörungen, psychische Veränderungen, Abmagerung und Haarausfall.

Folgende Leichenbefunde sind möglich:

- Abmagerung,
- Haarausfall bzw. leichte Ausziehbarkeit der Haare, *Mees*sche Nagelbänder,
- Befunde an den inneren Organen unspezifisch.

Als Untersuchungsmaterial werden Körperflüssigkeiten, Magen-Darm-Inhalt und Organproben sowie Haare, Nägel und Knochen benötigt. Der Nachweis erfolgt mit der Atomabsorptionsspektrometrie. Thallium ist in Haaren, Nägeln und Knochen praktisch unbegrenzt nachweisbar. Eine Besonderheit bei Thallium besteht darin, dass sich die Anreicherung des Giftes in Darm und Leber durch Röntgenaufnahmen nachweisen lässt.

5.4.3 Blei

Blei ist ein weit verbreitetes Schwermetall. Die verschiedenen Bleisalze weisen unterschiedliche Giftigkeit auf. Vergiftungen sind selten und entstehen überwiegend im gewerblichen Bereich durch Einatmen von bleihaltigem Staub, Rauch oder Dampf. Gelegentlich treten Vergiftungen durch Benutzung von Trinkgefäßen mit bleihaltigen Glasuren auf. Selbsttötungen und Tötungsdelikte mit Bleisalzen wurden in den letzten Jahrzehnten kaum noch beobachtet. Die tödliche Dosis für Erwachsene wird mit 5–30 g Bleisalz angegeben.

Die Aufnahme von Blei und seinen Verbindungen erfolgt rasch über den Atemtrakt, langsamer über den Magen-Darm-Kanal und über die Haut. Im Blut befindet sich das Blei zu mehr als 95 % in den roten Blutkörperchen. Seine Giftwirkung beruht darauf, dass es die Synthese des Farbstoffanteils von Blut- und Muskeleiweiß hemmt und eine verstärkte Blutkörperchenauflösung verursacht. Beim Erwachsenen werden 90 % des aufgenommenen Bleis im Knochen abgelagert und nur sehr langsam über viele Jahre wieder abgegeben. Die Ausscheidung erfolgt über die Nieren und mit dem Kot.

Das Bild der akuten Vergiftung wird bestimmt von Darmkoliken, Übelkeit, Erbrechen, Stuhl- und Harnverhaltung und zunehmender Körperschwäche.

Bei der chronischen Vergiftung treten einige charakteristische Befunde hinzu, wie fahle, aschgraue Gesichtsfarbe (Bleikolorit), grau schwarzer Saum am Rand des Zahnfleisches (Bleisaum), Abnahme der roten Blutkörperchen (Bleianämie) sowie Beeinträchtigungen des zentralen und peripheren Nervensystems.

Folgende Leichenbefunde sind möglich:

- Entzündung von Magen- und Darmschleimhaut bei akuter Intoxikation,
- Bleisaum am Zahnfleisch bei chronischer Vergiftung.

Als Untersuchungsmaterial werden Körperflüssigkeiten, Magen-Darm-Inhalt und Organproben sowie Knochen, Haare und Nägel benötigt. Der Nachweis erfolgt mit der Atomabsorptionsspektrometrie. Ein Bleinachweis am Knochen ist praktisch unbegrenzt möglich.

5.4.4 Quecksilber

Quecksilber ist das einzige Metall, das bei Raumtemperatur flüssig vorliegt. Es verdampft schon bei niedrigen Temperaturen und kann so eingeatmet werden. Besonders gefährlich sind die Dämpfe von metallischem Quecksilber. Entsprechende Vergiftungsmöglichkeiten bestehen vorrangig im gewerblichen Bereich.

Verschlucktes metallisches Quecksilber ist nahezu ungiftig, weil es nur geringfügig und ganz langsam aus dem Magen-Darm-Kanal aufgenommen wird. Die tödliche Dosis für Erwachsene hängt von der Art der Verbindung ab und beträgt beispielsweise für Sublimat

0,2–1 g. Eine toxikologische Bedeutung besitzt Quecksilber vorwiegend als Umweltgift, weniger als Suizid- und Tötungsmittel.

Quecksilber ist ein Enzymgift, das zahlreiche enzymatisch katalysierte Stoffwechselreaktionen stört. Es wird in Leber, Nieren, Milz und Gehirn gespeichert. Die Ausscheidung erfolgt nur langsam, wobei der Ausscheidungsweg von der Art der aufgenommenen Quecksilberverbindung abhängt.

Die Anzeichen einer akuten Vergiftung nach Einatmen größerer Mengen von Quecksilberdampf oder Einnahme von löslichen anorganischen Quecksilberverbindungen sind:

- Metallgeschmack, Mundschleimhautentzündung, Speichelfluss,
- Übelkeit, Erbrechen, Bauchschmerzen, blutige Durchfälle,
- Nierenversagen.

Nach Einnahme organischer Quecksilberverbindungen entstehen vor allem zentralnervöse Störungen (Wahrnehmungs- und Bewegungsstörungen, Krämpfe).

Bei chronischer Vergiftung bestehen neben uncharakteristischen Allgemeinerscheinungen (Appetitlosigkeit, Gewichtsabnahme, Kopf- und Gliederschmerzen) als Leitsymptome psychische Veränderungen mit Stimmungslabilität, Reizbarkeit und Schreckhaftigkeit sowie ein feinschlägiges Zittern der Hände mit einem typischen Schriftbild (Zitterschrift), ferner eine Mundschleimhautentzündung mit Zahnausfall und schwarz-blauem Quecksilbersaum am Zahnfleischrand.

Folgende Leichenbefunde sind möglich:

- Verätzungen nach oraler Aufnahme,
- Quecksilbersaum am Zahnfleisch,
- Nierenschädigung bis zur Schrumpfniere.

Als Untersuchungsmaterial werden Körperflüssigkeiten, Magen-Darm-Inhalt und Organproben benötigt. Der Nachweis erfolgt mit der Atomabsorptionsspektrometrie. Wegen der Flüchtigkeit des Quecksilbers und seiner Verbindungen ist auf eine schnelle toxikologisch-chemische Untersuchung zu drängen.

5.5 Nitrate und Nitrite

Nitrate sind die Salze der Salpetersäure mit den wichtigsten Vertretern Natriumnitrat ($NaNO_3$) und Kaliumnitrat (KNO_3). Diese Substanzen werden hauptsächlich als Düngemittel sowie für die Herstellung von Pökelsalz und Sprengstoffen verwendet. Bei Einnahme wirken Mengen ab 8 g tödlich.

Nitrite sind die Salze der salpetrigen Säure, zu denen als eine wichtige Verbindung das Natriumnitrit ($NaNO_2$) gehört. Wesentliche Anwendungsbereiche sind die Farbstoffindustrie und die Verwendung als Nitritpökelsalz. Die tödliche Menge bei oraler Aufnahme wird mit 4–6 g angegeben.

Als Folge der intensiven landwirtschaftlichen Düngung können Wurzel- und Blattgemüse hohe Nitratgehalte aufweisen. Bei einer Wasserversorgung aus eigenem Brunnen kann auch das Trinkwasser belastet sein (sog. Brunnenwasservergiftung). Durch die zentrale Trinkwasserversorgung sind solche Vergiftungen weitgehend zurückgedrängt worden. Eine Gefährdung gegenüber hoher Nitrat-/Nitritbelastung durch Lebensmittel und Trinkwasser besteht besonders für Säuglinge in den ersten Lebensmonaten.

Akute Vergiftungen treten vorwiegend nach Unfällen in der chemischen Industrie auf.

Die primäre Toxizität von Nitraten ist relativ gering. Durch Bakterien im Darm werden jedoch Nitrate in die toxisch wirkenden Nitrite umgewandelt. Die Aufnahme über die Magen-Darm-Schleimhaut erfolgt rasch. Ihre Giftwirkung entfalten die Nitrite an den roten Blutkörperchen. Durch oxidative Veränderung des roten Blutfarbstoffs geht die Fähigkeit zum Sauerstofftransport verloren. Das Oxidationsprodukt heißt Methämoglobin (Met-Hb). Es hat eine dunkelbraune Farbe.

Der Abbau von Met-Hb, das auch im Organismus in geringen Mengen entsteht, erfolgt in den roten Blutkörperchen. Nitrate und Nitrite werden im Urin ausgeschieden.

Bei akuter Vergiftung stehen die Zeichen des Sauerstoffmangels im Vordergrund. Die Haut zeigt eine grau-blasse Farbe. Lippen, Nasenspitze und Ohren verfärben sich dunkelblau. Als weitere Vergiftungseffekte treten Übelkeit, Schwindel, Kopfschmerzen, Atemnot, Herzrasen und Schläfrigkeit hinzu. Durch die blutgefäßerweiternde Wirkung der Nitrite kommt es zum Kreislaufkollaps. Lebensgefahr besteht bei mehr als 50 % Met-Hb. Bei einem Met-Hb-Gehalt des Blutes von 60–70 % tritt der Tod ein.

Als Zeichen der chronischen Vergiftung können leichte Blauverfärbung der Haut, Atemnot und allgemeine Schwäche auftreten.

Verstirbt der Vergiftete innerhalb weniger Stunden, bilden sich graubraune Totenflecke aus. Häufig zeigen alle Schleimhäute einen braunen Farbton. An inneren Befunden lassen sich schokoladenbraunes Leichenblut und eine entsprechende braun-rote Verfärbung der Muskulatur und innerer Organe feststellen.

Eine Nitrat-/Nitritvergiftung kann über den Nachweis der Schadstoffe und über die Met-Hb-Bestimmung im Blut festgestellt werden.

5.6 Säuren und Laugen

Die Häufigkeit von Vergiftungen durch Säuren und Laugen ist gering. Allerdings machen die tödlich verlaufenden Vergiftungsfälle einen relativ großen Anteil aus.

5.6.1 Säuren

Anorganische Säuren wie Salzsäure (HCl), Schwefelsäure (H_2SO_4) und Salpetersäure (HNO_3) sind stark ätzende Flüssigkeiten. Besonders aggressiv ist die Flusssäure (HF = Fluorwasserstoffsäure). Im Vergleich dazu sind organische Säuren wie Ameisensäure, Essigsäure, Oxalsäure und Citronensäure schwach wirksam.

Unfallbedingte Verätzungen von Haut und Augen kommen beim Umgang mit flüssigen Säuren am Arbeitsplatz, vor allem in der chemischen Industrie, im Haushalt und bei Hobbytätigkeiten vor. Bei beruflichem Kontakt ist auch die Inhalation von Säuredämpfen möglich. Durch das Verbrennen von Kunststoffen können Salzsäuredämpfe entstehen. Wenn Säuren unsachgemäß in Getränkeflaschen aufbewahrt werden, ereignen sich Vergiftungen durch versehentliches Trinken. Die Verwendung von Säuren in krimineller Absicht (Einflößen, Säureattentate) oder zur Selbsttötung ist selten. Als tödliche Dosen gelten für Salzsäure (handelsüblich etwa 33%ig) 5–20 ml, für konzentrierte Schwefelsäure 5 ml und für konzentrierte Salpetersäure 5–10 ml.

Säuren wirken hauptsächlich direkt an der Stelle ihres Kontakts mit dem Körper und führen dort zu einer Verätzung. Der Schädigungsmechanismus besteht in einer chemischen und aufgrund der Reaktionswärme auch thermischen Veränderung der Gewebseiweiße (Denaturierung). Eine Säureaufnahme in den Organismus ist möglich, sodass sich eine Übersäuerung des Blutes (Azidose) entwickeln kann.

Die Schwere der Schädigung hängt von Art und Konzentration der Säure sowie von Ort und Dauer der Einwirkung ab. Akut tritt der Tod durch Ersticken infolge starker Schwellung der Schleimhaut in Mund, Rachen und Kehlkopf ein. Die aufgenommene Säure kann auch zum Durchbruch von Speiseröhren- und Magenwand führen. In diesen Fällen sind eitrige Entzündungen in Brust- und Bauchhöhle mögliche Todesursachen.

Wird die Säureeinwirkung überlebt, können sich Spätkomplikationen einstellen. Das betrifft insbesondere eine starke Vernarbung mit kosmetischer Entstellung oder mit Funktionsbehinderung (z. B. Schluckstörungen durch hochgradige Verengung der Speiseröhre).

Bei langdauerndem Hautkontakt können sich ekzemartige Hautveränderungen herausbilden. Durch längerfristige Einatmung, besonders von Salzsäure, sind eine chronische Bronchitis und eine Schädigung des Zahnschmelzes möglich.

Typische Leichenbefunde sind Abrinnspuren in der Umgebung des Mundes, wenn Säure getrunken oder eingeflößt wurde. Auch Lippen, Mundschleimhaut und oberer Verdauungstrakt weisen eine Verätzung auf.

An der Haut entstehen meist oberflächliche und scharf begrenzte Verletzungen mit Schorfbildung. Durch Eiweißgerinnung (Koagulationsnekrose) wird ein weiteres Eindringen der Säure in tiefer liegende Gewebsschichten verhindert. Tief gehende und ausgedehnte Verletzungen verursacht die Flusssäure.

Die Farbe des Ätzschorfs gibt in der Frühphase einen Hinweis auf die einwirkende Säure. Grau-weiße bis weiße Schorfe verursacht die

Salzsäure, braun-schwarze Ätzschorfe hinterlässt die Schwefelsäure, und gelbliche Schorfe entstehen durch Salpetersäure.

Bei Frühtodesfällen kann die verschluckte Säure im Mageninhalt nachgewiesen werden.

5.6.2 Laugen

Praktisch am wichtigsten sind Natriumhydroxid (NaOH = Ätznatron) und Kaliumhydroxid (KOH = Ätzkali), die sich in Wasser leicht zu Natronlauge bzw. Kalilauge lösen. Beide Substanzen sind starke Ätzmittel. Natronlauge wird als Bestandteil von Reinigungsmitteln (Waschbecken, Toiletten, Abflüsse) und Kalilauge vor allem in der Seifenindustrie verwendet.

In fester Form (Plätzchen) wirken schon wenige Gramm Ätznatron oder Ätzkali tödlich. Bei 15%iger Lösung gelten 10–20 ml Lauge als tödliche Dosis. Die Vergiftungsmöglichkeiten sind ähnlich wie die durch Säuren.

Auch Laugen wirken direkt am Ort ihres Kontakts mit dem Körper. Es entsteht gleichfalls eine Verätzung durch chemisch-thermische Gewebsschädigung. Wie bei Säuren wird für Laugen eine Aufnahme in den Organismus angenommen.

Laugen sind gefährlicher als Säuren, weil die Verätzung weiter in die Tiefe geht. Durch Einschmelzung der Eiweiße bewirken Laugen eine Verflüssigung des Gewebes (Kolliquationsnekrose). Bei oraler Aufnahme entstehen schmerzhafte Schwellungen der Schleimhäute, erhebliche Schluckbeschwerden, Schmerzen hinter dem Brustbein und Erbrechen. Infolge ihrer gewebsverflüssigenden Eigenschaft können Laugen schon nach relativ kurzer Zeit zu ausgedehnten Durchbrüchen im Bereich der Speiseröhre und des Magens führen. Die Folgen sind je nach Lokalisation eine Mittelfellentzündung im Brustraum oder eine Bauchfellentzündung. Als Todesursachen kommen ein Schock, Ersticken und Organdurchbruch in Betracht. Die Spätkomplikationen sind ähnlich wie bei Säureverätzungen. Eine weitere Gefährdung ergibt sich durch sekundäre Infektionen.

Bei Einwirkung von Laugen entsteht ein Ätzschorf, der weich und schmierig ist. Entsprechende Veränderungen finden sich nach oraler Aufnahme an Mund, Speiseröhre und Magen-Darm-Trakt. Von den inneren Leichenbefunden sind die Organdurchbrüche mit ihren Folgen hervorzuheben.

Bei raschem Todeseintritt kann die verschluckte Lauge im Mageninhalt nachgewiesen werden.

6. Organische Gifte

6.1 Alkohole

Von den Alkoholen haben Ethanol (Ethylalkohol) und Methanol (Methylalkohol) für die Rechtsmedizin eine besondere Relevanz.

6.1.1 Ethanol

Ethanol (im Allgemeinen mit dem Begriff Alkohol gleichgesetzt) ist das älteste und weltweit am meisten benutzte legale Rauschmittel. Einen Eindruck vom Ausmaß des Alkoholmissbrauchs mit seinen Folgen in der Bundesrepublik Deutschland vermitteln folgende Schätzungen:

- etwa 9,5 Millionen Alkoholgefährdete (gesundheitlich riskanter Konsum),
- etwa 1,8 Millionen Alkoholabhängige,
- mindestens 74 000 Todesfälle durch Konsum von Alkohol bzw. Alkohol und Tabak pro Jahr.[17]

Die größte toxikologische Bedeutung des Alkohols resultiert aus seiner Verwendung als Genussmittel. Mit 40–80 Vol.-% weist Rum den höchsten Alkoholgehalt auf. In anderen Schnäpsen liegt der Gehalt im Bereich von etwa 40 Vol.-%, in Likören bei 25–45 Vol.-%, in Weinen bei 11–12 Vol.-% und im Bier um 5 Vol.-%. Gewerblich wird Alkohol als Lösungs- und Extraktionsmittel vielseitig verwendet. In der Medizin dienen alkoholische Lösungen als Desinfektionsmittel, bei denen der Alkoholgehalt bis zu 70 Vol.-% beträgt. Weitere medizinische Anwendungen sind Tropfen und Einreibungen. Außerdem ist Alkohol in Kosmetika und in Mundpflegemitteln enthalten.

17 Bundesministerium für Gesundheit, Glossar, Alkohol.

Zur Rechtsmedizin ergeben sich folgende Bezüge:

- Alkohol als mittelbare und unmittelbare Todesursache,
- Alkohol und Schuldfähigkeit bei Straftätern,
- Alkohol und Verkehrssicherheit.

Die Aufnahme von Ethanol in den Körper erfolgt am häufigsten durch Trinken. Weitere Aufnahmewege, wie Einatmen, Einspritzen in ein Blutgefäß und Einbringen in den Mastdarm, sind demgegenüber von untergeordneter Bedeutung.

Beginnend in Mund und Speiseröhre, wird Ethanol im Magen-Darm-Kanal schnell und nahezu vollständig resorbiert. Die Resorption, also der Übergang des Ethanols aus dem Magen-Darm-Kanal in die Blutbahn, stellt einen Konzentrationsausgleich aufgrund des Konzentrationsgefälles (Diffusion) dar. Der Resorptionsvorgang ist abhängig von Menge und Konzentration des Getränks, der Trinkgeschwindigkeit, der Durchblutung der Schleimhäute, der Magen-Darm-Tätigkeit sowie vom Füllungszustand des Magen-Darm-Kanals. Die Resorption des Ethanols erfolgt schnell bei konzentriertem Alkohol, leerem Magen, gesteigerter Magen-Darm-Tätigkeit, guter Magen-Darm-Durchblutung und extrem rasch nach operativer Teilentfernung des Magens (Magenresektion). Eine verzögerte Ethanolresorption lässt sich feststellen bei gefülltem Magen (insbesondere Fette und schlecht verdauliche Speisen), Magen-Darm-Trägheit und Durchblutungsstörungen. Spätestens 2 Stunden nach der letzten Alkoholaufnahme ist die Resorption beendet.

Abhängig von der Trinkmenge, der Magenfüllung und der Geschwindigkeit der Magenentleerung gelangt ein Teil des aufgenommenen Ethanols nicht vom Magen-Darm-Trakt in die Blutbahn. Der Verlust beträgt im Allgemeinen 10–30 %. Die Ursachen für dieses Resorptionsdefizit sind unklar. Als widerlegt gilt inzwischen die Annahme, dass ein gewisser Anteil des getrunkenen Ethanols an die Nahrung gebunden im Magen-Darm-Kanal verbleibt und mit dem Kot ausgeschieden wird, somit also gar nicht in das Blut gelangt. Die biochemische Erklärung für das Resorptionsdefizit, wonach eine Teilmenge des Ethanols bei der ersten Passage durch die Leber sofort abgebaut wird, ist aufgrund widersprüchlicher experimenteller Befunde umstritten.

Praktisch gleichzeitig mit der Resorption erfolgt die Verteilung des Ethanols im Körper. Da Ethanol wasserlöslich ist, erreichen die verschiedenen Körpergewebe je nach ihrem Wassergehalt eine unterschiedliche Ethanolkonzentration. In wasserreichen Geweben (z. B. Muskel 70 %, Gehirn 75 %) bildet sich ein höherer Alkoholgehalt heraus als in wasserarmen (z. B. Fettgewebe und Knochen 20–30 %). Das erklärt auch, dass Frauen bei gleicher Trinkmenge einen höheren Blutalkoholgehalt erreichen als Männer, denn durch den physiologisch höheren Fettanteil am Körpergewicht bei Frauen liegt der Wassergehalt ihres Körpers um etwa 10 % niedriger als beim Mann. Toxikologisch wichtigstes Zielorgan des Ethanols ist das Zentralnervensystem, wo sich die höchste Anreicherung in der Großhirnrinde findet. Nach 1 bis 2 Stunden entspricht die Blutalkoholkonzentration (BAK) dem Gewebespiegel.

Der Hauptanteil (um 90 %) des in den Körper gelangten Ethanols wird in der Leber oxidativ abgebaut. Dieser Vorgang vollzieht sich in mehreren Schritten und wird von verschiedenen Enzymen katalysiert. Durch die Alkoholdehydrogenase (ADH) entsteht das kurzlebige Acetaldehyd, das sogleich unter Beteiligung der Aldehyddehydrogenase (ALDH) weiter zu Essigsäure oxidiert wird. Ein Teil der Essigsäure geht in die Fettsäuresynthese ein, und der andere Anteil wird zu Kohlendioxid und Wasser abgebaut. An der Umwandlung des Ethanols in Acetaldehyd ist als weiteres Enzym das mikrosomale ethanoloxidierende System (MEOS) beteiligt. Es ist insbesondere bei höheren Alkoholkonzentrationen für den Abbau von Bedeutung. Außerdem wird eine ganz geringe Alkoholmenge durch das Enzym Katalase oxidiert.

Spätestens ab 2 Stunden nach Trinkende wird im Blut pro Zeiteinheit eine annähernd konstante Menge Ethanol abgebaut, die etwa 150 mg/kg Körpergewicht in 1 Stunde beträgt. Der Blutalkoholspiegel fällt demnach durchschnittlich um 0,15 ‰ pro Stunde. Die stündliche Differenz der Blutalkoholkonzentration wird Stunden-Beta (β_{60}) genannt. In hohen Konzentrationsbereichen ist das Stunden-Beta etwas größer als bei niedrigen Konzentrationen.

Maximal 10 % des aufgenommenen Ethanols werden unverändert über Lungen, Nieren und Haut ausgeschieden.

Es sind vielfältige Bemühungen unternommen worden, durch verschiedene Substanzen den Ethanolabbau zu erhöhen und die Ausscheidung zu beschleunigen. Solche sog. Ernüchterungsmittel haben sich bisher sämtlich als unbrauchbar erwiesen.

Die unterschiedlich ausgeprägte Alkoholverträglichkeit äußert sich durch unterschiedliche Wirkung bei derselben Person zu verschiedenen Zeiten wie auch durch unterschiedliche Wirkungen einer gleichen Blutalkoholkonzentration bei verschiedenen Personen. Die Alkoholverträglichkeit wird bestimmt von Art und Menge des Getränks, der Geschwindigkeit des Trinkens und der Verteilung des Alkohols im Körper. Schnelles Trinken auf leeren Magen führt zu einer raschen Anflutung des Alkohols im Gehirn, sodass die Alkoholwirkungen in diesem Zeitraum besonders stark ausgeprägt sind. Bei gleicher Blutalkoholkonzentration sind die Wirkungen in der Resorptionsphase stärker als in der Eliminationsphase. Nicht zuletzt wirken sich die aktuelle psychische und physische Verfassung auf die Alkoholverträglichkeit aus.

Eine verminderte Alkoholverträglichkeit ist bei Kindern und Jugendlichen sowie bei Personen jenseits des 50. bis 60. Lebensjahres zu beobachten. Bedingt durch die Konstitution, ist bei Frauen die Alkoholverträglichkeit im Allgemeinen geringer als bei Männern. Angeborene und erworbene Faktoren (z. B. Enzymausstattung, Krankheiten, besonders der Leber und des ZNS) mindern ebenfalls die Alkoholtoleranz. Durch das Trinken größerer Alkoholmengen entwickelt sich bei bestimmten Formen des Alkoholismus eine zunehmende Toleranz, die allerdings im Spätstadium in eine Alkoholintoleranz umschlagen kann. Erklärt wird die Toleranz durch eine Anpassung des Stoffwechsels (metabolische Toleranz) und durch einen Lerneffekt im Umgang mit den Trunkenheitssymptomen (funktionelle Toleranz).

Nach der Aufnahme von Ethanol treten zunächst zentral anregende Effekte auf. Bei größeren Trinkmengen kommt es zu einer zentralen Dämpfung mit zunehmender Bewusstseinstrübung bis zur Bewusstlosigkeit (Tabelle 6). Unbehandelt tritt der Tod nach 6 bis 12 Stunden unter dem Bild einer Narkose mit Absinken der Körpertemperatur, Kreislaufzusammenbruch und Atemlähmung ein. Als tödliche Dosis für Erwachsene gelten Mengen um 6–8 g Ethanol pro Kilogramm Körpergewicht. Kommt es während der Bewusstlosigkeit zum Erbrechen, führt nicht selten eine Erstickung durch Speisebreiaspiration zum Tod.

Tab. 6: Symptome der akuten Ethanolvergiftung

BAK (‰)	Symptome
< 0,5	Redseligkeit, fröhliche Stimmung, herabgesetzte Hemmschwelle, Gesichtsrötung, Wärmegefühl
0,5–2,0	Rausch: deutliche Enthemmung, gemindertes Reaktionsvermögen, Sprechstörungen (lallende Sprache), Bewegungsstörungen (Torkeln), Stieren, Müdigkeit, Übelkeit
2,0–4,0	Volltrunkenheit: Bewusstseinstrübung, Verlust des Steh- und Gehvermögens, Desorientiertheit, Erbrechen, weite und starre Pupillen, Absinken der Körpertemperatur, Erinnerungslücken, Fehlen von Reflexen, Lebensgefahr
> 4,0	tiefe Bewusstlosigkeit, Untertemperatur, Atemstörungen bis zur tödlichen Atemlähmung

Die akute, tödlich verlaufende Alkoholvergiftung entsteht meist infolge unkontrollierter Alkoholaufnahme. Entscheidend für den Ausgang ist das Verhältnis zwischen der Alkoholverträglichkeit des Trinkenden und der Trinkmenge. Die Alkoholwirkung hängt darüber hinaus von der Schnelligkeit des Trinkens ab. Das erklärt, warum selbst bei trinkfesten Personen nach überstürzter Alkoholaufnahme tödliche Alkoholvergiftungen auftreten können. Typisches Beispiel ist der Sturztrunk bei Trinkwetten oder bei anderen Gelegenheiten. Dieselbe Menge über einen längeren Zeitraum getrunken, würde nicht zum Tod führen. Aus diesen Gründen sind die Blutalkoholkonzentrationen bei tödlichen Vergiftungen ziemlich unterschiedlich. Bei Werten ab 3–5 ‰ ist mit einem tödlichen Ausgang zu rechnen. Dagegen wurden Blutalkoholkonzentrationen von mehr als 5 ‰ überlebt, wenn die intensivmedizinische Behandlung rechtzeitig erfolgte.

Alle zentralnervös wirkenden Medikamente und andere Fremdstoffe (z. B. Lösungsmittel) können durch eine gleichzeitige Alkoholaufnahme in ihrer Wirkung verstärkt werden. Ebenso ist die Einnahme von Arzneimitteln (z. B. Schlafmittel) und Drogen besonders gefährlich, weil dadurch schon bei verhältnismäßig niedrigen Blutalkoholkonzentrationen tödliche Vergiftungen auftreten können.

Bestimmte Medikamente (Disulfiram/Antabus®), Kalkstickstoffdünger und einige Speisepilze (z. B. Tintlinge) hemmen den Alkoholabbau auf der Stufe des Acetaldehyds. Dadurch kommt es zu einer Anhäufung im Organismus, die eine Alkoholintoleranz bewirkt. Das entstehende Vergiftungsbild wird als Acetaldehyd-Syndrom bezeichnet. Typisch ist eine Hautrötung mit Hitzegefühl im Bereich von Gesicht und Brust (Flush). Als weitere Vergiftungszeichen treten Kopfschmerzen, Engegefühl in der Brust, Atemnot, Übelkeit, Erbrechen, Blutdruckabfall und Herzjagen auf. Der Zustand kann lebensbedrohlich werden.

Ein Acetaldehyd-Syndrom ist auch bei verminderter Aktivität der ALDH möglich. Diese erblich bedingte Besonderheit wurde bei asiatischen Völkern weitaus häufiger als bei Europäern festgestellt.

Tödliche Alkoholvergiftungen kommen fast immer unbeabsichtigt zustande. Bei Kindern können Vergiftungen auftreten, wenn sie Reste aus nicht vollständig geleerten Gläsern und Flaschen trinken. Vereinzelte Suizide durch übermäßiges Trinken, vor allem bei Alkoholikern, sind bekannt geworden. Als Tatmittel soll Alkohol zur Tötung von Kleinkindern verwendet worden sein.

Der Alkohol ist das bevorzugte Mittel, um eine Wehrlosigkeit des Opfers zu erreichen, weil Beschaffung und Verabreichung leicht gelingen. Ebenso problemlos lässt sich durch Übergießen eines zuvor auf andere Weise getöteten Opfers eine alkoholische Beeinflussung vortäuschen.

Als disponierendes Moment spielt die akute Alkoholisierung für das tödliche Geschehen speziell beim Tod im Wasser, beim Bolustod und bei der Unterkühlung eine wesentliche Rolle.

Der Alkohol kann als Mitursache den Todeseintritt bewirken, wenn vorbestehende Organschäden (z. B. Leber- und Herzkrankheiten) oder akute Erkrankungen (z. B. Atemwegsinfektionen) vorliegen. Die Blutalkoholkonzentrationen betragen in solchen Fällen meist nur um 2–3 ‰. Bei der Behandlung mit bestimmten Medikamenten ist durch die zusätzliche Aufnahme von Alkohol eine Kombinationswirkung mit tödlichem Ausgang möglich.

Überaus häufig wirkt der Alkohol als auslösendes Moment beim Zustandekommen von Unfällen mit. Das Risiko steigt mit dem Alkoholkonsum erheblich. An 30–50 % der Verkehrsunfälle mit tödlichem

Ausgang sind alkoholisierte Personen beteiligt. Bis zu 30 % aller Unfälle in Betrieben werden durch Alkoholeinfluss verursacht. Unter den Unfällen im häuslichen Bereich und in der Freizeit stehen die Stürze an erster Stelle. Nicht selten sind Wohnungsbrände darauf zurückzuführen, dass Betrunkene im Bett rauchen.

Weiterhin ist der Alkohol geeignet, den Entschluss zur Selbsttötung, aber auch deren Ausführung zu erleichtern. Bei den häufig gewählten Suizidarten liegt der Anteil einer alkoholischen Beeinflussung bei bis zu 40 %. Vorrangig bei den Medikamentenvergiftungen kommt die Alkoholeinwirkung als konkurrierende Todesursache in Betracht.

Nicht unterschätzt werden darf der Alkoholeinfluss als ursächlicher Faktor für tätliche Auseinandersetzungen, wie Schlägereien und Messerstechereien. Charakteristisch für alkoholbedingte Gewalttaten ist ein aktueller Tatentschluss, der oft durch einen nichtigen Anlass ausgelöst wird. Auch im Zusammenhang mit Sexualdelikten spielt der Alkohol eine nicht unerhebliche Rolle.

Als Alkoholkrankheit (Alkoholismus) wird der Missbrauch oder die Abhängigkeit von Alkohol mit körperlichen, psychischen und/oder sozialen Folgeschäden bezeichnet. Neben den Krankheitserscheinungen werden Laboruntersuchungen von Blut, Urin und Haaren in der Diagnostik genutzt. Dazu gehören die Alkoholbestimmung (Ethanol, Methanol) und sog. Alkoholkonsummarker. Solche Biomarker werden angewandt zur Früherkennung und zur Diagnosesicherung eines Alkoholmissbrauchs, zur Differenzierung von einmaliger Entgleisung (Alkoholexzess) und chronischer Alkoholaufnahme, zur Abstinenzkontrolle sowie zur Einschätzung des Risikos von Folgeerkrankungen und Entzugserscheinungen. Zum Nachweis eines längerfristig gesteigerten Alkoholkonsums dienen Langzeitmarker. Klinisch gebräuchliche diagnostische Parameter sind das Desialotransferrin (CDT = carbohydrate deficient transferrin) und das mittlere Erythrozyteneinzelvolumen (MCV – mean corpuscular volume) sowie die Leberwerte Gamma-Glutamyl-Transferase (γ-GT), Glutamat-Oxalacetat Transaminase (GOT) und Glutamat-Pyruvat-Transaminase (GPT). Diese Laborparameter sind allerdings nicht alkoholspezifisch und unterliegen einer Vielzahl von Einflüssen. In der forensischen Praxis haben sich direkte, alkoholspezifische Marker für die Detektion eines kurz zurückliegenden Alkoholkonsums und für die Langzeitbeurteilung des Alkoholkonsumverhaltens bewährt. Hierfür kann die Bestimmung von Ethylglucuronid (EtG), Ethylsulfat (EtS) und Phosphatidylethanol (PEth) in Blut und Urin genutzt werden. Ethylglucuronid und Ethylsulfat sind schon nach einmaliger Alkoholaufnahme in Blut und Urin nachweisbar und deshalb zur Kontrolle einer geforderten Abstinenz besonders gut geeignet. Für die Beurteilung eines zurückliegenden Zeitraums von drei bis zu sechs Monaten werden Haarproben auf Ethylglucuronid und den weiteren direkten Alkoholmarker Ethylpalmitat (EtPa) untersucht.

Die Alkoholkrankheit hat als Ursache von unerwarteten und unklaren Todesfällen für die Rechtsmedizin eine große Bedeutung. Jährlich werden in Deutschland um 15 000 alkoholbedingte Sterbefälle statistisch erfasst. Das entspricht annähernd 2 % der Gesamtsterblichkeit. Die häufigste alkoholbedingte Todesursache ist die alkoholische Leberzirrhose mit mehr als 6000 Verstorbenen. Nicht selten sind dabei die Sterbeumstände derart, dass die Annahme einer Fremdeinwirkung naheliegt. Ein typisches Beispiel soll das verdeutlichen.

Es bietet sich das Bild einer verwahrlosten Wohnung mit zahllosen leeren Flaschen und verschmutzten Trinkgefäßen. Hinzu kommt, dass umgestürzte oder beschädigte Einrichtungsgegenstände und insgesamt die bestehende Unordnung den Eindruck erwecken, als habe sich ein Kampf abgespielt oder als sei die Wohnung hastig durchsucht worden. Unterstützt werden kann der Verdacht durch eine unverschlossene, leicht zu öffnende Wohnungstür, unter Umständen mit frischen oder älteren Beschädigungen im Bereich des Türschlosses, und nicht zuletzt durch offen stehende Fenster. Mitunter geben Nachbarn außerdem an, dass sie Gepolter oder laute Wortwechsel gehört und immer wieder fremde Personen beim Betreten oder Verlassen der Wohnung gesehen haben.

An der Leiche können Blutverschmierungen im Gesicht und in der Gesäßregion sowie zahlreiche, unterschiedlich alte, über den Körper verteilte Hautunterblutungen feststellbar sein, gelegentlich auch frische Platzwunden am Kopf. Ebenso kommt es vor, dass die Leiche zwischen Glasscherben liegt und dementsprechend Schnittwunden aufweist. Auch in der Wohnung werden nicht selten Blutspuren gefunden. Bei derartigen Verdachtsmomenten ist es selbstverständlich, eine Leichenöffnung anzuregen. Die Obduktionsbefunde erklären meist zwanglos das Spurenbild und einen natürlichen Tod.

Die nachfolgend erläuterten Krankheitserscheinungen führen zu einer typischen Auffindungssituation am Leichenfundort. Bedingt durch einen alkoholischen Leberschaden, sind Krampfadern in der Speiseröhre (Ösophagusvarizen) entstanden. Aus geplatzten Krampfadern blutete es in den Magen-Darm-Kanal. Das Blut hat sich durch die Einwirkung der Salzsäure des Magens schwarz verfärbt. Ein Teil wurde erbrochen und hinterließ kaffeesatzartige Blutantragungen im Gesicht, während ein anderer Teil als Teerstuhl (so genannt wegen seiner schwarzen Farbe) abgegangen ist. Der Leberschaden hatte zudem eine Blutgerinnungsstörung zur Folge. Damit lassen sich die Hautunterblutungen durch Bagatelltraumen, wie Anstoßen oder Hinstürzen, hinreichend erklären. Sowohl Platz- als auch Schnittwunden (herumliegende Scherben) können weitere Sturzfolgen sein. Weil die Blutung in den Magen-Darm-Kanal nicht sofort tödlich war, ist der Betroffene noch durch die Wohnung getorkelt, hat Möbel umgestoßen und auch die Blutspuren selbst verursacht.

In der Mehrzahl dieser Fälle ergibt die Blutalkoholbestimmung, dass zum Zeitpunkt des Todes keine alkoholische Beeinflussung vorlag. Dafür gibt es zwei Erklärungen. Entweder der Betroffene hat keinen Alkohol mehr aufnehmen können und dadurch ein Entzugssyndrom mit Alkoholdelir entwickelt, oder er lag länger im Koma, sodass während dieser Zeit der Alkohol abgebaut wurde.

Zu den schwerwiegenden Organschäden infolge eines chronischen Alkoholmissbrauchs, die auch todesursächlich sein können, gehören weiterhin Herzmuskelschäden (Alkoholkardiomyopathie), Bauchspeicheldrüsen- und Gehirnerkrankungen. Als Todesursache kann letztlich auch eine Lungenentzündung hinzutreten.

Bei der akuten Alkoholvergiftung gibt es keine charakteristischen Obduktionsbefunde, sodass die Feststellung der Todesursache durch das Ergebnis der toxikologisch-chemischen Analyse getragen wird. Der bei Leichenschau und Leichenöffnung feststellbare Alkoholgeruch ist oft der einzige Hinweis auf den Tod durch Alkoholvergiftung. Allerdings gibt es auch Fälle mit deutlichem Alkoholgeruch, aber nur niedrigen Blutalkoholwerten. Dagegen kann der Alkoholgeruch selbst bei tödlicher Blutalkoholkonzentration kaum wahrnehmbar sein.

Bei chronischem Alkoholmissbrauch sind nicht selten die typischen Organschäden richtungweisend.

Zur Alkoholbestimmung ist an der Leiche eine Blutprobe aus einer Oberschenkelvene im Bereich der Leistenbeuge zu entnehmen, keinesfalls aus dem Herzen. Aufgrund der benachbarten Lage von Herz und Magen kann Alkohol aus dem Mageninhalt durch das Zwerchfell in das Herzblut diffundieren und die Blutalkoholkonzentration erhöhen. Ebenso darf Blut, das den Körper verlassen hat (z. B. aus Blutlachen, von Kleidungsstücken), nicht zur Alkoholbestimmung verwendet werden, weil durch Verdunstung oder Verunreinigung mit chemisch aktiven Substanzen die Ergebnisse verfälscht sein können.

Wenn die Alkoholkonzentration an Leichenblut festgestellt werden soll, ist zu berücksichtigen, dass sich der Wassergehalt des Blutes nach dem Tod verändern kann. Deshalb muss zusätzlich zur Ethanolkonzentration auch der Blutwassergehalt bestimmt und rechnerisch eine entsprechende Korrektur vorgenommen werden. Außerdem kommt es unter bestimmten Bedingungen nach dem Tod im Körper durch Fäulnis- und Gärungsprozesse zu einer Veränderung der Blutalkoholkonzentration, wobei sowohl ein Ethanolabbau als auch eine Neubildung von Ethanol möglich sind. Ist die Leiche bei der Auffindung bereits fäulnisverändert, lässt sich der Alkoholwert auch am Glaskörper des Auges, an der Muskulatur oder am Gewebe innerer Organe bestimmen.

Weitere Untersuchungsmaterialien von der Leiche sind Urin, Hirnkammer- und Rückenmarkflüssigkeit.

Die Blutproben müssen vor und nach der Untersuchung gekühlt unter Verschluss gelagert werden. Der Zusatz von bakterienhemmenden oder sonstigen Stoffen ist nicht zulässig. Die Dauer der Aufbewahrung von Restmaterial beträgt nach einer bundeseinheitlichen Verwaltungsvorschrift mindestens 2 Jahre. Dadurch wird gewährleistet, dass Nachbestimmungen der Blutalkoholkonzentration bei behaupteter Fehlbestimmung und Identitätsfeststellungen bei behaupteter Verwechselung der Blutproben möglich sind.

Als Methoden der quantitativen Blutalkoholbestimmung sind verfügbar:

- *Widmark*-Verfahren,
- ADH-Methode,
- Gaschromatografie.

Das *Widmark*-Verfahren ist die älteste, heute kaum mehr angewandte Methode der Blutalkoholbestimmung. Nach Destillation aus dem Blut reduziert der Alkohol die als Reaktionspartner zugesetzte Dichromatschwefelsäure. Anschließend werden die nicht verbrauchte Säuremenge durch Titration bestimmt und aus dem Überschuss die Alkoholmenge berechnet.

Das Verfahren ist mit geringen Blutmengen (100 mg) durchführbar, jedoch nicht spezifisch für Ethanol. Es werden auch andere flüchtige, reduzierende Substanzen erfasst. Dazu gehören Aceton, Methanol, Chloroform und Fäulnisprodukte.

Die ADH-Methode basiert auf demselben Prinzip wie der Alkoholabbau im Organismus. Bei diesem Nachweisverfahren wird der Blutalkohol durch das zugegebene Enzym Alkoholdehydrogenase zu Acetaldehyd oxidiert. Durch gleichzeitige Reduktion des Coenzyms NAD entsteht als weiteres Reaktionsprodukt NADH. Die anfallende Menge an NADH ist proportional zum umgesetzten Alkohol und kann fotometrisch bestimmt werden. Die Methode ist alkoholspezifisch, aber nicht ethanolspezifisch.

Bei der gaschromatografischen Alkoholbestimmung (Head-Space-Technik) wird das Untersuchungsmaterial verdampft und in einem Gaschromatografen aufgetrennt. Es entstehen typische Kurvenbilder für jede gasförmige Substanz. Die Höhe der Kurvengipfel (Peaks) ist proportional der Gasmenge. Verschiedene Alkohole und andere miterfasste, flüchtige Substanzen lassen sich durch die Kurvencharakteristika voneinander unterscheiden. Deshalb ist diese Methode ethanolspezifisch und erbringt auch bei fäulnisverändertem Blut gegenüber den anderen Verfahren die besten Resultate.

Die Bestimmung der Blutalkoholkonzentration für forensische Zwecke darf nur in speziell dafür eingerichteten Laboratorien vorgenommen werden. Durch interne und externe Qualitätskontrollen (Untersuchung von Kontrollproben mit bekanntem Alkoholgehalt, Ringversuche) werden Genauigkeit und Richtigkeit der Messungen ständig überwacht. Grundsätzlich sind zwei voneinander unabhängige Bestimmungsmethoden zu verwenden. Je Analyseverfahren müssen mindestens zwei Einzeluntersuchungen je Probe vorgenommen werden.

In alkoholischen Getränken sind zahlreiche Begleitstoffe enthalten. Einige dieser Substanzen sind schon in den Früchten vorhanden, ein großer Teil entsteht während der alkoholischen Gärung, und andere werden aus den Lagerungsbehältnissen (z. B. Eichenholzfässer) aufgenommen. Vereinzelt kann es sich auch um Zusätze handeln. Die Begleitstoffe bestimmen durch ihr Mengenverhältnis Art, Charakter und Gesamteindruck des Getränks. In einem gewissen Maß wird auch die Wirkung beeinflusst.

Als Begleitstoffe in alkoholischen Getränken kommen die sog. Fuselalkohole und andere Substanzen (Aldehyde, Karbonsäuren, Ester, Phenole) vor. Charakteristische Fuselalkohole sind Methanol, Propanol, Isobutanol und Methylbutanol. Bei der Analyse länger gelagerter Blutproben ist zu beachten, dass Begleitstoffe auch durch Fäulnisprozesse entstehen können. Ein typisches Fäulnisprodukt ist das 1-Butanol.

Wie das Ethanol werden die Begleitstoffe aus dem Darm in das Blut aufgenommen und lassen sich gaschromatografisch nachweisen, unter Umständen gekoppelt mit Massenspektrometrie. Da jedes alkoholische Getränk ein spezifisches Begleitstoffspektrum aufweist, sind Rückschlüsse sowohl auf die Art als auch auf die Menge der aufgenommenen Getränke möglich. Die Behauptung, dass einem Getränk unbemerkt hochprozentige Alkoholika beigemischt wurden, ist durch die Begleitstoffanalyse überprüfbar. Einige Begleitstoffe werden im Körper abgebaut. Diese Abbauprodukte lassen sich quantitativ bestimmen. Im Vergleich zu den Ausgangsstoffen können sich Hinweise auf Getränkeart und Trinkdauer ergeben. Hauptsächlich wird die Begleitstoffanalyse aber zur Überprüfung einer Nachtrunkbehauptung (Alkoholaufnahme nach Trunkenheitsfahrt oder Unfallflucht) eingesetzt. Ein Nachtrunk lässt sich durch das gemessene Begleitstoffspektrum bestätigen oder widerlegen.

Bekanntlich wird Ethanol auch mit der Atemluft ausgeschieden (sog. Fahne). Die früher verwendeten Prüfröhrchen (Alcotest®, Alcolor) funktionierten nach dem Prinzip der *Widmark*-Methode. Diese Art der Atemalkoholbestimmung lieferte nur grob quantitative Ergebnisse und hatte den Charakter einer Vorprobe. Bei festgestellter alkoholischer Beeinflussung war stets eine Blutalkoholbestimmung erforderlich.

Über viele Jahre wurde versucht, die Atemalkoholkonzentration (AAK) quantitativ zu bestimmen und die Ergebnisse einer Atemalkoholprüfung für gerichtsverwertbar zu erklären. Damit sollte erreicht werden, dass sich eine alkoholische Beeinflussung sofort an Ort und Stelle feststellen lässt und auf die Entnahme einer Blutprobe verzichtet werden kann.

In den modernen, typgeprüften Atemalkoholmessgeräten erfolgt die Bestimmung mit zwei voneinander unabhängigen Messsystemen bei elektronischer Selbstkontrolle. Ein Messprinzip beruht auf der Eigenschaft des Alkohols, Infrarotlicht einer definierten Wellenlänge zu absorbieren. Die Intensitätsabnahme des Infrarotlichts ist ein direktes Maß für die Atemalkoholkonzentration. Beim zweiten, unabhängigen Messverfahren wird durch eine elektrochemische Reaktion (Oxidation) in einer Brennstoffzelle der Atemalkoholgehalt bestimmt. Bei der Atemalkoholanalyse sind zwei Atemproben innerhalb von maximal 5 Minuten zu messen. Aus den beiden Messergebnissen wird der Mittelwert gebildet.

Ein Atemalkoholwert von 0,25 mg/l entspricht im Durchschnitt etwa einer Blutalkoholkonzentration von 0,5 ‰. Nach dem Gesetz (§ 24a I StVG) besteht Gleichwertigkeit zwischen den Ergebnissen einer Blutalkohol- und einer Atemalkoholbestimmung. Das bedeutet, dass die alkoholische Beeinflussung sowohl durch Atemalkoholmessung als auch durch Blutuntersuchung ermittelt werden kann.

Wenn auf die Entnahme einer Blutprobe verzichtet wird und nur eine Atemalkoholbestimmung erfolgt, besteht keine Möglichkeit einer Nachuntersuchung. Außerdem ist kein Probenmaterial für eine nachträgliche Begleitstoffanalyse sowie für zusätzliche toxikologisch-chemische Untersuchungen zum Nachweis einer Beeinflussung durch Drogen oder Medikamente verfügbar.

Die forensische Beurteilung einer alkoholischen Beeinflussung basiert auf Gesetzmäßigkeiten, die sich aus langjährigen Forschungen über Aufnahme, Verteilung, Abbau und Ausscheidung von Ethanol ableiten ließen. Es bestehen folgende Möglichkeiten:

- Berechnung der Blutalkoholkonzentration aus Angaben zur Trinkmenge bei nicht erfolgter Blutalkoholbestimmung,
- Berechnung des Blutalkoholwertes zur Vorfallszeit aus einer festgestellten Blutalkoholkonzentration (Rückrechnung),
- Berechnung der Trinkmenge aus einer festgestellten Blutalkoholkonzentration zur Überprüfung der Angaben über die getrunkene Alkoholmenge,
- Berechnung der Blutalkoholkonzentration zu einem behaupteten Nachtrunk.

Die Konzentrationen des Blutalkohols zu verschiedenen Zeiten nach Trinkbeginn lassen sich als Kurve grafisch darstellen (Abbildung 30). Eine solche Blutalkoholkurve gibt die Resultante aus aufgenommener und ausgeschiedener Alkoholmenge wieder. Man unterscheidet

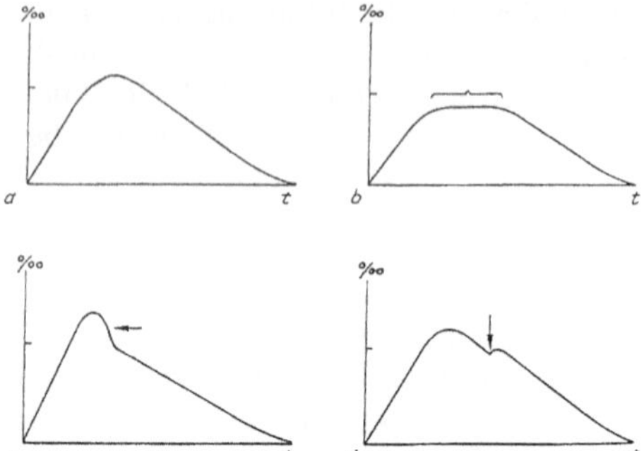

a: Allmähliches Trinken auf leeren oder wenig gefüllten Magen mit mäßig steilem Kurvenanstieg in der Resorptionsphase, nach Trinkende langsamer Abfall in der Eliminationsphase.

b: Mäßiges Trinken bei reichlichem Essen mit Plateaubildung im Kurvenverlauf, wenn sich Resorption und Elimination über längere Zeit die Waage halten (*Gréhant*sches Plateau).

c: Rasches Trinken auf leeren Magen, nach steilem Anstieg der Kurve folgt ein starker Abfall durch Verteilung des Alkohols im Körper (Diffusionssturz).

d: Erbrechen am Anfang der Eliminationsphase verursacht eine Nachresorption.

Abb. 30: Blutalkoholkurven bei unterschiedlichem Trinkverhalten, aus [4]

einen ansteigenden Teil (= Resorptionsphase), einen Gipfel und einen abfallenden Teil (= Eliminationsphase). Bei nicht zu hastigem Trinken auf leeren oder wenig gefüllten Magen steigt die Kurve mäßig steil an, bildet am Ende der Resorptionsphase einen Gipfel und fällt dann allmählich ab. Wird über einen längeren Zeitraum bei reichlicher Nahrungszufuhr getrunken, entwickelt sich ein flacher Kurvenverlauf mit einem *Gréhant*schen Plateau. Zu einer Plateaubildung anstelle eines ausgeprägten Kurvengipfels kommt es dann, wenn Resorption und Elimination sich im Gleichgewicht befinden. Überstürztes Trinken einer relativ großen Alkoholmenge innerhalb kurzer Zeit (Sturztrunk) führt zu einem steilen Anstieg mit starkem Abfall nach Erreichen des Gipfelwertes. Dieser sog. Diffusionssturz ist darauf zurückzuführen, dass die Verteilung des Alkohols im Körper der Aufnahme in das Blut nachhinkt. Erst danach kommt es zu einem allmählichen Abfall der Kurve.

In der Eliminationsphase fällt die Blutalkoholkurve annähernd geradlinig ab. Dieser Kurvenverlauf beruht darauf, dass die Oxidation des Ethanols im Organismus weitgehend konzentrationsunabhängig abläuft und nur die Ausscheidung konzentrationsabhängig erfolgt. Da der Abbau die Ausscheidung bei Weitem übersteigt, resultiert in dem forensisch bedeutsamen Konzentrationsbereich ein annähernd linearer Abfall. Wird in der Eliminationsphase erneut Alkohol getrunken, so steigt die Blutalkoholkurve um einen entsprechenden Betrag wieder an, und es bildet sich ein neuer Gipfel. Durch Erbrechen am Anfang der Eliminationsphase kommt es in begrenztem Umfang zu einer Nachresorption mit einer sog. Nachresorptionszacke im Verlauf der Blutalkoholkurve.

Der Übergang von Alkohol aus dem Blut in den Urin geschieht durch Diffusion. In der Resorptionsphase steigt die Urinalkoholkonzentration (UAK) langsamer an als die Blutalkoholkonzentration, weil sich der Urin in der Blase erst nach und nach mit alkoholhaltigem Urin aus den Nieren mischt. Dagegen liegt die Alkoholkonzentration im Harnblasenurin in der Eliminationsphase über dem Blutalkoholgehalt. Da Blut- und Urinalkoholkonzentration nicht in einem konstanten Verhältnis zueinander stehen, lässt sich aus der Urinalkoholkonzentration keine sichere Aussage über die Blutalkoholkonzentration ableiten. Folglich kann die Urinalkoholbestimmung die Feststellung des Blutalkoholgehalts nicht ersetzen. Dennoch ist der Vergleich der

Urinalkoholkonzentration mit der Blutalkoholkonzentration kriminalistisch von Bedeutung. Wenn der Alkoholgehalt im Urin größer ist als im Blut, lässt sich daraus schlussfolgern, dass die Eliminationsphase vorliegt. Bei Leichen kann diese Feststellung einen Hinweis auf die Zeitspanne zwischen Trinkende und Todeseintritt liefern.

Eine Berechnung der Blutalkoholkonzentration für die Vorfallszeit aus Angaben zur Trinkmenge kann erforderlich sein, weil eine Blutalkoholbestimmung nicht durchgeführt wurde. Beispielsweise ist eine Berechnung notwendig, wenn ein Tatverdächtiger erst zu einem Zeitpunkt ermittelt wird, zu dem der aufgenommene Alkohol bereits wieder ausgeschieden ist.

Die Grundlage der Blutalkoholberechnung bildet die von *Widmark* angegebene Formel

$$c = \frac{A}{p \times r}$$

c = Blutalkoholkonzentration in ‰
A = aufgenommene Ethanolmenge in g
p = Körpergewicht in kg
r = Reduktionsfaktor.

Soll aus der Trinkmenge die Blutalkoholkonzentration berechnet werden, so muss zunächst die in den angegebenen Getränken enthaltene Ethanolmenge in Gramm ermittelt werden. Für alkoholische Getränke erfolgt die Angabe des Ethanolgehalts auf dem Flaschenetikett in Volumenprozent. Dieser Wert muss auf Gewichtsprozent umgerechnet werden. Dazu sind die Volumenprozente mit 0,8 zu multiplizieren, weil 1 ml Ethanol 0,8 g wiegt. Der Ethanolgehalt einiger üblicher Getränke beträgt:

- Bier mit 5 Vol.-% = 40 g/l,
- Wein mit 12 Vol.-% = 96 g/l,
- Schnaps mit 40 Vol.-% = 320 g/l.

Aufgrund der zahllosen Zubereitungen alkoholischer Getränke muss im Einzelfall der Alkoholgehalt beim Erzeuger nachgefragt werden, wenn sich die Angaben nicht in den gebräuchlichen Tabellen finden lassen.

Übliche Ausschankmengen der angegebenen Getränke und die entsprechenden Ethanolgehalte sind beispielhaft in Tabelle 7 zusammengestellt.

Tab. 7: Ausschankmengen und Ethanolgehalte einiger Getränke

Getränk	Glasinhalt (in Liter)	Ethanolgehalt (in Gramm)
Bier	0,3	13,3
	0,5	20,0
Wein	0,1	9,6
	0,2	19,2
Schnaps	0,02	6,4
	0,04	12,8

Wie bereits erläutert, erfolgt die Verteilung des Ethanols im Körperwasser. Beim Mann beträgt der durchschnittliche Wassergehalt des Körpers etwa 70 %. Bei der Frau liegt der Wert bei etwa 60 %, weil der Anteil des wasserarmen Fettgewebes am Körpergewicht um etwa 10 % höher ist. Dafür hat *Widmark* den Korrekturfaktor r von 0,7 bzw. 0,6 in die Formel aufgenommen. Dementsprechend sind die r-Werte für fettleibige kleiner als für muskulöse Menschen. Je nach Konstitution kann r zwischen 0,5 und 0,95 liegen. Durch Multiplikation von Körpergewicht und Reduktionsfaktor ergibt sich das reduzierte Körpergewicht. Dieser Wert entspricht in etwa dem Ethanolverteilungsraum im Organismus.

Ein Beispiel soll die Berechnung erläutern. Folgende Angaben werden zugrunde gelegt: Ein Mann mit einem Körpergewicht von 75 kg hat 6 Bier zu 0,5 l nach und nach getrunken. Unter Berücksichtigung von r = 0,7 ist sein reduziertes Körpergewicht 52,5 kg. Zwischen Trinkbeginn und Vorfallszeit liegen 5 Stunden. In einem halben Liter Bier sind 20 g Ethanol enthalten, sodass die Gesamtmenge 120 g beträgt. Bei einem durchschnittlichen Resorptionsdefizit von 15 % ergibt sich als aufgenommene Ethanolmenge 102 g. Demnach sind in die Formel einzusetzen

$$c = \frac{102}{75 \times 0{,}7}$$

Das ergibt einen Blutalkoholwert von 1,94 ‰. Weil durch den Ethanolabbau die Blutalkoholkonzentration um durchschnittlich 0,15 ‰ pro Stunde sinkt, muss ein entsprechender Wert (5 × 0,15 ‰ = 0,75 ‰) von diesem Ergebnis subtrahiert werden. Daraus folgt: 1,94 ‰ – 0,75 ‰ = 1,19 ‰. Als wahrscheinliche Blutalkoholkonzentration zur Vorfallszeit ergibt sich demnach 1,19 ‰.

Naturgemäß können die Ergebnisse von Blutalkoholberechnungen nicht die Genauigkeit einer Blutalkoholbestimmung erreichen und sind als Schätzwerte anzusehen.

Die Bestimmung der Blutalkoholkonzentration liefert lediglich den Wert zum Zeitpunkt der Blutentnahme. Für forensische Belange ist jedoch die Blutalkoholkonzentration zum Zeitpunkt des Vorfalls von Bedeutung. Dieser Wert lässt sich aus der gemessenen Blutalkoholkonzentration rechnerisch ermitteln (= Rückrechnung). Dafür benötigt der Sachverständige detaillierte Angaben, wie Blutalkoholkonzentration, Blutentnahmezeit, Vorfallszeit, Ethanolgehalt der Getränke, Trinkmenge, Trinktempo und Nahrungsaufnahme. Weiterhin muss geprüft werden, ob zur Vorfallszeit die Alkoholaufnahme schon beendet war. Weil die Blutalkoholkurve nur in der Eliminationsphase linear verläuft, darf die Rückrechnung ausschließlich für diesen Zeitraum vorgenommen werden. In Abhängigkeit von der Blutalkoholkonzentration schwankt das Stunden-Beta in gewissen Grenzen. Deshalb werden zur Rückrechnung unterschiedliche Werte eingesetzt:

- mindestens 0,1 ‰ pro Stunde,
- wahrscheinlich 0,15 ‰ pro Stunde,
- maximal 0,2 ‰ pro Stunde.

Nach der Rechtsprechung ist der Wert anzunehmen, der sich für den Betroffenen am günstigsten auswirkt. Bei der Rückrechnung aufgrund einer festgestellten Blutalkoholkonzentration wird je nach Sachlage der Maximalwert oder der Minimalwert berücksichtigt.

Wenn die Schuldfähigkeit beurteilt werden soll, ist ein möglichst hoher Blutalkoholwert für den Beschuldigten günstig. Die Rückrechnung erfolgt deshalb mit einem Stunden-Beta von 0,2 ‰. Zudem wird ein Sicherheitszuschlag von 0,2 ‰ einmalig hinzugerechnet. Schließlich ist bei der Rückrechnung der gesamte Zeitraum zwischen Blutentnahme und Tatzeit zu berücksichtigen.

Bei Verkehrsdelikten liegt es im Interesse des Betroffenen, mit einem möglichst niedrigen Blutalkoholwert am Straßenverkehr teilgenommen zu haben. Ist die alkoholbedingte Fahrunsicherheit zu beurteilen, wird deshalb mit dem geringsten Stunden-Beta von 0,1 ‰ gerechnet. Um sicherzustellen, dass die Ethanolaufnahme zur Vorfallszeit abgeschlossen war, bleiben die ersten 2 Stunden nach Trinkende bei der Rückrechnung unberücksichtigt.

Je nachdem, ob die maximale oder die minimale Blutalkoholkonzentration berechnet werden soll, muss dementsprechend das Produkt aus dem höheren oder dem niedrigeren Stunden-Beta und der Zeit zwischen Vorfall und Blutentnahme hinzugezählt werden.

Soll bei fehlender Blutprobe die Schuldfähigkeit beurteilt werden, ist bei der Berechnung der höchstmöglichen Blutalkoholkonzentration aufgrund der Angaben zur Trinkmenge von dem geringsten Stunden-Beta 0,1 ‰ auszugehen. Beim Nachweis der alkoholbedingten Fahrunsicherheit wird ein Abbauwert von 0,2 ‰ pro Stunde angesetzt.

Die Berechnung der Trinkmenge aus einer festgestellten Blutalkoholkonzentration kann erforderlich sein, um Angaben über die getrunkene Alkoholmenge zu überprüfen. Verwendet wird hierzu die umgestellte *Widmark*-Formel

$$A = c \times p \times r$$

A = aufgenommene Ethanolmenge in g
c = festgestellte Blutalkoholkonzentration in ‰
p = Körpergewicht in kg
r = Reduktionsfaktor.

Mit dieser Formel ist es nur möglich, die zum Zeitpunkt der Blutentnahme im Körper vorhandene Alkoholmenge zu ermitteln. Um die Trinkmenge zu errechnen, muss die seit Trinkbeginn vergangene Zeit berücksichtigt werden, weil der Alkoholabbau in der Leber sogleich mit der Aufnahme in die Blutbahn beginnt. Je nachdem, ob die Maximal- oder Minimaltrinkmenge errechnet werden soll, ist das entsprechende Stunden-Beta einzusetzen. Das erhaltene Ergebnis widerspiegelt noch nicht die realen Verhältnisse, weil nicht der gesamte getrunkene Alkohol in das Blut übergeht. Deshalb muss das Resorptionsdefizit von 10–30 % zu der errechneten Trinkmenge hinzugezählt werden.

Soll überprüft werden, welche Auswirkungen eine Nachtrunkmenge auf die Blutalkoholkonzentration zur Vorfallszeit haben könnte, ist wie folgt vorzugehen: Zunächst wird ohne Berücksichtigung des Nachtrunks auf die Vorfallszeit zurückgerechnet. Danach erfolgt die Berechnung der Blutalkoholkonzentration, die sich aus der Nachtrunkmenge ergibt. Dieser Wert wird vom Ergebnis der Rückrechnung abgezogen.

Der Nachtrunk ist meist eine Schutzbehauptung, um das Zustandekommen der festgestellten Blutalkoholkonzentration zu erklären. Wird ein Nachtrunk behauptet, so kann eine Begleitstoffanalyse durchgeführt werden. Eine Alternative ist die sog. Doppelblutentnahme. Diese Möglichkeit besteht dann, wenn zwischen angeblichem Nachtrunk und erster Blutentnahme nicht mehr als 1 Stunde vergangen ist. Die zweite Blutprobe sollte in einem Zeitabstand von 30 bis 45 Minuten zur ersten Probe entnommen werden.

Zu den wichtigsten forensischen Aspekten des Alkoholkonsums gehören die alkoholbedingte Schuldunfähigkeit oder erheblich verminderte Schuldfähigkeit (§§ 20, 21 StGB). Als Sachverständige können der Psychiater oder der Rechtsmediziner mit der Begutachtung beauftragt werden.

Toxikologisch betrachtet, sind alkoholbedingte Rauschzustände die Folgen einer Vergiftung. Psychiatrisch gesehen stellt jede nicht unerhebliche, mit psychischen Veränderungen einhergehende Alkoholbeeinflussung eine akute hirnorganisch bedingte psychische Störung dar. In der forensischen Terminologie wird der Alkoholrausch als krankhafte seelische Störung im Sinne von § 20 StGB aufgefasst. Das Ausmaß und das Erscheinungsbild einer Alkoholintoxikation werden nicht nur von der aktuellen Blutalkoholkonzentration, sondern auch von weiteren Einflussfaktoren bestimmt. Dazu gehören insbesondere die Alkoholtoleranz, die Persönlichkeitsstruktur, verschiedene situative Einflüsse (z. B. Übermüdung, Erschöpfung) sowie die jeweilige Umgebung.

Die Rauschverläufe lassen sich in einen einfachen (normalen) Rausch und in abnorm verlaufende Rauschformen unterscheiden. Dem einfachen Rausch entspricht die übliche, allgemein bekannte Verlaufsform der Alkoholvergiftung, die über alle Schweregrade hinweg bis zur Volltrunkenheit mit tödlichem Ausgang führen kann.

Vereinfacht lassen sich folgende Vergiftungsstadien einteilen:

- leichte Rauschformen (Angeheitertsein) bis etwa 1 ‰, im Vordergrund stehen Enthemmungserscheinungen,
- mittelschwere Rauschformen (Angetrunkenheit) bis etwa 2 ‰ mit gesteigerter Reizbarkeit und Erregbarkeit, manchmal auch schon Lähmungserscheinungen,
- schwere Rauschformen (Volltrunkenheit) mit Bewusstseinstrübung bei mehr als 2 ‰,
- schwerste Rauschformen mit Erinnerungsstörungen bis zur völligen Erinnerungslosigkeit (Amnesie, Gedächtnislücke, black out, sog. Filmriss) bei mehr als 3 ‰.

Basierend auf Ergebnissen der medizinischen Alkoholforschung, galt in der Rechtspraxis lange Zeit, dass aufgrund einer Blutalkoholkonzentration ab 2 ‰ eine erheblich verminderte Schuldfähigkeit und ab 3 ‰ eine Schuldunfähigkeit angenommen werden kann. Der Blutalkoholgehalt zur Tatzeit stellt zwar ein bedeutendes, aber nicht das entscheidende Kriterium dar. Vielmehr ist die Entscheidung im Einzelfall an die Beurteilung psychodiagnostischer Kriterien gebunden.

Zu den abnormen Rauschformen gehören zum einen Verläufe mit denselben Grundelementen wie beim einfachen Rausch, jedoch mit quantitativer Abweichung und daraus resultierend mit andersartiger Gesamtwirkung. Für diese Rauschverläufe werden die Bezeichnungen abnorme Alkoholreaktion sowie atypischer, komplizierter und Intoleranzrausch als Synonyme verwendet. Der abnorme Rausch tritt abrupt ein und vertieft sich rasch. Das Erscheinungsbild ist gekennzeichnet durch eine verstärkte und verlängerte Erregungsphase, Gereiztheit, erst später einsetzende Benommenheit und nicht selten durch das Auftreten wahnhafter Einfälle. Dadurch kann es zu Kurzschlusshandlungen (meist Aggressionsdelikte wie Sachbeschädigung oder Körperverletzung) kommen, die sich aus der enthemmten Persönlichkeit erklären lassen. Ebenso sind schwere Depressionen mit Suizidalität möglich. Der abnormen Alkoholreaktion folgt meist eine mehr oder weniger starke Erinnerungsstörung.

Zum anderen gibt es unter den abnormen Rauschformen gewisse Erscheinungsbilder mit qualitativ neuartigen Phänomenen, die unter der Bezeichnung pathologischer Rausch zusammengefasst werden. Schon nach dem Trinken einer geringen Alkoholmenge kann es im

Zusammenhang mit einer Situationsverkennung zu plötzlich einsetzender, hochgradiger Erregung (Wut, Angst) kommen, die mit Bewusstseinstrübung, Sinnestäuschungen oder Wahnideen einhergeht. Die psychomotorische Erregung entlädt sich in schwersten Gewalthandlungen gegen Personen oder Sachen. Nach der meist kurzen Erregungsphase folgt eine Tiefschlafphase (sog. Terminalschlaf). Für das Geschehene besteht eine weitgehende bis vollständige Erinnerungslosigkeit. Der pathologische Rausch als Ausnahmezustand mit persönlichkeitsfremden Handlungen kann sowohl bei Alkoholikern als auch bei Personen auftreten, die eher selten Alkohol trinken. Insgesamt ist der pathologische Rausch ein extrem seltenes Ereignis.

Für beide abnorm verlaufenden Rauschformen gelten Hirnschäden, Drogenkonsum, Übermüdung, längerer Nahrungsentzug, erschütternde Erlebnisse und Erschöpfungszustände als disponierende Faktoren.

Bei einem zweifelsfrei festgestellten pathologischen Rausch sind die Voraussetzungen des § 20 StGB (Schuldunfähigkeit) gegeben, die gelegentlich auch bei hochgradiger Alkoholbeeinflussung mit Blutalkoholkonzentrationen von mehr als 2,5–3 ‰ im Rahmen eines abnormen Rausches in Betracht kommen. Das Vorliegen eines pathologischen Rausches muss durch einen medizinischen Sachverständigen festgestellt werden. Keinesfalls ist es gerechtfertigt, grob auffälliges oder kriminelles Verhalten unter Alkoholeinfluss ohne Weiteres als pathologischen Rausch zu bewerten.

Entscheidend für die Beurteilung der Schuldfähigkeit ist das Ausmaß der psychischen Ausfallerscheinungen. Obwohl im Allgemeinen eine gewisse Korrelation zwischen Blutalkoholgehalt einerseits sowie psychischen und motorischen Störungen andererseits besteht, hat die Blutalkoholkonzentration im Einzelfall nur orientierenden Charakter. Die Entscheidung über die Schuldfähigkeit muss immer das Ergebnis einer Gesamtbetrachtung aller festgestellten Beweisanzeichen (Blutalkoholkonzentration und psychophysisches Leistungsbild) sein. Spricht die Blutalkoholkonzentration für das Vorliegen einer verminderten Schuldfähigkeit, ist jedoch der Richter davon überzeugt, dass der Angeklagte wegen seines kontrollierten Auftretens, seines planmäßigen und zielgerichteten Handels, seines ungetrübten Erinnerungsvermögens und seiner Trinkgewöhnung voll schuldfähig war, dann tritt die Blutalkoholkonzentration als Indiz hinter die richterliche Überzeugung von der vollen Schuldfähigkeit zurück. Lassen demgegenüber Tatausführung und Leistungsbild die volle Schuldfähigkeit bezweifeln, dann muss die Gesamtbetrachtung zugunsten des Angeklagten von einer erheblich verminderten Schuldfähigkeit ausgehen. Wird Schuldunfähigkeit angenommen oder nicht ausgeschlossen, so kann der Angeklagte nach § 323a StGB (Vollrausch) bestraft werden, wenn er sich vorsätzlich oder fahrlässig durch alkoholische Getränke in einen die Schuldfähigkeit ausschließenden Rausch versetzt hat.

Alkoholbedingte Leistungsminderungen können im Straßenverkehr zu Fahrunsicherheit (§§ 315c, 316 StGB) führen. Im Allgemeinen nimmt die Beeinträchtigung der Leistungsfähigkeit mit steigender Alkoholbeeinflussung zu. Bei niedrigen Blutalkoholkonzentrationen überwiegen die psychischen Alkoholwirkungen, wie Enthemmung, Leichtfertigkeit, erhöhte Risikobereitschaft und Bedenkenlosigkeit. Die Gefährdung ergibt sich vor allem daraus, dass dem subjektiven Eindruck einer gesteigerten Leistungsfähigkeit objektiv eine nachweisbare Leistungseinschränkung gegenübersteht. Bei höheren Blutalkoholkonzentrationen dominieren Aufmerksamkeitsstörungen, eine Verminderung der Auffassungsgabe und der Merkfähigkeit sowie eine Verlängerung der Reaktionszeit. Verkehrsmedizinisch bedeutsam sind ebenfalls alkoholbedingte Störungen des Sehvermögens, Beeinträchtigungen des Gehörs und des Gleichgewichtsorgans sowie Koordinationsstörungen der Muskulatur (Bewegungsapparat, Sprech- und Augenmuskulatur).

In Zahlen ausgedrückt, lässt sich über die Gefährlichkeit alkoholisierter Kraftfahrer Folgendes festhalten: Ab 0,2–0,3 ‰ kann die Leistung beeinträchtigt sein, ab 0,6–0,7 ‰ ist die Leistung bei der Mehrheit aller Menschen beeinträchtigt, und ab 1,0–1,1 ‰ gibt es unter allen denkbaren Bedingungen keinen Menschen, der nicht irgendwelche relevanten Störungen aufweist. Deshalb wird ab 1,1 ‰ regelhaft davon ausgegangen, dass die alkoholbedingten psychophysischen Ausfallerscheinungen das sichere Führen eines Kraftfahrzeugs nicht zulassen. Folglich sind die Grenzwerte der absoluten Fahrunsicherheit bei einer Blutalkoholkonzentration von 1,1 ‰ und der relativen Fahrunsicherheit bei 0,3 ‰ festgelegt.

Da es keine lineare Abhängigkeit der Trunkenheitserscheinungen von der Blutalkoholkonzentration gibt, ist eine eindeutige Zuordnung von Leistungsminderungen zu bestimmten Promillewerten nicht ganz unproblematisch. Neben der Blutalkoholkonzentration sind innere Faktoren (z. B. Ermüdung, Stimmung, Gesundheitszustand, Medikamenteneinfluss) und äußere Bedingungen (z. B. Fahrzeugart, Geschwindigkeit, Straßen- und Wetterverhältnisse, Tageszeit) bei der Alkoholwirkung zu berücksichtigen. Weitere Einflussgrößen sind Alter, Alkoholtoleranz, Trinkende, Trinkgeschwindigkeit und Getränkeart. Diese Erkenntnisse haben in Gesetzgebung und Rechtsprechung dazu geführt, die Alkoholwirkung als wichtigeres Kriterium gegenüber der Alkoholkonzentration anzuerkennen.

Alkoholgewöhnte Personen können alltägliche, ständig wiederkehrende Handlungen auch unter Alkoholeinfluss ohne erkennbare Unsicherheiten ausführen. Da im Straßenverkehr aber häufig wechselnde Situationen zu bewältigen sind, bleibt die alkoholbedingte Gefährdung bestehen. Zeitweilige Leistungsverbesserungen durch Medikamente oder sog. Ernüchterungsmittel sind nicht möglich.

Eine auffällige, regelwidrige und riskante Fahrweise ist zwar auch bei nüchternen Kraftfahrern anzutreffen, kann aber ein Indiz für eine Alkoholisierung sein. Auf Alkoholeinfluss zurückzuführende Fahrfehler sind typischerweise Fahren in Schlangenlinien, überhöhte Geschwindigkeit, Abkommen von der Fahrbahn, insbesondere in Kurven, Auffahren auf Hindernisse, Kollidieren mit geparkten oder überholten Fahrzeugen, Unfälle beim Linksabbiegen und unsichere Fahrweise. Ebenso typisch für eine alkoholische Beeinflussung ist das unbesonnene Benehmen bei Polizeikontrollen (z. B. Entziehen durch Flucht, aggressives Verhalten).

Nicht selten wird von Kraftfahrern der sog. Restalkohol vernachlässigt. Dabei handelt es sich um die Alkoholmenge, die längere Zeit nach dem Trinkende bei Antritt der Fahrt noch im Blut vorhanden ist. Meist stammt der Restalkohol vom Vorabend oder aus der vorhergehenden Nacht. Durch den Nachtschlaf und insbesondere durch die Tatsache, dass gegen Ende der Eliminationsphase das Berauschtsein fehlt, entsteht der trügerische Eindruck, nüchtern zu sein. Dennoch sind alkoholbedingte Leistungseinbußen eindeutig nachweisbar.

Um den Blutalkoholgehalt überschlägig zu berechnen, speziell der Gefährdung durch Restalkohol zu begegnen, lässt sich folgende Faustregel verwenden: Für jedes getrunkene Glas Bier, Wein oder Schnaps muss man 1 Stunde Eliminationszeit ansetzen.

6.1.2 Methanol

Methanol (Holzgeist) ist eine farblose, hochgiftige Flüssigkeit, die in Geruch und Geschmack dem Ethanol ähnelt. Gewerblich wird Methanol vielseitig verwendet, speziell zur Herstellung von Formaldehyd (Formalin), als Lösungs-, Reinigungs- und Frostschutzmittel sowie zur Vergällung von Ethanol. Methanol ist regelmäßig in alkoholischen Getränken enthalten. Die Konzentrationen reichen von wenigen mg/l in gering methanolhaltigen Getränken wie Bier und Wodka über mittlere Gehalte zwischen 30 und 300 mg/l in Wein (vor allem Rotwein), Weinbrand und Whiskey bis zu 1000–6000 mg/l in Obstbranntwein. Der unterschiedliche Gehalt an Methanol verschiedener alkoholischer Getränke lässt sich bei der Begleitstoffanalyse verwerten.

Die toxische Wirkung von Methanol basiert auf dem oxidativen Abbau zu Formaldehyd und weiter zu Ameisensäure. Der Formaldehyd blockiert bestimmte Stoffwechselvorgänge, und die Ameisensäure wirkt giftig durch eine Übersäuerung des Blutes (Azidose). Die Elimination erfolgt langsam durch Ausscheidung über Lungen und Nieren.

Nach Trinken von Methanol treten Vergiftungserscheinungen mit einer Latenzzeit von 6 bis 24 Stunden auf. Bei der akuten Vergiftung entwickeln sich Kopfschmerzen und Schwindel, Bauchschmerzen, Übelkeit und Erbrechen, Sehstörungen bis zur Erblindung, Verwirrtheitszustände, Bewusstseinsstörungen bis zur Bewusstlosigkeit und Krämpfe. Atemlähmung und Kreislaufkollaps können zum Tod führen.

Allgemein gilt, dass bereits 10 ml Methanol eine Erblindung verursachen und Mengen ab etwa 20–30 ml tödlich sein können. Chronische Vergiftungen führen zu Sehstörungen, Schäden am Zentralnervensystem und Leberschäden.

Meist sind Methanolvergiftungen die Folge einer Verwechselung mit Ethanol oder durch das Trinken selbst gebrannter, unzureichend destillierter Schnäpse bedingt. Auch die Aufnahme in suizidaler Absicht kommt vor.

Die Leichenbefunde sind uncharakteristisch.

Der Vergiftungsnachweis erfordert eine toxikologisch-chemische Analyse. Als Untersuchungsmaterial werden Körperflüssigkeiten, Magen-Darm-Inhalt und Organproben benötigt. Der Nachweis des Methanols erfolgt mit der Gaschromatografie. Die Ameisensäure kann im Urin nachgewiesen werden.

6.2 Illegale Drogen

Drogen sind Substanzen, die primär auf das Zentralnervensystem wirken und zu einer Abhängigkeit (umgangssprachlich Sucht) führen können. Unter Abhängigkeit versteht man verschiedene Formen des Angewiesenseins auf bestimmte Substanzen. Es wird zwischen seelischer (psychischer) und körperlicher (physischer) Abhängigkeit unterschieden.

Eine psychische Abhängigkeit ist gekennzeichnet durch starkes, gelegentlich übermächtiges oder zwanghaft auftretendes, nur schwer bezwingbares Verlangen, eine Substanz zu konsumieren, um sich positive Empfindungen zu verschaffen oder unangenehme zu vermeiden. Es besteht eine verminderte Kontrollfähigkeit über Beginn, Beendigung und Menge des Substanzgebrauchs, einschließlich erfolgloser Versuche, den Konsum zu verringern. Die Alltagsaktivitäten sind gerichtet auf die Möglichkeiten zum Substanzkonsum, verbunden mit einer Vernachlässigung wichtiger sozialer Interessen. Trotz des Wissens über die schädlichen Folgen wird der Substanzgebrauch fortgesetzt.

Kennzeichnende Merkmale einer physischen Abhängigkeit sind die Entwicklung einer Toleranz bezüglich der konsumierten Substanz, die eine Dosissteigerung erforderlich macht, und das Auftreten substanzspezifischer Entzugserscheinungen bei Aussetzen des Konsums. Die Einnahme der Substanz wird fortgesetzt, um Entzugserscheinungen zu lindern oder zu vermeiden.

Im engeren Sinne wird der Begriff Drogen für solche Substanzen gebraucht, die nach dem Betäubungsmittelgesetz illegal sind.

Als eine eigene, beständig wachsende Gruppe von Drogen haben sich die neuen psychoaktiven Substanzen (NPS) erwiesen. Am besten lässt sich die Vielzahl der Verbindungen nach der chemischen Struktur klassifizieren. Demnach gehören zu den NPS:

- synthetische Cannabinoide („Spice"),
- synthetische Cathinone („Badesalze"),
- andere NPS, speziell neue synthetische Opioide und Benzodiazepine („Forschungschemikalien").

Die verschiedentlich synonym benutzte Bezeichnung „Legal Highs" soll besagen, dass derartige Substanzen nicht von der aktuellen Drogengesetzgebung erfasst sind. Solche synthetischen Verbindungen mit psychoaktiver Wirkung unterscheiden sich in Struktur und Wirkungsweise oft nur geringfügig von den bekannten illegalen Drogen.

Das Neue-psychoaktive-Stoffe-Gesetz regelt außerhalb des Anwendungsbereichs von Betäubungsmittel- und Arzneimittelgesetz den Umgang mit definierten Stoffgruppen, die in der Anlage aufgeführt sind. Trotz der umfassenden Einbeziehung zahlreicher Strukturelemente in den Geltungsbereich des Neue-psychoaktive-Stoffe-Gesetzes erscheinen immer wieder Substanzen, die aufgrund chemischer Strukturvarianten nicht diesem Gesetz und seinen Strafvorschriften unterliegen. Entsprechend ihrer Bedeutung für die Polizeipraxis sind die NPS auch in der PDV 386 berücksichtigt.

Zu den Aufgaben der Rechtsmedizin gehören der Nachweis eines Drogenkonsums, insbesondere die Untersuchung von Drogentodesfällen, und die Einschätzung der Schuldfähigkeit bei Drogenabhängigen. Zunehmende Bedeutung erlangen die illegalen Drogen im Straßenverkehr. Der Tatbestand des Fahrens unter Drogen ist klar umschrieben (§ 24a II StVG). Es genügt der Nachweis solcher Substanzen im Blut, die als Anlage zu § 24a StVG aufgeführt sind.

Der Drogentod (Rauschgifttod) ist die Folge einer tödlichen Drogenwirkung und tritt meist, aber nicht immer, bei einer bereits bestehenden Abhängigkeit ein. Entscheidend für die Beurteilung ist der kausale Zusammenhang des Todesfalles mit dem missbräuchlichen Konsum von Betäubungsmitteln, neuen psychoaktiven Stoffen, Ausweichmitteln oder Ersatzstoffen, auch in Kombination mit Arzneimitteln. Drogentodesfälle sind Leichensachen gemäß § 159 StPO.

Als Drogentodesfall im engeren Sinne gilt eine tödlich verlaufende Vergiftung infolge unbeabsichtigter oder absichtlicher Überdosierung. Der Tod kann zudem durch Aspiration von Mageninhalt nach Erbrechen unter Drogeneinfluss verursacht sein. Im weiteren Sinne sind es Sterbefälle, die im Gefolge eines Drogenkonsums auftreten können:

- Todesfälle bei langzeitigem Missbrauch, vorrangig durch Infektionen (z. B. Leberentzündung, AIDS),
- Selbsttötungen auf andere Art als durch suizidale Überdosierung aus Verzweiflung über die Lebensumstände oder unter dem Eindruck von Entzugserscheinungen,
- unfallbedingte Todesfälle unter Drogeneinfluss (z. B. Verkehrsunfall, Wohnungsbrand, Sturz aus der Höhe).

Der Verdacht auf einen Drogentodesfall resultiert in erster Linie aus der Auffindungssituation. Die Drogenkonsumenten werden häufig in der näheren Umgebung der Plätze tot aufgefunden, an denen sie das Rauschgift erworben haben. Um es möglichst rasch konsumieren zu können, suchen sie Orte auf, wo sie weitgehend ungestört sind. So werden Drogentote in öffentlichen Toiletten, in Parkanlagen oder an anderen abgelegenen Stellen (unter Brücken, in Kellern, auf Dachböden) gefunden, nicht selten auch in gemeinschaftlich genutzten Unterkünften.

Richtungweisend für den Drogentod sind Konsumutensilien in der Umgebung der Leiche. Bei Heroinabhängigen handelt es sich um die sog. Fixerutensilien, wie Injektionsspritze, Staubinde, berußter Löffel, Feuerzeug, Kerzenrest, Zitronensaft oder Ascorbinsäure, leere Papierbriefchen und Pulverreste. Zum Konsum anderer Drogen werden Spiegel, Metall- oder Kunststoffplatten, Röhrchen sowie Alufolie und andere Rauchgeräte benötigt. Je nach Konsumart können verschiedene Zubereitungsformen der Drogen, wie Pulver, Tabletten, Kapseln und Ampullen, oder mit Drogen versetzte Zuckerwürfel, Papierstückchen und Zigaretten vorhanden sein.

Finden sich in unmittelbarer Nähe der Leiche keine benutzten Konsumutensilien, sollte bei Todesfällen im Wohnbereich nicht auf eine Suche in Küche und Badezimmer sowie auf einen Blick in Abfalleimer verzichtet werden. Verdachtsbegründende Anhaltspunkte für einen langzeitigen Drogenmissbrauch lassen sich mitunter aus dem sozialen Milieu ableiten, in dem der Betroffene gelebt hat.

Das Altersspektrum der Drogentoten reicht etwa von 15 bis 65 Jahre, und das Durchschnittsalter liegt bei knapp 40 Jahren. Mit mehr als 80 % überwiegen die Männer. Die Haupttodesursache ist die Opioidvergiftung (Heroin, Ersatzmittel), wobei in einem nicht geringen Prozentsatz Mischintoxikationen mit zusätzlich konsumierten Medikamenten oder durch andere Drogen und Alkohol vorliegen. Unter den Vergiftungen durch Heroinersatzmittel sind Todesfälle mit Beteiligung von Methadon am häufigsten.

Unfallbedingte Drogentodesfälle sind hauptsächlich auf eine unbeabsichtigte Überdosierung von Heroin zurückzuführen, weil der Reinheitsgrad stark differiert, der Körper infolge eines Langzeitkonsums geschwächt ist oder nach einer Entzugsphase die gewohnte Dosis nicht mehr vertragen wird. Hinzu kommen toxische Wirkungen der Verschnittstoffe, die in Einzelfällen allein den Tod verursachen.

Eine besondere Gefährdung besteht weiterhin bei sog. Designerdrogen, die in immer neuer Zusammensetzung und mit wechselndem Wirkstoffgehalt angeboten werden. Der Missbrauch von Aufputschmitteln (Amphetamin und seine Derivate) hat zu Todesfällen geführt, vor Jahren als Dopingmittel im Sport und heute in der Techno-Szene (Ecstasy).

Zu tödlichen Unfällen kann es auch beim Körperschmuggel von Drogen (sog. Bodypacking) kommen. In Präservative, Fingerlinge oder andere Plastikmaterialien verpackt, wird das Rauschgift nach Einführen in Körperöffnungen (Mastdarm, Scheide) oder nach Verschlucken im Körper transportiert. Durch Undichtwerden oder Platzen entleert sich der Inhalt, sodass aufgrund der hohen Giftkonzentration in kurzer Zeit tödliche Vergiftungen auftreten. Bei unklaren, plötzlichen Todesfällen von Reisenden, speziell auf internationalen Flughäfen, ist auch an einen Drogentransport im Körper zu denken. Die Suche nach den einverleibten Behältnissen bleibt den Obduzenten vorbehalten.

Erfahrungsgemäß ist es äußerst schwierig, eine unbeabsichtigte von einer absichtlichen Überdosierung (sog. Goldener Schuss) abzugrenzen, wenn entsprechende Hinweise am Leichenfundort fehlen und sich auch nicht ermitteln lassen. Untersuchungen haben ergeben, dass unter allen Drogentodesfällen mit einer Suizidrate von etwa 10–20 % zu rechnen ist.

Erschwert wird die Sachverhaltsaufklärung dadurch, dass keineswegs selten Personen aus dem sozialen Nahfeld die Spuren beseitigen, um den Drogentod zu verschleiern. So werden die Konsumutensilien weggeräumt, die Leiche in eine unverdächtige Lage gebracht (z. B. ins Bett gelegt) oder vom Sterbeort wegtransportiert (sog. Dumping). Umgekehrt wurde versucht, eine Spurenlage zu schaffen, die eine Selbsttötung bzw. einen unabsichtlichen Todesfall durch Drogen vortäuschen und auf diese Weise ein Tötungsdelikt verdecken sollte. Ebenso besteht die Möglichkeit, Drogen als Mittel zur Tötung eines anderen einzusetzen, sei es durch Injektion von fremder Hand oder durch Abgabe einer nicht gestreckten Portion, die sich der Konsument im Glauben an die übliche Einzeldosis selbst spritzt. Dass durch Drogen eine Wehrlosigkeit des Opfers erzeugt werden kann, muss bei einigen Tötungsarten und bei Sexualstraftaten bedacht werden.

Am Leichnam von Drogentoten fallen nicht selten ein ungepflegtes Äußeres, ein schlechter Gebisszustand, eine Abmagerung und bestimmte Tätowierungen auf. So werden für die Tätowierungen mitunter Motive aus der Drogenszene gewählt (z. B. Hanfblatt, Spritze mit Totenkopf). Bevorzugt in den Ellenbeugen, an den Unterarmen und auf den Handrücken finden sich typische, dem Blutgefäßverlauf folgende, dicht hintereinander gereihte Kanüleneinstichspuren. Die punktförmigen Hautverletzungen sind unterschiedlichen Alters, überwiegend vernarbt (sog. Narbenstraßen), manchmal von Hautunterblutungen umgeben. Gelegentlich infiziert sich die Injektionsstelle, und es kommt zu umschriebenen Hauteiterungen (Abszesse). Sind die Blutgefäße an Armen und Händen durch die zahlreichen Einstiche vernarbt und verödet, so wird in oberflächliche Blutgefäße der Unterschenkel und Füße gespritzt. Mit der Wahl solcher oder anderer verdeckter Körperstellen (z. B. Leistenbeuge, unter der Zunge, unter der Vorhaut) soll bisweilen auch die Abhängigkeit oder ein Rückfall verheimlicht werden.

Vereinzelt liegt bei Auffindung des Leichnams ein Gegenstand zum Abbinden (z. B. Lederriemen, Gürtel) am Arm oder die Spritze steckt noch in der Blutader. Eine solche Situation ist durch eine nach der Injektion rasch eintretende Bewusstlosigkeit erklärbar.

Das Fehlen frischer Kanüleneinstichverletzungen schließt einen Drogentod nicht aus. Zum einen ist an eine Aufnahme ohne Injektion (Schnupfen, Rauchen, Verschlucken) zu denken, und zum anderen können bei Verwendung feiner Kanülen (Insulinspritzen) die Einstichstellen nicht zu sehen sein.

Die inneren Leichenbefunde sind zwar uncharakteristisch, aber in ihrer Gesamtheit doch richtungweisend. Durch Präparation werden die Blutadern im Unterhautgewebe der Arme freigelegt. Wichtige Befunde sind:

- Nachweis von frischen Kanüleneinstichspuren mit Umblutung des Stichkanals und Defekt in der Venenwand,
- Nachweis von älteren Kanüleneinstichspuren mit feinen Narben der Venenwand und Wandverdickung, oft mit Verschluss der Blutgefäßlichtung durch Blutgerinnsel oder Narbengewebe.

Weitere Befunde können sein:

- Hirnschwellung, flüssiges Leichenblut, Blutfülle der inneren Organe,
- vermehrter Flüssigkeitsgehalt des Lungengewebes (Lungenödem, häufig blutig durchsetzt), beginnende Lungenentzündung,
- Speisebreiaspiration,
- prall gefüllte Harnblase nach mehrstündiger Sterbephase,
- Lymphknotenschwellungen,
- Verschleppung injizierter, unlöslicher Substanzen (z. B. Streckmittel, zerstoßene Tabletten) über die Blutbahn in die Lungen und in die Leber mit Entzündungsreaktionen (Fremdkörpergranulome).

Durch den gemeinsamen Gebrauch von Spritzen und Kanülen (sog. Nadelgemeinschaft, Needlesharing) können Infektionskrankheiten übertragen werden. Bedeutsam sind die Leberentzündung (Hepatitis B, Hepatitis C) und die HIV-Infektion. Die Durchseuchung mit Hepatitis wird häufig unterschätzt. Ihr Anteil reicht bei Drogentoten bis über 50 %. Der ermittelte Anteil HIV-Infizierter beträgt etwa 10 %, weist jedoch deutliche regionale Unterschiede auf. Häufig werden auch Mehrfachinfektionen festgestellt.

Beim Umgang mit Leichen von Drogentoten besteht dann keine besondere Infektionsgefahr, wenn hygienische Grundregeln eingehalten werden. Dazu gehören die Verwendung von Einmalhandschuhen bei Leichenschau und Spurensicherung genauso wie ein vorsichtiges Hantieren mit Kleidungsstücken, weil sich darin gebrauchte Spritzen und Kanülen befinden können.

Der zuverlässige Nachweis eines Drogentodes ist nur durch eine Leichenöffnung mit anschließender toxikologisch-chemischer Analyse möglich. Noch während der Obduktion können an einer Urinprobe verschiedene Schnelltests durchgeführt werden, um Hinweise auf die Stoffgruppen und gewisse Anhaltspunkte für die aufgenommene Menge zu erhalten. Zum Nachweis der Aufnahmeart werden die Injektionsstellen mit umgebendem Gewebe herausgeschnitten und nach Konsum durch Schnupfen ein Abstrich von der Nasenschleimhaut gefertigt oder ein Schleimhautstück entnommen. Neben Blut und Urin als wichtigste Asservate werden Organproben aus Lungen, Leber, Nieren und Gehirn sowie Gallensaft und Haarproben (Kopf-, Achsel- und Schamhaare) benötigt. Da Drogen in die Haare eingelagert werden, lassen sich bei ausreichender Haarlänge sogar ein länger zurückliegender wie auch ein langzeitiger Drogenkonsum feststellen. Durchschnittlich wächst das Kopfhaar 1 cm pro Monat.

Als Methoden zum qualitativen und quantitativen Nachweis werden hauptsächlich EIA und GC-MS oder LC-MS/MS eingesetzt. Im Einzelfall sollte über die konkreten Nachweismöglichkeiten stets ein auf dem Gebiet der Toxikologie arbeitender Chemiker konsultiert werden. Er kann Auskunft geben über die modernsten Nachweismethoden, die jeweiligen Nachweisgrenzen (Zeit, Menge) und das erforderliche Untersuchungsmaterial (Art, Menge).

6.2.1 Cannabinoide

Unter der Bezeichnung Cannabinoide werden die Rausch erzeugenden Inhaltsstoffe einer weit verbreiteten, kultivierten Hanfpflanze (Cannabis sativa L.) zusammengefasst. Als Rauschmittel finden Verwendung

- getrocknete Blätter und Blütenstände (Marihuana),
- das daraus gewonnene Harz (Haschisch) und
- das daraus gewonnene Konzentrat (Haschischöl).

Der Hauptwirkstoff ist das psychotrope Delta-9-Tetrahydrocannabinol (Δ-9-THC), dessen Gehalt in den verschiedenen Zubereitungen starken Schwankungen unterliegt. Bezogen auf THC ist eine Einmaldosis von etwa 20 mg wirksam.

Es gibt auch künstliche Cannabinoide, die halb- oder vollsynthetisch hergestellt werden können. Die als Spice bezeichneten Kräutermischungen enthalten neben pflanzlichem Material synthetische Cannabinoide. Diese Rausch erzeugenden Inhaltsstoffe weisen eine gegenüber THC um ein Vielfaches höhere Wirksamkeit auf.

Die bevorzugte Konsumart ist das Rauchen, weil dadurch der aufgenommene Wirkstoffanteil gegenüber der Einnahme deutlich höher ist. Der genaue Wirkungsmechanismus und die einzelnen Stoffwechselwege der Cannabinoide sind nicht vollständig geklärt. Nach dem gegenwärtigen Kenntnisstand wirken das THC und die synthetischen Cannabinoide auf mindestens zwei Typen von Rezeptoren (CB_1 und CB_2). Insbesondere die Bindung an die CB_1-Rezeptoren ist für die psychotropen Effekte verantwortlich, die hauptsächlich durch eine Verminderung der Ausschüttung mehrerer Neurotransmitter zustande kommen. Aufgrund ihrer chemischen Eigenschaften (Lipophilie) reichern sich die Cannabinoide im Gehirn an und verschwinden relativ rasch aus der Blutbahn. Auch eine Anreicherung von THC und seiner Umwandlungsprodukte in Leber, Lungen, Milz und Herzmuskel ist festzustellen. Die Ausscheidung erfolgt überwiegend mit dem Kot und der Rest mit dem Urin.

Erste Rauscherscheinungen treten nach Aufnahme durch Rauchen innerhalb weniger Minuten auf. Nach einem Wirkungsmaximum zwischen 20 und 30 Minuten endet der Rausch nach etwa 3 bis 4 Stunden. Bei oraler Aufnahme (z. B. als Tee oder in Gebäck) sind Wirkungsbeginn, maximale Rauschwirkung und Rauschdauer deutlich verzögert. Typische Rauschwirkungen sind ein Gefühl der Entspannung sowie die häufig als positiv empfundenen Veränderungen von Sinneseindrücken und des Zeitgefühls. Insbesondere Farb- und Tonempfindungen werden intensiver erlebt. Die Beeinträchtigung des Denkens äußert sich vor allem als geistige Abwesenheit und in Konzentrationsmängeln.

Akute Überdosierungen von Cannabinoiden führen zu toxischen Wirkungen auf die Psyche. Hierzu zählen:

- Panikattacken,
- Bewusstseins- und Orientierungsstörungen, Halluzinationen, vegetative Störungen (Herzrasen, Schwitzen), Zittern und motorische Unruhe = toxisches Delir,
- Wahnvorstellungen,
- Veränderung der Stimmungslage (Manie).

Synthetische Cannabinoide verursachen deutlich mehr Nebenwirkungen als THC. Abhängig von Art und Menge der konsumierten Substanz kann es zu lebensbedrohlichen Zuständen mit vielfältigen Vergiftungserscheinungen kommen. Vereinzelt hat es nach dem Konsum von Kräutermischungen auch Todesfälle gegeben.

Möglicherweise verursacht der Gebrauch von Cannabiszubereitungen während der Schwangerschaft eine Schädigung der Leibesfrucht.

Bei längerem Missbrauch können bleibende Einschränkungen der Leistungs- und Konzentrationsfähigkeit entstehen. Als besonderes Risiko sind Depressionen mit Suizidneigung möglich. Zudem gibt es Hinweise auf einen Zusammenhang zwischen einem Cannabiskonsum und dem Auftreten von schizophrenen Psychosen bei einem erhöhten familiären Krankheitsrisiko. Ein Dauerkonsum kann zur Abhängigkeit vom Cannabistyp führen, der durch eine psychische Abhängigkeit und eine geringe Tendenz zur Dosissteigerung charakterisiert ist. Das Auftreten einer (leichten) körperlichen Abhängigkeit wird kontrovers diskutiert.

Seit 2017 darf schwer kranken Patienten bei fehlenden Therapiealternativen medizinisches Cannabis auf einem Betäubungsmittelrezept ärztlich verordnet werden. Eine eigens eingerichtete Cannabisagentur im Bundesinstitut für Arzneimittel und Medizinprodukte steuert und kontrolliert Anbau, Ernte, Verarbeitung, Qualitätsprüfung und Handel. Mit der gesetzlichen Neuregelung entfiel die vorher notwendige Ausnahmegenehmigung als Voraussetzung für eine Cannabis-Verordnung.

6.2.2 LSD

Das Lysergsäurediethylamid (LSD) ist ein halbsynthetisches Derivat der Lysergsäure, die in dem Getreidepilz Mutterkorn vorkommt. Reines LSD ist farb-, geruch- und geschmacklos und schon in äußerst geringer Menge wirksam. Es reichen bereits 0,02–0,05 mg LSD aus, um einen Rausch zu erzeugen.

Die Aufnahme erfolgt fast ausschließlich durch Einnehmen in Form sog. Trips, die aus einem Trägerstoff (z. B. Zuckerwürfel, Papierstückchen) mit einer Einzeldosis bestehen. Die außerordentlich komplexen Wirkungen des LSD und seiner verschiedenen Stoffwechselprodukte lassen sich mit dem gegenwärtigen Wissen nur schwer erklären. Ein geringer Anteil der verabreichten Dosis ist im Gehirn nachweisbar. Die Hauptmenge der Substanz wird innerhalb von 3 Tagen ausgeschieden, und zwar offenbar überwiegend mit dem Kot und weniger mit dem Urin. Die Halbwertzeit ist dosisabhängig und liegt wohl im Bereich zwischen 30 und 180 Minuten.

Nach Einnahme von LSD setzt allmählich ein Rauschzustand ein, der in mehreren Phasen abläuft. Erste Wirkungen zeigen sich bereits nach Minuten. Häufig treten Schwindel, Herzklopfen und Pulsbeschleunigung auf. Nach etwa 1 Stunde entwickelt sich der Rausch, der bis zu 8 Stunden andauern kann. Es treten starke Halluzinationen und Verzerrungen der Wahrnehmung auf (z. B. Töne werden gefühlt, Farben werden geschmeckt), weiterhin Veränderungen der zeitlichen und räumlichen Orientierung sowie eine Intensivierung positiver wie negativer Gefühle.

Als Komplikationen des LSD-Konsums sind atypische Rauschverläufe hervorzuheben, die auch als Horrortrips bezeichnet werden. Im Unterschied zum normalen LSD-Rausch dominieren angstbetonte Erlebnisse. Wenn die Umgebung vom Berauschten als bedrohlich erlebt wird, dann können ängstlich-aggressive Verhaltensweisen provoziert werden. Jedoch sind Gewaltdelikte unter nachgewiesenem LSD-Einfluss selten.

Eine Gefährdung des Berauschten kann sich durch Veränderungen der Vorstellungswelt mit Selbstüberschätzung ergeben (z. B. das Gefühl, fliegen zu können). Bisher bekannt gewordene Todesfälle von LSD-Konsumenten sind rauschbedingte Unfälle (z. B. Fenstersturz) und Selbsttötungen infolge depressiver Verstimmung. Über tödliche Vergiftungen wurde dagegen kaum berichtet.

Das LSD stellt die Leitdroge der Abhängigkeit vom Halluzinogentyp dar. Kennzeichnend für diesen Typ ist die Herausbildung einer psychischen Abhängigkeit und einer Toleranzbildung bei mäßig ausgeprägter Tendenz zur Dosissteigerung. Bei Absetzen der Substanz treten keine körperlichen Entzugserscheinungen auf.

6.2.3 Heroin

Das Heroin ist im Gegensatz zum Morphin kein Naturprodukt. Es lässt sich in einem relativ einfachen chemischen Verfahren aus Morphin und Essigsäureanhydrid herstellen. Als Reaktionsprodukt entsteht Diacetylmorphin, das Heroin. In reiner Form ist es ein weißes Pulver mit bitterem Geschmack und einem Geruch nach Essigsäure. In illegalen Laboratorien wird es allerdings nur selten in Reinform produziert. Je nach Ausgangsmaterial reicht die Farbskala des illegal erzeugten Heroins von hellem Beige bis zu dunklem Braun.

Neben dem Wirkstoff Heroin enthalten solche Produkte in unterschiedlicher Menge andere Opiuminhaltsstoffe, die den Herstellungsprozess unverändert überstanden haben oder dabei chemisch verändert wurden. Daneben sind fast immer anorganische Bestandteile feststellbar. Weitere Zusatzstoffe werden dem Heroin später zugegeben. Durch Verschnittstoffe (z. B. Barbiturate, Methadon, Coffein, Amphetamine, Acetylsalicylsäure, Lidocain) soll das Rauscherlebnis verstärkt oder das Auftreten unangenehmer Nebenwirkungen gemindert werden. Unwirksame Streckmittel (z. B. Milchzucker, Stärke, Talkum, Gips) dienen einer Herabsetzung des Reinheitsgrades, um den Verkaufserlös zu steigern.

Das Heroin ist stark wirksam. Schwere Vergiftungen bei Nichtgewöhnten treten schon bei einer Einzeldosis von 10 mg auf. Zu Todesfällen kann es nach Verabreichung von 50 mg kommen. Von Abhängigen werden zwischen 0,5 und 3 g Heroin mittlerer Konzentration am Tag konsumiert.

Die Aufnahme erfolgt überwiegend durch Spritzen, aber auch durch Rauchen oder durch Schnupfen. Wird das Heroin in eine Vene gespritzt, kommt es über die Blutbahn zu einer plötzlichen Anflutung im Gehirn und dementsprechend setzt die Wirkung schlagartig ein. Dieses Phänomen heißt unter Abhängigen Kick oder Flash. Seine Wirkung entfaltet das Heroin durch Bindung an spezifische Eiweiße, die als Opiatrezeptoren bezeichnet werden. Solche Rezeptoren gibt es im zentralen und im peripheren Nervensystem.

Im Stoffwechsel wird Heroin schnell zu Monoacetylmorphin und dann weiter zu Morphin abgebaut. Die Halbwertzeit liegt im Bereich von wenigen Minuten bis zu einer halben Stunde. Die Ausscheidung erfolgt im Urin, wo der größte Teil als Morphin, ein kleiner Anteil als Monoacetylmorphin und nur eine verschwindend geringe Menge als unverändertes Heroin nachweisbar sind.

Nach Einspritzen in die Blutbahn stellen sich ganz rasch ein hochgradig gesteigertes Glücksgefühl, ein verminderter Antrieb, Sorglosigkeit und Bewusstseinstrübung ein. Angst und Unlust werden beseitigt. Die schmerzstillende Wirkung von Heroin ist wesentlich stärker als die des Morphins. Eine medizinische Anwendung von Heroin verbietet sich jedoch wegen des extrem hohen Abhängigkeitspotenzials.

Eine akute Heroinvergiftung durch Überdosierung verläuft in der Mehrzahl der Fälle tödlich. Der Tod kann infolge einer Atemlähmung oder durch ein Lungenödem eintreten.

Es bedarf nur weniger Einzeldosen, um eine Abhängigkeit hervorzurufen. Das Heroin bildet die Leitdroge der Abhängigkeit vom Morphintyp, der durch eine innerhalb kurzer Zeit auftretende psychische und physische Abhängigkeit und schnelle Ausbildung einer Toleranz mit Tendenz zur Dosissteigerung gekennzeichnet ist. Die Wirkungsdauer von Heroin liegt bei 2 bis 3 Stunden. Demzufolge treten Entzugserscheinungen etwa doppelt so schnell wie bei Morphinabhängigkeit auf.

Die Entzugserscheinungen bei Heroinabhängigkeit reichen von leichten vegetativen Symptomen (Schwitzen, Frieren, Zittern) bis zu schweren Schmerzzuständen der Gliedmaßen, krampfartigen Leibschmerzen (Koliken), hartnäckigen Schlafstörungen und Krampfanfällen.

Bei Heroinabhängigen stellen sich in relativ kurzer Zeit schwerwiegende körperliche Folgen des Drogenkonsums ein. Sie zeigen einen hochgradig reduzierten Allgemeinzustand mit einer Rückbildung der

Muskulatur. Schwere Gebissveränderungen sind auf Fehl- und Mangelernährung zurückzuführen. Häufig findet sich ein Parasitenbefall (Läuse, Krätze). Heroinabhängige sind nicht selten verschmutzt und verwahrlost.

6.2.4 Cocain

Das Cocain ist der Hauptwirkstoff des südamerikanischen Cocastrauchs (Erythroxylon coca). Es wird fast ausnahmslos in illegalen Laboratorien der Anbauländer durch Extraktion aus Cocablättern hergestellt. Zunächst entsteht Cocapaste, aus der durch weitere chemische Prozesse das Cocain (Benzoylecgoninmethylester) gewonnen wird. Die Reinsubstanz ist ein weißes, geruchloses, bitter schmeckendes Pulver, das nach seinem Aussehen auch als Schnee bezeichnet wird. Als Verschnittstoffe sind synthetische Lokalanästhetika (z. B. Procain, Lidocain) sowie als Streckmittel Zucker (z. B. Traubenzucker, Milchzucker) und Zuckeralkohole (z. B. Sorbitol, Mannitol) gebräuchlich. Auch Mischungen mit anderen illegalen Drogen wie Heroin (Speedball) werden zubereitet.

Cocain wird meist geschnupft, mitunter auch als wässrige Lösung injiziert oder auf Folie geraucht. Zum Rauchen eignet sich auch Crack, das durch Erhitzen von Cocainhydrochlorid mit Alkalien wie Natriumhydrogencarbonat herstellbar ist. Die wirksame Dosis hängt von der Art der Aufnahme ab. Beim Schnupfen beträgt die Rauschdosis 20–50 mg, während bei intravenöser Injektion etwa 10 mg ausreichend sind. Größere Mengen (50–200 mg Cocainbase) werden beim Rauchen konsumiert.

Beim Schnupfen wird Cocain durch die Nasenschleimhaut rasch aufgenommen und relativ schnell im Körper verteilt. Es führt an den Nervenendigungen des Zentralnervensystems zu erhöhter Erregung. Das erklärt die anregende Wirkung des Cocains. Gleichfalls zügig vollzieht sich die Verstoffwechselung, bei der als Hauptumwandlungsprodukte Benzoylecgonin und Ecgoninmethylester entstehen. Je höher die aufgenommene Dosis ist, desto größer wird der Anteil an unverändert ausgeschiedenem Cocain. Es verlässt den Körper überwiegend mit dem Urin und mit dem Kot. Die Halbwertzeit des Cocains liegt bei etwa 60 Minuten.

Die Wirkung tritt nach Schnupfen von Cocain innerhalb weniger Minuten ein. In der Anfangsphase entwickelt sich eine starke Euphorie. Der Berauschte erscheint ausgelassen, heiter und kontaktfreudig bis distanzlos. Weiterhin kennzeichnend ist ein gesteigerter Bewegungs- und Rededrang. Typische Cocainwirkungen sind auch die Verminderung von Hunger, Durst, Kältegefühl und Müdigkeit. Im weiteren Verlauf treten nach etwa 1 bis 2 Stunden zu den beschriebenen Rauscherscheinungen verschiedene Sinnestäuschungen hinzu. Der Cocainrausch klingt mit einer depressiven Phase aus. Es entwickeln sich zunehmend Niedergeschlagenheit, Reizbarkeit, Schuldgefühle, Verstimmung und Erschöpfung.

Beim Schnupfen gelten 100 mg als äußerst gefährliche Dosis. Dabei muss beachtet werden, dass die individuelle Empfindlichkeit gegenüber Cocain ganz unterschiedlich ausgeprägt ist. Bereits kleine Mengen (20 mg) können bei Überempfindlichen zu plötzlichen Todesfällen führen.

Abgesehen von Überempfindlichkeitsreaktionen (Cocainschock) ist die akute Cocainvergiftung die Folge einer unbeabsichtigten oder absichtlichen Überdosierung. Wesentliche Vergiftungszeichen sind weite Pupillen, Gesichtsrötung, Schwitzen, Atemnot, Blutdruck- und Temperaturanstieg. Als Folgen der gesteigerten zentralen Erregung kann es zu Krampfanfällen und Halluzinationen kommen. Schließlich tritt der Tod unter den Zeichen der Atemlähmung und des Kreislaufversagens ein. Allerdings sind Drogentodesfälle infolge einer Cocainvergiftung selten.

Die Abhängigkeit vom Cocaintyp wird charakterisiert durch starke psychische Abhängigkeit und ausgeprägte Tendenz zur Dosissteigerung bei fehlender körperlicher Abhängigkeit und fehlender Toleranzbildung. Bei langdauerndem Cocainkonsum stehen unter den körperlichen Folgen chronische Entzündungen der Nasenschleimhaut, allgemeiner körperlicher Verfall mit starker Abmagerung, Krampfanfälle und Leberschäden im Vordergrund. Zudem verursacht Cocain mehr Schäden am Herzen als jede andere illegale Droge. An psychischen Veränderungen dominieren bei der chronischen Vergiftung (Cocainismus) eine Abnahme von Gedächtnisleistungen und Willenskraft sowie Rausch- und Verwirrtheitszustände.

6.2.5 Amphetaminderivate

Unter dem Begriff Amphetaminderivate werden Substanzen zusammengefasst, die sich in ihrer chemischen Struktur vom Amphetamin ableiten. Wegen ihrer den Schlaf aufhebenden Wirkung werden diese Stoffe nach der früheren medizinischen Verwendung auch Weckamine genannt. Die Hauptwirkung der Amphetamine lässt sich als zentral erregend beschreiben (Aufputschmittel), denn es kommt zu einer Erhöhung des inneren Antriebs, einer Stimmungsaufhellung, Leistungssteigerung sowie Beseitigung von Müdigkeit und Hungergefühl (Appetitzügler). Ausgehend von der Stammsubstanz, wurde durch Veränderungen der chemischen Struktur inzwischen eine Vielzahl von Derivaten entwickelt, die neben der aufputschenden eine verstärkte halluzinogene Wirkung haben (sog. Designerdrogen).

Ecstasy wird als Sammelbegriff für verschiedene vollsynthetische Amphetaminderivate mit einem ähnlichen Wirkungsspektrum verwendet. Häufige Wirkstoffe sind Methylendioxymethamphetamin (MDMA), Methylendioxyethylamphetamin (MDE) und Methylendioxyamphetamin (MDA). Nicht selten wird MDMA mit Ecstasy gleichgesetzt. Bezogen auf MDMA beträgt die wirksame Dosis 50–150 mg.

Die Aufnahme erfolgt hauptsächlich in Form von Tabletten, deren Wirkstoffgehalt sowie Inhalts- und Zusatzstoffe stark variieren. Vom MDMA ist bekannt, dass es vorwiegend auf das Gehirn wirkt, indem es direkt in den Stoffwechsel verschiedener Überträgersubstanzen des Nervensystems eingreift.

Die Wirkungen von MDMA setzen nach etwa 15 bis 60 Minuten ein und halten etwa 3 bis 6 Stunden an. Zu den von Konsumenten positiv bewerteten Wirkungen des Ecstasyrausches gehören die erhebliche Steigerung von Stimmungslage, Bewegungsdrang und Kommunikationsbedürfnis. Darüber hinaus lassen sich auch Auswirkungen auf die Wahrnehmungsfähigkeit feststellen, wobei visuelle und akustische Reize intensiviert sind. Negativ bewertet werden Konzentrationsstörungen, eingeschränktes Urteilsvermögen, einige Wahrnehmungsstörungen, Angst, motorische Unruhe, Schlaflosigkeit und Katerstimmung. Als körperliche Begleiterscheinungen können Herzjagen, Hitze- und Kältewallungen, Appetitlosigkeit, Übelkeit und Erbrechen, Sehstörungen, Händezittern und Gangunsicherheit auftreten.

Unter entsprechenden äußeren Bedingungen kann es zu schweren Störungen der Wärmeregulation (Hitzschlag) kommen.

Eine Hauptgefahr des Ecstasykonsums liegt in den Folgewirkungen auf das Gehirn. So wurden Verhaltensauffälligkeiten, Panikstörungen und drogeninduzierte Psychosen beobachtet. Des Weiteren sind Schäden von Nieren und Leber inzwischen belegt.

Als toxische Dosis gelten 200–300 mg MDMA. Bei den selten eintretenden Todesfällen wurden MDMA-Konzentrationen im Leichenblut festgestellt, die auf eine tödliche Dosis von mehr als 1,5 g schließen lassen.

Bei Todesfällen im Zusammenhang mit Ecstasykonsum wurde gehäuft die Befundkombination Überhitzung (Hyperthermie), Muskelzerfall (Rhabdomyolyse) und Gerinnselbildung in den kleinen Blutgefäßen festgestellt. Die völlige körperliche Erschöpfung ist wesentlich bedingt durch einen hohen Flüssigkeitsverlust bei unzureichender Flüssigkeitsaufnahme. Weiterhin sind Fälle von plötzlichem Herztod infolge von Herzrhythmusstörungen aufgetreten.

Wird Ecstasy regelmäßig verwendet, droht eine psychische Abhängigkeit mit einer schnellen Toleranzentwicklung gegenüber MDMA. Die positiven Effekte nehmen rasch zugunsten der negativen ab. Bisher wurde keine körperliche Abhängigkeit festgestellt.

Ein extrem hohes Abhängigkeitspotenzial weist das Methamphetamin auf, das besser unter dem Modenamen Crystal Meth bekannt ist. Das weiße, mitunter eingefärbte kristalline Pulver wird bevorzugt mit einem dünnen Papierröhrchen geschnupft, aber auch geschluckt oder geraucht. Der intravenöse Konsum gilt als besonders riskant. Das starke Aufputschmittel wirkt über eine Aktivierung der Freisetzung und eine Hemmung der Wiederaufnahme körpereigener Botenstoffe im Gehirn.

Die Wirkung stellt sich beim Schnupfen nach etwa 5 Minuten und bei Einnahme nach 30–40 Minuten ein. Crystal Meth unterdrückt die Müdigkeit, mindert das Hungergefühl und löst eine Euphorie mit gesteigertem Selbstwertgefühl aus. Bei erhöhtem Rede- und Bewegungsdrang sind die Konsumenten kontaktfreudig und sexuell enthemmt. In höheren Dosierungen kommt es zu einer gereizten Getriebenheit mit eingeschränkter Konzentrationsfähigkeit, Gedankendrängen und stereotypen Verhaltensweisen (Punding).

Der fortgesetzte Konsum führt rasch zu einem körperlichen Verfall und verursacht insbesondere irreversible Schäden im Gehirn. Äußerlich sichtbar sind krankhafte Veränderungen der Haut bis zu Akne und Ekzemen sowie ein zerstörtes Gebiss mit starker Karies und Verlust vor allem der Backenzähne. Zu den psychiatrischen Komplikationen des chronischen Konsums gehören paranoid psychotische Zustände und Panikattacken. Auch selbstverletzendes Verhalten ist beobachtet worden.

Bereits 5–10 mg Crystal Meth sind wirksam, jedoch werden schon zu Beginn des Konsums bis zu 100 mg aufgenommen. Der häufige Gebrauch führt rasch zu starker psychischer Abhängigkeit und Toleranzentwicklung mit dem Zwang zur Dosissteigerung. Die Ursachen für wiederholt festgestellte Todesfälle sind hauptsächlich Herzrhythmusstörungen und Hirnblutungen.

6.3 Medikamente

Gegenwärtig umfasst das große Arzneimittelverzeichnis ROTE LISTE® für Deutschland rund 4900 Präparateeinträge mit annähernd 5900 Darreichungsformen von etwa 400 pharmazeutischen Unternehmen. Gebräuchliche Darreichungsformen von Medikamenten sind Tabletten, Kapseln, Dragees, Tropfen, Zäpfchen, Aerosole, Salben, Puder, Pflaster sowie Lösungen zur Injektion und Infusion. Nach Anwendungsbereichen oder Wirkstoffklassen lassen sich die Arzneimittel in 88 Hauptgruppen gliedern. In den Fertigarzneimitteln sind etwa 2000 verschiedene arzneilich wirksame Substanzen verarbeitet. Je nach Wirkstoff sind die Arzneimittel frei verkäuflich oder verschreibungspflichtig (Arzneiverordnungsblatt = Rezept). Von den rund 3400 rezeptpflichtigen Präparaten unterliegen 114 dem Betäubungsmittelgesetz. Zu den rund 2000 apothekenpflichtigen Medikamenten kommen noch etwa 500 Präparate hinzu, die auch für den Verkauf außerhalb von Apotheken zugelassen sind.

Viele Medikamentenwirkstoffe können als potenzielle Gifte angesehen werden, wenn jemand entsprechende Präparate in ausreichender Menge oder über einen langen Zeitraum aufnimmt. Jedoch sind bei Weitem nicht alle Arzneimittel von praktischer Bedeutung für Vergiftungen und Vergiftungstodesfälle.

Vorrangige forensische Bedeutung haben Medikamentengruppen, die direkt auf das Zentralnervensystem wirken. Im Vordergrund stehen die Psychopharmaka. Unter diesem Begriff werden Arzneimittel mit bevorzugtem Effekt auf psychische Funktionen zusammengefasst, die vor allem Informationsverarbeitung, Assoziationsfähigkeit, Antrieb, Stimmung und Gefühlslage beeinflussen. Aus der Hauptgruppe der Psychopharmaka sind zu erwähnen:

- Antidepressiva (z. B. Citalopram/Cipramil®) wirken stimmungsaufhellend und/oder antriebssteigernd.
- Neuroleptika (z. B. Haloperidol/Haldol®) bewirken eine Herabsetzung der psychischen Reaktivität bei Erhaltung der Wahrnehmung und des Bewusstseins, Dämpfung der Affektivität, Beruhigung, Unterdrückung von Wahnideen, Verminderung von Aggressivität und Angstgefühlen.
- Tranquilizer (z. B. Lorazepam/Tavor®) wirken beruhigend und angstlösend, vermindern Initiative und Wachheit und begünstigen den Schlafeintritt.

Infolge der weiten Verbreitung von Psychopharmaka sind suizidale Vergiftungen recht häufig. Ungewollte Überdosierungen treten nur selten auf. Die Vergiftungszeichen hängen vom Wirkstoff des Präparates ab. Handelt es sich um Mischintoxikationen, ist mit unvorhersehbaren Arzneimittelwechselwirkungen zu rechnen.

Weitere forensisch bedeutsame Hauptgruppen sind:

- Hypnotika/Sedativa (Schlaf-/Beruhigungsmittel, z. B. Zolpidem/Stilnox®, Flunitrazepam/Rohypnol®),
- Antiepileptika (Mittel zur Behandlung der Epilepsie und anderer Krampfleiden, z. B. Phenytoin/Phenhydan®, Carbamazepin/Tegretal®),
- Analgetika/Antirheumatika (Mittel zur Behandlung von Schmerzen, Fieber und Entzündungen, z. B. Paracetamol/Vivimed®).

Besonders Hypnotika/Sedativa gehören zu den häufig für eine Selbsttötung benutzten Medikamenten. Als Suizidmittel lässt sich beispielsweise das Diphenhydramin nachweisen, das unter anderem Bestandteil rezeptfreier Schlafmittel ist. Das vielfach als Narkosemittel eingesetzte Propofol wird vor allem von Ärzten und medizinischem Fachpersonal missbraucht. Es führt nicht nur zu akzidentellen Todesfällen selbst bei erfahrenen Konsumenten, sondern wird auch in suizidaler Absicht verwendet.

Bei toxischer Überdosierung zentral wirksamer Arzneimittel kann es zu tiefer Bewusstlosigkeit und schließlich zu einer tödlichen Atemlähmung kommen. Abhängig von Wirkstoff, Menge und Art der Aufnahme, Lebensalter, Körpergewicht, Gesundheitszustand, Magenfüllung und individuellen Faktoren (z. B. Gewöhnung) ist die tödliche Dosis recht unterschiedlich. Meist muss jedoch eine größere Tablettenmenge eingenommen werden, um eine toxische Wirkung zu erreichen. Damit die verschluckten Tabletten nicht erbrochen werden, lässt sich gelegentlich die zusätzliche Verwendung von Mitteln gegen Erbrechen (Antiemetika) feststellen. Bei vielen Präparaten wird durch die gleichzeitige Aufnahme von Alkohol die Arzneimittelwirkung verstärkt.

Forensisch bedeutsam sind auch Medikamente mit anderen Wirkungsmechanismen. Dazu zählen:

- Antiarrhythmika, speziell Beta-Rezeptorenblocker, zur Behandlung von Herzrhythmusstörungen. Bei Überdosierung im toxischen Bereich treten Verlangsamung des Herzschlags und Erregungsleitungsstörungen auf, die bis zum Herzstillstand führen können. Einige Beta-Rezeptorenblocker verursachen auch zentrale Wirkungen, Benommenheit bis Bewusstlosigkeit, Krampfanfälle und Atemstörung bis zum Atemstillstand.
- Kardiaka, speziell Digitalisglykoside, zur Förderung der Kontraktionskraft des Herzmuskels. Wesentliche Vergiftungserscheinungen sind Übelkeit, Erbrechen und eine große Vielfalt von Herzrhythmusstörungen. In schweren Fällen kann infolge eines Herzkammerflimmerns der Tod eintreten.
- Insulin, in der Bauchspeicheldrüse gebildetes, blutzuckersenkendes Hormon. Es wird vorwiegend von Diabetikern zur Selbsttötung verwendet. Vereinzelt sind auch Tötungsdelikte bekannt geworden. Bei Einnahme ist Insulin ungiftig, weil es als Eiweißkörper im Magen-Darm-Kanal verdaut wird. In höheren Dosen gespritzt, entwickelt sich eine Unterzuckerung (hypoglykämischer Schock) mit Krampfanfällen und Bewusstlosigkeit, die tödlich enden kann.

Die Behandlung mit bestimmten Medikamenten bringt die Gefahr eines Missbrauchs mit sich, der in manchen Fällen zur Abhängigkeit führen kann. Wegen des hohen Abhängigkeitspotenzials unterliegen einige Medikamente dem Betäubungsmittelgesetz. Das betrifft viele der zentral wirksamen Analgetika (Opioide) zur Behandlung starker Schmerzzustände (z. B. Morphin/Sevredol®, Fentanyl/Abstral®, Durogesic®).

Auch Medikamente aus den Gruppen der Tranquilizer und der Hypnotika/Sedativa können zu einer Abhängigkeit führen, die der Abhängigkeit vom Barbiturattyp zugeordnet wird. Es entwickeln sich psychische und physische Abhängigkeit von variabler Intensität mit einer Tendenz zur Dosissteigerung. Häufig missbräuchlich verwendete Arzneimittel aus diesen Gruppen sind die Benzodiazepine (z. B. Diazepam, Flunitrazepam) und die Barbiturate (z. B. Phenobarbital/Luminal®).

Insbesondere die Benzodiazepine werden von Drogenabhängigen häufig zur Rauschverstärkung oder als Ersatzstoff zur Minderung von Entzugserscheinungen benutzt. Weitere gebräuchliche Ersatzmittel sind Codein und Dihydrocodein, die medizinisch hauptsächlich als Wirkstoffe in Medikamenten gegen Husten (Antitussiva) verwendet werden. Das bekannteste Heroinersatzmittel für die Substitutionstherapie ist das Methadon. Daneben werden auch andere Opioide wie Levomethadon und Buprenorphin als Substitutionsmittel eingesetzt.

Wie bei den illegalen Drogen ist auch bei Missbrauch von Medikamenten die Verwendung nur eines Präparates selten. Häufiger werden mehrere Arzneimittel und Alkohol kombiniert aufgenommen. Nach längerem Missbrauch treten vorrangig Leber- und Nierenschäden auf.

Eine missbräuchliche Anwendung von Medikamenten stellt auch die Verabreichung sog. K.-o.-Tropfen dar. Ihr Einsatz zielt auf eine schnelle Bewusstlosigkeit und damit Handlungsunfähigkeit des Opfers ab. Als K.-o.-Mittel werden deshalb zentral dämpfende (narkotisierende) Substanzen verwendet. Gebräuchlich sind vor allem Benzodiazepine wie Flunitrazepam und andere Schlafmittel. Die medizinisch als Narkosemittel genutzte Gamma-Hydroxybuttersäure (GHB, in der Szene chemisch und pharmakologisch unzutreffend Liquid Ecstasy genannt) sowie deren Vorstufen Gamma-Butyrolacton (GBL) und 1,4-Butandiol (1,4-BD) werden ebenfalls eingesetzt. Eine kombinierte Aufnahme solcher Substanzen wie auch ein zeitgleicher Konsum von Alkohol führen zu einer Wirkungsverstärkung. Unter dem Einfluss von K.-o.-Mitteln soll die Begehung weiterer Straftaten, vorrangig von Sexual- und Eigentumsdelikten sowie Entführungen, erleichtert werden. Die Ermittlungen erweisen sich in solchen Fällen nicht selten als schwierig. Zum einen beeinträchtigen die häufig verwendeten Substanzen das Erinnerungsvermögen bis zum Erinnerungsverlust, und zum anderen lässt sich die Aufnahme insbesondere von GHB und GBL nur innerhalb weniger Stunden in Blut und Urin nachweisen. Alternativ kann versucht werden, den Nachweis durch eine Haaranalyse zu führen.

Wird jemand in bewusstlosem Zustand in ein Krankenhaus eingeliefert und ergeben die Untersuchungen eine Vergiftung, so entsteht meist zuerst der Verdacht auf einen Suizidversuch. Es gibt jedoch einen Mechanismus, der ungewollt zu einer Vergiftung führen kann. Wenn die Einzelgaben von Medikamenten über längere Zeit schneller erfolgen als die Wirkstoffe aus dem Körper ausgeschieden werden (z. B. infolge gestörter Leber- oder Nierenfunktion), resultiert eine allmähliche Anhäufung der Substanzen im Organismus (Kumulation). Bei Nichtbeachtung solcher Vorgänge kann es zur Überschreitung der therapeutischen Konzentration im Blut kommen, und es entwickelt sich eine Vergiftung (z. B. Digitalisglykoside, Barbiturate). Abhängig von der Halbwertzeit der einzelnen Medikamentenwirkstoffe kann bei nicht tödlichen Vergiftungen der Nachweis in Blut und Urin einige Tage bis Wochen gelingen.

Die Leichenbefunde bei akuten Vergiftungen mit Medikamenten sind weitgehend uncharakteristisch. Häufig bestehen ein ausgeprägtes Hirn- und Lungenödem. Im Magen findet sich mitunter reichlich Tablettensubstanz. Eine Besonderheit stellen die *Holzer*schen Blasen dar, die hauptsächlich bei Barbituratvergiftungen auftreten. Es handelt sich um Hautblasen von Cent- bis Handtellergröße an den Aufliegestellen: Innenseite beider Knien, Fußknöchelregion, über Knochenvorsprüngen des Beckens, Fersengegend, Schulterblätter, Gesäß-Kreuzbein-Region und Arme. Als Entstehungsursache gilt ein längeres, regloses Liegen bei gleichzeitiger toxischer Blutgefäßwandschädigung. Die Druckblasen bilden sich nach etwa 24 Stunden heraus und dürfen nicht mit Brandblasen verwechselt werden.

Zahlreiche Medikamente besitzen auch eine verkehrsmedizinische Bedeutung. Bei anregenden Arzneimitteln wächst die Risikobereitschaft, während die meisten Schlaf-, Beruhigungs- und Schnupfenmittel das Reaktionsvermögen eher dämpfen. Besondere Gefahren erwachsen aus schwer kalkulierbaren Wechselwirkungen von Medikamenten untereinander sowie von Arzneimitteln mit Alkohol und Drogen. Bei Verkehrstoten empfiehlt sich im Zusammenhang mit der Leichenöffnung regelmäßig eine toxikologisch-chemische Analyse, um neben Alkohol und Drogen auch Medikamente als Unfallursache auszuschließen.

6.4 Desinfektionsmittel

Unter Desinfektion versteht man Maßnahmen, die durch Abtötung, Reduzierung oder Inaktivierung krankheitserregender Mikroorganismen ein Material in einen nichtinfektiösen Zustand versetzen. Das kann erreicht werden mit physikalischen Verfahren (z. B. Strahlen, Dampf, Heißluft) und chemischen Mitteln. Deren Grundsubstanzen sind Alkohole, Aldehyde, Phenole, Oxidationsmittel, Halogene und andere Verbindungen. Die unsachgemäße Verwendung chemischer Desinfektionsmittel führt immer wieder zu tödlichen Vergiftungen.

6.4.1 Formaldehyd

Die Einatmung von Formaldehyddämpfen verursacht Schleimhautreizungen im Bereich der Atemwege. Bei oraler Aufnahme entstehen Schleimhautschäden bis zur Verätzung und ein akutes Nierenversagen. In schweren Fällen treten Bewusstlosigkeit und Tod rasch ein. Die tödliche Dosis bei 35%iger Lösung (Formalin) beträgt 10–50 ml.

6.4.2 Phenole

Das Phenol schädigt verschiedene Organsysteme, wobei Phenolderivate für den Menschen weniger giftig sind. Auf Haut und Schleimhäute wirkt Phenol ätzend. Wird es verschluckt, führt das aufgenommene Gift zu Nierenschäden, Herzrhythmusstörungen sowie zu Hirnschäden mit Krampfanfällen, tiefer Bewusstlosigkeit und Atemlähmung. Die Aufnahme von wenigen Gramm reicht aus, um den Tod herbeizuführen.

6.4.3 Chlor

Chlorgas ist hochgiftig und verursacht ein schweres Lungenödem mit nachfolgender Lungenentzündung. Beim Einatmen sehr hoher Konzentrationen kann es zum plötzlichen Tod durch Stimmritzenkrampf, aber auch durch reflektorischen Atem- oder Herzstillstand kommen.

6.4.4 Jod

Das Trinken von Jodlösung führt neben Schleimhautveränderungen nach Resorption toxischer Mengen zu akutem Nierenversagen und zum Kreislaufkollaps. Bei Jodüberempfindlichkeit können schwere Krankheitserscheinungen schon nach geringen Dosen auftreten.

6.5 Lösungsmittel

Die organischen Lösungsmittel bilden eine große Gruppe chemisch heterogener Verbindungen, zu denen Kohlenwasserstoffe, Alkohole, Ester, Ether und Ketone gehören. Diese Flüssigkeiten werden in großem Umfang industriell zur Extraktion, zum Entfetten und Reinigen sowie als Lösungsmittel für Lacke, Farben und Klebstoffe verwendet. Auch Haushaltschemikalien, Schädlingsbekämpfungsmittel und Medikamente (Einreibungen) enthalten Lösungsmittel.

Vielseitig eingesetzte Kohlenwasserstoffe sind Benzin, Petroleum, Terpentinöl-Ersatz, Benzol, Toluol, Xylol, Naphthalin, Trichlorethen (Tri) und Tetrachlorethen (Per). Der früher reichlich verwendete Tetrachlorkohlenstoff (Tetra) ist wegen seiner hohen Giftigkeit kaum noch im Gebrauch. Je nach Substanz können verschiedene Organsysteme, wie Nervensystem, Leber, Nieren, Herz, Atmungsorgane, Knochenmark, Haut und Schleimhäute, in unterschiedlichem Ausmaß geschädigt werden. Das Vergiftungsbild ist abgewandelt bei Aufnahme von Lösungsmittelgemischen (z. B. Verdünner für Lacke und Farben) und bei alkoholischer Beeinflussung.

Typische Symptome einer akuten Vergiftung durch organische Lösungsmittel sind:

- unspezifische Zeichen, wie Schwindel, Müdigkeit, Kopfschmerzen,
- Benommenheit, Euphorie, Erregungszustände, Krämpfe,

- im Extremfall tiefe Bewusstlosigkeit (Narkose, besonders durch chlorierte Kohlenwasserstoffe),
- heftiges Erbrechen (nach oraler Aufnahme).

Nach einem relativ beschwerdefreien Intervall von etwa 3 Tagen entwickeln sich zunehmend schwerste Leber- und Nierenschäden, die schließlich zum Tod führen.

Vielfach sind Gemische von Lösungsmitteldampf und Luft explosiv.

Eine missbräuchliche Verwendung der leicht flüchtigen Lösungsmittel stellt das gewohnheitsmäßige Inhalieren zur Rauscherzeugung dar (sog. Schnüffelsucht). Dieses Verhalten wird überwiegend bei Kindern und Jugendlichen beobachtet. Die Inhalation Rausch erzeugender Mittel erfolgt auch im Zusammenhang mit autoerotischer Betätigung. Häufig benutzte Stoffe sind Aceton, Benzin, Ester, Ether, Halogenkohlenwasserstoffe, Toluol und Xylol oder entsprechende Zubereitungen, wie Nagellackentferner, Klebstoffe, Fleckenwasser und Verdünner. Eine gewisse Verbreitung als Schnüffelstoff haben auch die Brenngase Propan und Butan sowie das vorrangig als Narkosemittel verwendete Lachgas erlangt. Das in sog. Poppers enthaltene Amylnitrit wurde früher zur Behandlung von Herzerkrankungen eingesetzt.

Die Inhalation erfolgt direkt aus dem Verpackungsbehältnis, von einer getränkten Textilie oder aus einer befüllten Plastik- oder Papiertüte. Als Todesursache kommen bei Überdosierung je nach verwendeter Substanz Atemlähmung oder Herzrhythmusstörungen in Betracht. Wird eine Tüte über den Kopf gezogen, sind Erstickungstodesfälle möglich. Ein Erbrechen in bewusstlosem Zustand kann zur Einatmung von Mageninhalt führen.

Der chronische Missbrauch von Schnüffelstoffen verursacht schwere Schäden am Zentralnervensystem sowie an Leber, Nieren und Knochenmark.

Das früher als Narkose- und Lösungsmittel verwendete Chloroform (Trichlormethan) wird gelegentlich noch zur Selbsttötung und bei kriminellen Angriffen zur Betäubung des Opfers eingesetzt.

6.6 Schädlingsbekämpfungsmittel

Chemische Substanzen, die der Bekämpfung von pflanzlichen und tierischen Schädlingen dienen, werden unter dem Sammelbegriff Pestizide zusammengefasst. Weltweit sind gegenwärtig etwa 50 000 Präparate mit mehr als 500 Wirkstoffen registriert. Nach der Art ihrer Aufnahme werden Kontakt-, Fraß- und Atemgifte unterschieden. Bei einer Einteilung nach Anwendungsgebieten ergeben sich als forensisch bedeutsame Gruppen:

- Herbizide (Unkrautvertilgungsmittel),
- Insektizide (Insektenvernichtungsmittel),
- Rodentizide (Ratten- und Mäusebekämpfungsmittel).

Die Vergiftungsmöglichkeiten des Menschen sind vielfältig. Verwendet werden Pestizide sowohl in suizidaler als auch in krimineller Absicht. Weiterhin können unfallbedingte Todesfälle im gewerblichen Bereich (Herstellung, Ausbringung) und bei Anwendung im privaten Bereich durch versehentliche Aufnahme zustande kommen. Schließlich ist eine toxische Belastung über Lebensmittel und Trinkwasser möglich.

6.6.1 Herbizide

Ein äußerst wirksames Kontaktgift stellt das Paraquat dar. Seine Giftigkeit für den Menschen ist im Vergleich zu anderen Herbiziden hoch. Es bewirkt zellschädigende Reaktionen im Organismus. Suizidversuche mit dieser Substanz enden häufig tödlich. Wenn 10–15 ml einer handelsüblichen 20%igen Paraquatlösung aufgenommen werden, kann der Tod innerhalb weniger Tage eintreten. Niedrigere Giftdosen verursachen Spättodesfälle nach 1 bis 3 Wochen infolge eines Lungen- oder Nierenversagens. Durch weitgehende Anwendungsbeschränkungen sind Paraquatvergiftungen selten geworden.

6.6.2 Insektizide

Eine hohe Giftigkeit für Mensch und Tier weisen die organischen Phosphorsäureester auf. Typische Wirkstoffe sind Parathion (E 605®) und Dichlorvos. Die toxische Wirkung resultiert aus der irreversiblen Hemmung des Enzyms Acetylcholinesterase. Als tödliche Dosis nach oraler Aufnahme von Parathion gilt für den Menschen eine Wirkstoffmenge ab 100–150 mg. Der Tod tritt infolge Atemlähmung ein.

Trotz der schon länger bestehenden Verkaufsverbote kommt es alljährlich zu einzelnen Todesfällen mit Präparaten dieser Stoffklasse. Meist handelt es sich um Vergiftungen in suizidaler Absicht.

Zur Gruppe der Carbamate gehören solche Insektizide wie Carbaryl und Aldicarb, deren Einsatz in Deutschland nicht mehr zulässig ist. Die toxische Wirkung beruht ebenfalls auf einer Hemmung der Acetylcholinesterase. Im Unterschied zu den Phosphorsäureestern ist die Blockade aber reversibel, d. h. es kommt zu einer schnellen spontanen Reaktivierung des Enyzms. Infolgedessen sind Todesfälle selten. Bedingt durch den gleichen Wirkungsmechanismus, entsprechen die Vergiftungserscheinungen denen der Phosphorsäureester, treten jedoch nur in abgeschwächter Form auf. Kurzzeitige Symptome sind Atemnot, Speichelfluss, Übelkeit, Erbrechen, Magen-Darm-Krämpfe, Durchfall und Schweißausbruch. Mehrere Tage bis Wochen können niedriger Blutdruck, Verlangsamung des Herzschlags, Muskelschwäche und Muskelzuckungen sowie zentralnervöse Wirkungen (Unruhe, Angst, Verwirrtheit, Denkstörung) andauern.

6.6.3 Rodentizide

Die Bekämpfung von schädlichen Nagetieren durch Köder und Streumittel wurde mit verschiedenen Wirkstoffen versucht. Dabei haben Thalliumsalze eine lange Tradition. Allerdings sind thalliumhaltige Zubereitungen wegen ihrer Gefährlichkeit für den Menschen durch Hemmstoffe der Blutgerinnung (Antikoagulanzien, z. B. Cumarinderivate) verdrängt worden. Cumarine stören die Synthese von Gerinnungsfaktoren in der Leber und verursachen dadurch bei Nagetieren einen Tod durch Verbluten. Beim Menschen führt die einmalige Aufnahme auch größerer Mengen meist nicht zu Vergiftungserscheinungen. Erst bei wiederholter Aufnahme kann es nach einigen Tagen zu einer schweren Gerinnungsstörung kommen.

6.7 Pflanzliche Gifte

Eine große Gruppe wirksamer Pflanzeninhaltsstoffe bilden die Alkaloide, deren Bezeichnung sich von ihrem alkaliähnlichen Reaktionsverhalten ableitet. Bisher sind etwa 6000 dieser nicht selten kompliziert aufgebauten, stickstoffhaltigen Naturstoffe bekannt. Als erstes Alkaloid wurde 1805 das Morphin aus Opium isoliert.

Einige Pflanzenalkaloide und ihre Herkunft sind:

- Aconitin (Blauer Eisenhut),
- Atropin (Nachtschattengewächse: Tollkirsche, Stechapfel, Bilsenkraut, Engelstrompete),
- Capsaicin (Chili),
- Colchicin (Herbstzeitlose),
- Coniin (Gefleckter Schierling),
- Curare (Sammelbezeichnung für Pfeilgifte der Indianer Südamerikas mit zahlreichen Alkaloiden),
- Ergotamin (Mutterkorn),
- Nicotin (Tabak),
- Opiate (Schlafmohn),
- Strychnin (Brechnuss, Ignatiusbohne).

Von Jugendlichen werden gelegentlich Tees aus Nachtschattengewächsen zubereitet, um sich Rauscherlebnisse zu verschaffen. Dabei können leicht Überdosierungen auftreten. Das Bild einer Atropinvergiftung ist gekennzeichnet durch trockene Schleimhäute (Sprechstörung), weite und starre Pupillen, trockene und gerötete Haut, Fieber, Herzrasen, Ruhelosigkeit, Verwirrtheit und eventuell Halluzinationen. Nur selten kommt es nach Aufnahme von Pflanzen zu Vergiftungen mit schweren Krankheitszeichen (z. B. Atemlähmung) oder gar zu Todesfällen.

Das Pfefferspray enthält als Reizstoffe verschiedene Capsaicinoide, deren Hauptkomponente das Alkaloid Capsaicin ist. Beim Besprühen treten sofort oder nach wenigen Sekunden folgende Symptome auf:

- Schwellung der Augenbindehäute, die ein sofortiges Schließen der Augen für mehrere Minuten bewirkt,
- nach Einatmen Schwellung der Schleimhaut in den Atemwegen, sodass Atemnot auftritt,
- Hautbrennen und Juckreiz bis zu 30 Minuten.

Nicotin ist ein außerordentlich giftiges Alkaloid, das intensiv nach Tabak riecht. Die tödliche Dosis bei oraler Aufnahme beträgt etwa 1 mg/kg Körpergewicht. Eine solche Menge ist in ungefähr 4–6 Zigaretten oder 1 Zigarre enthalten. Zu den seltenen Nicotinvergiftungen kommt es, wenn Kleinkinder Zigaretten oder andere Tabakwaren essen, weiterhin durch Trinken von Tabakabkochungen in suizidaler

Absicht und bei Verwendung von Tabakextrakten (sog. Tabakbrühen) zur Bekämpfung von Blattläusen. Bei akuter Nicotinvergiftung entwickeln sich Schwindel, Kopfschmerzen, Speichelfluss, Übelkeit, Erbrechen, Durchfall, Herzrasen, Kreislaufkollaps und Krämpfe. Der Tod tritt durch Atemlähmung oder Herzversagen ein.

Eine weitere große Gruppe von Pflanzeninhaltsstoffen sind die Glykoside. Dabei handelt es sich um Verbindungen aus einem Zucker und einer nicht zuckerartigen Komponente, die den eigentlichen Wirkstoff darstellt. Entsprechend ihrer chemischen Struktur lassen sich die Glykoside in umfangreiche Untergruppen einteilen, die oft auch eine ähnliche biologische Wirkung aufweisen. So sind allein etwa 200 herzwirksame Substanzen bekannt.

Die Herzglykoside (Steroidglykoside) zählen zu den stärksten Pflanzengiften. Da wegen ihres bitteren Geschmacks kaum größere Mengen von Pflanzenteilen aufgenommen werden und häufig schnell Erbrechen einsetzt, treten nur vereinzelt ernste Vergiftungen auf. Medizinisch verwendete Herzglykoside werden aus dem Fingerhut (Digitalis purpurea, Digitalis lanata), aus einigen Strophanthus-Arten und aus der Meerzwiebel gewonnen. Vor allem Digitoxin und Digoxin sind gebräuchliche Arzneimittel. Der Hauptwirkstoff aus dem Maiglöckchen (Convallatoxin) gehört ebenfalls zu den herzwirksamen Glykosiden.

Eine ganze Reihe von Pflanzensamen (z. B. Kerne von Steinobst und Äpfeln) enthält Blausäureglykoside. Das bekannteste davon ist das auch in bitteren Mandeln vorkommende Amygdalin. Im Organismus wird das ungiftige Molekül aufgespalten, und die dabei freigesetzte Blausäure verursacht die toxische Wirkung.

Eines der stärksten Gifte im Pflanzenreich ist das Lektin Ricin, das in den Samen der Rizinusstaude vorkommt. Ursprünglich in den Tropen beheimatet, findet sich das Gewächs heute in zahlreichen Ländern als Zier- und Kulturpflanze. Ricin ist nicht fettlöslich und deshalb nicht im Rizinusöl enthalten. Als tödliche Dosis für einen Erwachsenen werden 2 bis 4 Samenkörner oder 0,25 mg isoliertes Ricin angegeben. Das Vergiftungsbild mit hohem Fieber, blutigem Erbrechen, blutigem Durchfall, Koliken und Kreislaufkollaps entwickelt sich etwa 4 bis 8 Stunden nach der Giftaufnahme. Der Tod tritt nach 36 bis 72 Stunden ein.

Viele weitere einheimische Pflanzen können zu Vergiftungen führen, so Besenginster, Efeu, Eibe, Goldregen, Pfaffenhütchen, Rosskastanie und Seidelbast. Bei Pflanzenintoxikationen treten meist nur leichte Vergiftungserscheinungen auf, allerdings besteht für Kinder eine besondere Gesundheitsgefährdung. Zu Vergiftungen kommt es vor allem bei Vorschulkindern, weil sie die verlockend gefärbten Früchte (z. B. Seidelbast) verzehren. Suizide zählen zu den Seltenheiten.

6.8 Tierische Gifte

Zu den tierischen Giften (Zootoxine) gehören vor allem Schlangengifte, Spinnengifte, Krötengifte, Bienengift, Wespengift und spezifische Eigengifte bestimmter Fische.

Die Vergiftungsmöglichkeiten durch Gifttiere in Mitteleuropa werden vielfach überschätzt. Häufig, aber meist harmlos sind Stiche durch Bienen, Wespen und Hornissen. Ein Insektenstich verursacht eine schnell einsetzende, lokale Reaktion mit Brennen, Jucken, Rötung, Schwellung und Schmerz. Toxische Allgemeinreaktionen (Kopfschmerzen, Schüttelfrost, Übelkeit, Unruhe, Krämpfe) treten erst nach zahlreichen Stichen (mehr als 50) auf. Bei Massenstichen ist eine Atemlähmung möglich. Eine weitere Gefahr besteht durch eine Überempfindlichkeitsreaktion mit akutem Kreislaufversagen (anaphylaktischer Schock) nach wiederholten Stichen. Der Tod tritt meist innerhalb der 1. Stunde ein. Gefährlich sind auch Insektenstiche in den Mund- und Rachenraum. Die rasch einsetzende Schleimhautschwellung kann zur Erstickung führen.

Einheimische Giftschlangen gehören zu den Ottern. Der Biss der Kreuzotter kann bei kleinen Kindern und älteren Leuten zum Tod führen. Das Gift verursacht Lähmungserscheinungen und bewirkt eine Störung der Blutgerinnung.

Schwerwiegende Vergiftungen durch Giftspinnen, Skorpione, Kröten, Fische, Nesseltiere und Schnecken haben im mitteleuropäischen Raum praktisch keine Bedeutung. Ganz vereinzelt ereignen sich Skorpionstiche und Reizungen durch Giftspinnen, wenn Tiere sich in Transportkisten exotischer Früchte verstecken (Fruchthof).

6.9 Nahrungsmittel

Durch den Verzehr bakteriell infizierter, zersetzter, giftiger oder verunreinigter Nahrungsmittel kann es zu Vergiftungserscheinungen kommen, die im Wesentlichen auf drei Ursachen zurückzuführen sind:

- bakterielle Gifte (von Bakterien gebildete Giftstoffe, wie das Botulinustoxin sowie die Gifte von Staphylokokken und Salmonellen),
- natürliche Gifte (hauptsächlich Inhaltsstoffe von Giftpilzen, gelegentlich auch von Muscheln und Fischen),
- chemische Gifte (aus Kochgeräten, Gefäßen und Leitungen herausgelöste Metallgifte, erhöhter Nitratgehalt im Brunnenwasser, Missbrauch von Ethylenglykol als Weinsüßungsmittel).

Am häufigsten kommen bakteriell bedingte Nahrungsmittelvergiftungen vor. Eine lebensbedrohliche Erkrankung durch extrem giftige Bakterientoxine ist der Botulismus. Akute Vergiftungen werden fast immer durch schlecht konservierte Fleisch- und Wurstwaren sowie Früchte und Gemüse verursacht. Mit Botulinustoxin vergiftete Lebensmittel sind nicht im Geruch, Geschmack oder Aussehen verändert. Da der Erreger des Botulismus (Clostridium botulinum) ein Gasbildner ist, ergeben sich Hinweise auf bakterielle Zersetzungserscheinungen lediglich aus einem auffälligen Aussehen der Lebensmittelbehältnisse (aufgetriebene Konservenbüchse, gelöster Deckel beim Weckglas).

Das Botulinustoxin A ist das stärkste aller bekannten Bakteriengifte und gehört zu den stärksten natürlichen Giften überhaupt. Bei einmaliger oraler Aufnahme wirken bereits weniger als 1 ng/kg Körpergewicht tödlich. Der Tod tritt durch Lähmung der Atemmuskulatur ein. Seitdem ein Antitoxin zur Verfügung steht, konnte die Sterblichkeit der zuvor meist tödlich verlaufenden Vergiftung auf 10–15 % verringert werden.

Von den etwa 100 Giftpilzen der nördlichen gemäßigten Zone gelten nahezu 40 als lebensgefährlich, und etwa 10 davon wirken tödlich. Die Letztgenannten gehören überwiegend zur Gattung der Wulstlinge (Amanita). Solche stark wirkenden, einheimischen Giftpilze sind der Grüne Knollenblätterpilz (Amanita phalloides), der Weiße Knollenblätterpilz (Amanita verna), der Pantherpilz (Amanita pantherina) und der Fliegenpilz (Amanita muscaria)

Akute Vergiftungen durch Pilzverzehr sind recht häufig, enden jedoch nur selten tödlich. Die weitaus meisten Todesfälle verursacht der Grüne Knollenblätterpilz, der als gefährlichster Giftpilz überhaupt gilt. Ein einziger Pilz enthält eine Giftmenge, die ausreicht, einen Menschen zu töten.

Das Vergiftungsbild (Phalloides-Syndrom) zeigt einen phasenhaften Verlauf. Charakteristisch ist am Beginn eine beschwerdefreie Zeit von bis zu 24 Stunden. Es folgen ein plötzlich beginnender Brechdurchfall und krampfartige Bauchschmerzen. Ab dem 2. Tag schließt sich die Phase der Leberschädigung an. Im weiteren Verlauf können Leber- und Nierenversagen auftreten.

Häufigste Ursache einer Vergiftung mit Knollenblätterpilzen ist die Verwechselung mit anderen Pilzen, meist mit Champignons, seltener mit dem Grünling. In Geruch und Geschmack sind Knollenblätterpilze gänzlich unauffällig. Ihre giftigen Inhaltsstoffe werden weder durch Trocknen noch durch Kochen oder Braten zerstört. Während früher jede zweite Knollenblätterpilzvergiftung durch Leberversagen tödlich endete, konnte mit den modernen Behandlungsverfahren die Sterblichkeit bei Erwachsenen auf 5–15 % gesenkt werden. Dagegen verlaufen bei Kindern immer noch bis 50 % der Vergiftungen tödlich.

Charakteristische Obduktionsbefunde nach tödlich verlaufender Knollenblätterpilzvergiftung sind ein massiver Leberzellzerfall (akute gelbe Leberdystrophie) mit Gelbsucht (Ikterus) und Blutungen in Haut und innere Organe. Bei der Leichenöffnung können im Magen-Darm-Kanal noch Pilzreste vorhanden sein. Ebenso kann der Nachweis einer Pilzaufnahme mikroskopisch aufgrund der Pilzsporen aus dem Darminhalt erfolgen. Einer der giftigen Inhaltsstoffe (Amanitin) lässt sich 4 bis 48 Stunden nach dem Verzehr mit einem Immunoassay im Urin nachweisen. Als Untersuchungsmaterialien sind darüber hinaus Reste der Pilzmahlzeit, Erbrochenes und Magenspülflüssigkeit zu sichern. Die Beurteilung der Pilzreste und die Analyse der Pilzsporen erfordern die Mitwirkung eines geprüften Pilzsachverständigen.

Das Bild einer Vergiftung durch Pantherpilze wird als Pantherina-Syndrom bezeichnet. Die Vergiftungserscheinungen beginnen etwa 30 Minuten nach der Pilzaufnahme mit rauschartigen Erregungszuständen, Halluzinationen, Lähmungen und Bewusstseinstrübung. Todesfälle sind selten.

Immer wieder wird über Jugendliche berichtet, die in Erwartung eines halluzinogenen Rausches absichtlich Giftpilze verzehren. Neben Fliegen- und Pantherpilz werden vor allem psilocybinhaltige Pilze als Drogenpilze genutzt. Der häufigste europäische Pilz mit dem psychotropen Wirkstoff Psilocybin ist der Spitzkegelige Kahlkopf (Psilocybe semilanceata). Dessen Gift entfaltet eine LSD-artige Wirkung.

Einige Speisepilze (z. B. Tintlinge) rufen bei gleichzeitigem Alkoholgenuss eine Alkoholunverträglichkeitsreaktion hervor, die als Acetaldehyd-Syndrom bezeichnet wird (Näheres siehe Kapitel V Nummer 6.1).

7. Doping

Nach der Definition der Welt-Anti-Doping-Agentur ist Doping ein ein- oder mehrmaliger Verstoß gegen die Anti-Doping-Regeln. Als Verstoß gilt unter anderem die Anwendung bzw. der Versuch der Anwendung einer verbotenen Substanz oder einer verbotenen Methode, um die sportliche Leistungsfähigkeit zu steigern. Die Verbotsliste der Welt-Anti-Doping-Agentur 2019 umfasst folgende Substanzgruppen und Methoden:

Verbotene Substanzen

S0 Nicht zugelassene Substanzen
S1 Anabole Substanzen
S2 Peptidhormone, Wachstumsfaktoren, verwandte Substanzen und Mimetika
S3 Beta-2-Agonisten
S4 Hormon- und Stoffwechsel-Modulatoren
S5 Diuretika und Maskierungsmittel

Verbotene Methoden

M1 Manipulation von Blut und Blutbestandteilen
M2 Chemische und physikalische Manipulation
M3 Gen- und Zelldoping

Im Wettkampf verbotene Substanzen und Methoden

Zusätzlich zu den bereits genannten Kategorien sind verboten:

S6 Stimulanzien
S7 Narkotika
S8 Cannabinoide
S9 Glucocorticoide

Bei bestimmten Sportarten verbotene Substanzen

P1 Betablocker

Bei den einzelnen Gruppen sind die verbotenen Wirkstoffe aufgeführt. Die gesundheitlichen Gefahren bestehen entweder in der Überwindung physiologischer Leistungsgrenzen mit nachfolgenden, schweren Zusammenbrüchen oder in den Nebenwirkungen der eingenommenen Substanzen. Beides kann zum Tod führen.

In Deutschland dient das Anti-Doping-Gesetz vom 10. Dezember 2015 der Bekämpfung des Einsatzes von Dopingmitteln und Dopingmethoden im Sport. Die gesetzlich geregelten Verbote beziehen sich auf das Internationale Übereinkommen gegen Doping.

8. Kriminalistische Aspekte bei Vergiftungen

Bei jedem unklaren Todesfall muss auch an die Möglichkeit einer Vergiftung gedacht werden. Ein Vergiftungsverdacht kann sich aus Folgendem ergeben:

- Leichenschaubefunde,
- Spurenlage am Leichenfundort,
- Umstände des Todes,
- Vorgeschichte,
- Feststellungen bei der Leichenöffnung.

An der Leiche lassen sich in der Mehrzahl der Fälle keine spezifischen Vergiftungszeichen feststellen. Dennoch kann die Leichenschau richtungweisende Befunde erbringen:

- Farbe der Totenflecke, z. B. hellrot bei Kohlenmonoxid und Cyaniden,
- Farbveränderungen der Haut, z. B. Braunfärbung bei Seifenvergiftung, Gelbfärbung bei Lebergiften,

- Hautveränderungen, z. B. Druckblasen an den Aufliegestellen bei Schlafmittelvergiftungen (*Holzer*sche Blasen), Hautausschlag, Hauteiterungen und Injektionsstellen mit typischer Lokalisation über Blutgefäßen bei Drogentodesfällen,
- Auffälligkeiten der Mundhöhle und Abrinnspuren, z. B. Erbrochenes, nicht verschluckte Tablettenreste, Verätzungen,
- Verlust oder leichte Ausziehbarkeit der Kopfhaare, z. B. bei Thallium,
- Hände, z. B. rote Farbe der Nagelbetten bei Kohlenmonoxid, weiße Querstreifung der Nägel bei Arsen und Thallium (*Mees*-Streifen), Pulver- und Flüssigkeitsrückstände,
- Geruch, z. B. aromatisch bei Alkohol und Lösungsmitteln, bittermandelähnlich bei Cyaniden, knoblauchartig bei E 605®, faulig bei Schwefelwasserstoff.

Fehlen richtungweisende Befunde an der Leiche, können sich die ersten und mitunter sogar einzigen Hinweise auf eine Vergiftung aus der Spurenlage am Leichenfundort ergeben. Oft sind es Trinkgefäße mit Substanzresten, leere Medikamentenverpackungen (Blick in den Mülleimer!), Behälter von Schädlingsbekämpfungsmitteln oder Injektionsspritzen, die den Verdacht aufkommen lassen.

Die Umstände des Todes begründen einen Vergiftungsverdacht bei

- bestimmten Auffindungssituationen (z. B. Leiche und Fixerutensilien, Gasgeruch im Raum),
- jungen, zuvor scheinbar gesunden Erwachsenen,
- Kindern, auch Säuglingen, ohne bekannte Vorerkrankungen,
- gleichzeitigem Tod mehrerer Personen sowie
- Miterkrankung oder Tod von Haustieren.

Aus der Vorgeschichte können folgende Anhaltspunkte auf eine Vergiftung hindeuten:

- Aussagen von Zeugen über eine erwiesene oder vermutete Giftaufnahme,
- Umgang mit Chemikalien im gewerblichen und häuslichen Bereich,
- Suizidgefährdung und vorausgegangene Suizidversuche, insbesondere durch Vergiften,
- bekannte Abhängigkeit von Alkohol, Drogen oder Medikamenten,

- bestimmte Berufsgruppen mit Zugang zu Giften, besonders Chemiker, Apotheker, Medizinalpersonen, Tierärzte, Laboranten,
- Krankheitserscheinungen, wie Kopfschmerzen, Benommenheit, Schwindel, Sehstörungen, Verwirrtheit, Krämpfe, Bewusstlosigkeit, Bauchschmerzen, Speichelfluss, Erbrechen, Durchfall, Schweißausbruch, Blauwerden, Atemstörungen (Röcheln, Schnarchen, lange Atempausen), Herzrhythmusstörungen, Gelbsucht, Haarausfall.

Die beispielhaft erwähnten Symptome sind keine spezifischen Vergiftungserscheinungen, sondern können ebenso bei verschiedenen Krankheiten auftreten.

Vereinzelt ergibt sich erst bei der Leichenöffnung der Vergiftungsverdacht, wenn im Magen-Darm-Kanal auffälliger Inhalt, wie Tablettenreste, Arzneikapseln, Pilzstücke, Zäpfchenmasse oder mit Drogen gefüllte Plastiktüten, gefunden wird. An eine Vergiftung muss auch gedacht werden, wenn die Obduktionsergebnisse den Todeseintritt nicht erklären.

Der Vergiftungsnachweis ist nur durch die Leichenöffnung mit anschließender toxikologisch-chemischer Analyse zu führen. Für die Sicherung von Körperflüssigkeiten und Organproben sind die Obduzenten zuständig. Um die Schwierigkeiten beim chemischen Nachweis von Giften durch die Zersetzung des Körpers und der Gifte selbst nicht zu vergrößern, sollte die Obduktion möglichst bald erfolgen. Bis dahin ist die Leiche gekühlt aufzubewahren.

Die Bewertung der Untersuchungsergebnisse erfolgt im Zusammenwirken des Forensischen Toxikologen und des Rechtsmediziners. Der Nachweis des Giftes ist vorwiegend eine chemische, die Feststellung der Vergiftung eine medizinische Aufgabe. Das Gutachten soll vor allem zu folgenden Punkten Auskunft geben:

- Art und Menge des Giftes,
- Aufnahme in den Körper,
- Verteilung im Organismus,
- Wirkstoffspiegel in Körpergeweben und -flüssigkeiten,
- Abbau und Ausscheidung,
- zeitliche Verhältnisse (Wie lange vor dem Tod aufgenommen? Ein- oder mehrmalige Giftaufnahme?).

Aufgrund dieser Feststellungen wird die toxikologische Bewertung vorgenommen. Zu berücksichtigen sind dabei die tödliche Giftmenge, die individuelle Situation des Verstorbenen (Alter, Körpergewicht, Überempfindlichkeiten, Organerkrankungen, Gewöhnung) und mögliche Wechselwirkungen bei Mischintoxikationen. Deshalb reicht es für den Vergiftungsnachweis nicht aus, dass der Leichenschauarzt veranlasst wird, lediglich eine Blut- und Urinprobe zu entnehmen.

Bei Vergiftungen, die eine gewisse Zeit überlebt wurden, müssen bei der Bewertung der Untersuchungsergebnisse vorangegangene Behandlungsmaßnahmen berücksichtigt werden. Führt eine akute Vergiftung nicht unmittelbar zum Tod, können hinzutretende Komplikationen (z. B. Lungenentzündung infolge Speisebreiaspiration, Bauchfellentzündung nach Magendurchbruch) todesursächlich sein.

Die Giftverteilung im Körper ist zugleich als vitales Zeichen zu werten und lässt mitunter gewisse Rückschlüsse auf die Todeszeit zu.

Manchmal wird die Frage gestellt, ob aus einer bestimmten Giftkonzentration im Körper auf Einnahmemenge oder Einnahmezeit rückgerechnet werden kann. Das ist aufgrund der vielfältigen Stoffwechselvorgänge beim Um- und Abbau der Gifte und der Wechselwirkungen dieser Prozesse nicht möglich. Lediglich bei Substanzen, die in die Haare eingelagert werden (z. B. Drogen, Arsen), lassen sich die zeitlichen Verhältnisse aus den Analyseergebnissen annähernd rekonstruieren.

Ist die tödliche Vergiftung nachgewiesen, so können die kriminalistischen Ermittlungen etwa folgende Ergebnisse erbringen:

- vorsätzliche Vergiftung
  - durch eigene Hand,
  - durch fremde Hand
- fahrlässige oder zufällige, nicht schuldhaft verursachte Vergiftung
  - gewerbliche Vergiftung,
  - häusliche Vergiftung,
  - medizinale Vergiftung.

Unabhängig von dem Zustandekommen der Vergiftung muss durch die Ermittlungen die Herkunft des Giftes geklärt werden.

Zum Suizid werden bevorzugt solche Gifte verwendet, die rasch und schmerzlos wirken. Deshalb war über Jahre das Kohlenmonoxid im

Stadtgas das häufigste Suizidmittel. Nach der Umstellung der Gasversorgung auf das CO-freie Erdgas kommen suizidale Kohlenmonoxidvergiftungen nur noch selten vor (z. B. Holzkohlegrill als CO-Quelle). Heute sind es Medikamente, speziell Psychopharmaka und Schlafmittel, die bevorzugt zum Suizid verwendet werden. Die Wahl des Giftes für eine Selbsttötung lässt manchmal eine gewisse Berufsbezogenheit erkennen. Bei suizidalen Cyanidvergiftungen ergeben sich gelegentlich auch Hinweise auf eine Sterbehilfe.

Es muss in Einzelfällen damit gerechnet werden, dass Anhaltspunkte für die Giftaufnahme fehlen können, weil Angehörige wichtige Spuren des Suizids beseitigt haben, ehe der Arzt oder die Polizei am Leichenfundort eintrifft.

Für den Giftmord werden solche Gifte gewählt, die sich möglichst unbemerkt verabreichen lassen. Mitunter wird die Wirksamkeit vorher an Haustieren ausprobiert. Die Giftbeibringung erfolgt am häufigsten in Getränken und Speisen, deren Auswahl sich am Eigengeruch und -geschmack des Giftes orientiert. Deshalb wird beispielsweise Kaliumcyanid zu Marzipan oder Apfelkuchen gemischt. Die grelle Warnfarbe verschiedener Gifte lässt sich durch gleichartig gefärbte Getränke oder Speisen überdecken. Weiterhin werden Gifte als angebliche Arzneimittel verabreicht, aber auch Injektionen von hoch überdosierten Medikamenten oder Giftstoffen sind vorgekommen. Die fantasiereichen und vielfältigen Zubereitungen vergifteter Mahlzeiten, Getränke, Pralinen, Marmeladen und Gebäck sind in zahllosen Fallbeschreibungen niedergelegt, ebenso das raffinierte Vorgehen der Giftmörder bei der Verabreichung.

Nur unter bestimmten Umständen lässt sich aus dem Nachweis von Gift im Körper eine Fremdeinwirkung ableiten, so bei Säuglingen oder hilflosen Personen (z. B. komplette Lähmung aller Gliedmaßen bei Querschnittslähmung im Halsmarkbereich), die nicht an das nachgewiesene Gift gelangen und es sich beibringen konnten.

Zwar sind Giftmorde selten, aber sicherlich nicht so selten, wie derartige Fälle aufgedeckt werden. Gerade bei den vorsätzlichen Tötungen durch Gift muss mit einem überdurchschnittlichen Anteil latenter Tötungsdelikte gerechnet werden. Das zeigen besonders die Vergiftungsserien. So sind die bekannt gewordenen Krankentötungen in Heimen und Kliniken über Jahre unentdeckt geblieben.

In den meisten Fällen werden Giftmorde aufgrund von Gerüchten misstrauischer Verwandter, Freunde oder Nachbarn oder durch Zufall aufgedeckt. Nicht selten gehen der Entdeckung sogar mehrere Todesfälle voraus. Um den Sachverhalt aufzuklären, ist eine Exhumierung angezeigt (Nr. 34 RiStBV).

Gewerbliche Vergiftungen sind solche, die in Verbindung mit beruflicher Tätigkeit in Gewerbebetrieben, Industrie und Landwirtschaft durch einmalige oder wiederholte Gifteinwirkung entstehen. Rasch tödlich verlaufende Vergiftungen werden meist durch ein unerwartetes Auftreten schädigender Gase oder Dämpfe verursacht, wobei die Todesursache letztendlich ein Ersticken ist. Durch Schadensereignisse im Zusammenhang mit der Herstellung und dem Transport von Chemikalien ist es zu tödlichen Massenvergiftungen gekommen (z. B. Seveso-Gift = Dioxin).

Zu den häuslichen Vergiftungen werden nicht nur Intoxikationen im Haushalt, sondern auch bei Freizeitbeschäftigungen gezählt. Im Haushalt führen Sorglosigkeit, Unkenntnis und Verwechselungen zu Vergiftungen. Immer wieder treten Todesfälle auf, weil Lösungsmittel in Getränkeflaschen aufbewahrt werden. An eine Nahrungsmittelvergiftung muss gedacht werden, wenn mehrere Personen nach einer gemeinsamen Mahlzeit versterben (z. B. Familienfeier, Kindereinrichtung, Seniorenheim).

Medizinale Vergiftungen werden durch Arzneimittel verursacht. Es kann sich um fehlerhafte Verordnungen durch den Arzt, falsche Abgabe auf Rezept, fehlerhafte Maßnahmen des ärztlichen Hilfspersonals oder um falsche Anwendung durch den Patienten handeln. Auch durch Neben- und Wechselwirkungen von Arzneimitteln, durch Überempfindlichkeitsreaktionen (Allergien) sowie nach Abtreibungsversuchen sind Vergiftungen möglich. Schließlich treten Vergiftungen von Kleinkindern auf, die nicht hinreichend sicher aufbewahrte Arzneimittel mit Bonbons verwechseln und zu sich nehmen.

Die Vergiftungen haben nicht nur als Todesursache eine kriminalistische Bedeutung, sondern auch als Möglichkeit, beim potenziellen Opfer eine Wehrlosigkeit herbeizuführen.

VI. Illegaler Schwangerschaftsabbruch

Ein Abbruch der Schwangerschaft ist grundsätzlich strafbar (§ 218 StGB), kann jedoch nach § 218a StGB unter bestimmten Voraussetzungen durch einen Arzt straflos vorgenommen werden. Der Schwangerschaftsabbruch wird medizinisch auch als Abort und umgangssprachlich als Abtreibung bezeichnet.

Ein illegaler Schwangerschaftsabbruch (krimineller Abort) kann durch die Schwangere selbst oder durch eine andere Person, meist einen medizinischen Laien, ausgeführt werden. Nach wie vor kommt es in Einzelfällen zu einem tödlichen Ausgang.

Um eine Blutung mit Abgang der Leibesfrucht hervorzurufen, werden lange, spitze Gegenstände in die Gebärmutter eingeführt oder Flüssigkeiten in die Gebärmutterhöhle eingespritzt. Als Instrumente dienen beispielsweise Stricknadeln, Drähte, Fahrradspeichen, Katheter und Klistierspritzen. Durch Verletzung der inneren Geschlechtsorgane kann es zum Verbluten nach außen oder innen kommen. Bei unsterilem Vorgehen besteht die Gefahr einer eitrigen Entzündung der inneren Geschlechtsorgane mit Allgemeininfektion (septischer Abort) und nach Verletzung des Bauchfells einer eitrigen Bauchfellentzündung. Beide Komplikationen sind schwere Krankheitsbilder, die Ursache für Spättodesfälle sein können. Besonders gefährlich sind Infektionen mit Gasbrand- und Tetanuserregern.

Bei einer Injektion in die Gebärmutterhöhle droht neben einer Verblutung oder Luftembolie auch die Gefahr einer Vergiftung durch das eingespritzte Mittel (z. B. Seifenlösung, Kaliumpermanganat, Medikamente, pflanzliche Zubereitungen), das durch die Gebärmutterwand leicht in den Körper aufgenommen werden kann. Als äußerst seltene Komplikation ist das Eindringen von Fruchtwasser in den mütterlichen Kreislauf (Fruchtwasserembolie) mit tödlichem Ausgang möglich.

Die früher verwendeten inneren Abtreibungsmittel führten zu vielfältigen Vergiftungen, die heute als ausgesprochene Rarität gelten. Gebräuchlich waren Allgemeingifte (Sublimat, Arsen), ätherische Öle (Petersilie, Wacholder, Eibe) und Wehenmittel (Mutterkorn, Chinin, Hormone).

Beim unerwarteten Tod einer Frau im gebärfähigen Alter ist stets auch an eine Abtreibung zu denken, insbesondere dann, wenn die Tote in einer fremden Wohnung aufgefunden wird. Alle verdächtigen Gegenstände und Instrumente, auch Medikamentenverpackungen, vom Leichenfundort sind sicherzustellen. Die Fundortsituation ist bei einer Selbstabtreibung meist sofort richtig zu deuten, während bei einer Fremdabtreibung alle Spuren beseitigt sein können. Nimmt die Schwangere den Eingriff an sich selbst vor und verstirbt dabei, finden sich oft die Abtreibungsmittel in ihrer Nähe. Zur Aufklärung des Todesfalles kann nur eine Leichenöffnung mit toxikologisch-chemischer Analyse führen. Im Ergebnis der Obduktion lässt sich auch die Frage beantworten, ob andere Ursachen zum Fruchttod (Spontanabort) geführt haben.

Bei einer verstorbenen Schwangeren sollte grundsätzlich eine Leichenöffnung angeregt werden. Die Feststellung der Schwangerschaftsdauer aufgrund der Fruchtlänge ist mit der Formel nach *Haase* möglich. Vom 3. bis 5. Monat entspricht die Fetallänge (in cm) dem Quadrat des erreichten Schwangerschaftsmonats. Ab 6. Monat ergibt sich die Fruchtlänge als Produkt aus Schwangerschaftsmonat mal fünf.

Nach kriminologisch begründetem Schwangerschaftsabbruch (§ 218a III StGB) lässt sich am Abortmaterial mit Hilfe der DNS-Analytik der biologische Vater feststellen.

VII. Neugeborenenleichen

Gelegentlich wird die Polizei über den Fund eines toten Neugeborenen benachrichtigt. Typische Fundorte sind Müllablageplätze, Müllbehälter, Abwasserrohre und Kläranlagen. Es versteht sich von selbst, dass in solchen Fällen eine Leichenöffnung ausgeführt werden muss.

Entscheidend ist die Frage, ob das Kind gelebt hat oder nicht. Deshalb schreibt § 90 StPO für die Obduktion Folgendes vor: „Bei Öffnung der Leiche eines neugeborenen Kindes ist die Untersuchung insbesondere auch darauf zu richten, ob es nach oder während der Geburt gelebt hat und ob es reif oder wenigstens fähig gewesen ist, das Leben außerhalb des Mutterleibes fortzusetzen."

Bei der Leichenuntersuchung ist als Erstes zu klären, ob es sich überhaupt um ein Neugeborenes handelt. Zeichen des Neugeborenseins sind:

- Nabelschnur (normal etwa 50 cm lang, eventuell noch mit Mutterkuchen = Plazenta verbunden), Durchtrennungsstelle liefert Hinweise auf die Art des Abnabelns (Abreißen, Durchschneiden, Abbinden),
- Käseschmiere (Vernix caseosa, besteht vor allem aus Talgdrüsensekret, Epithelzellen und Wollhaaren) und Blut auf der Haut,
- Anhaftungen von Kindspech (Mekonium = schwarz-grüner Darminhalt, der vorgeburtlich gebildet wird und bei der Geburt austreten kann),
- Geburtsgeschwulst (umschriebene Verformung, meist am Kopf).

Zur Feststellung, ob das Neugeborene gelebt hat, werden spezielle Sektionstechniken eingesetzt. Mit der Lungenschwimmprobe soll geprüft werden, ob die Lungen infolge der Atmung des Kindes entfaltet und lufthaltig sind. Bei der Leichenöffnung werden die Hals- und Brustorgane im Zusammenhang entnommen und dann als Ganzes in ein Gefäß mit Wasser gelegt. Gut belüftete Lungen schwimmen und tragen die Halsorgane und das Herz mit. Die Schwimmfähigkeit wird auch einzeln an den beiden Lungen und an Lungenstückchen geprüft. Das Aufschwimmen gilt als positives Ergebnis der Lungenschwimmprobe und ist ein Zeichen dafür, dass das Kind geatmet und folglich gelebt hat.

Durch Fäulnisgasbildung und nach künstlicher Beatmung schwimmen die Lungen auch, sodass die Probe in diesen Fällen nicht verwertbar ist. Die Schwimmfähigkeit des Lungengewebes kann fehlen, wenn das Neugeborene noch vor dem Einsetzen der natürlichen Atemtätigkeit erstickt (z. B. Ertrinken in Wasser oder Jauche, Ersticken unter weicher Bedeckung).

Schon bei den ersten Atemzügen des Kindes wird Luft verschluckt und gelangt so in den Magen und später in den Darm. Folglich schwimmt der entnommene Magen-Darm-Kanal eines Lebendgeborenen, das bedeutet, die Magen-Darm-Schwimmprobe fällt positiv aus. Das Resultat wird durch dieselben Faktoren beeinträchtigt wie die Lungenschwimmprobe. Bei positivem Ausfall der Magen-Darm-Schwimmprobe eignet sich der Luftgehalt auch zur Schätzung der Zeitdauer des Gelebthabens. Nach einer Lebensdauer von etwa 6 Stunden findet sich Luft im Dünndarm und nach weiteren 6 Stunden im Dickdarm. Zusätzlich kann das Vorhandensein von Kindspech im Darm für eine Zeitschätzung herangezogen werden. Findet es sich noch im gesamten Dickdarm, lässt das auf eine Lebensdauer von unter 2 Tagen schließen. Die Nabelschnur fällt nach 5 bis 10 Tagen ab.

Eine Hauterweichung (Mazeration) ist als Zeichen eines Fruchttodes im Mutterleib zu werten.

Weiterhin ist gefordert, bei der Leichenöffnung eines Neugeborenen die Reifezeichen zu überprüfen. Wesentliche Hinweise liefern das Geburtsgewicht von mehr als 2500 g, die Körperlänge von mehr als 48 cm und der Kopfumfang von 34–35 cm (sog. Hutmaß). Zusätzlich lassen sich zur Beurteilung der Reife heranziehen: Schulterbreite von mehr als 12,5 cm, Hüftbreite von mehr als 9,5 cm, Vorhandensein von Flaumhaaren (Lanugo) nur noch an den Schultern, Finger- und Zehennägel überragen die Finger- bzw. Zehenkuppen, Bedeckung der kleinen durch die großen Schamlippen, Hoden im Hodensack sowie Nachweis von Knochenkernen im unteren Oberschenkelende und im Fersenbein. Aufgrund der Ausprägung der Reifezeichen sind auch Rückschlüsse auf die Schwangerschaftsdauer möglich.

Die Feststellung der Lebensfähigkeit basiert auf dem Vorhandensein von Reifezeichen sowie dem Fehlen angeborener Krankheiten (z. B. schwere Missbildungen, Infektionen) und geburtsbedingter Schäden (z. B. Blutungen im Schädelinneren, Fruchtwasseraspiration).

Ergibt die Leichenöffnung, dass das Kind gelebt hat, so stellt sich die Frage nach der Todesursache. Der Tod kann aus natürlicher Ursache eingetreten sein (Unreife, Übertragung, Missbildungen, Schwangerschafts- und Geburtskomplikationen, angeborene Krankheiten). Andererseits besteht die Möglichkeit eines gewaltsamen Todes, häufig infolge Erstickung, scharfer und stumpfer Gewalt, Ertrinkens oder Unterkühlung. Die Tötung kann ebenso durch Liegenlassen des Kindes ohne Versorgung erfolgen. Auch an die seltene Möglichkeit einer Vergiftung muss gedacht werden.

Da aufgefundene Neugeborenenleichen fast ausnahmslos unbekannt sind, müssen anlässlich der Leichenöffnung alle Maßnahmen getroffen werden, die eine Identifizierung ermöglichen können. Das gilt insbesondere für die Entnahme von Blut- und Gewebeproben zum Zweck einer Abstammungsuntersuchung. Liegt dem Leichnam der Mutterkuchen (Nachgeburt) bei, ist dieser den Obduzenten zur Untersuchung mit zu übergeben. Vorgefundene Behältnisse, Tücher und Laken, in denen das Neugeborene verpackt oder eingewickelt war, sind sicherzustellen und spurenkundlich zu untersuchen.

Ist die Kindesmutter ermittelt, wird von ihr nicht selten versucht, den Tod des Neugeborenen durch Komplikationen beim Geburtsablauf zu erklären:

- Sturzgeburt = Sturz des Kindes aus dem Geburtskanal der Mutter heraus auf den Boden und dadurch tödliche Sturzverletzungen. Die Bezeichnung Sturzgeburt sagt nichts über deren Dauer aus. Eine sehr schnell verlaufende Geburt heißt überstürzte Geburt, die meist als Ursache für den Sturz des Kindes angegeben wird. Gegen eine überstürzte Geburt sprechen solche Untersuchungsbefunde wie kräftig entwickeltes Kind, Vorhandensein einer Geburtsgeschwulst, Kindesmutter ist Erstgebärende, relativ enges mütterliches Becken, Verletzungen des Geburtskanals (z. B. Dammriss). Zudem sind bei der geringen Sturzhöhe (Geburt im Stehen oder Hocken) keine tödlichen Sturzverletzungen zu erwarten.

- Verbluten aus der Nabelschnur, im Allgemeinen unglaubhaft, weil bei durchtrennter Nabelschnur spontane Blutstillung eintritt.
- Umschlingung des Halses durch die Nabelschnur, zwar nicht ganz selten, führt aber nur bei abnorm kurzer Nabelschnur zu ernsten Komplikationen.
- Ohnmacht bei der Geburt, deshalb sei das Kind unter der Bettdecke erstickt, von der Mutter erdrückt worden oder durch Fruchtwasseraspiration verstorben. Bei komplikationslosem Geburtsverlauf praktisch ausgeschlossen.
- Selbsthilfe bei der Geburt, Verletzungen entstehen vor allem im Gesicht, seltener am Hals, eine Abgrenzung zu Würgemalen oft nicht unproblematisch.

Um Todesfälle im Neugeborenenalter medizinisch hinreichend zu klären, kann die Mitarbeit eines Kinderpathologen, eines spezialisierten Kinderarztes (Neonatologe) und eines Geburtshelfers erforderlich sein.

VIII. Tod im Zusammenhang mit medizinischen Maßnahmen

Im Allgemeinen stellen ärztliche Maßnahmen der Untersuchung und der Behandlung einen Eingriff in die physische und psychische Integrität des Patienten dar. Nach geltender Rechtsauffassung erfüllen solche Eingriffe den Tatbestand der Körperverletzung im Sinne der §§ 223 ff. StGB. Als Körperverletzung gilt grundsätzlich jeder ärztliche Eingriff, nicht nur der fehlerhafte, sondern auch der erfolgreich verlaufene und sogar der lebensrettende.

Unter folgenden Voraussetzungen ist ein ärztlicher Eingriff rechtmäßig:

- Vorliegen einer Indikation für den Eingriff,
- Einwilligung des Patienten nach adäquater Aufklärung,
- Durchführung des Eingriffs nach den Regeln der medizinischen Wissenschaft,
- Eingriff ist kein Verstoß gegen die guten Sitten (§ 228 StGB).

Um die Rechtmäßigkeit zu gewährleisten, darf keine der genannten Voraussetzungen fehlen.

Die Indikation stellt die sog. Heilanzeige dar. Das bedeutet, es muss zur Anwendung eines bestimmten medizinischen Verfahrens in einem Krankheitsfall ein Grund vorliegen, der dieses Verfahren hinreichend rechtfertigt. Die Indikation für einen Eingriff besteht nur unter der Voraussetzung, dass vorher eine entsprechende Diagnose gestellt wurde.

Die rechtswirksame Einwilligung des Patienten in den beabsichtigten ärztlichen Eingriff kann nur aufgrund einer klaren Einsicht in die Situation erfolgen. Eine solche Einsicht wiederum setzt die Aufklärung des Patienten voraus. Bei der Aufklärung ist zu jeder Zeit das verfassungsrechtlich verankerte Selbstbestimmungsrecht des Patienten zu wahren. Die Aufklärung durch den behandelnden Arzt muss im persönlichen Gespräch mit seinem Patienten rechtzeitig und für einen medizinischen Laien verständlich erfolgen. Die gebräuchlichen Aufklärungsformulare ersetzen nicht das Gespräch zwischen Arzt und Patient. Zum Inhalt gehören unbedingt die Mitteilung aller relevanten medizinischen Befunde, die Begründung für die vorgesehenen Maßnahmen, eine Besprechung anderer Möglichkeiten, die Folgen einer Nichtbehandlung sowie die Erläuterung typischer Risiken und typischer Komplikationen. Die ärztliche Aufklärungspflicht ist umso wichtiger und umfangreicher, je höher das Risiko des geplanten Eingriffs ist. Typische Vorwürfe mangelnder ärztlicher Aufklärung sind: Der Patient sei vom Arzt nicht, nicht ausreichend, nicht verständlich genug, nicht zeitgerecht oder unter Weglassung erheblicher Risiken aufgeklärt worden.

Die Einwilligung erfolgt durch den Patienten selbst oder durch einen gesetzlichen Vertreter (z. B. Eltern, Betreuer). Wenn eine Einwilligung nicht eingeholt werden kann, weil Lebensgefahr besteht und weil der Patient bewusstlos oder sonst nicht einwilligungsfähig (z. B. zu jung, geisteskrank) ist und Sorgeberechtigte nicht rechtzeitig befragt werden können, braucht der Arzt keine Einwilligung für sein Handeln. Er darf eine mutmaßliche Einwilligung unterstellen (Geschäftsführung ohne Auftrag).

Das Aufklärungsgespräch und die Einwilligung des Patienten sind ebenso zu dokumentieren wie alle übrigen Feststellungen und Maßnahmen im Zusammenhang mit der ärztlichen Tätigkeit.

Ein Vorgehen nach den Regeln der medizinischen Wissenschaft ist dann gegeben, wenn die ärztliche Handlung in Übereinstimmung mit anerkannten und bewährten Verfahren steht, die zum gesicherten Wissen und zur Erfahrung der Medizin gehören.

Unter bestimmten Voraussetzungen erlauben einige Gesetze (z. B. StPO) ärztliche Eingriffe gegen den erklärten Willen einer volljährigen, geistesgesunden und einsichtsfähigen Person. Durch einen erzwungenen Eingriff darf kein gesundheitlicher Nachteil für die betroffene Person entstehen. Niedergelassene Ärzte sind zu solchen Eingriffen nicht verpflichtet. Bei angestellten und beamteten Ärzten kann sich die Verpflichtung aus ihrem Dienstverhältnis ergeben (z. B. Amtsarzt, Polizeiarzt). Vorgenommen werden müssen solche Maßnahmen, wenn der Arzt vom Richter als Sachverständiger bestimmt wurde.

Bei Todesfällen im Zusammenhang mit medizinischen Maßnahmen kann der Vorwurf eines sog. Kunstfehlers aufkommen. Anstelle der älteren Umschreibung ärztlicher Kunstfehler wird heute der Begriff Behandlungsfehler verwendet. Als ärztlicher Behandlungsfehler gilt ein Verstoß gegen allgemein anerkannte Regeln der medizinischen Wissenschaft.

Aus dem Misslingen eines ärztlichen Eingriffs darf aber nicht zwangsläufig auf ein Fehlverhalten des Arztes geschlossen werden. So hat bereits 1912 das Reichsgericht darauf hingewiesen, „dass auch der geschickteste Arzt nicht mit der Sicherheit einer Maschine arbeitet, dass trotz aller Fähigkeit und Sorgfalt des Operateurs ein Griff, ein Schnitt oder Stich misslingen kann, der regelmäßig auch dem betreffenden Arzt selbst gelingt".[18]

Um festzustellen, ob im konkreten Fall tatsächlich ein ärztlicher Behandlungsfehler vorliegt, sind folgende Fragen zu klären:

- Ist die Behandlung nach allgemeinen Erfahrungen, also fachgerecht, ausgeführt worden, war der eingetretene Verlauf voraussehbar, war die angewandte Methodik der Regel entsprechend?
- Wer war an den Maßnahmen beteiligt, war die Überwachung des Patienten gewährleistet, wurden die unmittelbaren Folgen des Eingriffs fachkundig gewertet?
- Wurde der Ablauf der Maßnahmen lückenlos dokumentiert, liegen alle notwendigen Befunde und Aufzeichnungen vor?
- War der Patient adäquat aufgeklärt, wusste er auch von anderweitig möglichen Maßnahmen oder von Spezialisten und Einrichtungen, die dem gegebenen Ziel anders hätten gerecht werden können?
- Kann ein kausaler Zusammenhang zwischen ärztlichem Eingriff und nachfolgendem Behandlungsschaden „mit an Sicherheit grenzender Wahrscheinlichkeit" nachgewiesen werden?[19]

Rechtlich entspricht der Behandlungsfehler einer fahrlässigen Verletzung der Sorgfaltspflicht durch Tun oder Unterlassen. Im Strafrecht ist Fahrlässigkeit jedes vermeidbare pflichtwidrige Verhalten, dessen (negativer) Erfolg voraussehbar gewesen wäre. Hierfür gilt ein individueller Maßstab. Im Einzelfall ist dementsprechend zu berücksichtigen, über welche Kenntnisse und Fähigkeiten der Arzt ver-

18 RGZ 78: 435.

19 *Marx, H. H.* (1999): Worauf Ärzte achten müssen. Dt. Ärztebl. 96: A-1826.

fügt. Die Anforderungen an die Sorgfaltspflicht richten sich auch danach, welche Behandlungsmöglichkeiten vorhanden waren. Zur erforderlichen Sorgfalt gehört außerdem, dass der Arzt sich fachkundiger Hilfe versichert, falls er sich selbst dazu nicht in der Lage sieht. Das kann fachliche Gründe (z. B. Ausbildungsstand) ebenso betreffen wie vorübergehende Erscheinungen (z. B. Übermüdung). Gegebenenfalls muss der Arzt einen Eingriff ablehnen, um sich nicht dem Vorwurf des Übernahmeverschuldens auszusetzen. Die Anforderungen an die ärztliche Sorgfalt steigen mit dem Grad der Gefährlichkeit eines Eingriffs.

Häufig festzustellende Sorgfaltspflichtverletzungen sind:

- Unterlassen gründlicher Untersuchung (z. B. oberflächliche Untersuchung, unterlassene Konsultation von Arztkollegen, fehlende Labor- und Röntgenuntersuchungen, verspätete oder unterbliebene Einweisung in das Krankenhaus, unterlassener Hausbesuch – stattdessen telefonische Diagnostik und Therapieanweisung),
- Verwechselung, Überdosierung und falsche Anwendung von Medikamenten,
- falsche Indikation, Nichtbeachten von Kontraindikationen,
- ungenügende Therapie und mangelnde Überwachung des Patienten,
- Mängel bei Sterilisation und Desinfektion,
- Verwechselung von Blutkonserven und falsche Blutgruppenbestimmung,
- Mängel in der Organisation (z. B. unzureichende personelle Besetzung, Einsatz unerfahrener ärztlicher und nichtärztlicher Mitarbeiter, fehlende Vorkehrungen für absehbare Zwischenfälle, mangelhafte Wartung der Medizintechnik).

In einem Strafverfahren muss dem Arzt neben der Sorgfaltspflichtverletzung auch nachgewiesen werden, dass sein Fehler ursächlich für die Folgen (Körperverletzung, Tod) war. Als kausal für ein Ereignis gilt jede Bedingung, die nicht hinweggedacht werden kann, ohne dass der Erfolg entfiele. Dabei wird Gleichwertigkeit der Bedingungen angenommen (Äquivalenztheorie). Da im Strafrecht der Grundsatz in dubio pro reo gilt, muss der Kausalzusammenhang mit an Sicherheit grenzender Wahrscheinlichkeit festgestellt werden. Ergeben die Ermittlungen, dass das fehlerhafte Handeln des Arztes ursächlich für den eingetretenen Schaden war, ist weiterhin zu prüfen, ob der Arzt sich schuldhaft verhalten hat.

Darüber hinaus besteht die Möglichkeit, den Vorwurf eines Behandlungsfehlers außergerichtlich zu überprüfen. Bei den Landesärztekammern gibt es dazu – je nach Bundesland unterschiedlich organisiert – Gutachterkommissionen oder Schlichtungsstellen.

In fast allen Fachgebieten der Medizin kann es zu Todesfällen bei ärztlichen Maßnahmen kommen. Am häufigsten betroffen sind Chirurgie, Allgemeinmedizin, Innere Medizin, Anästhesiologie sowie Frauenheilkunde und Geburtshilfe.

Bei Operationen und anderen instrumentellen Eingriffen (z. B. Katheteruntersuchungen, Spiegelungen, Entnahme von Gewebeproben) treten vereinzelt Todesfälle auf (Mors in tabula). Dabei kommt der Belastung durch Narkose und Operation zumeist weniger ursächliche als vielmehr auslösende Bedeutung zu. Überwiegend sind die Todesfälle zurückzuführen auf schwere, vorbestehende und zu Lebzeiten unbekannte Krankheiten, insbesondere des Herz-Kreislauf-Systems, und auf die Erkrankung oder Verletzung, die den Eingriff erforderlich gemacht hat. Vergleichsweise selten sind tödlich verlaufende Komplikationen der Eingriffe, wie Verletzung von Blutgefäßen oder von inneren Organen. Der Tod kann verursacht sein durch Verbluten, Entzündung (z. B. Bauchfellentzündung) oder Allgemeininfektion (Sepsis). Das Risiko eines tödlichen Ausgangs erhöht sich in einem gewissen Maße bei wiederholten Eingriffen in Brust- und Bauchhöhle (Rethorakotomie, Relaparotomie). Bei Operationen an Extremitäten sind Fett-, Knochenmark- oder Thromboembolien als Todesursache möglich. Schwerwiegende Komplikationen können auch auftreten, wenn Fremdkörper (z. B. Bauchtuch, Tupfer, Gefäßklemme) im Operationsgebiet zurückgelassen werden. In der Phase nach der Operation kann sich als Komplikation eine sog. Krankenhausinfektion (Nosokomialinfektion) entwickeln.

Tritt der Tod im zeitlichen Zusammenhang mit einer Narkose ein, bedeutet das nicht zwangsläufig eine kausale Beziehung. Derartige Todesfälle sind teils durch natürliche Krankheiten (z. B. Herzkranzgefäßverengung, Herzmuskelentzündung, Herzklappenfehler) und teils durch Narkosezwischenfälle (z. B. Stimmritzenkrampf, Narkosefehler, Stoffwechselsteigerung mit Überwärmung des Körpers = maligne Hyperthermie) bedingt.

Plötzliche Todesfälle im Zusammenhang mit medizinischen Maßnahmen können auch infolge von Überempfindlichkeitsreaktionen (Allergien) eintreten. Eine gewisse Bedeutung haben hierbei Medikamente (z. B. Lokalanästhetika, Antibiotika) und Röntgenkontrastmittel.

Rechtsrelevant werden Todesfälle im Zusammenhang mit medizinischen Maßnahmen, wenn Polizei und Staatsanwaltschaft davon Kenntnis erhalten. In der Mehrzahl der Fälle wird der Verdacht eines Behandlungsfehlers den Behörden durch eine Anzeige von Angehörigen des Verstorbenen, selten durch Selbstanzeige des Arztes bekannt. Als typische Vorwürfe werden von Angehörigen erhoben: Fehldiagnose, falsche Behandlung, zu spät erfolgte Krankenhauseinweisung, unzureichende Überwachung des Patienten. Mitunter erbringen Leichenschau oder Leichenöffnung Hinweise für das Vorliegen eines Behandlungsfehlers. Daraus resultieren Meldepflichten aufgrund der landesrechtlichen Bestimmungen über das Leichenwesen.

Für Todesfälle in Krankenhäusern regelt Nr. 37 RiStBV das Verfahren: „Besteht der Verdacht, dass der Tod einer Person, die in einem Krankenhaus gestorben ist, durch eine Straftat verursacht wurde, so haben der Staatsanwalt und seine Ermittlungspersonen darauf hinzuwirken, dass die Leiche nicht von den Krankenhausärzten geöffnet wird. Da die Krankenhausärzte indes an der Leichenöffnung vielfach ein erhebliches wissenschaftliches Interesse haben, empfiehlt es sich, ihnen die Anwesenheit zu gestatten, sofern nicht gewichtige Bedenken entgegenstehen. Hat das Krankenhaus einen pathologisch besonders ausgebildeten Arzt zur Verfügung, so kann es zweckmäßig sein, auch ihn zu der Leichenöffnung zuzuziehen."

Nach dem Bekanntwerden eines Todesfalles mit dem Vorwurf eines Behandlungsfehlers ist, soweit nicht bereits geschehen, unverzüglich eine Leichenöffnung anzuregen. Zur Beweisführung muss die Sicherstellung der Krankenakte erfolgen. Gleichlautende Begriffe für Krankenakte sind Patientenakte, Patientenkarte, Karteikarte, Krankengeschichte, Krankenblatt oder Behandlungsunterlagen. Die Krankenakte kann als Papierakte oder als elektronische Patientenakte vorliegen.

Der Arzt ist verpflichtet, für jeden Patienten eine Krankenakte zu führen. Die Dokumentationspflicht nach den Berufsordnungen der Ärztekammern umfasst alle Feststellungen und Maßnahmen zum Krankheitsfall. Eine Krankenakte muss sämtliche Unterlagen enthalten, die im Rahmen der Patientenbehandlung entstehen:

- Angaben zum Patienten (z. B. Personalien, Kostenträger, Körpergröße, Körpergewicht),
- Anlass der Behandlung,
- Krankengeschichte,
- Untersuchungsergebnisse und Diagnosen,
- Untersuchungsbefunde (z. B. Labor, EKG, Röntgen, Ultraschall, Computertomografie, Endoskopie),
- Behandlungen einschließlich Narkoseprotokolle, Operationsberichte, Medikamentenverordnungen, physio- und psychotherapeutische Behandlungen, Pflegemaßnahmen,
- Krankheitsverlauf (z. B. Ansprechen auf die Behandlung, Komplikationen und deren Therapie, erreichter Behandlungserfolg),
- Epikrise (= zusammenfassender, kritischer Abschlussbericht über den Verlauf eines Krankenhausaufenthalts mit Angabe und Begründung einer Diagnosestellung sowie Empfehlungen zu weiter durchzuführender Therapie) oder Arztbrief an den weiterbehandelnden Arzt.

Zum Nachweis von Aufklärung und Einwilligung des Patienten sollte beides in der Krankenakte schriftlich dokumentiert sein. Die Patienteneinwilligung gilt jeweils nur für einen konkreten Eingriff.

Die ärztlichen Aufzeichnungen beschränken sich meist nicht auf eine einzige Krankenakte. Oft gibt es zusätzlich Akten und Dateien, die aufgrund ihres Umfangs oder Formats separat archiviert werden (z. B. Röntgenbilder). Viele Patienten sind bei mehreren niedergelassenen Ärzten in Behandlung oder wurden in verschiedenen Krankenhäusern behandelt.

In Arztpraxen ist der niedergelassene Arzt Eigentümer der Krankenakte, bei Krankenhäusern ist es die Klinik und nicht der einzelne Arzt.

In den Berufsordnungen der Landesärztekammern wird gefordert, ärztliche Aufzeichnungen 10 Jahre nach Abschluss der Behandlung aufzubewahren, soweit nicht nach anderen gesetzlichen Vorschriften eine längere Aufbewahrungspflicht besteht. Eine längere Aufbewahrung kann sinnvoll sein, da Schadensersatzansprüche aufgrund einer Verletzung erst nach 30 Jahren verjährt sind (§ 199 II BGB).

Je nach Sachlage sind nicht nur die Krankenakten, sondern auch verwendete Apparaturen (z. B. Infusionsbesteck, Transfusionsmaterialien) sicherzustellen.

Wie bei anderen Ermittlungen ergeben sich bei der Beweisführung im Bereich der persönlichen Beweismittel sowohl bei der Zeugen- als auch bei der Beschuldigtenvernehmung dann Einschränkungen, wenn die zu Vernehmenden von ihren Rechten Gebrauch machen. Eine Anfrage bei behandelnden Ärzten kann erfolglos bleiben, weil sich der Arzt an seine Schweigepflicht hält (Berufsordnung, BDSG, StGB). Der Arzt hat über alles, was ihm in Ausübung seines Berufes bekannt wird, zu schweigen. Schon die Tatsache des Arztbesuches fällt unter die Schweigepflicht. Davon erfasst sind auch schriftliche Mitteilungen des Patienten, Aufzeichnungen über Patienten und sämtliche Untersuchungsbefunde (z. B. Laborberichte, EKG, Röntgenbilder). Zudem gilt die Pflicht des Arztes zur Verschwiegenheit gleichermaßen für nichtmedizinische Sachverhalte. Die ärztliche Schweigepflicht besteht auch über den Tod des Patienten hinaus. Weder die Angehörigen noch ein Richter können vom Arzt nach dem Tod des Patienten die Verletzung der Schweigepflicht verlangen. Allein dem Arzt bleibt es überlassen, ob er nach Abwägung der Rechtsgüter im mutmaßlichen Interesse des Verstorbenen die Schweigepflicht durchbrechen möchte. Gesetzlich bestimmte Offenbarungspflichten (z. B. StGB) gelten vorschriftsgemäß.

Wenn der Verdacht besteht, dass der Tod auf einen ärztlichen Behandlungsfehler zurückzuführen ist, wird der Rechtsmediziner mit der Leichenöffnung beauftragt. Zusammen mit den Behandlungsunterlagen bildet das Obduktionsergebnis die Grundlage für das Sachverständigengutachten. Bei speziellen Problemstellungen kann es notwendig sein, dass ein entsprechender Fachvertreter (z. B. Herzchirurg) bei der Begutachtung mitwirkt oder die ganze Begutachtung übernimmt.

Wurde bereits von einem Pathologen im Krankenhaus eine Leichenöffnung vorgenommen, besteht die Möglichkeit, sich bei der Begutachtung auf die Obduktionsbefunde des Pathologen zu stützen. Wenn die Leiche noch nicht bestattet ist, kann eine gerichtliche Leichenöffnung (Nachsektion) erfolgen.

Es gehört zu den Aufgaben des Arztes, auch den Sterbenden zu betreuen. Prinzipiell hat der Arzt die Pflicht, das Leben seines Patienten zu erhalten. Die ärztliche Verpflichtung zur Lebenserhaltung besteht jedoch nicht unter allen Umständen.

Unter dem Terminus Sterbehilfe werden wohlwollend motivierte Handlungen zusammengefasst, mit denen der Todeszeitpunkt (sicher oder möglicherweise) vorverlegt wird. Da solche Handlungen juristisch und ethisch unterschiedlich bewertet werden, ist eine weitere begriffliche Differenzierung erforderlich.

Aktive Sterbehilfe ist die gezielte Herbeiführung des Todes durch aktives Handeln aufgrund des tatsächlichen oder mutmaßlichen Wunsches einer Person. In Deutschland ist aktive Sterbehilfe verboten. Erfolgt die Tötung aufgrund des ausdrücklichen und ernstlichen Verlangens eines Sterbewilligen, handelt es sich um Tötung auf Verlangen (§ 216 StGB).

Passive Sterbehilfe (Alternativbezeichnungen sind Sterbenlassen oder Behandlungsbegrenzung) ist das Unterlassen, Begrenzen oder Beenden lebenserhaltender Maßnahmen. Eine Behandlungsbegrenzung ist zulässig und geboten, wenn die lebenserhaltenden Maßnahmen nicht (mehr) indiziert sind oder sie dem Willen des Patienten nicht (mehr) entsprechen.

Bei einwilligungsfähigen Patienten hat der Arzt den aktuell geäußerten Willen des Kranken zu beachten, selbst wenn sich dieser Wille nicht mit den ärztlich erforderlich erscheinenden Untersuchungs- und Behandlungsmaßnahmen deckt. Der Patient muss über seinen Zustand wahrheitsgemäß unterrichtet sein.

Bei einwilligungsunfähigen Patienten hat der Arzt nach dem mutmaßlichen Willen des Patienten zu handeln. Der einwilligungsfähige volljährige Patient kann für den Fall seiner späteren Einwilligungsunfähigkeit schriftliche Festlegungen in Form einer sog. Patientenverfügung treffen, mit der er in Zukunft erforderliche medizinische Maßnahmen untersagt. Die Patientenverfügung muss sowohl die Behandlungssituation, für die sie gelten soll, konkret beschreiben als auch die ärztlichen Maßnahmen, die untersagt werden sollen, genau benennen. Eine eindeutige Patientenverfügung ist für den Arzt bindend.

Die Sterbebegleitung (auch indirekte Sterbehilfe oder Hilfe beim Sterben genannt) umfasst alle Maßnahmen, die in der letzten Phase des Lebens mit dem Ziel erfolgen, Leiden zu mildern. Derartige Maßnahmen sind bei einer entsprechenden Indikation und in Übereinstimmung mit dem Willen des Patienten auch dann zulässig und geboten, wenn eine lebensverkürzende Nebenwirkung nicht ausgeschlossen werden kann.

Ein assistierter Suizid (auch als direkte Sterbehilfe oder Beihilfe zur Selbsttötung bezeichnet) liegt vor, wenn Ärzte oder andere Personen einen Patienten bei der Planung oder Durchführung eines Suizids unterstützen, indem sie ihm beispielsweise ein tödliches Medikament zur Verfügung stellen. Die juristische Würdigung des assistierten Suizids ist umstritten.

IX. Plötzlicher Tod aus natürlicher Ursache

Dem plötzlichen Tod aus natürlicher (innerer, krankhafter) Ursache werden folgende Sterbefälle zugerechnet:

- überraschender Tod ohne vorausgegangene Krankheitserscheinungen (aus scheinbar völliger Gesundheit),
- unerwarteter Tod nach kurzem, als harmlos angesehenem Krankheitsgeschehen.

Plötzliche Todesfälle aus natürlicher Ursache bei Kindern im Vorschul- und Schulalter sowie bei Jugendlichen sind ausgesprochen selten und vorwiegend auf Erkrankungen der Atemwege, des Gehirns und seiner Blutgefäße sowie des Herzens zurückzuführen. Ein Teil der Todesfälle ereignet sich im Zusammenhang mit körperlicher Belastung bei zuvor nicht bekannten Krankheiten oder Missbildungen.

Im Erwachsenenalter überwiegen unter den natürlichen Ursachen plötzlicher Todesfälle die Herz-Kreislauf-Krankheiten, weitaus seltener sind es Erkrankungen der Atemwege, des Zentralnervensystems und der Verdauungsorgane.

1. Plötzliche Todesfälle im Erwachsenenalter

Am häufigsten ist der plötzliche Herztod. Als Ursache lassen sich meist krankhafte Veränderungen der Herzkranzsschlagadern mit Verhärtung, Verdickung, Elastizitätsverlust und Lichtungseinengung (Koronararteriensklerose) nachweisen. Auf der Grundlage dieser Gefäßwandveränderungen kann ein akuter Verschluss einer Herzkranzschlagader durch ein reflektorisches Geschehen (Koronarspasmus) oder durch Blutgerinnselbildung auf der Gefäßinnenwand (Koronarthrombose) entstehen. Infolgedessen wird das zugehörige Versorgungsgebiet im Herzmuskel nicht mehr ausreichend durchblutet (Ischämie), sodass es zu einem Absterben dieses Herzmuskelbezirks kommt (Herzinfarkt = Myokardinfarkt). In Abhängigkeit von der Lokalisation können ausgedehnte Herzinfarkte sofort zum Tod führen. Häufige Komplikationen im Frühstadium sind Herzrhythmusstörungen sowie Herzwandeinreißung mit Blutung in den Herzbeutel

(Hämoperikard). Führt der Herzinfarkt nicht sofort zum Tod, vernarbt der abgestorbene Muskelabschnitt (Herzmuskelschwiele). Manchmal bildet sich eine umschriebene Ausweitung der Herzwand im Narbenbereich (Herzwandaneurysma) mit anhaftenden Blutgerinnseln heraus. Bei Herzmuskelschwielen nach wiederholten Infarkten kann ein plötzlicher Herztod eintreten, weil die Pumpleistung des Herzmuskels nicht mehr ausreicht. Das Herzversagen ist jederzeit möglich, vorrangig aber in belastenden Situationen (z. B. Aufregung, Leistungsdruck, körperliche Beanspruchung).

Für die Entstehung eines plötzlichen Herztodes sind die übrigen Herzkrankheiten der Häufigkeit nach von untergeordneter Bedeutung. Es handelt sich dabei um Herzvergrößerung (Herzhypertrophie), entzündliche Erkrankungen des Herzmuskels (Myokarditis) und angeborene oder erworbene Herzfehler (Herzvitium).

Eine umschriebene Ausweitung der Körperhauptschlagader (Aortenaneurysma) kann durch angeborene oder erworbene Wandveränderungen bedingt sein. Im vorgeschädigten Bereich der Schlagaderwand kommt es mitunter zu spontanen Einrissen (Aortenruptur) mit einem schnellen, tödlichen Verbluten in die Brust- oder Bauchhöhle.

Der plötzliche Tod kann auch infolge einer Lungenembolie eintreten, ohne dass zuvor eine Thrombose bekannt war.

Nach den Herz- und Gefäßkrankheiten sind die verschiedenen Formen der Lungenentzündung die häufigsten Ursachen eines plötzlichen Todes im Erwachsenenalter. Im Allgemeinen verläuft eine Lungenentzündung mit so schweren Krankheitszeichen, dass alsbald ärztliche Hilfe in Anspruch genommen wird. Rechtsmedizinisch bedeutsam sind die Krankheitsfälle, die unerkannt und unbehandelt zum Tod führen.

Eine lappenfüllende Lungenentzündung (Lobärpneumonie) wird vorwiegend bei Personen mit geschwächter Immunabwehr (z. B. Alkoholiker) gefunden. Oft sind die Betroffenen alleinstehend und suchen keinen Arzt auf.

Wird bei der Leichenöffnung eine herdförmige Lungenentzündung (Herdpneumonie = Bronchopneumonie) festgestellt, ist das Zustandekommen zu klären. Häufig entsteht diese Form der Lungenentzündung als Folgekrankheit. Auslösende Faktoren sind oft längere Bewusstlosigkeit bei Vergiftungen (z. B. Alkohol, Drogen, Schlafmittel) und Erbrechen. Das Einatmen von Erbrochenem kann zu einer Aspirationspneumonie führen. Eine tödlich verlaufende Bronchopneumonie ist auch möglich, wenn ein alter Mensch in eine hilflose Lage gerät (z. B. Schenkelhalsbruch). Besteht ein kausaler Zusammenhang zwischen der äußeren Einwirkung und dem Auftreten der Lungenentzündung, liegt ein nichtnatürlicher Tod vor.

Schnell verlaufende Lungenentzündungen stellen bei Grippeerkrankungen die Haupttodesursache dar.

Bei bekanntem Bronchialasthmaleiden kann es zu einem plötzlichen Todeseintritt infolge häufiger, akuter, schwerer oder lang anhaltender Asthmaanfälle (Status asthmaticus) kommen. Bei Lungenkrebs und Lungentuberkulose ist es möglich, dass der Tod unerwartet durch Blutsturz eintritt.

Als Komplikation einer Bluthochdruckkrankheit (Hypertonie) kann eine Massenblutung in das Gehirn (Apoplexie = Schlaganfall = Gehirnschlag) infolge Hirngefäßzerreißung zu einem schnellen Tod führen. Eine Blutung in das Schädelinnere findet sich ebenfalls, wenn eine umschriebene Ausweitung (Aneurysma) der Hirnbasisarterien einreißt. Das Blut breitet sich zunächst unter der Spinnwebenhaut aus, und durch rasch ansteigenden Hirndruck wird der Tod verursacht. Es kann sich auch weiter in das Hirngewebe einwühlen und schließlich die Hirnkammern ausfüllen. Eine Zerreißung der geschädigten Blutgefäßwand ist spontan durch körperliche Belastung oder durch eine, selbst geringe Gewalteinwirkung möglich.

Der Tod im epileptischen Anfall (Status epilepticus) lässt sich schwer nachweisen. Um eine solche Todesursache anzunehmen, müssen vor allem nichtnatürliche Ursachen ausgeschlossen werden. Auf einen zeitlichen Zusammenhang zwischen Krampfanfall und Todeseintritt können frische Zungenbissverletzungen hinweisen.

Vereinzelt finden unerwartete Todesfälle ihre Erklärung durch entzündliche Krankheiten oder Gewächse des Gehirns und der Hirnhäute.

Von den Krankheiten der Verdauungsorgane sind geplatzte Krampfadern in der Speiseröhre (Ösophagusvarizen) sowie blutende oder durchgebrochene Geschwüre im Magen (Ulcus ventriculi) und im

Zwölffingerdarm (Ulcus duodeni) häufige Ursachen für plötzliche Todesfälle. Auch schwere Entzündungen der Bauchspeicheldrüse (Pankreatitis) können innerhalb kurzer Zeit zum Tod führen. Aufgrund verschiedener Einwirkungen kann die Darmpassage gestört sein, sodass der Tod infolge Darmlähmung oder Darmverschluss (Ileus) eintritt. Bei schweren Magen-Darm-Krankheiten kann sich rasch eine Bauchfellentzündung (Peritonitis) als tödlich verlaufende Komplikation entwickeln.

Weitere Ursachen für plötzliche Todesfälle sind Stoffwechselstörungen (z. B. Diabetes mellitus) und allergische Reaktionen (z. B. nach Insektenstich, auf Antibiotikum). Ebenso verlaufen bakterielle und parasitäre Infektionen, speziell Tropenkrankheiten, manchmal tödlich. Viele andere, auch seltene Erkrankungen können unerwartet zum Tod führen, insbesondere dann, wenn der Zustand nicht erkannt wird.

Bei Frauen im gebärfähigen Alter besteht die Möglichkeit einer Bauchhöhlenschwangerschaft mit tödlicher Verblutung.

Meist sind es die äußeren Umstände natürlicher Todesfälle, die Anlass zu kriminalistischen Ermittlungen geben:

- Todesfälle in der Wohnung, bei denen Leichenschau und Vorgeschichte keinerlei Anhaltspunkte für die Todesursache ergeben,
- Tod in der Öffentlichkeit (Straßen und Plätze, Parkanlagen, Wald, Feldmark, öffentliche Gebäude und Verkehrsmittel),
- Tod in Gaststätten, Hotels, Pensionen und auf Campingplätzen,
- Sterbefälle am Steuer eines Kraftfahrzeugs,
- Tod am Arbeitsplatz,
- Todesfälle beim Sport,
- Todeseintritt bei sexueller Betätigung,
- Tod in Gewässern, auch in der Badewanne,
- plötzliche Todesfälle in der Arztpraxis und im Krankenhaus,
- Sterbefälle im Polizeigewahrsam und in Justizvollzugsanstalten.

Kriminalistische Bedeutung können auch gewisse Nebenumstände erlangen, etwa bei plötzlichem Todeseintritt nach Streitigkeiten und tätlichen Auseinandersetzungen, in unmittelbarem zeitlichem Zusammenhang mit einem Unfall sowie nach Essen und Trinken (Vergiftungsverdacht).

Auch Krankheitszeichen vor dem Tod (Kopfschmerzen, Übelkeit, Erbrechen, Durchfall, Sehstörungen, Bewusstlosigkeit) können als Vergiftungserscheinungen fehlgedeutet werden.

Schließlich kann der Verdacht auf eine Fremdeinwirkung aus dem Spurenbild an der Leiche oder am Auffindungsort resultieren. Beim Hinstürzen oder Anschlagen in der Sterbephase entstehen mitunter suspekte Verletzungen (agonale Verletzungen). Zu vielfachen Blutergüssen, die eine stumpfe Gewalteinwirkung vermuten lassen, können Krankheiten mit Blutungsbereitschaft oder eine medikamentöse Behandlung mit gerinnungshemmenden Mitteln (zur Thromboseprophylaxe) führen. Eine Blutung nach außen mit entsprechenden Blutspuren an der Leiche und am Fundort ist immer verdächtig. Als Blutungsquellen kommen bei natürlichen Todesfällen hauptsächlich in Betracht:

- Nasenbluten,
- geplatzte Krampfadern in der Speiseröhre,
- Geschwüre im Magen-Darm-Kanal,
- Blutsturz bei Lungenkrankheiten,
- geplatzte Unterschenkelkrampfadern,
- krampfbedingte Zungen- und Lippenbisse.

Beim unerwarteten Tod von Erwachsenen ist zur Aufklärung der Todesursache und der Todesart eine Leichenöffnung anzustreben.

2. Plötzlicher Tod im frühen Kindesalter

Hinter plötzlichen Todesfällen bei Kindern kann sich eine Reihe ganz unterschiedlicher Todesursachen verbergen. Zu denken ist sowohl an natürliche als auch an nichtnatürliche Vorgänge. Nach statistischen Untersuchungen ergibt sich bei Säuglingen und Kleinkindern folgende Verteilung:

- angeborene und erworbene Krankheiten (um 70–75 %),
- Plötzlicher Kindstod (um 15–20 %),
- Tötungsdelikte (einschließlich Vernachlässigung und Misshandlung), Unfälle und ärztliche Behandlungsfehler (um 10–15 %).

Die häufigste Todesursache im 1. Lebensjahr ist der Plötzliche Kindstod. Als synonyme Bezeichnungen für dieses Phänomen werden im

Schrifttum auch Plötzlicher Säuglingstod oder Sudden Infant Death Syndrome (SIDS) und umgangssprachlich Krippen- oder Wiegentod verwendet. Nach der aktuellen internationalen Definition liegt ein Plötzlicher Kindstod bei plötzlichen unerwarteten Todesfällen von Kindern innerhalb des 1. Lebensjahres vor, wenn der Tod während der Schlafperiode eingetreten ist und nach einer gründlichen Untersuchung unter Einbeziehung einer Obduktion mit den notwendigen Zusatzuntersuchungen sowie einer Überprüfung der Todesumstände und der Krankengeschichte ungeklärt bleibt.

Die Häufigkeit des Plötzlichen Kindstodes wird mit 1 Fall auf 1000 Lebendgeborene angegeben. Der Häufigkeitsgipfel liegt zwischen dem 2. und 4. Lebensmonat. Mit einem Anteil von mehr als 60 % überwiegen die Knaben. In den Wintermonaten ist die Todesrate am größten.

Trotz intensiver Forschungen gibt es zu den Ursachen bisher keine überzeugenden Ergebnisse, sondern nur Hypothesen. Als sicher gilt, dass eine Kombination mehrerer Faktoren den Tod bedingt. Ein erhöhtes Risiko ergibt sich für folgende Kinder:

- Frühgeborene und Reifgeborene mit kompliziertem Geburtsverlauf,
- Säuglinge mit niedrigem Geburtsgewicht,
- Geschwister und insbesondere Zwillinge von SIDS-Kindern,
- Kinder von drogen-, alkohol- und nikotinabhängigen Müttern,
- Nichtstillen oder sehr frühes Abstillen,
- Schlafen in Bauchlage,
- Überwärmung des Kindes durch dicke Bekleidung oder zu hohe Raumtemperatur.

Der Einfluss der sozialen Verhältnisse (junge Mutter, Kinderreichtum, niedrige Schulbildung, Erwerbslosigkeit, ungenügende Schwangerenbetreuung) wird widersprüchlich beurteilt.

Fast stereotyp stellt sich die Situation beim Plötzlichen Kindstod wie folgt dar: Das Kind verstirbt plötzlich und unerwartet während des Schlafs. Die letzte Fütterung oder Kontrolle liegt unterschiedlich lange zurück. Die Eltern finden das Kind tot im Bett auf, typischerweise in Bauchlage, und nicht selten ist es nass geschwitzt. Die Atemöffnungen können von Erbrochenem oder von Kissen bedeckt sein, sodass die Annahme eines Erstickens gerechtfertigt erscheint. Das Kind hat unmittelbar vor dem Tod keine oder nur geringe Anzeichen eines Unwohlseins oder einer Erkrankung erkennen lassen.

Die häufig zu hörende Behauptung, das Kind sei aus voller Gesundheit gestorben, erweist sich bei genauer Nachfrage fast immer als falsch. Da nur selten ein Rechtsmediziner an den Leichenfundort gerufen wird, ist es die Aufgabe des Ermittlungsbeamten, die – insbesondere medizinischen – Einzelheiten über das Todesgeschehen zu erfragen und schriftlich festzuhalten. Wichtig sind Krankheitszeichen und alle anderweitigen Auffälligkeiten: Fieber, Schnupfen, Husten, Durchfall, Erbrechen, schlechtes Essen oder Trinken, vermehrtes Weinen und Quengeln. Die Aufzeichnungen von der Befragung sollten den Obduzenten vor der Leichenöffnung zur Verfügung gestellt werden, gleichfalls Mutterpass, Kinderuntersuchungsheft, Impfbuch und eventuell vorhandene medizinische Behandlungsunterlagen (Geburtshelfer, Kinderarzt, Notarzt).

Wenn der Ermittlungsbeamte am Leichenfundort eintrifft, wird er die Kindesleiche fast immer in veränderter Lage vorfinden. Aus verständlichen Gründen versuchen die meisten Eltern eine Wiederbelebung ihres Kindes zu erreichen. Weitere Veränderungen ergeben sich durch ärztliche Maßnahmen. Ungeachtet vorgenommener Veränderungen muss die ursprüngliche Auffindungssituation genau rekonstruiert und dokumentiert werden.

Wird auf der Todesbescheinigung vom Arzt ein Plötzlicher Kindstod angegeben, trägt diese Feststellung lediglich den Charakter einer Verdachtsdiagnose. Eine zuverlässige Aufklärung von Todesfällen im Säuglings- und Kleinkindesalter ist ohne Leichenöffnung nicht möglich. Die Obduktionsbefunde bei Plötzlichem Kindstod sind allerdings uncharakteristisch. Neben Hirnschwellung, Lungenödem, Blutfülle innerer Organe und flüssigem Leichenblut finden sich oft kleinfleckige Blutungen unter der Thymuskapsel und im Thymusgewebe sowie unter dem Lungenfell und unter der Herzaußenhaut. In jedem Fall müssen sich an die Leichenöffnung zusätzliche Untersuchungen (histologische, toxikologisch-chemische, mikrobiologische Untersuchungen) anschließen.

Nach kriminalistischer und rechtsmedizinischer Erfahrung muss bis zum Ausschluss auch mit einem Tötungsdelikt gerechnet werden. Es ist immer zu berücksichtigen, dass sich ein Säugling nicht wehren kann und leicht durch Mechanismen zu töten ist, die keine oder nur geringfügige, äußerlich schlecht erkennbare Spuren hinterlassen (z. B. Ersticken durch weiche Bedeckung der Atemöffnungen, Strangulation mit weichem Werkzeug, Erwürgen, Schütteltrauma, stumpfes Bauch- und Brustkorbtrauma, Ertränken, Vergiftung).

Durch versteckte Videoüberwachung in englischen Kinderkliniken konnte nachgewiesen werden, dass wiederholt aufgetretene, lebensbedrohliche Zustände nicht immer eine natürliche Ursache hatten, sondern durch Aufsichtspersonen (meist von Müttern) herbeigeführt worden waren. Die Aufnahmen zeigten, dass die Frauen beim Besuch ihrer Kinder im Krankenhaus mit der Hand oder mit einem Gegenstand (Stoff, Kissen, Folie) Mund und Nase zuhielten und dadurch Erstickungsanfälle verursachten.

Die Diagnose Plötzlicher Kindstod ist nur zu stellen, wenn todesursächliche Erkrankungen, Verletzungen oder Vergiftungen durch eine Leichenöffnung mit den erforderlichen Zusatzuntersuchungen ausgeschlossen sind. Weiterhin dient die Obduktion dem Erkennen von Erbkrankheiten und der Vorsorge für gefährdete Geschwisterkinder. Durch die Obduktionsergebnisse lassen sich außerdem Vorwürfe, auch Selbstvorwürfe, von Eltern und anderen Aufsichtspersonen entkräften und Klarheit für den behandelnden Arzt schaffen. Schließlich soll die Leichenöffnung zur Erforschung von Ursachen und Zustandekommen des Plötzlichen Kindstodes beitragen.

X. Identifizierung unbekannter Toter

Unbekannte Tote sind Leichen oder Leichenteile, die nicht im Auswertungsangriff identifiziert werden können. Der § 159 StPO verpflichtet die Polizeibehörden zur sofortigen Anzeige an die Staatsanwaltschaft oder an das Amtsgericht, wenn der Leichnam eines Unbekannten gefunden worden ist. In einem solchen Fall dienen die kriminalistischen Ermittlungen zwar vorrangig der Identifizierung, doch müssen auch Todesursache und Ablebensumstände geklärt werden. Solange die Todesursache unklar ist, muss die Möglichkeit eines nichtnatürlichen Todes in Betracht gezogen werden.

Der § 88 StPO zielt darauf ab, die Identität des Toten festzustellen, bevor durch die Obduktion am Leichnam Veränderungen bewirkt werden, die eine Identifizierung zumindest erschweren können. Andererseits ist die innere Leichenschau geeignet, zusätzliche Identitätsmerkmale zu erbringen. Das können Krankheits- und Operationsfolgen oder Eigentümlichkeiten an den Knochen sein.

Die Feststellung der Identität Verstorbener ist aufgrund der vielfältigen Rechtsfolgen eines Sterbefalles, beispielsweise familien-, erb- und versicherungsrechtlicher Art, notwendig. Deshalb bezieht sich die in § 88 StPO geforderte Identifizierung von Verstorbenen gleichermaßen auf unbekannte Tote, die nicht obduziert werden.

Nach Einführung der DNS-Analytik in die Identifizierungspraxis wurde der § 88 I StPO neu gefasst: „Vor der Leichenöffnung soll die Identität des Verstorbenen festgestellt werden. Zu diesem Zweck können insbesondere Personen, die den Verstorbenen gekannt haben, befragt und Maßnahmen erkennungsdienstlicher Art durchgeführt werden. Zur Feststellung der Identität und des Geschlechts sind die Entnahme von Körperzellen und deren molekulargenetische Untersuchung zulässig; für die molekulargenetische Untersuchung gilt § 81f Abs. 2 entsprechend."

Die Sachbearbeitung und der Informationsaustausch zur Identifizierung unbekannter Toter sind in der PDV 389 geregelt. Danach ist es Aufgabe der Polizei,

- alle Maßnahmen zu treffen, die zur Identifizierung unbekannter Toter oder zur Zuordnung aufgefundener wesentlicher Körperteile zu bekannten oder unbekannten Toten führen können, sowie

- die Ursache und die Umstände des Todes zu klären bzw. bei der Klärung mitzuwirken.

Soweit die Bundesländer nicht besondere Regelungen erlassen, gilt die PDV 389 auch für die Identifizierung unbekannter Toter nach Großschadensereignissen.

Identifizieren bedeutet Wiedererkennen einer Person oder einer Sache aufgrund einer genügenden Anzahl kennzeichnender Merkmale. Dazu werden zwei Daten-(Merkmals-)Sätze verglichen. Der eine wird am unbekannten Toten erhoben, der andere stammt aus Angaben zu einer vermissten Person. Die festgestellten Identitätsmerkmale an der Leiche bilden die Post-Mortem-Daten (P-M-Daten), und die Vergleichsangaben vom Vermissten sind die Ante-Mortem-Daten (A-M-Daten). Im Verlauf des Identifizierungsverfahrens müssen nicht sämtliche Methoden in jedem Fall eingesetzt werden, sondern es ist unter Berücksichtigung der erhaltenen Identitätsmerkmale sachverhaltsangemessen vorzugehen.

Die Befunderhebung an der Leiche und deren Bekleidung sowie an den mitgeführten Gegenständen schafft nur die Voraussetzungen für die eigentliche Identifizierung. Entscheidend ist es, Vergleichsmaterial und/oder Anerkennungszeugen zu beschaffen bzw. zu ermitteln.

Zur Identifizierung unbekannter Toter hat sich die Leichendaktyloskopie vielfach bewährt. Es ist meist ohne Weiteres möglich, an einer gut erhaltenen Leiche auswertbare Fingerabdrücke abzunehmen und diese mit vorliegenden Abdrücken zu vergleichen. Auf diese Weise gelingt bei der geforderten Merkmalsübereinstimmung eine zuverlässige Identifizierung. Bei fortgeschrittenen Leichenveränderungen können verschiedene Präparationstechniken eingesetzt werden, um die Leistenhaut für das Abnehmen von Fingerabdrücken vorzubereiten.

1. Rechtsmedizinische Identifizierungsmethoden

Wenn kriminalistische Methoden nicht zum Ziel führen oder nicht anwendbar sind, kann eine Identifizierung durch rechtsmedizinische Untersuchungen gelingen. Das wird vor allem notwendig sein bei

- fäulnisveränderten Leichen,
- Brandleichen mit ausgedehnter Brandzehrung,

- starker mechanischer Zerstörung des Körpers (z. B. nach Bahnunfall, Flugzeugabsturz, Explosion, krimineller Leichenzerstückelung),
- Skelettierung und Tierfraß.

Die Zusammenarbeit des Ermittlungsbeamten mit dem Rechtsmediziner sollte bereits am Leichenfundort beginnen. Aus der Auffindungssituation können sich Hinweise auf den Geschehensablauf sowie für die Liegezeitschätzung und die Identifizierung ergeben. Um keinen Hinweis auf die Identität des Unbekannten zu übersehen, muss der Fundort gründlich abgesucht werden. Auch bei Bergung und Transport der Leiche ist darauf zu achten, dass keine Ansatzpunkte für die Identifizierung verloren gehen.

1.1 Leichenschau und Leichenöffnung

Bei der rechtsmedizinischen Leichenschau werden dieselben äußeren Identitätsmerkmale erfasst wie bei der polizeilichen Personenbeschreibung. Ergänzend zur schriftlichen Befundaufnahme sind Fotografien zu fertigen.

Die Bekleidung und mitgeführte Gegenstände stellen wichtige Merkmalsträger dar. Von jedem Kleidungsstück sind folgende Angaben zu dokumentieren: Art, Größe, Farbe, Stoff, Form bzw. Schnitt, Erhaltungszustand, Wäschezeichen, Etiketten, Herstellerangaben, Knöpfe, Reißverschlüsse, Monogramme und Flickstellen. Der Tascheninhalt ist mit zu erfassen und sicherzustellen, ebenso Kopfbedeckung und Schuhwerk. Aus der Bekleidung können sich mitunter bestimmte Identitätshinweise ergeben (Berufsbekleidung, Sportkleidung, soziale Gruppierungen, ethnische Zugehörigkeit).

Mitgeführte Gegenstände sind aufzulisten, zu beschreiben, zu fotografieren und zu asservieren. Zu einer wichtigen Identifizierungshilfe wurden in den vergangenen Jahren die Plastikkarten mit personenbezogenen Daten, deren Verbreitung immer noch zunimmt. Dazu zählen Girokarten (früher als ec-Karten bezeichnet), Kreditkarten, Krankenversichertenkarten, Kundenkarten, Benutzer- und Mitgliedskarten. Auch Scheckvordrucke weisen über die Kontonummer auf bestimmte Personen hin. Allerdings muss überprüft werden, ob es sich bei dem unbekannten Toten um den Karten- bzw. Kontoinhaber handelt.

Als weitere Ansatzpunkte für Ermittlungen können Schriftstücke und Dokumente, wie Notizbücher, Kalender, Telefonverzeichnisse, Bestellkarten (Arzt, Zahnarzt), Nothilfepass und Fahrzeugschein, sowie Mobiltelefone und andere tragbare elektronische Geräte dienen. Brauchbar sind unter Umständen auch Kassenzettel, Rechnungen, Fahrscheine, Eintrittskarten und Reklamegegenstände (Kugelschreiber, Feuerzeuge, Taschenmesser, Flaschenöffner).

Unter bestimmten Voraussetzungen eignen sich Schmuckgegenstände (Gravuren!), Uhren, Schlüssel, Brillen, Hörgeräte, Medikamente, Abzeichen und Gepäckstücke für eine Identifizierung.

Mit Nachdruck sei darauf hingewiesen, dass sämtliche Kleidungsstücke und mitgeführte Gegenstände nach Personalpapieren sorgfältig zu durchsuchen sind. Vom Leichenschauarzt darf nicht unbedingt erwartet werden, dass er mit der gebotenen Gründlichkeit sucht. Erfahrungsgemäß werden Ausweise vor allem in Brustbeuteln, Gürteltaschen und anderen verdeckten Taschen übersehen.

Bei der Leichenschau müssen für die Identifizierung die äußerlich feststellbaren Körpermerkmale erfasst werden. Das Geschlecht lässt sich zumeist ohne Weiteres an den äußeren Geschlechtsmerkmalen erkennen. Von einer alleinigen Berücksichtigung der Bekleidung ist abzuraten.

Für das Lebensalter sind Faltenbildungen der Haut charakteristisch. Im Gesicht finden sich an den äußeren Augenwinkeln ab etwa 30 bis 35 Jahre Hautfalten als sog. Krähenfüße. Mit etwa 35 bis 40 Jahren tritt eine Vertiefung der Nasen-Lippen-Falten ein. Die Herausbildung von Falten vor den Ohren beginnt im Alter von etwa 30 Jahren und ist ab etwa 40 Jahre deutlich auch unterhalb der Ohrläppchen zu erkennen. Tiefe Nackenfalten weisen auf ein Lebensalter von mehr als 60 Jahren hin. Meist erst ab 35 bis 40 Jahre zeigt sich an Stirn und Scheitel eine Glatzenbildung in größerer Ausdehnung. Ab etwa 50 Jahre kommt es zu verstärktem Haarwachstum mit Auftreten von Borstenhaaren am äußeren Gehörgang, an der Ohrmuschel und am Naseneingang. Bei Frauen können Barthaare auf der Oberlippe und am Kinn wachsen. Eine ringförmige, weißliche Trübung der Hornhautperipherie des Auges tritt im höheren Lebensalter auf und wird als Greisenbogen (Arcus senilis) bezeichnet.

Die Altersschätzung wird vor allem dadurch erschwert, dass biologisches und kalendarisches Alter bei vielen Menschen nicht übereinstimmen. Mit anderen Worten: Eine Person sieht älter oder jünger aus, als es ihrem Lebensalter entspricht. Folglich liefern Faltenbildungen der Haut, insbesondere im Gesicht, Haarverlust, graue Haare und Alterspigmentflecke auf dem Handrücken nur grobe Anhaltspunkte für die Altersschätzung. Weil nur eine Schätzung möglich ist, sollte die Altersangabe für die Ermittlungen nicht zu eng ausgelegt werden.

Die Körpergröße (Körperhöhe, Körperlänge) lässt sich durch Messen ziemlich genau bestimmen. Wird das Maß im Stehen festgestellt, bezeichnet man es als Körperhöhe, bei Messung im Liegen als Körperlänge. Meist ist die Körperhöhe zu Lebzeiten einige Zentimeter geringer als die an der ausgestreckt liegenden Leiche gemessene Körperlänge. Es muss jedoch auch an Messfehler gedacht werden. Sollte keine Messung möglich sein, lässt sich die Körpergröße mit Hilfe von Formeln näherungsweise errechnen.

Das Körpergewicht (Körpermasse) der Leiche kann durch Wiegen ermittelt werden. Allerdings ist eine gewisse Toleranz zu berücksichtigen, da das Ergebnis aufgrund postmortaler Einflüsse nicht unbedingt den zu Lebzeiten festgestellten Werten entsprechen muss.

Der Körperbau (Gestalt) kann nur hinreichend genau beschrieben werden, solange noch keine starke Dunsung durch Leichenfäulnis und keine ausgedehnte Mumifizierung eingetreten sind. Die Gestalt eines Menschen wird hauptsächlich von seiner Körpergröße her beurteilt, denn Körperumfang und Leibesfülle werden im Verhältnis zur Höhe betrachtet. Von Geburt an lässt sich die Variabilität des Körperbaus bestimmten Körperbautypen zuordnen. Traditionell werden unterschieden:

- Leptosomer (schlankwüchsiger Typus),
- Athletiker (muskulöser Typus),
- Pykniker (rundlicher Typus),
- Dysplastiker (verschiedene Körperformen).

Als weitere Identifizierungskriterien können herangezogen werden: Merkmale des Kopfes, einschließlich Farbe und Charakteristika der Kopfhaare, des Gesichts, der Augen, der Nase, der Ohren, der Mund- und Kieferpartie, Merkmale von Hals, Rumpf und Gliedmaßen sowie Hautmerkmale.

Bedingt durch Leichenerscheinungen, kann sich die Haarfarbe auf natürliche Weise verändern. So werden durch Fäulnis und Mumifikation die Haare fuchsrot, während bei Moorleichen eine blonde bis rotbraune Farbe auftreten kann.

Bedeutsam für die Identifizierung sind die besonderen Kennzeichen eines Menschen. Hierzu zählen angeborene und erworbene Körpermerkmale:

- Missbildungen (z. B. Hasenscharte, Klumpfuß),
- Muttermale (z. B. Feuermal, Tierfellmal),
- konstitutionelle Besonderheiten (z. B. Rundrücken, Krampfadern, Warzen),
- Krankheiten und Krankheitsfolgen (z. B. Schuppenflechte, Herzschrittmacher, Kardioverter-Defibrillator, Insulinpumpe beim Diabetiker, liegende Blutgefäßzugänge beim Dialysepatienten),
- Narben aller Art (z. B. nach Verletzungen, Operationen, Impfungen),
- Hautdehnungsstreifen (z. B. nach Schwangerschaft),
- Amputationen,
- Prothesen (z. B. Gebiss, Glasauge, künstliche Augenlinsen, Brust- und Gliedmaßenprothesen) und Haarersatz,
- berufs- und gewohnheitsbedingte Merkmale (z. B. Arbeitsschwielen an den Händen, Pflegezustand des Körpers, abgekaute Fingernägel, Nikotinfinger, Kanüleneinstichstellen bei Drogenmissbrauch, durchbohrte Ohrläppchen, Körperschmuck/Piercing, lackierte Finger- und Zehennägel),
- Tätowierungen (Lage, Motive, Farbgestaltung ausführlich beschreiben und fotografieren).

Von der äußeren Erscheinung lassen sich mitunter Hinweise auf die ethnische Zugehörigkeit ableiten. Zu achten ist auch auf eine Beschneidung der Geschlechtsorgane bei Mann und Frau.

Ergibt sich die Möglichkeit, die Identität eines unbekannten Toten durch Anerkennungszeugen zu klären, muss sorgfältig erwogen werden, ob ihnen der Anblick der Leiche zugemutet werden darf. Es ist auch denkbar, die Leiche zu fotografieren und nur die Bilder vorzulegen. Ebenso können Kleidungsstücke und Schmuck gezeigt werden. Die Anerkennungszeugen sollten die zu identifizierende Person gut und über einen längeren Zeitraum gekannt haben (Angehörige, Bekannte, Arbeitskollegen).

Infolge Verschmutzung, durch Spuren von Gewalteinwirkung und bei Leichenfäulnis kann das Gesicht so stark entstellt sein, dass sich weder brauchbare Fahndungsfotos fertigen lassen noch die Leiche einem Anerkennungszeugen gezeigt werden kann. Deshalb muss versucht werden, das Gesicht der Leiche so herzurichten, dass ein möglichst lebensnahes Bild entsteht. Die wiederherstellenden Maßnahmen werden traditionell als Leichentoilette bezeichnet. Zunächst erfolgt eine gründliche Reinigung des verunstalteten Gesichts. Je nach Zerstörungsgrad werden dann gebrochene Schädelknochen zusammengefügt, Gewebsdefekte und natürliche Körperhöhlen (z. B. Schädelhöhle) mit feuchtem Zellstoff ausgefüllt, Wunden in der Tiefe genäht und an der Oberfläche geklebt, Hautdefekte abgedeckt, Augenprothesen eingesetzt, die Lippen durch Kleben verschlossen, die gewaschenen Haare geföhnt und frisiert. Schließlich erfordert das angestrebte lebensnahe Aussehen ein sorgfältiges Schminken, das bei beiden Geschlechtern notwendig ist. Vom rekonstruierten Gesicht sollten Fotos als Porträt und im Profil gefertigt werden. Durch digitale Bildbearbeitung lässt sich das Ergebnis noch verbessern. Für die Gesichtsrekonstruktion sind Fertigkeiten und Erfahrungen mit verschiedenen Präparationstechniken erforderlich, über die einige Mitarbeiter rechtsmedizinischer Institute verfügen.

Die Leichenöffnung dient sowohl der Klärung der Todesursache als auch der Feststellung von Identitätsmerkmalen. Neben Körperlänge und Körpergewicht sind weitere Körpermaße zu erfassen (z. B. Umfang von Kopf, Hals, Brust und Taille, Schritthöhe, Fußlänge). Die Leichendaktyloskopie kann Schwierigkeiten bereiten, wenn die Faust infolge der Totenstarre fest geschlossen ist. Um die Faust zu öffnen, können vom Rechtsmediziner die Beugesehnen im Handgelenksbereich durchtrennt werden.

Bei der inneren Besichtigung werden als Identitätsmerkmale erfasst:

- Geschlechtszugehörigkeit,
- Anomalien und Krankheiten der inneren Organe,
- Knochenbrüche (auch verheilte),
- Gelenkversteifungen,
- Folgen durchgemachter Operationen (z. B. Gelenkendoprothese, Brustimplantate, Spirale zur Schwangerschaftsverhütung),
- Schwangerschaft,

- gewisse Hinweise auf das Alter (Ausmaß der Arteriosklerose, Altersveränderungen der Knochen und der inneren Organe).

Der Magen-Darm-Inhalt kann Aufschluss über die letzte Mahlzeit vor dem Tod geben.

Zur Erfassung weiterer Identitätsmerkmale ist es üblich, im Zusammenhang mit der Leichenöffnung den Zahnstatus zu erheben, Röntgenuntersuchungen durchzuführen und Skelettteile zu entnehmen. Für eventuell erforderliche Zusatzuntersuchungen werden Blut, Körperflüssigkeiten (Speichel, Urin, Hirnkammerflüssigkeit), Magen-Darm-Inhalt, Organproben und Haare asserviert.

An der Leiche festgestellte Identitätsmerkmale sind unbrauchbar, wenn es nicht gelingt, zugehöriges Vergleichsmaterial oder entsprechende Informationen zu beschaffen. Um bei bestehendem Identitätsverdacht zum sicheren Nachweis oder Ausschluss einer Personenidentität zu gelangen, ergeben sich für den Ermittlungsbeamten folgende Aufgaben:

- Befragung von Angehörigen und sonstigen Beziehungspersonen nach Körpermerkmalen und äußerlich erkennbaren Auffälligkeiten; zugleich prüfen, ob die Befragten als Anerkennungszeugen in Betracht kommen.
- Suche im Wohnbereich, gegebenenfalls im Arbeits- und Freizeitbereich, nach Vergleichsmaterial, wie aktuelle Lichtbilder, Fingerabdrücke und Haare, sowie nach Hinweisen auf zahnärztliche und ärztliche Behandlungen (Bestellkarten, Befundberichte, Aufnahmen von Röntgen-, Computertomografie-, Magnetresonanztomografie- und Ultraschalluntersuchungen).
- Beschaffung des aktuellen Gebissbefundes/Zahnschemas vom behandelnden Zahnarzt, weiterhin von Röntgenbildern und Gebissmodellen; vereinzelt werden Modelle den Patienten mit nach Hause gegeben.
- Nachfrage bei behandelnden Ärzten nach Krankenakten; ärztliche Behandlungsunterlagen sind möglichst vollständig zu beschaffen, insbesondere Berichte über stationäre Aufenthalte mit operativen Eingriffen.
- Ermittlung weiterer Stellen, bei denen medizinische Unterlagen vorhanden sein können (z. B. Medizinischer Dienst der Krankenkassen, Betriebsärzte, Versicherungsgesellschaften, Berufsgenos-

senschaften, Wehrersatzämter, Gesundheitsämter, Versorgungsämter).
- Nachfrage bei Sozialämtern und anderen Leistungsbehörden, Beratungsstellen und karitativen Einrichtungen, vor allem wenn Hinweise auf soziale Bedürftigkeit oder Drogenabhängigkeit vorliegen.

Die Auswertung medizinischer Vergleichsunterlagen sollte von vornherein dem Rechtsmediziner übertragen werden.

Als Zusatzuntersuchungen nach der Leichenöffnung kommen in Betracht:
- DNS-Analytik,
- toxikologisch-chemische Analysen zum Nachweis von Alkohol, Medikamenten und Giften,
- mikrobiologische Untersuchungen zum Nachweis von Infektionen (z. B. HIV-Infektion),
- histologische Untersuchungen,
- Isotopenanalysen zur Eingrenzung der geografischen Herkunft.

Zur Identifizierung unbekannter Toter lassen sich Erbmerkmale des Blutes sowie der Körpergewebe und -flüssigkeiten nutzen. Grundsätzlich bestehen zwei Möglichkeiten:
- Vergleich von Erbmerkmalen des unbekannten Toten mit denen der vermuteten Person,
- Versuch der Zuordnung des unbekannten Toten zu Blutsverwandten aufgrund einer Abstammungsuntersuchung.

Beide Wege können zum Ausschluss (untersuchte Erbmerkmale stimmen nicht überein oder Abstammung genetisch unmöglich) oder Nichtausschluss (Erbmerkmale stimmen überein oder Abstammung möglich) führen. Ein Nichtausschluss bedeutet dann eine sichere Identifizierung der vermuteten Person, wenn das Untersuchungsergebnis den Charakter eines Identitätsbeweises besitzt. Ein derartig hoher Grad an Wahrscheinlichkeit ist heute mit Hilfe der DNS-Analytik erreichbar. Wesentliche Vorteile einer molekularbiologischen Untersuchung sind der außergewöhnlich große Identifizierungswert der Merkmale, die geringe Menge an erforderlichem Untersuchungsmaterial, die Zuverlässigkeit der Methode und die Stabilität der DNS gegenüber Umwelteinflüssen. Sowohl an fäulnisveränderten und mumifizierten als auch an verbrannten Leichen kann der Nachweis entsprechender Merkmale gelingen.

Die Klärung der Identität erfordert DNS-haltiges Vergleichsmaterial, das von Gebrauchsgegenständen aus dem Wohnbereich gewonnen werden kann. In Betracht kommen beispielsweise Kämme und Haarbürsten, Zahnbürsten, Zahnprothesen, Nasen- und Ohrenbügel von Brillen, Rasierapparate, körpernah getragene Kleidungsstücke, Schuhe, benutzte Taschentücher, Tabakspfeifen, Zigarettenreste, benutzte Trinkgefäße, Getränkeflaschen, Armbanduhren und Schmuckgegenstände. Aus Ritzen von Sitz- und Liegemöbeln können Haare und abgeschilferte Hautzellen gesichert werden. Weiterhin besteht die Möglichkeit, bei behandelnden Ärzten nach aufbewahrten Blut- und Gewebeproben (z. B. Blutkonserven, Gewebsteilchen von histologischen Untersuchungen, Zellausstriche von Krebsvorsorgeuntersuchungen) zu fragen. Darüber hinaus sollte geprüft werden, ob eine zu Lebzeiten entnommene Blutprobe, beispielsweise wegen Trunkenheit am Steuer, als Vergleichsmaterial verfügbar ist. Schließlich kann auch die Einbeziehung Blutsverwandter (Eltern, Kinder, Geschwister) die erforderlichen Vergleichsangaben erbringen.

Eine Konsultation mit einem Sachverständigen der zuständigen kriminaltechnischen Einrichtung oder mit einem Rechtsmediziner ist unbedingt empfehlenswert. Gemeinsam können die Möglichkeiten und die Notwendigkeit von DNS-Untersuchungen im Zusammenhang mit den sonstigen Ermittlungsergebnissen beraten werden.

Für weitergehende Untersuchungen (Superimposition) kann es erforderlich sein, den Schädel zu präparieren und zu asservieren.

1.2 Odontologischer Vergleich

In der rechtsmedizinischen Praxis werden immer noch viele unbekannte Tote durch einen odontologischen Vergleich identifiziert (Odontologie = Zahnheilkunde). Dabei handelt es sich um einen Vergleich von Gebiss- und Kiefermerkmalen der Leiche (P-M-Daten) mit den zu Lebzeiten dokumentierten zahnärztlichen Untersuchungsbefunden und Behandlungsmaßnahmen (A-M-Daten). Die Befunderhebung an der Leiche und der anschließende odontologische Vergleich sollten nur vom Fachmann, also vom Zahnarzt, vorgenommen werden. Über die Institute für Rechtsmedizin können forensisch erfahrene Zahnärzte als Ansprechpartner erfragt werden.

Die Zähne sind in den Zahnfächern (Alveolen) von Ober- und Unterkiefer symmetrisch angeordnet und durch einen besonderen Halteapparat befestigt. Beim Menschen gibt es vier verschiedene Zahnarten:

- Schneidezahn (Incisivus),
- Eckzahn (Caninus),
- Vormahlzahn (Prämolar),
- Mahlzahn (Molar).

In den Kieferhälften von Ober- und Unterkiefer folgt jeweils den meißelförmigen Schneidezähnen der einspitzige Eckzahn, an den sich die zweihöckerigen Vormahlzähne und die Mahlzähne als Kauflächenzähne anschließen.

An jedem Zahn unterscheidet man die Zahnkrone (Teil des Zahns, der frei in die Mundhöhle hineinragt), den Zahnhals (Übergangsstelle von der Zahnkrone zur Zahnwurzel, normalerweise von Zahnfleisch bedeckt) und die Zahnwurzel (Teil des Zahns, der im Kiefer steckt). Die Zahnwurzel verjüngt sich zur Wurzelspitze, an der sich eine Öffnung befindet. Durch diese Öffnung treten Blutgefäße und Nerven in den Zahn ein und verlaufen durch den Wurzelkanal in den Markraum.

Ein Zahn besteht aus einem Kern von Zahnbein (Dentin), der das Zahnmark (Pulpa) umschließt und in seinem Kronenteil kappenartig vom Zahnschmelz bedeckt wird. In seinem Wurzelteil ist der Zahn vom Wurzelzement umgeben.

Der Zahnschmelz ist eines der härtesten Materialien, das in der Natur gefunden wird, und die härteste Substanz im menschlichen Körper. Reifer Schmelz enthält anorganische Mineralsalze (etwa 96 %) mit einem geringen Anteil organischer Substanzen und Wasser. Daraus leitet sich die hohe Widerstandskraft der Zähne gegenüber mechanischen, thermischen und chemischen Einflüssen ab.

Die Zahnreihen von Ober- und Unterkiefer bilden das Gebiss. Es werden Milch-, Wechsel- und Dauergebiss unterschieden. Das vollständige menschliche Milchgebiss besteht aus 20 Zähnen mit 2 Schneidezähnen, 1 Eckzahn und 2 Mahlzähnen in jeder Kieferhälfte.

Das vollständige menschliche Dauergebiss umfasst 32 Zähne mit 2 Schneidezähnen, 1 Eckzahn, 2 Vormahlzähnen und 3 Mahlzähnen in jeder Kieferhälfte. Den Zustand des Zahnwechsels, bei dem Milch- und bleibende Zähne nebeneinander zu finden sind, nennt man Wechselgebiss.

Von den Systemen zur Zahnbezeichnung wird – auch im Interesse der internationalen Zusammenarbeit – die Vier-Quadranten-Methode (F.D.I.-Two-Digit-System) empfohlen. Hierbei wird jeder Zahn durch die Kombination zweier Ziffern gekennzeichnet.

Die erste Ziffer gibt den Kieferquadranten an. Den Quadranten sind die Ziffern 1 bis 4 im Dauergebiss und 5 bis 8 im Milchgebiss zugeordnet. Die Bezeichnung der Kieferquadranten beginnt mit der oberen rechten Seite und folgt dem Uhrzeigersinn: 1 = rechte Oberkieferhälfte, 2 = linke Oberkieferhälfte, 3 = linke Unterkieferhälfte, 4 = rechte Unterkieferhälfte.

Die zweite Ziffer bezeichnet den Zahn innerhalb des Kieferquadranten. Die Zähne eines jeden Quadranten werden von der Mittellinie aus nach der Seite durch die Ziffern 1 bis 8 (Milchzähne 1 bis 5) gekennzeichnet: 1 = mittlerer Schneidezahn, 2 = seitlicher Schneidezahn, 3 = Eckzahn, 4 = erster Vormahlzahn, 5 = zweiter Vormahlzahn, 6 = erster Mahlzahn, 7 = zweiter Mahlzahn, 8 = dritter Mahlzahn (Weisheitszahn).

Die beiden Ziffern zur Zahnbezeichnung werden einzeln ausgesprochen, so heißt beispielsweise der Eckzahn in der rechten Oberkieferhälfte eins-drei. Der individuelle, aktuelle Zustand von Einzelzähnen und Gebiss mit Angaben über Zahnbestand, krankhafte Veränderungen und Zahnbehandlungszeichen (z. B. Füllungen, Kronen, Brücken) wird im Zahnstatus erfasst. Die Dokumentation des Zahnstatus erfolgt im Zahnschema.

Keine Körperregion eignet sich für eine Altersschätzung besser als das Gebiss. Im Kindes- und Jugendalter ermöglicht die Zeitabfolge des Zahndurchbruchs eine Schätzung des Lebensalters. Der Durchbruch der Milchzähne (erste Dentition) erfolgt regulär vom 6. bis zum 30. Lebensmonat. Im Gegensatz zum Milchgebiss vollzieht sich der Durchbruch des Dauergebisses (zweite Dentition) über eine längere Zeitperiode. Dabei sind die Durchbruchszeiten wesentlich stärkeren

Schwankungen unterworfen. Als erster Zahn des Dauergebisses erscheint am Ende der Milchzahnreihe der erste Mahlzahn, den man wegen seines Durchbruchstermins im 6. Lebensjahr auch Sechsjahrmolar nennt. Mit seinem Erscheinen und dem Durchbruch der bleibenden Schneidezähne zwischen dem 6. und 9. Lebensjahr ist die erste Phase des Zahnwechsels abgeschlossen. Der Durchbruch der Vormahlzähne, Eckzähne und zweiten Mahlzähne (Zwölfjahrmolar) erfolgt in der zweiten Phase des Zahnwechsels zwischen dem 9. und 13. Lebensjahr. Der Weisheitszahn erscheint erst nach dem 16. Lebensjahr, oft jedoch um Jahre später oder gar nicht.

Bei Erwachsenen werden Gebrauchs- und Abnutzungserscheinungen am Gebiss zur Altersschätzung herangezogen. Nutzbar sind solche Zahnveränderungen wie der Abkauungsgrad und die Wurzeltransparenz. Die Variationsbreite derartiger Veränderungen ist groß und nimmt mit steigendem Lebensalter zu. Gegenüber Einzelmerkmalen bieten die Kombinationsverfahren eine größere Zuverlässigkeit. Gebräuchlich ist die Methode nach *Gustafson* mit ihren Modifikationen. Dabei werden sechs Faktoren beurteilt (Abbildung 31):

A = Abnutzung/Abkauung (Abrasion)

S = Ablagerung von Sekundärdentin in der Pulpahöhle

P = Rückbildung des Zahnhalteapparats (Parodontium)

C = Zementablagerung

R = Rückbildung (Resorption von Zement und Wurzeldentin)

T = Transparenz der Wurzel.

Je nach Ausprägung der Veränderungen werden die Einzelmerkmale mit 0 bis 3 Punkten bewertet und daraus die Punktsumme gebildet. Zur Altersschätzung dient eine empirisch ermittelte Standardkurve.

Bei speziellen Fällen hat sich die Zahnuntersuchung auf den Racemisierungsgrad der Asparaginsäure im Dentin als hilfreich für die Altersschätzung erwiesen. Als weiteres Merkmal lässt sich die mikroskopisch ermittelte Anzahl der Zahnzementringe verwerten (TCA-Methode = Tooth-Cementum-Annulation-Methode).

Darüber hinaus können weitere Kriterien (Zahnbestand, Zustand der Zähne und des Zahnfleisches) einbezogen werden, um von Fall zu

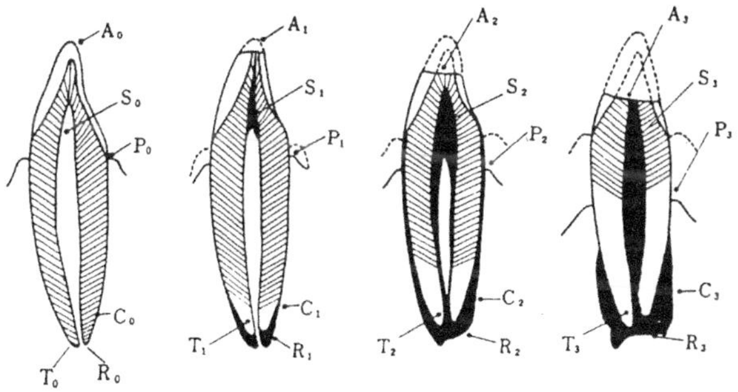

A = Abrasion, S = Sekundärdentin, P = Parodontium,
C = Zementablagerung, R = Resorption, T = Transparenz

Abb. 31: Kombinationsverfahren nach Gustafson *zur Altersschätzung an Zähnen, aus [5]*

Fall das Schätzergebnis zu verbessern. Die Altersschätzung am Gebiss wird bei Erwachsenen in Altersgruppen von 10 Jahren angegeben.

Um das Geschlecht zu erkennen, sind die Einzelmerkmale am Gebiss allein nicht hinreichend aussagekräftig.

Bei der zahnärztlichen Untersuchung einer unbekannten Leiche werden als P-M-Daten alle individuellen Merkmale im Mund-Kiefer-Bereich erfasst. Mitunter ist dazu auch eine postmortale Röntgenuntersuchung des Gebisses notwendig. Als Folge von Zahnkaries entstehen Löcher in den Zähnen, die nach Entfernen der kariösen Stellen mit verschiedenen Füllungsmaterialien versorgt werden. Damit vervielfacht die Füllungstherapie nach Lokalisation, Ausdehnung und Art der verwendeten Materialien die Existenz individueller Merkmale erheblich. Gleichen Stellenwert besitzen die Spuren operativer Eingriffe, wie Zahnentfernungen, Wurzelspitzenresektionen, Knochennarben und geheilte Frakturen, sowie sämtliche Formen von festsitzenden Einzelkronen, Brückenprothesen, abnehmbaren Teil- oder Vollprothesen und Implantaten. Eine weitere Gruppe individu eller Merkmale bilden die vielfältigen Gebissanomalien, die nicht selten mit kieferorthopädischen Regulierungsapparaturen behandelt werden. Die Kiefer und Zähne einschließlich Defekten sowie Füllungen und Zahnersatz bieten mehr als zwei Billionen verschiedener Kombinationsmöglichkeiten.

Aufgrund der zahnärztlichen Untersuchungsbefunde können sich Hinweise auf Lebensgewohnheiten (z. B. Raucher, Teetrinker), auf die soziale Situation (z. B. hochwertiger Zahnersatz, verwahrlostes Gebiss), auf den Beruf und auf die geografische Herkunft ergeben.

Als Vergleichsmaterial für den odontologischen Vergleich dienen die A-M-Daten von den zahnärztlichen Behandlungsunterlagen der vermissten Person. Dazu gehören sämtliche schriftliche Aufzeichnungen (Karteikarte, Untersuchungsberichte) sowie Einzel- und Panoramaröntgenaufnahmen oder die entsprechende Dokumentation auf elektronischen Datenträgern. Neben der Vollständigkeit der zahnärztlichen Behandlungsunterlagen sind fehlerfreie Eintragungen unabdingbar. Dabei ist zu beachten, dass eine Person im Laufe der Zeit von mehreren Zahnärzten behandelt worden sein kann. Die Beschaffbarkeit von Vergleichsmaterial wird auch durch die Aufbewahrungsfristen bestimmt. Gemäß Musterberufsordnung der Bundeszahnärztekammer müssen die Karteikarten und andere Aufzeichnungen 10 Jahre nach Abschluss der Behandlung aufbewahrt werden. Für Röntgenaufnahmen gilt dieselbe Frist von 10 Jahren nach der letzten Untersuchung.

Für eine Identifizierung durch den odontologischen Vergleich ist nicht allein die Anzahl der übereinstimmenden Merkmale ausschlaggebend, sondern eher die Exklusivität der zahnärztlichen Befunde. Im Ergebnis lässt sich eine wissenschaftlich fundierte Aussage über die Wahrscheinlichkeit der Identität treffen. Andernfalls kann die Identität odontologisch ausgeschlossen werden, wenn ein oder mehrere, unvereinbare Merkmale vorliegen.

Nach dem Tod widersteht die Zahnhartsubstanz den natürlichen Leichenveränderungen und bleibt somit nahezu unbegrenzt erhalten. Dagegen unterliegen das Zahnmark und der Zahnhalteapparat der Fäulnis. Der Zahn verliert seinen Halt und kann bei Bergung und Transport der Leiche leicht ausfallen. Durch Besichtigung der Zahnfächer lässt sich feststellen, ob ein Zahn nach dem Tod ausgefallen ist oder zu Lebzeiten gezogen wurde. Bei postmortalem Zahnverlust behält das Zahnfach seine ursprüngliche Gestalt. Es reicht weit in die Tiefe des Kiefers und die Ränder sind scharf.

Gelegentlich kann eine rosa bis dunkelrote Verfärbung des Zahnbeins nach dem Tod auftreten, die man Pink-Teeth-Phänomen nennt. Es wird im Allgemeinen frühestens 1 bis 2 Wochen nach Todeseintritt beobachtet. Diese pinkrote Verfärbung entsteht durch Einsickern von rotem Blutfarbstoff in das Zahngewebe.

In besonderen Fällen erweist es sich als notwendig, Ober- und Unterkiefer während der Leichenöffnung zu entnehmen und zu asservieren. Am Zahnmark sind DNS-Untersuchungen möglich, solange das Gewebe nicht durch Fäulnis verändert ist.

1.3 Röntgenbildvergleich

Ist der Zahnstatus an der Leiche nicht zu erheben, sind zahnärztliche Behandlungsunterlagen nicht beschaffbar oder nicht verwertbar, kann der Röntgenbildvergleich zum sicheren Ausschluss oder Nachweis einer Personenidentität genutzt werden. Außerdem ist an diese Möglichkeit zu denken, wenn der odontologische Vergleich nicht zu einem zweifelsfreien Ergebnis geführt hat. Die Identität von Leichenteilen, verstümmelten Leichen, Brandleichen und Fundskeletten lässt sich unter Umständen nur durch einen Röntgenbildvergleich klären.

Die Feststellung einer Personenidentität durch Röntgenaufnahmen basiert auf dem vergleichenden Erfassen und Werten von Formen, Konturen und Strukturen der Knochen. Dazu müssen einzelne Skelettabschnitte der Leiche geröntgt werden (P-M-Daten). Diese Bilder dienen dem Vergleich mit entsprechenden, zu Lebzeiten gefertigten Röntgenaufnahmen (A-M-Daten). Aufgrund der hohen Variabilität des gesamten Skelettsystems bietet der Röntgenbildvergleich die gleiche Sicherheit wie die Daktyloskopie.

Prinzipiell eignen sich alle Skelettabschnitte, denn es gibt an jedem Knochen unzählige, ein Individuum kennzeichnende Normvarianten. Ganz besonders trifft das auf den Schädel mit seinen zahlreichen individuellen Merkmalen zu. Speziell der außerordentliche Formenreichtum der Stirnhöhlen begründet den Identifizierungswert des Schädels. Hervorragend geeignet sind auch Ober- und Unterkiefer, die sich auf einer Panoramaröntgenaufnahme (Orthopantomogramm) darstellen lassen.

Im Regelfall ist der Identitätsnachweis durch eine vollständige Übereinstimmung der im Röntgenbild dargestellten anatomischen Normvarianten zu führen. Für den Merkmalsvergleich können auch verheilte oder frische Knochenbrüche und krankhafte Skelettveränderungen herangezogen werden. Dabei ist zu beachten, dass es vor allem an den Gliedmaßen typische Stellen gibt, an denen der Knochen bricht. Deshalb reicht der übereinstimmende Nachweis eines Knochenbruchs an gleicher Stelle allein nicht aus, um die Identität einer Person sicher festzustellen.

Der Röntgenbildvergleich hat dort seine Grenzen, wo die Aufnahmequalität unzureichend ist und die zu vergleichenden Bilder nicht unter denselben physikalisch-technischen Bedingungen entstanden sind. Bei unterschiedlichen Techniken gibt es Verzeichnungen oder abweichende Darstellungen.

Die Anwendbarkeit des Röntgenbildvergleichs setzt voraus, dass sich zu Lebzeiten gefertigte Röntgenaufnahmen der vermissten Person beschaffen lassen. Allerdings sollten sich die Ermittlungen nicht nur auf eine Nachfrage bei Krankenhäusern und niedergelassenen Ärzten beschränken, weil Röntgenbilder oft den Patienten zur Aufbewahrung mitgegeben werden.

Steht kein Vergleichsmaterial zur Verfügung, so können bei einer Röntgenuntersuchung der Leiche neben Kennzeichen für das Lebensalter auch Hinweise auf sportliche Betätigung und geografische Herkunft sowie krankhafte Skelettveränderungen feststellbar sein. Weiterhin erleichtert das Röntgen die Auffindung metallischer Gegenstände, die im Einzelfall wertvolle Identitätsmerkmale darstellen (z. B. zur Knochenbruchheilung chirurgisch eingebrachte Nägel, Schrauben, Drähte und Platten, ebenso Herzschrittmacher, Herzklappenersatz, Gelenkendoprothesen, Projektile, Granatsplitter).

1.4 Knochenuntersuchung

Die große Widerstandsfähigkeit und die lange Haltbarkeit der Knochen ermöglichen eine Identifizierung auch nach extremen äußeren Einflüssen und nach langer Leichenliegezeit. Das Auffinden von weitgehend skelettierten Leichen sowie von Skeletten, Einzelknochen und Knochenteilen wird unter der Bezeichnung Skelettfund zusammengefasst. Häufig liegen die Fundorte im Freien. Es sind Baugruben, Waldstücke und Gewässer. Meist werden die Knochen bei Bauarbeiten im Bereich ehemaliger Begräbnisstätten oder Schlachtfelder entdeckt. Teilskelettierte Leichen finden sich mitunter auch an Brandorten.

In der Mehrzahl der Fälle kommt die Skelettierung auf natürliche Weise durch Leichenzersetzung und Tierfraß zustande. Selten bilden weggeworfene oder liegen gelassene anatomische Studienobjekte den Anlass für kriminalistische Ermittlungen. Selbstverständlich können die entdeckten Skelettteile auch das Ergebnis kriminellen Handelns sein.

Die Untersuchung von Skelettfunden umfasst:

- Artbestimmung,
- Geschlechtserkennung,
- Altersschätzung,
- Ermittlung der Körpergröße,
- Feststellung von Individualmerkmalen,
- Klärung der Todesursache,
- Schätzung der Liegezeit.

Gelegentlich ist auch zu klären, ob es sich überhaupt um Knochen handelt, oder wie viel Skelette gefunden worden sind (Massengrab).

Werden weitgehend komplette Skelette oder mehrere, gut erhaltene Knochen geborgen, so dürfte aufgrund der anatomischen Beschaffenheit das Erkennen von Menschenknochen kaum Schwierigkeiten bereiten. Die Unterscheidung menschlicher und tierischer Knochen kann jedoch bei kleinen Skelettteilen oder Bruchstücken erschwert sein. In solchen Fällen werden molekularbiologische Methoden (DNS-Analyse) zur Artbestimmung eingesetzt.

Eine Geschlechtserkennung am Skelett ist möglich, weil es eine Vielzahl geschlechtsgebundener Merkmale aufweist. Die einzelnen Geschlechtsunterschiede werden mit dem Begriff Sexualdimorphismus bezeichnet. Im Allgemeinen sind die Männer im Knochenbau kräftiger als die Frauen. Für fast jeden Knochen gibt es Tabellenwerke, die geschlechtsunterscheidende Merkmale in Gestalt, Größe und Gewicht enthalten. Sind aufgefundene Skelettteile vermessen und gewogen, kann mit Hilfe solcher Tabellen eine Zuordnung zum männlichen oder weiblichen Geschlecht vorgenommen werden. Bekanntlich gibt es aber auch große, kräftige Frauen und kleine, zierliche Männer. In schwierigen Fällen wird der Rechtsmediziner einen Anthropologen konsultieren. Inwieweit eine DNS-Analyse für eine sichere Geschlechtszuordnung erforderlich ist, muss von Fall zu Fall entschieden werden.

Am besten eignen sich das Becken und der Schädel zur morphologischen Geschlechtserkennung. Das Becken der Frau ist den biologischen Aufgaben (Schwangerschaft, Geburt) angepasst. Es zeichnet sich vor allem durch breite und flache Darmbeinschaufeln, einen querovalen, fast runden Beckeneingang und einen stumpfen Schambeinwinkel aus.

Der typische Schädel eines Mannes ist groß. Charakteristisch sind kräftige Muskelansatzstellen, eine mehr fliehende Stirn, stark hervortretende Augenbrauenwülste, eher breite als hohe Augenhöhlen und ein großer Abstand der Warzenfortsätze.

Für eine Altersschätzung am Skelett lassen sich grundsätzlich nutzen: Auftreten von Knochenkernen, Zahnentwicklung, Verknöcherung der Wachstumsfuge an den Gelenkenden der langen Röhrenknochen (Epiphysenschluss), Verknöcherung der Schädelnähte, Abkauung der Zähne sowie Verschleißerscheinungen an Wirbelsäule und Gelenken. Eine Bewertung der Untersuchungsbefunde erfolgt mit Hilfe tabellarischer Zusammenstellungen, die sich in der umfangreichen Spezialliteratur finden. An Skeletten von Kindern und Jugendlichen ist die Altersschätzung weniger schwierig als bei Erwachsenen, weil die Entwicklungsvorgänge stärker zeitgebunden ablaufen als die Abnutzungserscheinungen im höheren Lebensalter.

Neben Geschlecht und Alter ist die Ermittlung der Körpergröße für die Identifizierung von Skelettteilen notwendig. Dazu wird bevorzugt die Länge einzelner Röhrenknochen gemessen. Aufgrund der Knochenmaße erfolgt mit Hilfe von Formeln die Berechnung der Körpergröße. Hervorzuheben ist, dass es sich bei dem Ergebnis um eine ungefähre Größenangabe handelt. Ältere Formeln und Tabellen sollten nicht verwendet werden, weil darin akzelerationsbedingte Veränderungen unberücksichtigt sind. Außerdem eignen sich die Formeln nur für die Population, in der die zugrunde liegenden Daten erhoben wurden. Als weitere Voraussetzung muss vor der Berechnung der Körpergröße das Geschlecht zweifelsfrei feststehen. Ein beachtenswerter Umstand ist auch die Veränderung der Körperproportionen mit zunehmendem Lebensalter. Der relative Anteil der Röhrenknochen an der Körperhöhe wird größer, weil sich der Rumpf verkleinert. Zugleich nimmt die Körpergröße insgesamt ab, vor allem bei Frauen im höheren Alter.

Geeignet sind Oberschenkelknochen, Schienbein und Oberarmknochen. Die verwendeten Knochen dürfen keine Verletzungsfolgen (z. B. verheilte Brüche) und keine krankhaften Veränderungen aufweisen. Bei der Knochenmessung müssen die entsprechenden Messvorschriften unbedingt berücksichtigt werden. Für Mitteleuropäer liegen folgende Schätzformeln vor:

- Oberschenkelknochen (Femur)
  Männer: Körpergröße (cm) = 48,8 + (2,63 × Länge des Oberschenkelknochens in cm) ± 4,4.
  Frauen: Körpergröße (cm) = 55,5 + (2,43 × Länge des Oberschenkelknochens in cm) ± 4,1.
- Schienbein (Tibia)
  Männer: Körpergröße (cm) = 67,2 + (2,75 × Länge des Schienbeins in cm) ± 4,2.
  Frauen: Körpergröße (cm) = 65,9 + (2,69 × Länge des Schienbeins in cm) ± 4,1.
- Oberarmknochen (Humerus)
  Männer: Körpergröße (cm) = 73,4 + (2,98 × Länge des Oberarmknochens in cm) ± 5,7.
  Frauen: Körpergröße (cm) = 62,1 + (3,26 × Länge des Oberarmknochens in cm) ± 4,7.

Die Schätzung der Körpergröße wird genauer, wenn mehrere Regressionsformeln mit den Längen verschiedener Knochen verwendet werden.

Beim Vergleich der berechneten Körpergröße von Toten mit der zu Lebzeiten festgestellten Körperhöhe muss berücksichtigt werden, dass infolge Tagesschwankungen und Körperhaltung kaum eine völlige Übereinstimmung zu erwarten ist.

Die weitere Untersuchung von Knochenfunden muss darauf gerichtet werden, möglichst viele Individualmerkmale, wie verheilte Knochenbrüche, Missbildungen und Krankheitsfolgen, festzustellen. Ein

Hinweis auf die Todesursache ergibt sich mitunter aus Skelettverletzungen (z. B. Schusslöcher, Schädelbrüche, Werkzeugspuren).

Manchmal ist die Frage bedeutsam, wie lange die Knochen an der Fundstelle gelegen haben. Es gibt keine medizinische oder naturwissenschaftliche Untersuchungsmethode, die eine exakte Datierung der Liegezeit von kriminalistisch relevanten Knochenfunden zulässt. Wegen der Abhängigkeit von den Umgebungsbedingungen (im Freien, im Erdgrab) basiert die Liegezeitschätzung im Wesentlichen auf Erfahrungswerten. Liegt eine Leiche im Freien, kann bei sommerlichen Temperaturen in Verbindung mit Tierfraß eine vollständige Skelettierung in wenigen Wochen eintreten. Abhängig von der Bodenbeschaffenheit (trocken, feucht) dauert die Skelettierung im Erdgrab einige Jahre bis Jahrzehnte.

Hilfreich für die Eingrenzung des in Frage kommenden Zeitraums können Kleidungsreste, vor allem Leder und manche Faserstoffe, Kunststoffteile, Knöpfe, Schnallen, Orden und Kokarden, sowie Schmuck, Armbanduhren, Tascheninhalt (z. B. Münzen) und mitgeführte Gegenstände sein.

Bei Vorliegen von Vergleichsmaterial können für die Identifizierung von Skeletten auch Gebissbefund, Röntgenuntersuchung und DNS-Analytik eingesetzt werden.

Der Schädel weist zahlreiche Individualmerkmale auf, die sich für eine Identifizierung durch die Superimpositionstechnik eignen. Das Prinzip dieses Verfahrens beruht auf der Projektion des Schädels in eine Fotografie von der vermuteten Person. Aus der ursprünglich verwendeten, fotografischen Superimpositionstechnik wurden die Videosuperimpositionstechnik und schließlich die computergestützte Superimpositionstechnik entwickelt.

Als Untersuchungsmaterialien dienen ein gründlich gesäuberter Schädel – bei Zertrümmerung sorgfältig rekonstruiert – und Vergleichsmaterial in Form von Fotografien, Film- und Videoaufnahmen. Es sind so viele Vergleichsbilder wie möglich zu beschaffen. Die Auswahl der verwertbaren Fotografien trifft allein der Untersucher.

Bei der Foto-Schädel-Vergleichsuntersuchung werden die Knochenkonturen mit der Weichteilkontur des Gesichts verglichen. Dabei muss die unterschiedliche Dicke der Gesichtsweichteile soweit wie möglich berücksichtigt werden. Eine Nichtübereinstimmung der anatomischen Gegebenheiten bedeutet einen sicheren Ausschluss der Identität. Durch die Nutzung mehrerer Vergleichsfotografien kann bei guter Übereinstimmung aller Konturlinien das Vergleichsergebnis den Wert eines Identitätsbeweises erlangen.

Die Superimpositionstechnik wird nur in wenigen Einrichtungen praktiziert. Im Bedarfsfall vermittelt der Rechtsmediziner den Kontakt zu einem Spezialisten.

Rekonstruktive Verfahren zur Identifizierung unbekannter Schädel dienen dazu, durch Nachbildung der fehlenden Weichteile das Gesicht der verstorbenen Person wiederherzustellen. Es lassen sich drei Arbeitsweisen voneinander unterscheiden. Neben der zeichnerischen Darstellung des Gesichts von Hand und der plastischen Weichteilrekonstruktion auf dem Schädel mit Modelliermasse stehen unterschiedliche Computerprogramme zur Verfügung. Die Rekonstruktionsverfahren liefern nicht immer überzeugende Ergebnisse.

Die technisch schwierige Methode der plastischen Gesichtsweichteilrekonstruktion kommt in Betracht, wenn andere Identifizierungsanhalte fehlen. Entsprechend den anatomischen Verhältnissen von Muskel-, Bindegewebs-, Knorpel- und Hautstrukturen, den bekannten Bewegungslinien des Gesichts sowie den eventuell feststellbaren äußeren Merkmalen wie Haarlänge und -farbe wird durch schichtweisen Aufbau der einzelnen Gesichtsregionen mit modellierbaren Substanzen eine möglichst realitätsnahe Wiederherstellung der Physiognomie angestrebt. Um dem modellierten Gesicht ein lebensnahes Aussehen zu geben, ist eine maskenbildnerische Nachbearbeitung unverzichtbar.

Eine plastische Gesichtsweichteilrekonstruktion kann nur zu Hinweisen auf die Person führen. Der Identitätsbeweis muss durch andere Identifizierungsmethoden erbracht werden.

2. Leichenzerstückelung und Leichenbeseitigung

Zu einer Zerstückelung des menschlichen Körpers kommt es im Zusammenhang mit ganz unterschiedlichen Ereignissen. Dabei kann es sich sowohl um ein vitales als auch um ein postmortales Geschehen handeln. So werden beim Überrollen durch Schienenfahrzeuge und bei Flugzeugabstürzen nicht selten Körperteile vollständig abgetrennt. Nach Explosionen findet man eine besonders weitgehende Zerstörung des Körpers. Manchmal wird bei Wasserleichen eine Zerstückelung durch Schiffsschrauben festgestellt, die meist postmortal entsteht, aber ebenso die zum Tod führende Gewalteinwirkung sein kann. Auch von Tieren werden gelegentlich Leichenteile abgetrennt und verschleppt. Aufgefundene Operationspräparate (z. B. amputierte Gliedmaßen) oder anatomische Studienobjekte müssen als solche erkannt werden, um den Verdacht einer Leichenbeseitigung auszuräumen.

Die kriminelle Leichenzerstückelung erfolgt im Zusammenhang mit Straftaten und kommt selten vor. Gewöhnlich wird die Zerstückelung im Tatortbereich der Tötungshandlung vorgenommen. Bei den Opfern handelt es sich überwiegend um Frauen, bei den Tätern hauptsächlich um Männer. Meist bestehen enge Täter-Opfer-Beziehungen.

Je nach Erscheinungsbild und Motivlage ist eine offensive von einer defensiven Zerstückelung zu unterscheiden, wobei es durchaus Übergangsformen gibt. Auf eine offensive Leichenzerstückelung weist eine regellos vorgenommene Zerlegung des Körpers hin. Manchmal ist der Bauch aufgeschlitzt, Brüste oder Genitalien sind ausgeschnitten. Die Leichenteile werden im Tatortbereich ohne Tendenz des Versteckens liegen gelassen oder sogar verstreut. Das Wegnehmen der Brüste oder der Geschlechtsorgane deutet auf eine sexuelle Motivation hin. Neben sexuellen Beweggründen sind Zorn, Hass und Rache als Motive zu nennen. Ist der Körper übermäßig und sinnlos zerstückelt, so kann eine psychische Krankheit des Täters angenommen werden. Die offensive Zerstückelung wird meist als Fortsetzung der Aggressionshandlung bei Tötungsdelikten ausgeführt. Dagegen dient die defensive Leichenzerstückelung der Tatverschleierung. Die Leiche wird zerteilt, um die Einzelteile besser transportieren und beseitigen zu können. Der Zweck kann auch darin bestehen, die Leiche so zu entstellen, dass die Identifizierung erschwert wird. Nicht selten werden dazu Kopf und Hände sowie individuelle Körpermerkmale (z. B. Muttermale, Narben, Tätowierungen) abgeschnitten und weggenommen. Fehlen Brüste oder Genitalien, kann es sich auch um eine sexuelle Leichenschändung (Nekrosadismus) handeln. Ein Verzehr von Leichenteilen (Anthropophagie, Kannibalismus) durch den Täter stellt eine extreme Ausnahme dar.

Der Fund von Leichenteilen begründet stets den Verdacht auf einen nichtnatürlichen Tod. Neben den erforderlichen Ermittlungen muss eine Zuordnung zusammengehörender Leichenteile versucht werden. Für die Rekonstruktion des Körpers und damit für die Identifizierung sollten alle verfügbaren Merkmale herangezogen werden. Die Zusammengehörigkeit getrennt aufgefundener Leichenteile kann durch Zusammenfügen, Röntgenuntersuchung und DNS-Analytik geprüft werden. Vereinzelt eignen sich auch toxikologisch-chemische Untersuchungen. Der übereinstimmende Nachweis von Giften, Medikamentenwirkstoffen und Drogen kann die Zugehörigkeit von Körperteilen zu einer Leiche belegen. Ohne rechtsmedizinische Untersuchung sind Todeszeit, Todesursache, Art und Weise der Leichenzerstückelung sowie Personenidentität nicht zu klären. Von der Ausführung der Zerstückelung auf den Beruf des Täters (z. B. Medizinalpersonen, Fleischer) zu schließen, ist nur bedingt möglich, weil auch Ungeschulte zweckmäßig und geschickt vorgehen können.

Für Leichenzerstückelungen werden alle geeigneten Werkzeuge in vielfältigen Kombinationen verwendet. Im Vordergrund steht der Gebrauch von Schneid- und Hiebwerkzeugen sowie von Sägen, auch motorbetrieben. Um Hinweise auf die benutzten Werkzeuge zu erhalten, ist an die Möglichkeit der kriminaltechnischen Untersuchung von Schartenspuren an Knochen zu denken. An den verwendeten Werkzeugen wie auch am Ort der Zerstückelung (z. B. Wohnung des Täters) können sich Spuren verschiedener Körpergewebe finden, deren Zuordnung zum zerstückelten Leichnam mit Hilfe der DNS-Analytik gelingt.

Die Leichenbeseitigung wird entweder nach Zerstückelung oder durch Beiseiteschaffen des unzerstückelten Körpers vorgenommen. Eignet sich der Tatortbereich zum Verbergen, kann das Opfer dort versteckt werden. Andernfalls bleibt nur die Möglichkeit, die Leiche zu einem passenden Verbergungsort zu transportieren. Der Leichentransport geschieht bei kurzen Strecken durch Schleifen oder durch Tragen. Um größere Entfernungen zu überwinden, werden unterschiedliche Hilfsmittel (z. B. Kraftfahrzeug, Fahrrad, Kinderwagen, Schubkarre, Schlitten) benutzt. Der Transport erfolgt in allen nur denkbaren Verpackungsmaterialien (z. B. Folien, Plastiksäcke, Decken, Teppiche, Bettzeug) und Behältnissen (z. B. Koffer, Kartons, Kisten). Da Leichen oder Leichenteile nicht selten zusammen mit dem Verpackungsmaterial abgelegt werden, bieten diese Materialien verschiedene Ansätze für kriminalistische Ermittlungen und für kriminaltechnische Untersuchungen.

Entsprechend den Gegebenheiten kann die Leiche am Verbergungsort durch Abdecken (z. B. Laub, Gestrüpp, Rindenmulch), Vergraben im Erdreich (z. B. Wald, Garten, Keller) oder Versenken in Gewässern versteckt werden. Weitere Beseitigungsmöglichkeiten ergeben sich im häuslichen Bereich. Zum Verbergen der Leiche werden bevorzugt Truhen, Kisten, Bettkästen und Tiefkühltruhen, aber auch Fässer, Mülltonnen und Container genutzt. Darüber hinaus kann ein Verbergen der Leiche in Brunnen, Schächten und Höhlen sowie in der Kanalisation oder auf einer Mülldeponie erfolgen. Auch Einmauern oder Einbetonieren sind vorgekommen.

In Einzelfällen wird versucht, das Opfer eines Tötungsdelikts durch Brandlegung zu beseitigen (Mordbrand). Das Verbrennen einer unzerstückelten oder zerstückelten Leiche setzt geeignete Öfen oder Heizanlagen voraus. Noch seltener erfolgt die Leichenbeseitigung durch Einwirkung von Chemikalien (z. B. Schwefelsäure). Kriminalistisch bedeutsam ist die Tatsache, dass Zähne und bestimmter Zahnersatz der Einwirkung hoher Temperaturen und konzentrierter Mineralsäuren längere Zeit widerstehen. So kann trotz weitgehender Vernichtung des Körpers eine Opferidentifizierung gelingen. Bei Neugeborenenleichen ist eine vollständige Beseitigung durch Verbrennen oder durch Verfüttern an Tiere möglich.

Das Liegenlassen der Leiche am Tatort ohne aktive Beseitigungshandlungen kann durch natürliche Leichenveränderungen (Fäulnis, Tierfraß) zu einer Zerstörung der Weichteile führen. Insofern hat der Täter eine partielle Leichenbeseitigung erreicht, und die Tatspuren sind möglicherweise vernichtet.

Bei Drogentodesfällen sind mitunter Sterbeort und Fundort nicht identisch. Der Leichnam wird von Mitkonsumenten oder vom Wohnungsinhaber, bei dem der Drogenkonsument verstarb, an einem anderen, meist nicht allzu fernen Ort abgelegt (sog. Dumping). Gewöhnlich fehlen weitere Beseitigungshandlungen, um die Auffindung und die Identifizierung des Leichnams zu erschweren. Die Motive für das Beiseiteschaffen können Furcht vor Entdeckung als Drogenkonsument oder Dealer ebenso wie Furcht vor Strafverfolgung wegen unterlassener Hilfeleistung oder fahrlässiger Tötung sein.

3. Leichenidentifizierung nach Katastrophen

Für Katastrophen gibt es keine allgemeingültige Begriffsbestimmung. Verwendet werden Bezeichnungen wie Großschadensereignis, Großschadensfall, Großunglück, Großkatastrophe, Massenkatastrophe, Massenunglück oder Massenunfall. Charakteristische Elemente von Katastrophen sind ein erheblicher Sachschaden, oft zahlreiche Verletzte und Tote, ein starker Widerhall in der Öffentlichkeit und die Furcht vor Wiederholung bei der Bevölkerung. Zugleich bestehen erhebliche Störungen oder unmittelbare Gefährdungen der öffentlichen Sicherheit und Ordnung. Als Ursachen sind denkbar:

- Naturereignisse (Sturm, Überschwemmung, Erdrutsch, Lawine sowie Erdbeben und Vulkanausbruch, beides auch im Meeresbereich als Tsunami),
- Verkehrsunfälle (Kraftfahrzeuge, speziell Unfälle mit Reisebussen und Gefahrgutlastzügen, Schienenfahrzeuge, Luftfahrzeuge, Wasserfahrzeuge),
- Großbrände,
- Einstürze von Gebäuden, Brücken, Tunneln und Stadien,
- Grubenunglücke,
- Explosionen (Sprengstoff, Gas-, Dampf-, Nebel-, Staub-Luft-Gemisch),
- Freisetzung von Schadstoffen (Brand, Chemieunfall, Giftgasanschlag),
- Reaktorstörfälle.

Die Identifizierung von Katastrophenopfern erfolgt mit denselben kriminalistischen und rechtsmedizinischen Untersuchungsmethoden wie bei einzelnen Toten. Die Spezifik resultiert aus der Art der Katastrophe, den Bedingungen am Bergungsort und der Vielzahl von Opfern.

Sind die Leichen unversehrt (z. B. Fährunglück, Giftgasanschlag), kann das gesamte Methodenspektrum eingesetzt werden. Demgegenüber ergibt sich eine deutliche Einschränkung der Identifizierungsmöglichkeiten, wenn die Leichen verstümmelt und verbrannt sind (z. B. Flugzeugabsturz). Im Einzelfall bleiben nur Gebiss und Knochen als Merkmalsträger für die Identifizierung übrig. Bei Flugzeugabstürzen werden zudem häufig Leichen und Leichenteile sowie Kleidungsstücke und Gepäck über ein großes Areal verstreut.

Besondere Bedingungen am Bergungsort können durch Klima und Wetter gegeben sein, wenn hohe Temperaturen zu einer raschen Leichenfäulnis führen. Unwegsames Gelände (Gebirge, Wasser, Sumpf) erschwert die Auffindung und die Bergung der Leichen.

Mit zunehmender Anzahl der Opfer erhöht sich der Untersuchungsaufwand. Zum einen werden mehr Leichenöffnungen mit vielen Zusatzuntersuchungen erforderlich, und zum anderen nimmt der Ermittlungsaufwand zur Beschaffung der notwendigen Vergleichsdaten und -materialien zu. Außerdem steigt der Umfang der Koordinierungsaufgaben.

Unabhängig von den konkreten Umständen der Katastrophe muss angestrebt werden, alle Opfer zu identifizieren. Diese Forderung leitet sich aus familienrechtlichen, erbrechtlichen, versicherungsrechtlichen, strafrechtlichen und nicht zuletzt ethischen Gründen ab.

Die Identifizierung sämtlicher Opfer einer Katastrophe ist Aufgabe der Kriminalpolizei. Für polizeiliche Maßnahmen innerhalb des Bundesgebietes sind grundsätzlich die Länder zuständig. Gegebenenfalls wird die Identifizierungskommission (IDKO) des Bundeskriminalamtes im Wege der Amtshilfe eingesetzt. Von Beginn an bedarf es der Mitwirkung von Rechtsmedizinern. Ihr spezifischer Aufgabenbereich richtet sich nach der Art der Katastrophe und wird nachfolgend beispielhaft an einem Flugzeugabsturz dargestellt:

- Mitarbeit bei der Bergung der Leichen,
- Protokollierung äußerer und innerer Identitätsmerkmale an der Leiche (Zahnstatus durch Zahnarzt),
- Entnahme von Material für Zusatzuntersuchungen,
- Feststellung wesentlicher Verletzungen und der Todesursache,
- Feststellung der Todeszeit (sofort durch Trauma oder etwas später durch Brandeinwirkung, wichtig für Erbfolge),
- Mitarbeit bei der Rekonstruktion des Unfallhergangs und bei der Aufklärung der Unfallursache (Sitzposition, Angurtung, Explosion, Schuss- oder andere Gewalteinwirkung, gesundheitlicher Zustand, medikamentöse oder toxische Beeinflussung der Besatzung),
- Sichtung und Bewertung medizinischer Behandlungsunterlagen als Vergleichsmaterial.

Die Maßnahmen zur Leichenidentifizierung lassen sich in drei Etappen gliedern.

3.1 Erste Etappe: Bergung von Leichen und Leichenteilen

Im Fall einer Katastrophe zählen die rasche und sichere Rettung Überlebender, ihre Notfallbehandlung und ihr Transport in geeignete medizinische Einrichtungen zu den vorrangigen Aufgaben. Erst wenn alle Lebenden versorgt sind, kann die systematische Bergung der Leichen beginnen.

Zunächst muss der Ereignisort in ein Koordinatensystem eingeteilt werden. Nach Zuordnung der Bergungskräfte sind die Opfer und die Gegenstände, die möglicherweise für eine Personenidentifizierung bedeutsam sein können, zu lokalisieren und zu bergen. Dabei sind eine zuverlässige Methode zur Markierung der Orte, an denen die einzelnen Leichen gefunden wurden, und ein Bergungsprotokoll unverzichtbar. Die Leichen werden mit fortlaufenden Nummern gekennzeichnet, wobei offensichtlich zusammengehörende Leichenteile und Effekten übereinstimmend zu nummerieren sind. Eine zusätzliche Kennzeichnung empfiehlt sich für besondere Personen (z. B. Flugpersonal). An den Leichen haftende Kleidungsfetzen und andere, für die Identifizierung bedeutsame Gegenstände sollten unbedingt bis zur rechtsmedizinischen Untersuchung bei der Leiche verbleiben.

Wenn Hände und Füße nur noch durch schmale Hautbrücken oder Sehnen mit den Gliedmaßen verbunden sind, dürfen diese Körperteile nicht durch unsachgemäße Bergungshandgriffe vollends abgetrennt werden. Besonders zu achten ist auch darauf, dass bei Brandleichen keine Identitätsmerkmale verloren gehen (z. B. Abfallen verbrannter Leichenteile, Herausfallen ausgeglühter Zähne, Herausrutschen von Tascheninhalt bei verbrannter Bekleidung). Je nach Sachlage kann es von Vorteil sein, eine Leichensammelstelle vor Ort einzurichten.

Mit dem Abtransport der Opfer zur vorgesehenen Untersuchungsstelle (z. B. Flugzeughalle, Institut für Rechtsmedizin, Krematorium) endet die Bergungsphase.

3.2 Zweite Etappe: Datenerhebung

Zur Identifizierung werden die Post-Mortem-Daten (P-M-Daten) vom Opfer und die jeweiligen Ante-Mortem-Daten (A-M-Daten) von der mutmaßlichen Person benötigt. Für die Datenerfassung sollten Vordrucke verwendet werden. Es eignen sich besonders solche Formblätter, die aus zwei Teilen (P-M-Daten, A-M-Daten) bestehen. Die beiden Formularsätze sind aufeinander abgestimmt und erleichtern die Datenverarbeitung mit dem Computer. Auch für die internationale Zusammenarbeit sind einheitliche Vordrucke von Vorteil.

Im Hinblick auf eine umfassende Aufklärung des Unfallgeschehens unter gleichzeitiger Würdigung der Interessen von Hinterbliebenen sollte bei allen Opfern eine Leichenöffnung vorgenommen werden. Die Erhebung der P-M-Daten erfolgt durch den Rechtsmediziner im Zusammenwirken mit dem Ermittlungsbeamten und kann folgende Untersuchungsschritte umfassen:

- Fotografie (bekleidet/unbekleidet, Übersicht/Detail),
- Abnahme von Fingerabdrücken,
- Erfassung und Beschreibung der Bekleidung und mitgeführter Gegenstände,
- Leichenschau mit Protokollierung äußerer Befunde,
- Leichenöffnung mit Protokollierung der inneren Befunde und Feststellung der Todesursache,
- Erhebung des Zahnstatus am (entnommenen) Ober- und Unterkiefer durch den Zahnarzt,
- Röntgenuntersuchung von Skelettabschnitten,
- Entnahme von Extremitätenknochen zur Vermessung,
- Materialentnahme zur toxikologisch-chemischen Untersuchung (z. B. Alkohol, Medikamente, Drogen, Kohlenmonoxid, Cyanverbindungen),
- Entnahme von Untersuchungsmaterial für die DNS-Analytik,
- Gewebeentnahme für spezielle mikroskopische Untersuchungen.

Welche Identifizierungsmöglichkeiten davon im Einzelfall genutzt werden können, hängt vom Grad der Leichenzerstörung ab.

Die Erhebung der A-M-Daten beginnt mit der Feststellung der Personalien aller mutmaßlichen Opfer. Durch Passagierlisten, Verzeichnisse von Reiseveranstaltern und Buchungslisten sowie durch Anfragen von Angehörigen und anderen Beziehungspersonen nach Bekanntwerden der Katastrophe oder durch Vermisstenanzeigen lässt sich der Personenkreis einengen. Sofern Überlebende befragt werden können, sind ihre Angaben ebenfalls zu berücksichtigen. Hat sich der Flugunfall sofort nach dem Start oder bei der Landung ereignet, sollten im Flughafenbereich anwesende Angehörige zum Bleiben aufgefordert oder zumindest namentlich erfasst werden, um sie später taktvoll zu befragen.

Ohne Personalien der mutmaßlichen Opfer sind Ermittlungen am Wohnort und die Beschaffung von Vergleichsunterlagen nicht möglich. Ohne Vergleichsdaten aber gibt es keine Identifizierung. Sowohl für den A-M- als auch für den P-M-Datensatz muss eine vollständige Erfassung der erreichbaren Daten erfolgen, weil zum Zeitpunkt der Datenerhebung noch unklar ist, welche Informationen für den späteren Datenvergleich herangezogen werden können.

3.3 Dritte Etappe: Datenvergleich

Die Ausgangslage für das Vergleichsverfahren kann unterschiedlich sein. Gute Voraussetzungen für eine Identifizierung bestehen dann, wenn umfassende Opfer- und Vergleichsdaten vorliegen. In anderen Fällen ergeben sich Probleme. Manchmal ist ein umfangreicher Datensatz zur vermissten Person vorhanden, doch die Leiche fehlt, oder es sind wegen Verstümmelung und Brandzehrung nur ganz wenige P-M-Daten erhebbar. Umgekehrt kann ein ausreichender Datensatz vom Leichnam zur Verfügung stehen, es liegen aber keine oder nur wenige A-M-Daten vor.

Die Entscheidung, wann ein Katastrophenopfer als identifiziert anzusehen ist, trifft der verantwortliche Kriminalbeamte (Leiter der Identifizierungsgruppe) gemeinsam mit dem Rechtsmediziner und dem Zahnarzt. Ein Opfer gilt dann als identifiziert, wenn mehrere Merkmale von Leichenbefund und Vergleichsmaterial übereinstimmen. Die Sicherheit der Identitätsfeststellung erhöht sich mit zunehmender Anzahl übereinstimmender Merkmale. Ein besonderer Wert kommt seltenen (signifikanten) Identitätsmerkmalen zu.

Erfahrungsgemäß lassen sich infolge der ausgedehnten Brandzehrung bei Opfern von Flugunfällen nur selten auswertbare Fingerabdrücke abnehmen. Die Identifizierung durch Anerkennungszeugen muss wohl erwogen werden. Eine Konfrontation von Angehörigen oder anderen Personen mit dem Opfer kann zu folgenden Ergebnissen führen:

- Die richtige Leiche wird identifiziert.
- Die richtige Leiche wird nicht identifiziert.
- Die falsche Leiche wird identifiziert.
- Keine Leiche wird identifiziert.
- Die Anerkennungszeugen widersprechen sich oder ändern später ihre Meinung.

Der Anblick einer entstellten Leiche bedeutet eine enorme psychische Belastung, die zugleich eine wesentliche Ursache für Fehleinschätzungen darstellt.

Ausschlaggebend für die Identifizierung von Katastrophenopfern sind meist rechtsmedizinische Methoden wie der odontologische Vergleich. Daneben hat die DNS-Analytik eine besondere Bedeutung erlangt. Nach Abschluss der Identifizierungsmaßnahmen muss für jeden Verstorbenen ein Leichenschauschein ausgefüllt werden, damit die Beurkundung des Sterbefalles und die Freigabe zur Bestattung erfolgen können.

Das Gesamtergebnis der Leichenidentifizierung nach Katastrophen wird maßgeblich von der Ausgangssituation bestimmt. Überdies hängt es von einer vorausschauenden Ablaufplanung, einem raschen Einsatz und einer frühzeitig beginnenden Zusammenarbeit der Ermittlungsbeamten mit Rechtsmedizinern und Zahnärzten ab. Die Beteiligten sollten einsatzerfahren und aufeinander eingespielt sein. Im konkreten Fall darf die Ablauforganisation zu keiner Einengung des Handlungskonzepts führen. Auch bei bester Planung wird nicht selten eine situationsbedingte Improvisation erforderlich sein.

Neben der Bereitstellung von Einsatzmitteln sollten die Katastrophenkommissionen dafür sorgen, dass die Einsatzkräfte regelmäßig durch Übungen praktisch erprobt und durch die Teilnahme an Lehrgängen fortgebildet werden.

XI. Rechtsmedizinische Untersuchung biologischer Spuren

Für die Rechtsmedizin sind biologische Spuren hauptsächlich menschlicher Herkunft bedeutsam. Dazu gehören:

- Blut,
- Sekrete (Speichel, Sperma, Vaginalsekret, Schweiß, Nasensekret),
- Haare,
- Körpergewebe und Ausscheidungen (Urin, Kot).

Solche Spuren sind vor allem bei Tötungsverbrechen, Körperverletzungen, Sexualdelikten, Raubstraftaten und Verkehrsunfällen zu erwarten. Selbstverständlich setzt eine Untersuchung mit verwertbaren Ergebnissen die sachgerechte Suche, Sicherung und Verpackung der Spuren sowie entsprechende Transport- und Lagerungsbedingungen voraus.[20]

Die rechtsmedizinische Untersuchung biologischer Spuren umfasst folgende grundlegende Aufgaben:

- Bestimmung des Materials (z. B. Blutnachweis),
- Bestimmung der Artzugehörigkeit (Mensch/Tier),
- Bestimmung von Individualmerkmalen (DNS-Profil).

Wenn es für die kriminalistischen Ermittlungen notwendig ist, können weitere Untersuchungen, wie etwa die Herkunftsbestimmung des Spurenmaterials, vorgenommen werden.

Die kriminalistische Bedeutung der Spuren besteht darin, dass Anhaltspunkte für die Hergangsrekonstruktion (lokales, temporales und modales Informationselement einer Spur) gewonnen werden können und sich eine Identifizierung des Spurenverursachers ergeben kann (identifikatorisches Informationselement). Die Individualität des Blutes und der übrigen Spurenmaterialien menschlicher Herkunft bildet die naturwissenschaftliche Grundlage für die Zuordnung einer

20 Zu Anforderungen und Besonderheiten bei biologischen Spuren siehe Lehrbücher der Kriminaltechnik.

biologischen Spur zum Spurenverursacher. Diese Tatsache ergibt sich aus dem Vorhandensein von Merkmalen, die

- nach bekannten Regeln vererbt werden,
- in unterschiedlicher Ausprägung und Häufigkeit in der Bevölkerung vorkommen (Polymorphismus),
- sich während des Lebens nicht verändern und
- sich zweifelsfrei nachweisen lassen.

Die erblichen Merkmalssysteme eignen sich folglich sowohl für Abstammungsuntersuchungen (Vaterschaft, Kindesvertauschung) als auch für die Identifizierung lebender Personen und unbekannter Toter sowie für die Individualisierung von Spuren.

1. Forensische DNS-Analytik

Das Erbgut (Genom) jedes Menschen setzt sich aus einem mütterlichen und einem väterlichen Chromosomensatz zusammen. Dabei handelt es sich um zweimal 23 Chromosomen (diploider Chromosomensatz), zu denen jeweils 22 Körperchromosomen (Autosomen) und ein Geschlechtschromosom (Heterosom = Gonosom) gehören. Die Geschlechtschromosomen bestimmen das Geschlecht eines Individuums. Neben den 22 Körperchromosomenpaaren hat eine Frau zwei X-Chromosomen und ein Mann ein X- und ein Y-Chromosom. In den reifen Geschlechtszellen (Eizelle, Samenzelle) befindet sich im Unterschied zu den Körperzellen nur ein einfacher (haploider) Chromosomensatz mit 23 Chromosomen.

Die Chromosomen sind faden- oder schleifenförmige Bestandteile des Zellkerns, die im Allgemeinen nur während der Zellteilung sichtbar werden und hauptsächlich aus Desoxyribonukleinsäure (DNS, englisch DNA) und Eiweißen bestehen. Somit stellen die Chromosomen die Träger der DNS im Zellkern dar.

Die Grundbausteine der DNS sind die Nukleotide mit einem Zuckermolekül (Desoxyribose), einer Phosphatgruppe und einer Base. Die Verknüpfung der Nukleotide ergibt eine Kette, von der zwei zu einem Doppelstrang nach Art einer Strickleiter verbunden sind. Räumlich ist der DNS-Doppelstrang spiralig gewunden (Doppelspirale = Doppelhelix). Die Seitenstränge der Strickleiter werden von den Zuckermolekülen und den daran gebundenen Phosphaten gebildet. Die Sprossen bestehen aus Basenpaaren, die nach festen Bindungsregeln verknüpft sind. Adenin verbindet sich regelmäßig mit Thymin und Cytosin mit Guanin (komplementäre Basenpaarung). Deshalb lässt sich von einem DNS-Strang auf die Basenfolge des gegenüberliegenden Stranges schließen.

In jedem DNS-Strang sind die Basen in einer Reihe hintereinander angeordnet. Ihre Aufeinanderfolge wird als Sequenz bezeichnet. Einzelne funktionelle Abschnitte einer DNS-Sequenz sind für die Vererbung bedeutsam (codierender Bereich). Hierbei stellt die Basensequenz die codierte Erbinformation dar (genetischer Code). Die DNS ist demnach Träger der Erbanlagen (Gene). Alle Körperzellen eines Individuums enthalten identische Erbinformationen.

Die Genprodukte sind meist Eiweiße (Proteine), die im Organismus als Struktureiweiße oder als Enzyme für den Stoffwechsel gebraucht werden. Der Anteil codierender DNS-Abschnitte im Kerngenom wird mit unter 5 % angegeben. Die übrigen mehr als 95 % gelten als sog. nicht codierende Bereiche. Verschiedene experimentelle Befunde deuten darauf hin, dass dieser DNS-Anteil nicht komplett funktionslos ist. Zumindest einige Abschnitte der nicht codierenden DNS beeinflussen nach Übersetzung (Transkription) in Ribonukleinsäure (RNS) die Aktivität von Proteingenen und die Formierung von Chromosomen.

Die Lage eines Gens auf einem bestimmten Chromosom wird in der Genetik als Genort (Locus) bezeichnet. In der DNS-Analytik verwendet man den Begriff Genort für die Position einer DNS-Sequenz. Ein DNS-Abschnitt kann in verschiedenen Ausprägungsformen vorkommen (Allele). Sind die Allele beider Elternteile an einem Genort identisch, so nennt man diesen Zustand Reinerbigkeit (Homozygotie). Bei Nichtübereinstimmung spricht man von Mischerbigkeit (Heterozygotie). Unter genetischer Vielgestaltigkeit (Polymorphismus) versteht man das ständige, gemeinsame Vorkommen von mindestens zwei Allelen in der Bevölkerung (Population).

Die Kern-DNS (nukleäre DNS) eines einfachen Chromosomensatzes besteht aus $3{,}2 \times 10^9$ Basenpaaren. Könnte man die DNS-Moleküle eines einzigen Zellkerns ausgestreckt aneinanderlegen, so ergäbe sich ein DNS-Strang von mehr als 2 m Länge. Die Länge der Körperchromosomen schwankt zwischen 247 Mb (Mb = Megabasen, 1 Mb = 1000 Kilobasen = Kb, 1 Kb = 1000 Basenpaare = Bp) für das Chromosom 1 und 47 Mb für das Chromosom 21. Das X-Chromosom ist 155 Mb und das Y-Chromosom 58 Mb lang.

Neben der DNS im Zellkern enthalten die Mitochondrien im Zellleib ein kleines Stück DNS. Das ringförmige Molekül hat eine Länge von 16 569 Basenpaaren. In jeder Zelle gibt es viele Mitochondrien, die alle identische mitochondriale DNS besitzen. Die geringste Mitochondrienanzahl haben die Spermien (etwa 50–100), und am größten ist die Anzahl in den Eizellen (etwa 10 000 – über 100 000). Anders als die Kern-DNS, deren Vererbung den *Mendel*schen Regeln folgt, wird die DNS der Mitochondrien über die mütterliche Linie vererbt (maternaler Erbgang).

Die Kern-DNS weist außerhalb der Erbanlagen eine hohe Variabilität mit wiederkehrenden Folgen gleicher Basensequenzen auf (repetitive DNS). Die repetitive DNS kann strukturell in hintereinanderliegenden Wiederholungseinheiten (tandem repeats) oder verstreuten Sequenzwiederholungen vorkommen. Die tandemrepetitiven DNS-Abschnitte lassen sich nach der Länge der Wiederholungseinheit, die sich aus der Anzahl der Basenpaare ergibt, und der Häufigkeit ihrer Wiederholungen in Satelliten, Minisatelliten und Mikrosatelliten einteilen. Die Satelliten-DNS besteht aus langen Reihen tandemartig wiederholter Sequenzen mit Wiederholungseinheiten (repeats), die bis zu einigen Tausend Basenpaaren umfassen und mehr als 100 000-mal wiederholt sein können. Bei der Minisatelliten-DNS beträgt die Repeatlänge zwischen 9 und etwa 100 Basenpaaren. Bis zu mehreren Tausend Wiederholungseinheiten können aneinandergereiht sein. Die Mikrosatelliten-DNS enthält Repeats mit einer Länge von 2 bis 7 Basenpaaren. Davon kommen bis etwa 100 Wiederholungen vor. Besonders häufig sind Wiederholungen von Dinukleotiden. Dagegen treten Tandemwiederholungen von Tri- und Tetranukleotiden seltener auf. Für die Mikrosatelliten ist in der forensischen Praxis die Abkürzung STR (short tandem repeats) gebräuchlich.

In der Anfangsphase der DNS-Analytik wurden Vielbandenmuster sichtbar gemacht, die im Vergleich mit der Sicherheit einer Identifizierung durch den Fingerabdruck zu den Begriffen genetischer Fingerabdruck oder DNA-Fingerprint geführt haben. Diese Bezeichnungen brachten allerdings einige Missverständnisse mit sich. Besser sind Begriffe wie DNS-Profil oder DNS-Identifizierungsmuster.

Die DNS-Polymorphismen lassen sich formal in Sequenzpolymorphismen und Längenpolymorphismen unterscheiden. Sequenzvarianten entstehen durch Nukleotidaustausch und führen nicht zu einer Längenveränderung. Dagegen kommt es durch Einfügen oder Verlust eines oder mehrerer Nukleotide zu Längenpolymorphismen.

Von den zahlreichen DNS-Polymorphismen hat sich in der Spurenkunde die Typisierung von Mikrosatelliten (= STR-Systeme) durchgesetzt. Der Untersuchungsgang beginnt mit der Extraktion der DNS aus dem biologischen Material (Spur, Vergleichsmaterial). Bei der anschließenden Quantifizierung werden Menge und Qualität der erhaltenen DNS bestimmt. Sofern erforderlich, wird die DNS gereinigt. Dann folgt die Vervielfältigung mit der Polymerase-Kettenreaktion (polymerase chain reaction = PCR). Damit ist es möglich, gezielt von einem definierten DNS-Abschnitt zahlreiche Kopien herzustellen (Amplifikation). Die entstandenen PCR-Produkte können elektrophoretisch aufgetrennt und die dargestellten STR-Systeme ausgewertet werden.

Die Untersuchungsschritte der DNS-Analytik sind heute weitgehend automatisiert, so die hochauflösende Auftrennung (Kapillarelektrophorese), die Sichtbarmachung (Fluoreszenzmarkierung der PCR-Produkte) und die Auswertung (lasergestützt mit einem Sequenzierautomaten). Mit entsprechender Software können Fragmentlängenanalyse und Allelzuordnung vorgenommen werden. Die Ergebnisdarstellung erfolgt in Form von Kurven (Peaks), deren Fragmentlängen im Verhältnis zu einem internen Längenstandard bestimmt werden.

Für die PCR-Systeme sind Methoden zur simultanen Amplifikation von zwei oder mehr DNS-Abschnitten entwickelt worden (Multiplex-Methoden), die es erlauben, mehrere auf verschiedenen Chromosomen lokalisierte STR-Systeme und zusätzlich das Geschlechtstypisierungssystem Amelogenin gemeinsam zu amplifizieren. Damit konnten eine weitere Vereinfachung und eine zeitliche Verkürzung der Analytik erreicht werden. Mehrere Firmen bieten Multiplex-Kits mit Systemen an, die sich an der DNA-Analyse-Datei (DAD) beim Bundeskriminalamt orientieren.

Nach der erneuten Erweiterung werden folgende 16 STR-Systeme in die DAD eingestellt: TH01 (TC11), VWA, FIBRA (FGA), D21S11, D16S539, D2S1338, D8S1179, D18S51, D19S433, D3S1358, D22S1045, D1S1656, D10S1248, D2S441, D12S391 und SE33. Hinzu kommt das geschlechtsspezifische Amelogenin-System (Amel). Der EU-Standard umfasst 15 Merkmalssysteme. Das System SE33 wird in Deutschland zusätzlich analysiert.

Die in der Spurenkunde etablierten STR-Systeme sind im nicht codierenden Bereich des DNS-Moleküls lokalisiert und können mit der PCR-Technik systemspezifisch kopiert werden. Ein weiterer Vorteil ergibt sich daraus, dass die genutzten DNS-Abschnitte kurz sind. Deshalb besteht nur eine geringe Anfälligkeit für bakteriellen Abbau und für Zersetzung (Degradation).

Durch die PCR-Technik konnte die Nachweisempfindlichkeit (Sensitivität) enorm gesteigert werden, sodass eine äußerst geringe DNS-Menge aus der Spur für eine erfolgreiche Untersuchung genügt. Die Grenze der Nachweisbarkeit liegt theoretisch bei einem einzigen DNS-Molekül. Praktisch liefern Ausgangsmengen von etwa 100 pg (1 Pikogramm = 10^{-12} g), entsprechen ungefähr 15 bis 20 Körperzellen, zuverlässige Ergebnisse. Für ein Vollprofil sind 500 pg DNS die optimale Materialmenge. Da die PCR sich für kurze DNS-Abschnitte (wenige Hundert Basenpaare) besonders gut eignet, kann diese Technik auch bei degradierter DNS eingesetzt werden. Das ist ein wesentlicher Vorteil für die forensische Spurenanalyse, weil oft gealtertes Untersuchungsmaterial vorliegt.

Durch die Aufnahme von robusten und leistungsstarken Mini-STR-Systemen in den europäischen Standard ist eine vollständige Typisierung geringer Mengen an degradierter DNS möglich und zufällige Übereinstimmungen aufgrund von Teilprofilen können vermieden werden.

Optional ist bei stark degradierter DNS eine Analyse der Einzelbasensequenzpolymorphismen (single nucleotide polymorphisms = SNP) möglich, die sich gezielt mit der PCR vervielfältigen lassen. Im Zusammenhang mit der Sequenzierung des Humangenoms und bei anschließenden Projekten wurden etwa 10 Millionen SNP erkannt. Für die Typisierung degradierter DNS können auch PCR-basierte Insertion-Deletion-Polymorphismen (INDEL) herangezogen werden.

Das Ausmaß der genetischen Variation ähnelt der Vielfalt bei den SNP.

Als Kehrseite der besonders hohen Nachweisempfindlichkeit besteht bei der PCR-Methode die Gefahr, dass nicht nur die vom Spurenverursacher stammenden DNS-Abschnitte amplifiziert werden, sondern auch fremde DNS menschlicher oder nichtmenschlicher Herkunft. Durch eine solche Verunreinigung mit fremden Zellen (Kontamination) ist eine Verfälschung der Ergebnisse möglich.

Auf DNS-Ebene kann auch eine Geschlechtsunterscheidung vorgenommen werden. Von forensischer Bedeutung sind diese Systeme nicht nur bei der Spurenanalyse, sondern ebenso bei der Untersuchung von Leichenteilen, wenn eine anatomische Klärung nicht gelingt. Eine Geschlechtserkennung ist durch Typisierung von spezifischen X- und Y-chromosomalen Fragmentlängenbereichen möglich. Das forensisch am häufigsten verwendete PCR-System ist das Amelogenin-System (Amel). Hierbei kann auf dem X-Chromosom ein 106-Basenpaare-Fragment und auf dem Y-Chromosom ein Fragment mit 112 Basenpaaren amplifiziert werden. Die elektrophoretische Auftrennung der Amplifikationsprodukte ergibt demnach bei Frauen eine Bande und bei Männern zwei Banden, eine vom X- und eine vom Y-Chromosom stammend.

Mit dem Amelogenin-System ist allein die Geschlechtsunterscheidung möglich. Durch die Kombination einer größeren Anzahl Y-chromosomaler STR-Systeme können neben dem Geschlecht zugleich individualisierende Merkmale des männlichen Spurenverursachers mit hoher Aussagekraft festgestellt werden. Besondere Bedeutung haben die Y-STR-Merkmale bei der Untersuchung von Mischspuren mit einem hohen Anteil weiblicher DNS. Trotz des ungünstigen Mischungsverhältnisses lässt sich durch die Y-STR-Analyse für den männlichen Anteil ein aussagekräftiges Muster darstellen. Da mit dem Y-Chromosom die darauf lokalisierten Erbmerkmale ausschließlich an männliche Nachkommen weitergegeben werden (paternaler Erbgang), weisen alle männlichen Verwandten unabhängig vom Verwandtschaftsgrad und von der Generation denselben Y-chromosomalen STR-Merkmalskomplex (Haplotyp) auf. Spurenkundlich ist das von Nachteil, weil bei einer Merkmalsübereinstimmung zwischen Spur und Vergleichsmaterial nicht nur der untersuchte Mann als Spurenverursacher in Betracht kommt, sondern auch alle seine Angehörigen in der paternalen Linie. Andererseits ermöglicht der Haplotyp die Zuordnung einer unbekannten männlichen Person durch Vergleich mit entfernten männlichen Verwandten einer Erblinie.

Wie für jede DNS-Identifizierung ist auch für Y-STR-Profile eine biostatistische Bewertung erforderlich. Für die Feststellung der Häufigkeit von Y-chromosomalen Haplotypen kann eine frei verfügbare Referenzdatenbank mit populationsgenetischen Daten genutzt werden. Mit dem Abfrageergebnis lässt sich der Beweiswert einer Übereinstimmung identischer Y-chromosomaler DNS-Profile statistisch ermitteln.

Die Nutzung X-chromosomaler Merkmale in der Spurenkunde beschränkt sich auf die Typisierung männlich kontaminierter weiblicher Zellen. Eine X-Chromosom-Analyse ist vorteilhaft, wenn Spurenmaterial einer Frau vom Körper eines Mannes, beispielsweise unter den Fingernägeln oder am Penis, gesichert wurde. Anders als bei autosomalen Merkmalen kann sich das gonosomale Muster der Frau mit zwei X-Chromosomen eher gegenüber dem des Mannes (XY) durchsetzen.

Die Analyse der extrachromosomalen mitochondrialen DNS (mtDNS = mtDNA) hat die forensische Spurenuntersuchung um ein weiteres effektives Instrument bereichert. Je nach Gewebetyp findet sich in den Zellen eine unterschiedlich hohe Anzahl von Mitochondrien. So weisen die forensisch bedeutsamen Epithelgewebe (Haut, Mundhöhle, Scheide) etwa 1000 Mitochondrien in jeder Zelle auf. Hinzu kommt, dass ein Mitochondrium mehrere DNS-Moleküle enthalten kann. Im Gegensatz zur Kern-DNS, die in den meisten Körperzellen nur einmal vorkommt, liegen bei der mtDNS einige Tausend Kopien pro Zelle vor. Deshalb genügen für die Analytik sogar kernlose Bruchstücke einer Zelle.

Einen hohen Informationsgehalt weist die sog. Kontrollregion (D-Loop-Region) des ringförmigen mtDNS-Moleküls auf, die den einzigen längeren nicht codierenden Bereich darstellt. Die Analyse erfolgt mehrstufig mit selektiver Amplifikation und anschließender Sequenzierung. Damit werden die Sequenzpolymorphismen der Kontrollregion nachgewiesen. Bisher sind mehrere Hundert verschiedene Sequenzen der hypervariablen Regionen 1 und 2 (HV1, HV2) bekannt. Die HV3-Region weist eine geringere Variabilität auf.

Die mtDNS-Technik ermöglicht die Analyse von Mikrospuren und von Problemspuren (z. B. ausgefallene Haare, Haarbruchstücke, Kot, sehr altes Material wie bei Skelettfunden und Mumien, gelagerte Zähne), wenn die Kern-DNS versagt. Verbunden mit der extremen Nachweisempfindlichkeit der Methode ist ein hohes Kontaminationsrisiko mit Fremd-DNS.

Von Bedeutung ist der Erbgang der mtDNS, die ausschließlich über die mütterliche Linie vererbt wird. Bei der Befruchtung dringen mit dem Samenfaden zwar einige männliche Mitochondrien in die Eizelle ein, werden jedoch recht schnell zerstört. Der maternale Erbgang erlaubt es, zur Feststellung der Identität einer unbekannten weiblichen Person auch entfernte Verwandte in mütterlicher Linie heranzuziehen.

Die Allelhäufigkeiten fast aller DNS-Systeme weisen Unterschiede zwischen den ethnischen Hauptgruppen Europäer, Asiaten und Schwarzafrikaner auf. Speziell durch Y-STR- und mtDNS-Untersuchungen kann sich im Einzelfall ein Hinweis auf die Populationszugehörigkeit eines Spurenverursachers ergeben. Eine Zuordnung ist allerdings nur im Hinblick auf die drei ethnischen Hauptgruppen möglich, dagegen zumeist nicht innerhalb der europäischen Bevölkerung.

Spurenkundlich bedeutsam ist es, dass alle Zellen eines Individuums dasselbe DNS-Muster tragen und die DNS im Vergleich zu Eiweißen eine größere Stabilität gegenüber äußeren Einflüssen aufweist. Die elektrophoretische Auftrennung der Produkte der Multiplex-PCR erbringt individualspezifische DNS-Profile, die für alle kernhaltigen Zellen eines Individuums reproduzierbar sind. Diese naturwissenschaftliche Gesetzmäßigkeit erlaubt den Vergleich von Merkmalen einer biologischen Spur mit den entsprechenden Merkmalen eines möglichen Spurenverursachers.

Das Vergleichsmaterial für DNS-Analysen ist grundsätzlich ein Mundschleimhautabstrich (sog. Speichelprobe). Die Entnahme der Schleimhautzellen erfolgt durch kräftiges Abreiben der Wangeninnenseite mit einem DNS-freien Wattestieltupfer. Nur unter diesen Voraussetzungen sind eine Kontamination der Vergleichsprobe wie auch eine Schleimhautinfektion durch die Entnahme vermeidbar. Um die Auswertbarkeit zu gewährleisten, muss der Mundschleimhautabstrich in trockenem Zustand gelagert werden. Für die Entnahme von Vergleichsproben sind selbsttrocknende Abstrichtupfer im Handel erhältlich, die sich ebenso gut für die Spurensicherung eignen. In Ausnahmefällen kommt als Vergleichsmaterial auch eine Blutprobe in Betracht.

Bei der molekulargenetischen Untersuchung von biologischem Material ist es zur Erforschung des Sachverhalts rechtlich zulässig, das DNS-Identifizierungsmuster, die Abstammung und das Geschlecht einer Person festzustellen und die typisierten Merkmale mit Vergleichsmaterial abzugleichen. Ist der Spurenverursacher nicht bekannt, dürfen zusätzlich Feststellungen über die Augen-, Haar- und Hautfarbe sowie das Alter der unbekannten Person getroffen werden (sog. erweiterte forensische DNS-Analyse).

Die Ergebnisse der DNS-Analytik lassen verschiedene Aussagen zu. Wurde nur das Spurenmaterial untersucht und finden sich darin mindestens drei DNS-Merkmale (Allele) eines Systems, so handelt es sich um eine Mischspur von wenigstens zwei Personen. Bei der Ergebnisbewertung ist auch die Möglichkeit einer Kontamination beim Umgang mit dem Untersuchungsmaterial von der Spurensuche bis zur Begutachtung im Labor zu bedenken. Eine Verunreinigung mit Fremd-DNS muss ausgeschlossen sein. Die konsequente Einhaltung der geltenden hohen Qualitätsstandards in der Kriminaltechnik ist eine Grundvoraussetzung dafür, dass beweissichere Analyseergebnisse erzielt werden.

Um die typisierte Spur einer Person als Spurenverursacher zuordnen zu können, muss eine Vergleichsuntersuchung von Spuren- und Vergleichsmaterial durchgeführt werden. Ergibt sich nur ein unterschiedliches Merkmal, kann die betreffende Person, von der das Vergleichsmaterial stammt, theoretisch als Spurenverursacher ausgeschlossen werden. In der Praxis sind bei einem Ausschluss gewöhnlich Unterschiede in zwei oder mehr Systemen nachweisbar. Stimmen dagegen die Merkmale der Spur mit denen des Vergleichsmaterials überein, ist die untersuchte Person als Spurenverursacher nicht auszuschließen. Das bedeutet, diese Person ist ein möglicher Spurenverursacher. Die Spur kann ebenso von jemand anderem stammen und die Person, deren Vergleichsmaterial untersucht wurde, hat nur zufällig dieselben Merkmale wie in der Spur nachgewiesen. Eine solche zufällige Übereinstimmung wird durch die Kombination mehrerer DNS-Systeme praktisch ausgeschlossen.

Stimmen die Merkmale zwischen Spur und Vergleichsmaterial überein, dann ergibt sich die Frage nach dem Beweiswert dieses Befundes. Die Wahrscheinlichkeit, dass die untersuchte Person tatsächlich der Spurenverursacher ist, kann errechnet werden. Für die Berechnung muss die Häufigkeitsverteilung der Merkmale jedes untersuchten Systems in der Bevölkerung (Population) bekannt sein. Daraus ergibt sich für jedes einzelne System eine Einzelwahrscheinlichkeit (Diskriminationswert). Durch Multiplikation der Einzelwahrscheinlichkeiten erhält man einen kombinierten Diskriminationsindex, der die Wahrscheinlichkeit angibt, dass zwei zufällig ausgewählte, nicht verwandte Individuen einer Bevölkerung dieselbe Merkmalskombination aufweisen.

Aufgrund ihrer erblichen Identität haben eineiige Mehrlinge in allen Systemen dieselben Merkmale, sodass eineiige Geschwister eines Spurenverursachers molekularbiologisch niemals auszuschließen sind. Da verschiedene Populationen unterschiedliche Merkmalsverteilungen aufweisen können, dürfen die Häufigkeiten nur aus der Bevölkerung verwendet werden, für deren Angehörige die Wahrscheinlichkeit berechnet werden soll.

Das Ergebnis einer Vergleichsuntersuchung kann auch als Verhältniszahl angegeben werden, unter wie viel Personen in einer bestimmten Population die festgestellte Merkmalskombination einmal vorkommt. Heute werden Zahlenwerte erreicht, die weit über ein Vielfaches der Weltbevölkerung von gegenwärtig 7,75 Milliarden Menschen hinausgehen. Bei einer errechneten Häufigkeit schon ab 1: 10 Milliarden, d. h. das zugrunde gelegte DNS-Profil kommt bei einem von zehn Milliarden Menschen vor, darf eine Identität zwischen Spur und Vergleichsmaterial angenommen werden. Eine zufällige Übereinstimmung ist bei solchen Größenordnungen so unwahrscheinlich, dass ihr keine praktische Bedeutung mehr zukommt.

Die extrem hohe Empfindlichkeit der DNS-Analytik zwingt zu größter Sorgfalt im Umgang mit den Untersuchungsmaterialien. Durch unsachgemäßes Vorgehen bei der Suche und Sicherung der Spuren kann eigene DNS auf das Spurenmaterial gelangen. Deshalb müssen am Tatort unbedingt Handschuhe und Schutzkleidung mit Kopfbedeckung und Mundschutz getragen werden. Genauso wichtig ist es, nur DNS-freies Sicherungs- und Verpackungsmaterial zu verwenden.

Eine Verunreinigung kann auch bei der Untersuchung von Spuren und Vergleichsmaterial im Labor zustande kommen. Dem Kontaminationsrisiko muss durch die konsequente Einhaltung von Sicherheitsstandards bei allen Arbeitsgängen begegnet werden. Zudem müssen am Tatort eingesetzte Beamte zuverlässig bekannt sein, damit bei fraglichen Untersuchungsergebnissen deren DNS-Merkmale berücksichtigt werden können. Bei biologischen Spuren ist daran zu denken, dass das Material infektiös sein kann. Auch aus diesem Grund sollte ein Hautkontakt vermieden werden.

Äußerst nachteilig für alle biologischen Spuren sind Feuchtigkeit und Wärme. Unter diesen Bedingungen vermehren sich Bakterien und Pilze besonders rasch, und infolgedessen kommt es zu einem Abbau der DNS. Die Lagerung einer feuchten Spur in luftdichten Behältnissen (z. B. Glas- oder Plastikgefäße, Plastiktüten) ist häufig gleichbedeutend mit einer Spurenvernichtung.

Folgende biologische Spuren sind grundsätzlich für die verschiedenen Techniken der DNS-Analytik geeignet:

- Blut,
- Speichel, Sperma, Vaginalsekret, Schweiß, Nasensekret und andere Körpersekrete,
- Haare, Nägel,
- Haut,
- Knochen, Zähne,
- Muskel, innere Organe,
- Urin, Kot.

An Sekreten und Ausscheidungen (Exkremente) ist eine DNS-Analyse aufgrund der beigemengten, kernhaltigen Zellen möglich. Beispielsweise sind im Speichel abgeschilferte Mundschleimhautzellen und im Urin abgelöste Zellen aus den Harnwegen enthalten.

Die DNS-Analytik ermöglicht eine Individualisierung auch von Mikrospuren. Dadurch haben insbesondere die Haut- und Schleimhautzellen als Spurenmaterial eine große Bedeutung erlangt. Abhängig von der Art der Gewaltanwendung kann Täter-DNS auf Körper und Bekleidung des Opfers übertragen werden durch

- Würgen,
- Schlagen mit der Faust, Greifen,

- Kratzen als Abwehrhandlung,
- Beißen, Saugen an der Haut (sog. Knutschfleck).

Werden Werkzeuge zur Tatbegehung verwendet, kann Opfer-DNS an folgenden Tatmitteln typisierbar sein:

- Schlag- und Hiebwerkzeuge,
- Stich- und Schneidwerkzeuge,
- Strangulationswerkzeuge,
- Schusswaffen (Anwendung im Nahschussbereich),
- Schuhwerk.

Durch festes Zufassen bei der Benutzung kann am Tatwerkzeug auch Hautabrieb mit Täter-DNS vorhanden sein. Ebenso ist Hautabrieb in benutzten Handschuhen und Schuhen (auch wenn Strümpfe oder Socken getragen wurden) zu finden.

An Knebel- und Fesselwerkzeugen (besonders Klebebänder) kann im Einzelfall der Nachweis sowohl von Opfer-DNS als auch von Täter-DNS bedeutsam sein.

Das Vorhandensein von Opfer-DNS eignet sich als Anwesenheitsnachweis (z. B. Leichentransport im Kofferraum, Geiselversteck).

Nach Verkehrsunfällen ist mitunter eine Rekonstruktion der Sitzverteilung von Fahrzeuginsassen notwendig. Charakteristische Antragungen von Spurenmaterial (z. B. Haut, Haare, Blut) im Fahrzeuginneren können für eine vergleichende Zuordnung verwendet werden. Auch bei Verkehrsunfällen mit Unfallflucht lässt sich eine DNS-Analyse der biologischen Spuren vom Opfer am Unfallfahrzeug für die Aufklärung der Sachlage heranziehen.

Im Strafprozessrecht wurden ergänzend zu den allgemeinen Rechtsgrundlagen der §§ 81a, 81c StPO für die DNS-Analytik spezielle Rechtsnormen (§§ 81e ff., 88 I StPO) geschaffen.

2. Blut

Eine Blutspur ist menschliches oder tierisches Blut außerhalb des Organismus, das in einem kriminalistisch relevanten Zusammenhang festgestellt wird. Das Blut kann zu Lebzeiten oder nach dem Tod aus dem Körper austreten. Als Voraussetzungen müssen ein krankheits-

oder verletzungsbedingter Defekt einer Blutgefäßwand und eine Verletzung der Haut (Wunde) bestehen. Außerdem gibt es die Möglichkeit, dass Blut durch einen Schleimhautschaden über eine natürliche Körperöffnung den Organismus verlässt.

An Blutspuren sind zahlreiche Erbmerkmale (DNS-Polymorphismen, Blutgruppen) feststellbar, die in Kombination direkt auf einen bestimmten Menschen hinweisen. Dieser unmittelbare Zusammenhang zum Spurenverursacher schafft günstige Voraussetzungen für die Täterermittlung und Beweisführung. In getrocknetem Zustand sind Blutspuren häufig noch nach mehreren Jahren erfolgreich zu typisieren. Auch Mikroblutspuren, deren Durchmesser im Bereich von unter 1 mm liegt, können durchaus mit verwertbarem Ergebnis untersucht werden.

Bereits bei der Tatortarbeit sollte der Rechtsmediziner zur Mitwirkung herangezogen werden. Er kann Hinweise für die Suche und Sicherung von Blutspuren geben. Ebenso ist es ratsam, ihn an der operativen Spurenauswertung zu beteiligen. Durch die Beurteilung von Verteilung, Form, Menge und Farbe der Blutspuren am Tatort lassen sich Erkenntnisse zum Tathergang ableiten.[21] Ein Rückschluss von vorgefundenen Blutspuren auf das Ausmaß des Blutverlustes ist schwierig. Im Allgemeinen wird die für einen Blutfleck erforderliche Blutmenge überschätzt.

An der Farbe des Spurenmaterials kann man sich über das Alter einer Blutspur orientieren. Als weiterer Anhaltspunkt lässt sich die Beschaffenheit (Konsistenz) der Spur heranziehen. Frisches Blut ist von typischer roter Farbe, feucht glänzend und klebrig. Älteres Blut trocknet ein, kann rissig und spröde werden und verändert seine Farbe von rot zu braun bis schwarz-braun. Daraus ergeben sich vielfältige Verwechselungsmöglichkeiten mit Flecken unterschiedlicher Herkunft, die aufgrund ihrer Farbe frischem oder gealtertem Blut ähneln (z. B. Getränke, Anstrichstoffe, Rost, Schmierfett, Insektenkot). Da sich auf die Alterung von Blutspuren sowohl Umweltbedingungen (Temperatur, Luftfeuchtigkeit, Sonneneinstrahlung, Verschmutzung) als auch die Art des Spurenträgers (Material, Saugfähigkeit)

21 Einzelheiten zu den Spurenformen und deren kriminalistischer Beurteilung siehe Lehrbücher der Kriminaltechnik.

auswirken, ist eine Altersschätzung aufgrund der Besichtigung äußerst schwierig. Auch mit Laboruntersuchungen lässt sich das Alter einer Blutspur nicht genau bestimmen.

Die Spurenuntersuchung im Labor ist darauf gerichtet, folgende Ergebnisse zu erzielen:

- Blutnachweis,
- Artbestimmung (Menschen- oder Tierblut),
- Feststellung der Blutherkunft,
- Nachweis erblicher Individualmerkmale.

Als Vorprobe auf Blut hat sich ein immunchromatografischer Schnelltest bewährt. Das Reagenz aus farbmarkierten Antikörpern verbindet sich mit dem roten Blutfarbstoff. Der entstandene Immunkomplex wandert in die Testzone und ergibt dort bei Vorhandensein von Blut mit einem weiteren Antikörper eine farbige Testlinie. Dieses Verfahren unterscheidet sich von anderen Vorproben (z. B. Benzidinreaktion) durch seine Spezifität. Da der Test für menschliches Blut spezifisch ist, kann damit zugleich Menschen- von Tierblut unterschieden werden.

Für die Untersuchung im Labor eignet sich als Vorprobe auf Blut auch die Wasserstoffperoxidreaktion. Das Verfahren basiert auf der enzymatischen Aktivität der Katalase, die in den roten Blutzellen vorkommt. Beim Hinzufügen von Wasserstoffperoxid zur Spur wird Sauerstoff freigesetzt und infolgedessen bildet sich weißer Schaum. Durch die Verwendung einer schwachen Wasserstoffperoxidlösung wird die DNS-Analyse nicht beeinträchtigt.

Zu den spezifischen Blutnachweismethoden gehören die Kristallreaktionen und die Porphyrinprobe. Neben der geringen Empfindlichkeit besteht ein weiterer Nachteil darin, dass die Porphyrinprobe das Blut zerstört. Liegt nur wenig Spurenmaterial vor, muss über die Untersuchungsstrategie sachverhaltsbezogen entschieden werden.

Molekularbiologisch lässt sich zum Nachweis der Spurenart die RNS-Analyse einsetzen. Es können spezifische Expressionsmuster von Blut nachgewiesen werden.

Die Präzipitinreaktion nach *Uhlenhuth* und die Modifikation als radiale Immundiffusion nach *Ouchterlony* sind klassische Methoden zur Unterscheidung von Menschenblut und Blut anderer Arten. Anstelle der immunologischen Verfahren können heute verschiedene DNS-analytische Untersuchungstechniken zur Artbestimmung genutzt werden.

Traditionell basiert die Herkunftsbestimmung einer Blutspur auf dem mikroskopischen Nachweis charakteristischer Beimengungen, die aus der unmittelbaren Umgebung der Blutungsquelle zusammen mit dem Blut in die Spur gelangen. Meist handelt es sich um Körperzellen. So lässt sich beispielsweise Blut aus der Nase an den charakteristischen Flimmerepithelien und Blut aus dem Mund an den typischen Mundschleimhautzellen erkennen. Auch Blut aus dem weiblichen Geschlechtsorgan (Menstrual-, Geburtsblut) kann an den spezifischen Beimengungen erkannt und differenziert werden. Heute gelingt der Nachweis von Menstrualblut auch durch eine RNS-Analyse.

Im Unterschied dazu beruht die Feststellung von Neugeborenen-/Fetalblut auf dem Nachweis entwicklungsbedingt vorhandener Eiweiße (fetales Hämoglobin = HbF, α_1-Fetoprotein = AFP).

Zur Feststellung von Individualmerkmalen eines Spurenverursachers können definierte DNS-Abschnitte mit molekularbiologischen Methoden typisiert werden. Für die alleinige Beantwortung der Frage Mann oder Frau wird das Amelogenin-System genutzt.

Aufgrund populationsgenetischer Unterschiede lässt sich durch Kombination mehrerer Y-chromosomaler STR-Systeme mit gewisser Wahrscheinlichkeit die Zuordnung eines Spurenverursachers zu einer der ethnischen Hauptgruppen (Europäer, Asiaten, Schwarzafrikaner) treffen. Auch eine mtDNS-Analyse kann eine Populationszuordnung ermöglichen.

Besteht der Verdacht auf eine Vergiftung, sollte bei ausreichender Spurenmenge eine toxikologisch-chemische Analyse erwogen werden. Es ist ratsam, zum genauen Vorgehen einen forensisch erfahrenen Toxikologen zu konsultieren.

3. Sekrete

Von den Körpersekreten sind vorrangig Speichel, Sperma und Vaginalsekret kriminalistisch relevant. Vergleichsweise selten erlangen andere Sekrete, wie Schweiß und Nasensekret, eine spurenkundliche Bedeutung.

Bei Sekretspuren ergeben sich folgende Fragestellungen:

- Um welche Art von Sekret handelt es sich?
- Stammt die Spur von einem Menschen oder von einem Tier?
- Welche Erbmerkmale (DNS-Profil) besitzt der Spurenverursacher?

Der Nachweis von Drogen und Medikamenten im Speichel und im Schweiß gehört in den Aufgabenbereich der toxikologisch-chemischen Analytik.

Zur Feststellung, um welche Art von Sekret es sich handelt, werden unterschiedliche Methoden eingesetzt, die sich an den charakteristischen Bestandteilen der Drüsenprodukte oder an Beimengungen orientieren.

Der Speichel ist das Sekret der Mundspeicheldrüsen. Täglich werden 1 bis 2 Liter produziert. Die Zusammensetzung variiert in Abhängigkeit vom Funktionszustand der Speicheldrüsen. Von den Inhaltsstoffen hat hauptsächlich das Enzym Amylase eine spurenkundliche Bedeutung. Außerdem enthält Speichel reichlich beigemengte Mundschleimhautzellen.

Typische Spurenträger von Speichelspuren sind:

- Zigaretten- und Zigarrenreste, Pfeifenmundstücke,
- Gesichtsmasken,
- Trinkgefäße, Flaschen, Dosen,
- Lebensmittelreste, Kaugummi, Essbesteck,
- Briefumschläge (Briefmarke, Brieflasche).

Am menschlichen Körper können Speichelspuren vorkommen, wenn jemand gebissen oder angespuckt wurde. Hat der Täter in eine bekleidete Körperstelle gebissen, ist das Kleidungsstück der Spurenträger.

Für den Speichelnachweis wird die Amylasereaktion eingesetzt. Die Amylase ist ein Verdauungsenzym, das Stärke aufspaltet. Der fraglichen Speichelspur wird Stärkelösung zugegeben. Fehlt Amylase im Spurenmaterial, d. h. es handelt sich nicht um Speichel, färbt sich die Stärke bei Zugabe von Jod-Jodkalium-Lösung (*Lugol*-Lösung) blau. Bei Vorhandensein von Speichel bewirkt die *Lugol*-Lösung keine Blaufärbung, weil die Amylase die Stärke abgebaut hat. Als moderne Alternative ist für die Amylasereaktion ein immunologischer Schnelltest mit monoklonalen Antikörpern verfügbar.

Der Speichelnachweis kann zwar auch durch Feststellung der typischen, unregelmäßig geformten und vieleckigen Mundschleimhautzellen geführt werden, jedoch hat die mikroskopische Untersuchung keine praktisch-spurenkundliche Bedeutung.

Das Sperma besteht aus Samenfäden (Spermien) und Sekreten aus Bläschendrüse, Vorsteherdrüse (Prostata) und Nebenhoden. Das normale Ejakulatvolumen beträgt 2–6 ml mit einer Spermienanzahl von 20–120 Mio/ml. Der Zellkern im Kopf des Samenfadens enthält einen einfachen Chromosomensatz (nukleäre DNS). Im Mittelstück des Spermiums befinden sich die Mitochondrien (mitochondriale DNS). Von den Sekretbestandteilen sind das Enzym saure Phosphatase und ein weiteres Eiweiß aus der Prostata sowie als zelluläre Beimengungen abgeschilferte Schleimhautzellen spurenkundlich bedeutsam.

Zu erwarten sind Spermaspuren

- auf Textilien (z. B. Unterwäsche, Oberbekleidung, Bettwäsche, Hand- und Taschentücher) und anderen Spurenträgern (z. B. Kondome, Gegenstände) aus der Umgebung des Opfers,
- auf der Körperoberfläche und
- in Körperöffnungen (Scheide, Mundhöhle, Mastdarm).

Als Vorprobe auf Sperma dient der Nachweis der sauren Phosphatase. Dem Spurenmaterial wird als Substrat α-Naphthylphosphat zugesetzt. Die Phosphatase spaltet das zugegebene Reagenz, das mit einem Diazoniumsalz innerhalb 1 Minute einen zunächst bräunlichen, später blau-violetten Azofarbstoff bildet. Für einen positiven Ausfall der Phosphatasereaktion müssen keine Spermien im Ejakulat vorhanden sein. Da das Enzym aus der Prostata stammt, versagt die Phosphatasereaktion nicht bei Fehlen von Samenfäden (Azoospermie) infolge Erkrankung oder chirurgischer Sterilisation.

Als Schnelltest gibt es Teststreifen, die mit einem Phosphatasereagenz versetzt sind. Bei Vorhandensein von Phosphatase entsteht nach wenigen Sekunden eine kräftig violette Färbung.

Eine hochspezifische und empfindliche Vorprobe ist der PSA-Test, bei dem ein Eiweiß aus der Prostata (PSA = prostataspezifisches Antigen) nachgewiesen wird. Diese Methode lässt sich auch dann anwenden, wenn beim möglichen Spurenverursacher eine chirurgische

Sterilisation vorgenommen worden ist. Der PSA-Test wird kommerziell als immunchromatografischer Schnelltest angeboten.

Die Vorprobe allein ist nicht beweisend für Sperma. Zum Nachweis dient eine mikroskopische Untersuchung des angefärbten Spurenmaterials. Beweisend ist das Vorhandensein von Samenfäden.

Das Vaginalsekret entsteht als Absonderung der Scheidenschleimhaut. Darin enthalten sind Schleim aus dem Gebärmutterhals und abgeschilferte Epithelzellen der Scheidenwand. Die Sekretzusammensetzung ist zyklus- und erregungsabhängig. Das betrifft sowohl die Viskosität als auch die zellulären Bestandteile.

Mögliche Fundorte von Vaginalsekretspuren sind:

- Bekleidung (insbesondere im Genitalbereich),
- Fingernägel,
- Penis und Genitalregion,
- Gegenstände, die in die Scheide eingeführt wurden.

Je nach Tathergang können reine Vaginalsekretspuren oder Mischspuren mit Sperma, mit Blut aus dem Genitalbereich oder mit Urin entstehen. Zudem ist jede Blutung aus dem weiblichen Geschlechtsorgan mehr oder weniger mit Vaginalsekret vermischt.

Im Vaginalsekret können die reichlich vorhandenen, glykogenhaltigen Epithelzellen der Scheidenschleimhaut durch Zugabe von *Lugol*-Lösung braun gefärbt und mikroskopisch dargestellt werden. Dieser Untersuchungsbefund ist jedoch unspezifisch, da glykogenhaltige Epithelien auch beim Mann vorkommen. Um die Geschlechtszugehörigkeit zu erkennen, lassen sich die von der Frau stammenden Zellen DNS-analytisch bestimmen.

Molekularbiologisch kann zum Nachweis der Spurenart (Speichel, Sperma, Vaginalsekret) die RNS-Analyse eingesetzt werden. Wesentliche Vorteile dieses Verfahrens sind die deutlich höhere Spezifität gegenüber den herkömmlichen Methoden, die Möglichkeit einer gleichzeitigen Extraktion von RNS und DNS aus demselben Spurenmaterial und der Nachweis mehrerer Spurenarten in einem Multiplex-Ansatz. Allerdings ist die RNS-Analyse etwas aufwendiger und teurer als herkömmliche Methoden.

Zur Entscheidung, ob eine Sekretspur vom Menschen oder vom Tier stammt, sind immunologische Verfahren geeignet. Die Bestimmung der Artzugehörigkeit nach *Uhlenhuth* und nach *Ouchterlony* beruht auf dem Nachweis von artspezifischen Eiweißen in dem jeweiligen Sekret. Mit entsprechenden Antiseren (z. B. Anti-Rind, Anti-Schwein, Anti-Hund) ist auch eine Differenzierung der verschiedenen Tierarten möglich. Zum Artnachweis können ebenso speziesspezifische DNS-Merkmale analysiert werden.

Für eine Individualisierung von Sekretspuren werden heute die PCR-basierten Systeme der nukleären und mitochondrialen DNS genutzt. Die typischen Spurenträger von Speichelspuren (z. B. Zigarettenreste, Gesichtsmasken, Trinkgefäße) weisen ausreichend Zellanhaftungen auf und sind deshalb gut geeignet für eine DNS-Analyse. Auch nach längerer Lagerung lassen sich Spuren erfolgreich typisieren. Die sachgerechte Sicherung von Speichelantragungen auf der Haut (Bissspuren, sog. Knutschflecke) ermöglicht eine Individualisierung durch DNS-Untersuchung.

Ergibt sich bei Speichelspuren im Einzelfall die Frage nach dem Geschlecht des Spurenverursachers, kann der Nachweis durch Typisierung der Amelogenin-Merkmale auf dem Y- und dem X-Chromosom selbst bei geringsten Spurenmengen erfolgen. Der mikroskopische Geschlechtsnachweis an speziell angefärbten Mundschleimhautzellen hat durch die Einführung der DNS-Analytik an Bedeutung verloren.

In Spermaspuren ist aufgrund der zellulären Bestandteile (Samenfäden, Beimengung von Schleimhautzellen) genügend Untersuchungsmaterial zur Darstellung von DNS-Systemen enthalten. Nach einem Geschlechtsverkehr kann eine Extraktion von DNS des Mannes aus einem Scheidenabstrich auch dann gelingen, wenn keine Ejakulation erfolgt ist.

In der spurenkundlichen Praxis handelt es sich nicht selten um Mischspuren. So müssen nach Sexualdelikten Mischspuren aus Sperma und anderen Körpersekreten (Vaginalsekret, Speichel) untersucht werden. Auch eine Vermischung von Sperma und Blut kommt vor. Mit einer speziellen Technik (differenzielle/sequenzielle Lyse) kann die DNS von Samenfäden und Scheidenepithelzellen getrennt gewonnen werden. Das Prinzip beruht auf der unterschiedlichen Stabilität der Zellmembranen. Zuerst werden die weiblichen Zellen und zelluläre

Beimengungen aufgelöst, dann die wesentlich stabileren Samenfäden abzentrifugiert und anschließend in einem weiteren Arbeitsschritt ebenfalls aufgelöst. Danach können Spermien und weibliche Zellen getrennt typisiert werden. Bei Mischspuren mit männlichen und weiblichen Zellen ist auch eine Typisierung von Y-chromosomalen bzw. X-chromosomalen STR-Polymorphismen möglich.

Liegt eine Vermischung von Vaginalsekret mit den Ejakulaten mehrerer Männer vor, erlauben die PCR-basierten DNS-Systeme eine Zuordnung der Merkmale zum jeweiligen Spurenverursacher.

4. Haare

Die Haare gehören als Hautanhangsgebilde zur äußeren Körperhülle des Menschen. Bei der Behaarung des Erwachsenen unterscheidet man Woll-, Lang- und Borstenhaare. Die Wollhaare finden sich als feine Flaumhaare an den sog. unbehaarten Körperpartien. Langhaare sind Kopf-, Bart-, Brust-, Scham- und Achselhaare. Aus Kurz- oder Borstenhaaren bestehen Wimpern und Augenbrauen sowie die Haare am äußeren Gehörgang und am Naseneingang.

Die Entwicklung eines Haares durchläuft drei Phasen (Anagen-, Katagen- und Telogenphase). Am Ende der letzten Entwicklungsphase fällt das Telogenhaar aus, und im selben Haarkanal wächst ein neues Haar nach. Auf dem Kopf befinden sich normalerweise mehr als 100 000 Haare. Ein Kopfhaar wächst etwa 1 cm im Monat. Beim gesunden Menschen beträgt der natürliche Ausfall von Kopfhaaren durchschnittlich etwa 50 Haare pro Tag.

Der Haaranteil über der Hautoberfläche wird als Haarschaft und der Teil, der in der Haut steckt, als Haarwurzel bezeichnet. Die Haarwurzel endet mit der Haarzwiebel, die durch die Haarpapille ausgehöhlt ist. Den Wurzelanteil umgibt eine aus Zellen gebildete Wurzelscheide. Am Haarquerschnitt werden das Oberhäutchen (Haarkutikula), eine Rindenschicht und der Markstrang unterschieden. Durch die eingelagerte Hornsubstanz Keratin wird das Haar widerstandsfähig und elastisch.

Eine Untersuchung von Haarspuren ist häufig im Zusammenhang mit Gewalt- und Sexualdelikten sowie nach Verkehrsunfällen notwendig. Haarspuren sind überwiegend Einzelhaare, gelegentlich aber auch Haarbüschel. Es ist zwischen ausgefallenen, abgeschnittenen und ausgerissenen Haaren zu unterscheiden. Am ausgerissenen Haar haften zumeist Gewebereste der Wurzelscheide.

Die rechtsmedizinische Untersuchung von Haarspuren menschlicher Herkunft beschränkt sich im Wesentlichen auf

- den Geschlechtsnachweis und
- die Feststellung von Erbmerkmalen.

Die Geschlechtsunterscheidung an Haarwurzelzellen kann mit denselben Methoden vorgenommen werden wie bei der Untersuchung von Blut- und Sekretspuren.

Aus den Wurzelscheidenzellen ausgerissener (anagener) Haare lässt sich praktisch immer genügend Kern-DNS zur Individualisierung einer Haarspur gewinnen. Ein Nachweis von STR-Systemen an ausgefallenen (telogenen) Haaren kann gelingen, sofern wenigstens einige Kernstrukturen von Wurzelscheide und Haarpapille vorhanden sind. Als Alternative bietet sich die Analyse der mitochondrialen DNS an. Dadurch werden bei ausgefallenen Haaren mit degenerierter Wurzel und bei abgetrennten Haaren ohne Wurzelanteil hinreichend DNS-Polymorphismen spurenkundlich auswertbar. Diese Möglichkeit ist kriminalistisch deshalb so bedeutungsvoll, weil ein Haar ohne Wurzelzellen mitunter die einzige Verbindung zum Täter darstellt.

Eine mikroskopische Untersuchung der morphologischen Eigenschaften von Haarspuren ermöglicht die Unterscheidung von Menschen- und Tierhaaren sowie eine Bestimmung der Körperstelle, von der die Haarspur stammt. Durch eine mikroskopische Haarvergleichsuntersuchung lässt sich feststellen, ob eine Person als Spurenverursacher in Betracht kommt oder auszuschließen ist.

Die Haare stellen Langzeitspeicher für Drogen, Medikamente und einige Gifte (z. B. Arsen, Thallium) dar, sodass die Substanzen oder deren Umwandlungsprodukte darin nachgewiesen werden können. Derartige Untersuchungen gehören in den Aufgabenbereich der toxikologisch-chemischen Analytik.

5. Körpergewebe und Ausscheidungen

Beim Vorliegen kleinster Gewebsteilchen muss zunächst geklärt werden, aus welchem Körperorgan oder welchem anderen Weichteilgewebe das Spurenmaterial stammt. Durch mikroskopische Untersuchung nach speziellen Anfärbungen lassen sich die charakteristischen Zellstrukturen der einzelnen Gewebsarten erkennen.

Sollte die Artzugehörigkeit einer Gewebespur in Frage stehen, gelingen die Unterscheidung von menschlichem und tierischem Gewebe sowie die Differenzierung der verschiedenen Tierarten problemlos mit einem immunologischen Verfahren. Für den DNS-analytischen Artnachweis sind verschiedene Techniken verfügbar.

Wie bei Blut und Sekreten kann eine Geschlechtszuordnung von Zellen aus inneren Organen und anderen Weichteilgeweben durch die Darstellung geschlechtsspezifischer DNS-Abschnitte erfolgen.

5.1 Haut

Die Haut bedeckt als oberflächengrößtes Organ (etwa 1,5–2 m^2) den menschlichen Körper. Das Hautorgan ist dreischichtig und besteht aus Oberhaut (Epidermis), Lederhaut (Korium) und Unterhaut (Subkutis). Die Oberhaut ist je nach Beanspruchung etwa 1–4 mm dick und besitzt keine Blutkapillaren, sondern nur Lymphspalten für den Austritt von Gewebsflüssigkeit. In der Haut erfolgt ständig eine Zellneubildung. In der untersten Schicht (Keimschicht) der Oberhaut wachsen neue Zellen nach, die innerhalb weniger Wochen die Hautoberfläche erreichen und dort schließlich als kernlose, platte Hornzellen einzeln oder in kleineren Verbänden (Schuppe) abgeschilfert werden. Hautschuppen entstehen also nicht nur am Kopf, sondern an der gesamten Körperoberfläche.

Durch den Fortschritt der DNS-Analytik sind Hautzellen zu einem auswertbaren Spurenmaterial geworden. Bedingt durch den intensiven Kontakt beim Hantieren mit verschiedenen Tatmitteln (Griffe von Stich- und Hiebwaffen, Schusswaffen, Strangulationswerkzeuge, Fesselungsmittel, Klebebandenden), sind an den angefassten Stellen Schweiß und Oberhautanteile von den Handflächen als latente Spuren vorhanden. Deshalb können an diesen Anhaftungen DNS-Systeme des Spurenverursachers nachgewiesen werden.

Es ist ebenfalls Erfolg versprechend, nach einem Würgegriff das von den Händen des Täters stammende Zellmaterial von der Halshaut des Opfers zu sichern. Wenn die Übertragung von Täter-DNS nicht auf die Halshaut erfolgte, weil zwischen den Händen des Täters und der Halshaut des Opfers textiles Gewebe (z. B. Kragen, Tuch, Schal) lag, kann die Außenseite des Stoffes auf Tätermerkmale untersucht werden. Selbstverständlich finden sich an solchen Spurenträgern sowohl Fremd-DNS als auch DNS vom Opfer. Die Anhaftungen von eigenen Hautzellen können entstehen durch das alltägliche Hantieren und durch das körpernahe Tragen der Kleidungsstücke.

Auch wenn durch Kratzen nicht blutende Verletzungen verursacht werden, bietet das von der Hautoberfläche abgekratzte Material unter den Fingernägeln gute Erfolgsaussichten für eine DNS-Analytik. Je nach Tathergang wird Opfer-DNS unter den Fingernägeln des Täters und als Abwehrfolge Täter-DNS unter den Fingernägeln des Opfers zu finden sein.

Bei Delikten mit intensivem Körperkontakt zwischen Täter und Opfer kann es nicht nur zu einer wechselseitigen Übertragung von Blut-, Sekret-, Haar- oder Faserspuren kommen, sondern ebenso ist eine Spurenüberkreuzung von Hautzellen möglich. So kann Täter-DNS an Körper und Kleidungsstücken des Opfers und umgekehrt Opfer-DNS an Körper und Kleidungsstücken des Täters nachweisbar sein.

5.2 Weichteilgewebe

Alle kernhaltigen Zellen menschlicher Gewebe enthalten DNS, so auch die Weichteilgewebe. Spurenkundlich ist besonders bedeutsam, dass alle Zellkerne eines Individuums dasselbe DNS-Muster tragen. Folglich sind Gewebespuren durch DNS-Polymorphismen typisierbar. Außerhalb des menschlichen Körpers sind Gewebsanteile als biologische Spuren zu erwarten, wenn eine schwere Gewalteinwirkung zu äußeren und inneren Verletzungen geführt hat. Beispielsweise können Hirngewebespuren nach einem Nahschuss in den Kopf an der Waffe, an der Schusshand oder in der näheren Umgebung haften.

Als Spurenträger kommen auch andere Tatwerkzeuge in Betracht (z. B. Lebergewebe am Messer, Hirngewebe am Beil). Schließlich müssen im Zusammenhang mit Verkehrsunfällen manchmal Gewebespuren untersucht werden.

Als Vergleichsmaterial wird erforderlichenfalls bei der Leichenöffnung eine Blutprobe entnommen. Ist das nicht möglich (z. B. Ausblutung, Leichenfäulnis), können Weichteilgewebe (z. B. Muskulatur, innere Organe), Knochen oder Zähne zurückbehalten werden. Selbst wenn noch kein entsprechendes Spurenmaterial gesichert wurde, wird durch die vorsorgliche Entnahme von Leichengewebe bei der Obduktion eine spätere Vergleichsuntersuchung ermöglicht.

Steht nur formalinfixiertes Material von histologischen Untersuchungen (Paraffinblöcke, gefärbte Gewebeschnitte) zur Verfügung, ist die DNS-Analyse keineswegs aussichtslos. Die Typisierung dieser Materialien gelingt dann regelmäßig, wenn die Gewebeproben nicht allzu lange nach der Entnahme für die mikroskopische Untersuchung aufgearbeitet worden sind.

5.3 Knochen und Zähne

Wenn Weichteilgewebe fehlen oder für eine DNS-Analyse unbrauchbar sind (z. B. Fäulnis, Verkohlung), können mit Hilfe der PCR-Technik ausgewählte Polymorphismen an Knochen und Zähnen dargestellt werden. An beiden Geweben ist eine DNS-Untersuchung noch nach Jahren möglich. Als besonders erfolgreich hat sich die Analyse der mitochondrialen DNS aus sehr alten Knochen, aber auch aus länger gelagerten Zähnen erwiesen.

5.4 Ausscheidungen

Ob es sich bei Spuren um Urin handelt, lässt sich an harntypischen Substanzen (Harnstoff, Kreatinin, Urochrome) chemisch nachweisen. Da Urin abgeschilferte Zellen aus den Harnwegen enthält, können DNS-Polymorphismen an geeignetem Material dargestellt werden.

Für Kot gibt es keine charakteristischen Nachweismethoden. Spezielle Untersuchungen (Speisereste, Wurmeier) werden nur selten durchgeführt. Im Kot kann eine Mischung von menschlicher DNS aus den abgeschilferten Darmschleimhautzellen und von DNS aus Nahrungsbestandteilen vorliegen. Dennoch lässt sich mitunter durch eine DNS-Analyse klären, ob Kot menschlichen Ursprungs ist, und unter Umständen erlaubt die Typisierung sogar die Zuordnung zu einer bestimmten Person. Im Einzelfall bietet die mitochondriale DNS gegenüber der Kern-DNS die größeren Erfolgsaussichten.

XII. Tödliche Verkehrsunfälle

1. Straßenverkehr

Vom Straßenverkehr gehen einige typische Gefahren aus, die zu einem Verkehrsunfall führen können. Die Verletzungen bei Straßenverkehrsunfällen sind bis auf wenige Ausnahmen die Folgen stumpfer und stumpfkantiger Gewalt. Das Verletzungsausmaß wird beeinflusst von Art und Oberflächenbeschaffenheit der Kontaktflächen, von den Masseverhältnissen der kollidierenden Körper, von der Größe der frei werdenden Bewegungsenergie und vom häufig mehrphasigen Geschehensablauf. Neben der Masse bestimmt die Geschwindigkeit eines bewegten Körpers die kinetische Energie. Diese Energie wird bei der Kollision teilweise übertragen, und der übrige Anteil wird in andere Energieformen umgewandelt. Zwischen Fahrzeug und kollidiertem Objekt sowie zwischen Fahrzeug und Insassen erfolgt eine Kraftumsetzung mit Umwandlung der Bewegungsenergie in Deformationsarbeit (Verformung der kollidierenden Gegenstände, Verletzung von Personen) und in Wärme. Um das Verletzungsrisiko zu reduzieren, sind Kraftfahrzeuge mit verschiedenen technischen Sicherheitseinrichtungen ausgestattet (Knautschzone, Festigkeit und Innenpolsterung der Fahrgastzelle, Kopfstütze, Sicherheitsgurt, Front- und Seitenairbag).

Zur Rekonstruktion des Unfallhergangs sind neben Zeugenaussagen verschiedene Spuren auszuwerten. Die polizeiliche Verkehrsunfallaufnahme dient der Beweissicherung am Unfallort. Vom Kfz-Sachverständigen werden die Unfallschäden an den beteiligten Fahrzeugen beurteilt. Die Auswertung der Spuren vom Unfallort und von den Unfallfahrzeugen (z. B. Glas- und Lacksplitter) erfolgt in der zuständigen kriminaltechnischen Einrichtung. Ebenso müssen biologische Spuren (z. B. Blut- und Gewebespuren) gesichert und untersucht werden. Die Feststellung und Beurteilung der Spuren an getöteten Verkehrsteilnehmern, insbesondere der äußeren und inneren Verletzungen, ist Aufgabe des Rechtsmediziners.

Nachfolgend werden typische Verletzungsmuster häufiger Unfallsituationen im Straßenverkehr erläutert.

1.1 Fußgängerunfall

Als Fußgängerunfall wird eine Kollision zwischen Fahrzeug und Fußgänger im Straßenverkehr bezeichnet. Beim Frontalzusammenstoß eines Pkw mit einem Fußgänger in aufrechter Körperhaltung gehen drei Unfallphasen ineinander über:

1. Kontakt- und Aufladphase (Anstoß, Anprall),
2. Abwurf- und Flugphase,
3. Straßenaufprall- und Rutschphase,
   eventuell mit Überrollen durch andere Fahrzeuge.

Der erste Kontakt mit dem Stoßfänger (Stoßstange) eines Pkw erfolgt 35–55 cm über Fahrbahnniveau. Der Anprall verursacht horizontal-streifige Blutunterlaufungen und Abschürfungen der Haut in gleicher Höhe am Unterschenkel des Standbeins sowie eine gedeckte Zertrümmerungshöhle (Wundtasche) unter der Haut der primären Kontaktzone. In gleicher Höhe kann die Muskulatur gequetscht und eingeblutet sein. Von Wundtaschen wird stets der Ort primärer Gewalteinwirkung angezeigt. Die Verletzungshöhe muss allerdings nicht der Stoßfängerhöhe entsprechen. Es wirken sich vor allem die Höhe des Schuhabsatzes, die Schrittstellung und ein starkes Abbremsen des Fahrzeugs vor dem Anstoß aus. Durch das Abbremsen liegt der Stoßfänger niedriger als beim stehenden Fahrzeug. Die Bremsabsenkung der Wagenfront beträgt bei Vollbremsung je nach Fahrzeugtyp und Beladung um 10 cm. Beim Anfahren durch ein größeres Kraftfahrzeug (Geländefahrzeug, Lkw, Bus) kann die Anstoßstelle auch im Oberschenkel- bzw. Hüftbereich oder am Gesäß liegen. Geformte Hautabschürfungen und Blutunterlaufungen an den Beinen und in der Gesäßregion können eine Struktur der Fahrzeugfront abbilden.

Bei einer Anstoßgeschwindigkeit ab etwa 15 km/h entsteht eine offene oder eine geschlossene Unterschenkelfraktur. Der Bruch kann Schien- und Wadenbein oder nur einen der beiden Knochen betreffen. Auch die Bruchhöhe des Schien- und Wadenbeins entspricht nur selten der Stoßfängerhöhe.

Als Anstoßverletzung entstehen an den langen Röhrenknochen der unteren Gliedmaßen häufig Brüche mit einer charakteristischen Keilform (*Messerer*-Bruch, Abbildung 32). Nur wenn die Schenkel des Keils bikonkav, d. h. beiderseits nach innen gewölbt sind, kann die

Keilfraktur zur Rekonstruktion der Fahrtrichtung verwendet werden. Dabei gilt die Regel, dass die Keilbasis dem Stoßfänger anliegt und die Keilspitze in Fahrtrichtung des Pkw weist. Ein Anstoß mit Autobahngeschwindigkeit kann eine komplette, einseitige oder beidseitige, traumatische Unterschenkelamputation verursachen.

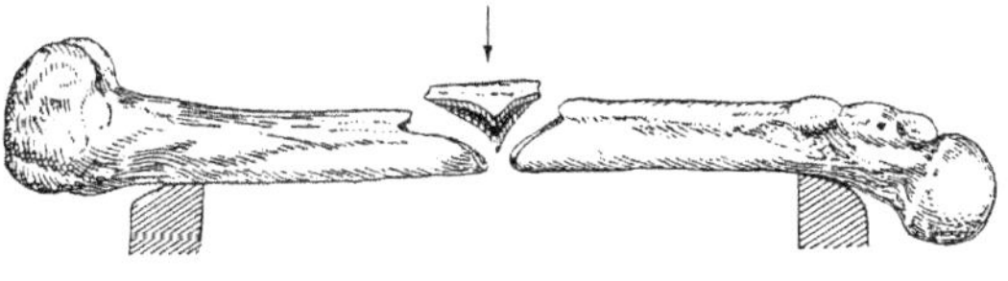

Abb. 32: Messerer-*Bruch, aus [11]*

Der Kontakt mit der Motorhaubenkante erfolgt etwa im Bereich zwischen Mitte des Oberschenkels und Hüftregion. Dadurch entsteht eine Wundtasche, die sich äußerlich oft als blassblaue Verfärbung markiert. Bei Fahrzeugen mit ausgeprägter Haubenkante sind Wundtaschen besonders ausgedehnt und mit Blut und zertrümmertem Fettgewebe angefüllt. Die darüberliegende Haut kann leicht aufgewölbt oder dellenförmig eingesunken sein. Mitunter ist auch in diesem Bereich die Muskulatur gequetscht und massiv eingeblutet. Außerdem können verschiedenartige Beckenbrüche auftreten. Als Anfahrverletzungen sind Beckenbrüche dann festzustellen, wenn die verletzte Person ein kleinwüchsiger Erwachsener oder ein Kind ist und der Schwerpunkt des Körpers nicht oder nur wenig über der oberen Begrenzung der Fahrzeugfront liegt. Bei Autobahngeschwindigkeiten ist eine komplette, traumatische Rumpfdurchtrennung möglich. Der Oberkörper kann in das Fahrzeuginnere gelangen und der Unterkörper fortgeschleudert werden.

Ein Kühlergrill und ein Scheinwerferring können sich als geformte Hautunterblutungen abzeichnen und der Glasbruch zu Schnitt- und Schürfwunden der Haut führen. Möglich sind bei hoher Anprallgeschwindigkeit auch Textilabdruckspuren an der Haut.

Die Fußgänger werden überwiegend seitlich getroffen. Ein Anprall von hinten und hinten seitlich bewirkt eine Überstreckung im Hüftgelenk, sodass die Haut in der Leistenbeuge überdehnt wird. Die Dehnungsrisse sind an der Leiche als gleichmäßig parallel angeordnete und dicht liegende, bräunlich vertrocknete Hautstreifen sichtbar.

Seitliche Brustkorbprellungen führen zu gleichseitigen Rippenbrüchen, meist in Form von Rippenserienfrakturen. Die Knochenbruchstücke können Rippenfell und Lungenfell durchdringen, die Lungen anspießen und zu Brusthöhlenblutungen führen. Prallt der Rumpf auf, kommt es auch zu schweren Verletzungen der Brust- und Bauchorgane.

Ein Anstoß unterhalb des Masseschwerpunkts eines erwachsenen Fußgängers bewirkt eine Drehung des Oberkörpers gegen die Motorhaube und Frontscheibe mit Kopfaufprall. Mit zunehmender Kollisionsgeschwindigkeit verlagert sich die Kopfaufprallstelle nach hinten und in die Frontscheibe. Das Verletzungsrisiko erhöht sich beim Kopfaufschlag auf verformungssteife Teile, wie Kanten, Rundungen und Wischerachsen. Folgende Verletzungen können entstehen:

- Platzwunden,
- Blutungen in die Kopfhaut (sog. Beule),
- Schnittverletzungen durch Glassplitter,
- Gesichtsweichteil- und Gesichtsschädelverletzungen,
- geformte Schädelverletzungen (Terrassenbruch, Lochbruch, Impressionsfraktur),
- Monokel- oder Brillenhämatom bei Schädelbasisbruch,
- Blutfluss aus Nase, Mund und Ohren bei Schädelbasisbruch,
- Schädelberstungs- oder -trümmerbrüche mit Hirnquetschung,
- Blutungen auf/unter die Hirnhäute,
- Hirnprellungsblutungen (Stoß- und Gegenstoßherde),
- Hirnkammerblutungen.

Die Verletzungen durch Glassplitter sind nach Anordnung, Art und Lage für den Verkehrsunfall derart charakteristisch, dass ihr Auftreten einen solchen Unfall praktisch beweist. Die Schnittwunden verlaufen rechtwinklig oder parallel und bleiben meist oberflächlich. Die Haut ist wie gestichelt oder mit dreieckigen Wunden übersät, Hautlappen sind gestielt und das Verletzungsfeld ist mit Glaskrümeln (Einscheiben-Sicherheitsglas) oder Glasmehl (Zweischeiben-Verbundglas) überstreut. In der Mehrzahl der Fälle liegen die Schnittwunden im Gesicht, oft kombiniert mit solchen an Händen und Unterarmen.

Schwerste Kopfverletzungen entstehen beim Aufprall auf den verformungssteifen Frontscheibenrahmen. Ein Kopfdurchstoß durch die

Frontscheibe tritt ab etwa 45 km/h auf. Bei Autobahngeschwindigkeiten kann durch den saltoähnlichen Flug des Körpers über das Dach der Kopf an der Dachkante abgerissen werden und der abgetrennte Kopf durch die zertrümmerte Frontscheibe in das Fahrzeuginnere gelangen.

Nach dem Abwerfen vom Fahrzeug treten während der Flugphase zusätzliche Verletzungen nur selten auf. Das geschieht bei Zwischenkollisionen, wie Anschlagen an Lichtzeichenanlagen, Schilder oder Leitplanken.

Bei gleicher Fahrzeugkontur und Fußgängergröße hängt die Wurfweite von der Anprallgeschwindigkeit ab. Nach *Ropohl* (1990) können folgende Werte als grobe Orientierung dienen:

5 m beim Pkw-Stoß mit 20–30 km/h,

10 m beim Pkw-Stoß mit 30–40 km/h,

15 m beim Pkw-Stoß mit 40–50 km/h,

20 m beim Pkw-Stoß mit 50–60 km/h,

30 m beim Pkw-Stoß mit 60–70 km/h.[22]

Die Wurfweiten bei großen Geschwindigkeiten erklären Leichenfunde in ziemlicher Entfernung von der Straße (z. B. im Kornfeld, in Gewässern), bei denen nicht von vornherein an ein Verkehrsunfallopfer gedacht wird. Das gilt insbesondere bei sommerlichen Temperaturen, wenn die Leichenveränderungen bereits stark fortgeschritten sind.

Das Landen des Körpers auf oder neben der Fahrbahn nach Abgleiten oder Abwurf vom Kraftfahrzeug kann in eine Rutschphase übergehen. Hauptsächlich auf Asphalt und Beton werden dadurch großflächige Hautabschürfungen mit Schmutztätowierungen (Verbleib von Schmutz in der Haut) gesetzt. Der Aufschlag selbst führt zu weiteren Verletzungen von Kopf, Rumpf und Gliedmaßen.

Beim typischen Pkw-Fußgänger-Unfall befindet sich die Endlage des Fußgängers vor dem Pkw. Allerdings kann der Fußgänger bei sehr hohen Geschwindigkeiten (meist > 100 km/h) unterfahren werden und hinter dem Fahrzeug auftreffen.

22 *Ropohl, D.* (1990): Die rechtsmedizinische Rekonstruktion von Verkehrsunfällen. Stuttgart: DAT, S. 117.

In 80–90 % der tödlichen Fußgängerunfälle ist eine Schädel-Hirn-Verletzung nach primärem Kopf-Fahrzeug-Anprall die Todesursache und nicht der sekundäre Kopfaufprall auf die Straße nach dem Abwurf.

Der umgangssprachliche Begriff Überfahren bezeichnet verschiedene Möglichkeiten der Berührung von Kraftfahrzeug und auf dem Boden liegendem Körper:

- Überrollen, d. h. Hinwegrollen eines oder mehrerer Räder über den Körper,
- Überfahren ohne Überrollen, wenn der gesamte Körper innerhalb der Fahrspur liegt und nicht von den Rädern erfasst wird,
- Anfahren oder Anstoßen des liegenden Körpers durch Räder oder andere Fahrzeugteile (z. B. Frontspoiler), ohne dass das Fahrzeug über den Körper hinwegrollt.

Die typische Überrollverletzung der Gliedmaßen ist das Décollement, eine flächenhafte Ablösung (Ablederung) der Haut vom Unterhautfettgewebe oder der Haut mit Unterhautfettgewebe von der Muskulatur. Unter der meist intakt bleibenden Haut entsteht eine Gewebstasche. Die Wundhöhle enthält Blut und zerquetschtes Fettgewebe.

Durch das Überrollen des Rumpfes werden immer schwere innere Verletzungen gesetzt, ohne dass an der Haut entsprechende Verletzungsspuren sichtbar werden müssen. Beim Erfassen des Rumpfes entstehen Rippenserienbrüche, Frakturen der Brust- und Lendenwirbelsäule, Sprengung des Beckenringes sowie Zerreißungen der Brust- und Bauchorgane. Trotz Überrollung fehlen bei jungen Menschen oft Knochenbrüche. Das Überrollen des Rumpfes hinterlässt infolge Überdehnung der Haut im Bereich der Leistenbeugen parallele Dehnungsrisse, die senkrecht zur Gewalt entstehen.

Ein äußerlich sichtbares Zeichen der Überrollung des Kopfes sind Hauteinrisse vor und hinter der Ohrmuschel (Ohrzeichen). Bei Drehrichtung des Rades vom Gesicht zum Hinterkopf reißt die Haut vor der Ohrmuschel ein, bei umgekehrter Drehrichtung dahinter.

Die Schädelverletzungen können reichen vom queren Schädelbasisbruch bis zur vollständigen Schädelzertrümmerung mit mehr oder weniger schweren Hirnverletzungen, im Extremfall bis zur Zermalmung des Kopfes.

Unbedeckte oder leicht bekleidete Körperpartien zeigen als geformte Verletzungen manchmal typische Reifenprofilabdruckspuren auf der Haut.

Wenn die Bodenfreiheit des Pkw kleiner ist als der Längsdurchmesser des Rumpfes, kommen Körperteile innerhalb der Fahrspur in Kontakt mit der Bodengruppe. Dementsprechend können neben Antragungen von Schmutz und Öl unterschiedliche Verletzungen wie Hautabschürfungen durch Verhaken und Walken, Versengen durch das heiße Auspuffrohr sowie geformte Hautverletzungen (z. B. durch Bolzen, Muttern, Schraubenköpfe) auftreten.

Das Mitschleifen durch ein Kraftfahrzeug führt zu flächenhaften Schürfungen mit nachfolgenden Hautvertrocknungen. Am Körper des Mitgeschleiften können ausgedehnte Abschliffe von Weichteilen und Knochen mit Eröffnung von Körperhöhlen entstehen.

Werden Zeichen des Überrollens an der Leiche festgestellt, ist zu prüfen, ob es sich um vitale oder postmortale Verletzungen handelt. Das Überrollen kann zu Lebzeiten stattgefunden haben, weil der Betroffene hilflos auf der Fahrbahn lag. Als Ursachen kommen vorangegangene Gewalteinwirkungen (z. B. Anfahren, Halskompression, Knebeln und Fesseln), innere Krankheiten (z. B. Herzrhythmusstörungen, Anfallsleiden, Stoffwechselentgleisungen) und Vergiftungen (Alkohol, Drogen, Medikamente) in Betracht. Andererseits kann ein Toter überrollt worden sein (natürliche wie auch nichtnatürliche Todesursache).

Bei Verkehrsunfallopfern ist die Bekleidung ein wichtiger Spurenträger.

Im Bereich der Anstoßstellen lassen sich Staub, Gummi- und Farbabrieb von der Fahrzeugfront an der Beinbekleidung nachweisen. Von den Kunststoffteilen der Frontpartie kann Spurenmaterial in die Oberbekleidung eingeschmolzen sein. In der Rutschphase gelangt Schmutz von der Fahrbahn (Staub, Boden) auf die Bekleidung. Der Staub vom Fahrzeug und von der Straße lassen sich gut unterscheiden. Der auf das Fahrzeug gelangte Staub wird durch die Vibration und durch den Fahrtwind sortiert. Übrig bleibt ein feiner und homogener Autostaub. Demgegenüber ist der Straßenstaub inhomogen und enthält neben Sand weitere Bestandteile, wie Glasstaub, Ziegelmehl und Pflanzenteilchen.

Als charakteristische Folgen des Überrollens finden sich gelegentlich Reifenprofilabdrücke. Bei Kontakt mit der Bodengruppe des Fahrzeugs werden Schmutz, Öl und anderes Spurenmaterial auf die Bekleidung übertragen. Zudem kann das heiße Auspuffrohr Brandspuren hinterlassen.

Darüber hinaus können in allen Unfallphasen mehr oder weniger ausgedehnte Zerreißungen der Bekleidung auftreten. Beim Mitschleifen wird das Opfer unter Umständen teilweise entkleidet.

Da der Fußgänger durch den Anstoß beschleunigt wird, gleiten die Schuhsohlen über die Fahrbahnoberfläche. Entstehen dabei Abriebspuren, können sich Hinweise für die Rekonstruktion des Unfallhergangs ergeben. Beispielsweise sind beim Anfahren von rechts oder links Schürfungen in Querrichtung möglich, beim Anfahren von vorn oder hinten in Längsrichtung. Finden sich Abriebspuren an beiden Schuhsohlen, wurde der Fußgänger stehend vom Fahrzeug erfasst.

Nur durch eine Leichenöffnung kann geklärt werden, ob die Person durch einen Verkehrsunfall tödlich verletzt wurde oder auf andere Weise zu Tode kam. An dem Probenmaterial, das bei der Obduktion entnommen wird, lässt sich ein Alkohol-, Medikamenten- oder Drogeneinfluss nachweisen. Des Weiteren ist eine Leichenöffnung unverzichtbar, um direkte und indirekte, geformte und ungeformte, äußere und innere Weichteil- und Knochenverletzungen festzustellen. Ihre lokale Verteilung ergibt ein häufig wiederkehrendes Verletzungsmuster. Bei angefahrenen Fußgängern sind die Verletzungen mehrstöckig auf drei Körperregionen verteilt: Unterschenkeletage, Oberschenkel- und Hüftetage sowie Kopfetage. Die Kombination von schweren Kopf- und Beinverletzungen ist das typische Grundmuster der Mehrfachverletzungen durch Verkehrsunfall zwischen Pkw und Fußgänger.

Die primären Verletzungsfolgen beim Fußgängerunfall sind wesentlich von Geschwindigkeit und Richtung der Kollision, von der Fahrzeugfront und vom Lebensalter des Fußgängers abhängig. Mit zunehmendem Alter verringern sich die mechanischen Belastungsgrenzen des Körpers. Das betrifft die Reißfestigkeit der Haut, die Bruchlastgrenzen der Knochen und die Berstungslast innerer Organe.

Abhängig vom Unfallverlauf nach dem Anstoß können die durch Aufladen, Abwurf mit Straßenaufprall und Überrollen verursachten Verletzungen das primäre Schädigungsmuster überlagern. Das erschwert die rechtsmedizinische Verkehrsunfallrekonstruktion erheblich.

Am wichtigsten ist die Frage nach der Anfahrrichtung, speziell die Feststellung, ob der Fußgänger von rechts oder von links kommend die Fahrbahn überqueren wollte. Für die rechtliche Bewertung besteht ein Unterschied. Betritt der Fußgänger die Fahrbahn von rechts, oft zwischen parkenden Fahrzeugen hervorkommend, hat der Fahrzeugführer kaum Zeit, die Kollision zu vermeiden. Die Anstoßverletzungen entstehen an der linken Körperseite des Fußgängers. Beim Überqueren der Fahrbahn von links ergibt sich eher die Möglichkeit, durch Bremsen oder durch Ausweichen den Zusammenstoß zu verhindern. Wird der Fußgänger dennoch erfasst, erfolgt der Anprall an seine rechte Körperseite. Die Verletzung durch den Stoßfänger kann neben dem fahrzeugnahen Bein auch das andere Bein betreffen, liegt dann aber an der Innenseite. Das Verletzungsmuster im Einzelfall ist abhängig von der Schrittstellung. Auf die Bedeutung des *Messerer*-Bruchs für die Erkennung der Anfahrrichtung wurde bereits hingewiesen.

Weiterhin sind für die Verkehrsunfallrekonstruktion sowohl die Bewegungsrichtung als auch die Bewegungsart des Fußgängers zu beachten. Er kann die Fahrbahn rechtwinklig oder schräg überquert haben, gegangen oder gelaufen sein, sich unmittelbar vor der Kollision dem herannahenden Fahrzeug zugewandt oder von ihm abgewandt haben, hochgesprungen sein, sich zur Seite geworfen haben oder stehen geblieben sein. Ebenso kann er vor dem Unfall bereits auf der Fahrbahn gelegen haben. Grundsätzlich müssen bei der Rekonstruktion alle denkbaren Varianten berücksichtigt werden.

Mitunter muss festgestellt werden, ob das Anfahren von vorn oder von hinten erfolgte. Ein entsprechendes Verletzungsmuster lässt sich zur Klärung heranziehen.

Bei angefahrenen oder überrollten Fußgängern kann nach Unfallflucht eine DNS-Analyse der biologischen Spuren am später sichergestellten Unfallfahrzeug eine Individualzuordnung zum tödlich verletzten Opfer ermöglichen.

Wird eine Leiche auf der Fahrbahn gefunden, sind mehrere Versionen zu prüfen. Es kann eine Person sein, die

- eines natürlichen Todes gestorben ist (ohne oder mit nachträglichem Überrollen),
- bei einem Verkehrsunfall getötet wurde, jedoch das Unfallgeschehen aus der Spurenlage nicht sofort erkennbar ist,
- Opfer eines Tötungsdelikts wurde und anschließend zur Verschleierung auf die Fahrbahn gelegt geworden ist.

Denkbar ist auch eine Tötung mit einem Kraftfahrzeug als Tatmittel.

Manchmal werden Unfallopfer vom Unfallort entfernt, um das Geschehen zu verschleiern. Die Leichen können fernab der Fahrbahn auf Wiesen oder Feldern gefunden oder aus Gewässern geborgen werden.

1.2 Insassenunfall

Das Verletzungsmuster beim Insassenunfall ist abhängig von Sitzposition, Relativgeschwindigkeit der Insassen (bezogen auf die Fahrgastzelle), Rückhaltesystemen und anderen konstruktionsbedingten Sicherheitselementen, Kollisionstyp, Lebensalter sowie Körpergröße und Körpergewicht.

Der häufigste Kollisionstyp ist der Frontalaufprall. Die Fahrzeuginsassen werden dabei durch Teile des Fahrzeuginnenraums verletzt (Anprall, Einklemmen). Mit tödlichen Verletzungen ist bei einer Geschwindigkeitsänderung ab 25–30 km/h zu rechnen. Um die Verletzungsfolgen zu mindern, sind moderne Pkw mit Insassenrückhaltesystemen ausgestattet. Für Kinder gibt es spezielle Rückhalteeinrichtungen (sog. Kindersitze). Der Sicherheitsgurt, der die Insassen auf dem Sitz festhält, soll vor Anprallverletzungen schützen und ein Herausschleudern aus dem Fahrzeug verhindern. Die Fixierung des Körpers durch den Sicherheitsgurt bewirkt, dass die Insassen in die Fahrzeugverzögerung durch die Verformung der Fahrzeugfront einbezogen sind. Der Verzögerungsweg wird durch das Einschneiden des Gurtes in Bekleidung und Fettgewebe und durch die Gurtbanddehnung zusätzlich verlängert. Die Schutzwirkung konnte durch die Kombination von Sicherheitsgurt und Luftsack, auch Airbag genannt, erhöht werden.

Kommt die Schutzfunktion von Gurt und Airbag nicht zur Wirkung, entstehen bei den Insassen je nach Sitzposition unterschiedliche Verletzungsmuster. Typische Verletzungsfolgen am Fahrer sind:

- Brustkorbverletzungen durch Aufschlagen auf das Lenkrad (geformte Hautverletzungen, Brustbein- und Rippenbrüche, Lungenanspießungen, Herz- und Lungenprellungen, Zerreißung des Herzens, Abriss der Körperhauptschlagader),
- Kopfverletzungen durch Anprall an den Lenkradoberrand und an die Frontscheibe (Schnittwunden im Gesicht durch Glassplitter, Schädel-Hirn-Trauma),
- Knieverletzungen durch Anprall an das Armaturenbrett,
- Sprunggelenk- und Fußverletzungen durch Abstützen,
- indirekte Hüftgelenksverletzungen durch eingestauchte Oberschenkelknochen und Oberschenkelknochenbrüche,
- Schleuderverletzungen an der Wirbelsäule, vorwiegend an der unteren Halswirbelsäule mit Verletzung des Rückenmarks und seltener an der unteren Lendenwirbelsäule.

Das Verletzungsmuster des Beifahrers ähnelt dem des Fahrers. Es fehlen jedoch die Verletzungen durch den Lenkradaufschlag. Stattdessen erfolgt auf der Beifahrerseite ein Aufprall auf das gepolsterte Armaturenbrett. Dementsprechend ist das Ausmaß der Brustkorbverletzungen geringer als auf der Fahrerseite. Andererseits entstehen auf der Beifahrerseite schwerere Kopfverletzungen, weil die Abbremsung durch das Lenkrad fehlt.

Bei einer Frontalkollision werden die Mitfahrer auf den Rücksitzen nach vorn oben geschleudert und dadurch verletzt. Zugleich können sie den vor ihnen sitzenden Fahrer und Beifahrer gefährden.

Vor Einführung von Seitenaufprallschutz und Seitenairbag waren die Insassen bei einer Seitenkollision vor allem auf der Aufprallseite stark gefährdet, weil eine Knautschzone nahezu vollständig fehlt. Auch Sicherheitsgurt und Frontairbag schützen beim Seitenaufprall nicht. Die Folge sind schwere Verletzungen von Knochen und inneren Organen. Im Allgemeinen ist die Aufprallseite stärker betroffen, beim Fahrer die linke und beim Beifahrer die rechte Körperseite. Das Verletzungsmuster der Mitfahrer auf dem Rücksitz entspricht ihrer Sitzposition.

Die Insassen auf der Aufprallseite werden hauptsächlich durch die Tür und andere Seitenstrukturen geschädigt. Es entstehen Schädel-, Arm-, Rippen-, Becken- und Beinbrüche sowie Verletzungen von Lungen, Leber oder Milz und Nieren. Auf der stoßfernen Seite erleiden die Insassen vorrangig Kopf- und Gliedmaßenverletzungen.

Beim Heckaufprall wird zunächst der Rumpf der Fahrzeuginsassen gegen die Sitzlehne gepresst, während der Kopf zurückschleudert. Kommt das Fahrzeug zum Stillstand, folgt eine Vorwärtsbewegung des Kopfes. Dieser Mechanismus wird als Schleudertrauma bezeichnet. Schwere Schleuderverletzungen der Halswirbelsäule entstehen dann, wenn Kopfstützen fehlen oder aber nicht angemessen eingestellt sind. Als Folgen finden sich an der Halswirbelsäule Zerrung oder Einriss des vorderen Längsbandes, Bandscheibeneinrisse und selten auch Stauchungsbrüche der Dornfortsätze der Halswirbel. Weiterhin kann es zu Mitverletzungen des Rückenmarks und der Wirbelschlagadern kommen. Erfolgt auch die Vorwärtsbewegung von Kopf und Rumpf ungebremst, führt das zu einem Aufprall auf Lenkrad, Armaturenbrett und Frontscheibe mit entsprechenden Verletzungen. Die Folgen der Vorwärtsbewegung werden durch einen Sicherheitsgurt gemindert. Bewährt hat sich der Dreipunktgurt mit Aufrollvorrichtung (Automatikgurt). Durch einen Gurtstraffer wird der Sicherheitsgurt im Gefahrenmoment gestrafft, sodass der Insasse nicht in den losen Gurt fällt.

Mit zunehmender Geschwindigkeit nimmt die Schutzwirkung der Rückhaltesysteme ab. Das hat mehrere Gründe. Zum einen werden die mechanischen Belastungsgrenzen der Knochen und der inneren Organe überschritten, und zum anderen können durch eine starke Verformung der Fahrgastzelle einzelne Teile gegen den Körper vorgetrieben werden.

Bei angelegtem Sicherheitsgurt, ausreichender Kollisionsenergie und nicht zu dicker Bekleidung entsteht während einer Frontalkollision eine bandförmige Hautabschürfung oder -unterblutung, die etwa der Gurtbreite und dem Gurtverlauf diagonal über den Brustkorb und quer über den Unterbauch entspricht (sog. Gurtmarke). Unter dem Gurt kann körpernah getragene Kleidung Hautblutungen als Textilabdruckspur hinterlassen. Im Bereich der Gurtmarke treten bei höheren Geschwindigkeiten zunehmend Rippenserienbrüche auf, die ebenfalls dem Gurtverlauf entsprechend angeordnet sind. Schwere Frontalkollisionen führen zu Verletzungen innerer Organe, die von oberflächlichen Einrissen der Leber (Fahrerseite) und Milz (Beifahrerseite) über Herz- und Lungenprellungen bis zu Zerreißungen von Herz und Körperhauptschlagader bei hohen Geschwindigkeiten reichen können. Unter einer starken Kollisionswucht entstehen Verletzungsmuster, die sich hinsichtlich der Schwere nicht mehr eindeutig von dem Verletzungsbild nicht angegurteter Fahrzeuginsassen unterscheiden.

Bei hohen Geschwindigkeitsänderungen kann es stellenweise zu thermisch bedingten Verschmelzungen zwischen der Gurtinnenseite und der Oberbekleidung kommen. Solche Anschmelzspuren sind auch an anderen Stellen des Fahrzeuginneren möglich, wo Kleidungsstücke unter hohem Druck über Kunststoffoberflächen reiben.

Ein Frontairbag soll Fahrer und Beifahrer (zweiter Airbag) vor dem Aufprall auf das Lenkrad bzw. Armaturenbrett schützen. Der Airbag kann allerdings bei einer Kollision nur dann optimal wirken, wenn zum Unfallzeitpunkt die in normaler Haltung sitzenden Insassen mit dem vollständig entfalteten Airbag zusammentreffen. Dagegen können Körperpartien von Personen in irregulärer Sitzhaltung (out of position) bereits in der Entfaltungsphase vom Airbag getroffen und dadurch verletzt werden. Eine erhöhte Wahrscheinlichkeit, sich zum Unfallzeitpunkt in einer solchen Haltung zu befinden, besteht bei nicht angegurteten Insassen. Besonders für den Beifahrerplatz mit Airbag ist diese spezielle Problematik gegeben. So kann der Griff in das Handschuhfach oder nach Gegenständen im Fußraum den Beifahrer in den Entfaltungsbereich des Airbags bringen. Ganz selten werden Personen, die den Sicherheitsgurt nicht angelegt haben, von der Plastikabdeckung des sich entfaltenden Airbags verletzt.

Die typischen Verletzungsmuster bei Frontal-, Seiten- und Heckkollision werden durch Fahrzeugüberschlag, Umstürzen, Drehen, Schleudern und Zwischenkollisionen teilweise erheblich verändert. Ebenso sind durch Herausschleudern von Insassen, unter Umständen mit nachfolgendem Überrollen, zusätzliche Verletzungen möglich. Im Zusammenhang mit Insassenunfällen können ein Fahrzeugbrand oder ein Hineingeraten in ein Gewässer zum tödlichen Ausgang führen.

Bei toten Pkw-Insassen ist eine gerichtliche Leichenöffnung erforderlich. Im Ergebnis sollen geklärt werden:

- Todesursache und Todesart,
- Sitzverteilung der Insassen im Fahrzeug,
- Beeinflussung durch Alkohol, Medikamente oder Drogen.

Versterben Personen, die durch eine Erbfolge verbunden sind, kann die Feststellung der Todeszeit von Bedeutung sein.

Weitaus am häufigsten ist der Tod von Pkw-Insassen unfallbedingt. Nur selten ergibt die Leichenöffnung, dass der Betroffene eines natürlichen Todes gestorben ist (z. B. Herzkrankheit, Schlaganfall). Eine plötzliche Bewusstseinsstörung durch Erkrankungen (z. B. Herzrhythmusstörungen, Stoffwechselentgleisungen, Anfallsleiden) kann dazu führen, dass der Fahrer die Kontrolle über das Fahrzeug verliert.

Der Pkw wird auch als Suizidmittel benutzt, beispielsweise durch Frontalkollision mit massiven Hindernissen oder durch Hineinsteuern in ein Gewässer. Ein zuverlässiger Nachweis der Selbsttötung ist aufgrund des Hergangs und der Obduktionsbefunde kaum zu führen. Entscheidend für die Aufklärung der Sachlage sind Abschiedszeilen oder andere Aufzeichnungen, in denen die Suizidabsicht dokumentiert ist.

Vereinzelt wird versucht, ein Tötungsdelikt als Verkehrsunfall zu verschleiern. Unter diesem Aspekt sind besonders ausgebrannte, versenkte oder abgestürzte Fahrzeuge beachtenswert. Inwieweit die Aufdeckung einer Tötung durch Abdrängen von der Fahrbahn gelingt, hängt von der Beweislage (Spuren, Zeugen) ab.

Die Frage nach der Sitzverteilung der Fahrzeuginsassen erlangt dann forensische Bedeutung, wenn einer der Insassen tödlich verletzt worden ist und der Fahrer die typische Schutzbehauptung vorbringt, dass der beim Unfall getötete Mitfahrer am Steuer gesessen habe.

Von den erlittenen Verletzungen erlaubt insbesondere die Gurtmarke eine Unterscheidung von Fahrer und Beifahrer. Dazu müssen aber beide Frontinsassen rechtsmedizinisch untersucht werden. Entsprechend der Sitzposition auf der linken Seite verläuft beim Fahrer die Gurtmarke diagonal von links oben nach rechts unten über die Brustwand.

Da Gurtanlegepflicht besteht, kann sich zur Klärung der Schuldverhältnisse für den Unfallgegner die Frage ergeben, ob der tödlich Verletzte den Gurt angelegt hatte. Diese Fragestellung resultiert aus der Überlegung, inwieweit der tödliche Ausgang durch den angelegten Sicherheitsgurt hätte verhindert werden können.

Folglich ist eine Gurtmarke bedeutsam

- als Zeichen dafür, dass zum Unfallzeitpunkt ein Gurt angelegt war,
- als Hinweis darauf, dass es beim Unfall zu einer starken Verzögerung in frontaler Richtung gekommen ist, und
- als Indiz für eine bestimmte Sitzverteilung im Fahrzeug.

Neben der Gurtmarke lassen sich biologische Spuren im Fahrzeuginneren zur Feststellung der Sitzposition heranziehen. Je nach Schwere der Verletzungen kann der Anstoß des Kopfes Hautzellen, Haare, Blut, Knochensplitter oder Hirngewebe hinterlassen. Typische Kontaktstellen sind Sonnenblende, Frontscheibe und Airbag. Darüber hinaus können auf dem ausgelösten Airbag Speichelspuren zu finden sein. Eine DNS-Analyse der biologischen Spuren ermöglicht die Zuordnung der Verletzten zum Sitzplatz.

Mitunter lassen frische Antragungen von Schminke am Airbag auf die Sitzposition schließen.

1.3 Zweiradunfall

Die Benutzer einspuriger Kraftfahrzeuge (Krafträder, Kleinkrafträder und Fahrräder mit Hilfsmotor) sind einem höheren Verletzungsrisiko ausgesetzt als Pkw-Insassen, weil Knautschzonen weitgehend fehlen. In Abhängigkeit von der Unfallsituation können die Verletzungsmuster bei Fahrer und Sozius außerordentlich variabel sein.

Häufige Unfallarten sind Alleinunfälle (Sturz durch seitliches Wegrutschen; Sturz mit nachfolgendem Körperanstoß gegen ein Hindernis, z. B. Bordsteinkante oder Leitplanke; Kollision mit Hindernis, z. B. Baum oder Mast) und Kollisionen mit anderen Fahrzeugen, insbesondere mit Pkw im Front- oder Seitenbereich. Ein frontaler Anprall führt zum Ausheben des Zweiradfahrers aus dem Sitz mit Schleudern über den Lenker in Fahrtrichtung. Eine Anstoßverletzung am Körper fehlt, wenn der direkte Anstoß am Zweirad erfolgte.

Die meisten tödlichen Verletzungen bei Zweiradfahrern sind Schädel-Hirn-Traumen durch Anprallen an ein Kollisionsobjekt (z. B. beteiligtes Unfallfahrzeug), gefolgt von Verletzungen der Brust- und Bauchorgane. Der Straßenaufprall und die mehr oder weniger lange Rutschphase sind ohne Kontakt mit einem Hindernis eher ungefährlich. Durch Helmbenutzung lassen sich Anzahl und Schwere von Kopfverletzungen erheblich reduzieren.

Typische Verletzungen von Zweiradfahrern sind Prellungen, Abschürfungen und Frakturen der Gliedmaßen im Bereich der Knie- und Ellenbogenregion. Das Tragen von Schutzkleidung mit Protektoren über den besonders gefährdeten Gelenken verringert das Verletzungsrisiko.

Zu Dehnungsrissen in der Leistenbeuge kann es bei Zweiradfahrern kommen, wenn sie mit abgespreiztem Oberschenkel an ein Hindernis prallen und dadurch eine übermäßige Zerrung im Hüftgelenk auftritt.

Beim Mitfahrer finden sich ähnliche Verletzungen wie beim Fahrer, vereinzelt zusätzlich Verbrennungen an der Unterschenkelinnenseite durch das heiße Auspuffrohr.

Gelegentlich ergibt sich bei Motorradunfällen die Frage, wer gefahren ist. Zur Klärung können geformte Prellmarken (z. B. Abdruckspuren der Zylinderkühlrippen), Verletzungen im Schrittbereich (sog. Tankverletzung) und Faseranschmelzungen von der Oberbekleidung am Sitz herangezogen werden.

Ob zum Zeitpunkt des Kopfanstoßes ein Schutzhelm getragen wurde oder nicht, lässt sich problemlos feststellen, wenn der Verletzte nach dem Unfall den Helm noch auf dem Kopf trägt. Ist der Kopf frei, kann es sein, dass kein Schutzhelm getragen wurde, beim Unfall der Helm vor dem Kopfanstoß abgeschleudert wurde (Kinnriemen nicht geschlossen, mangelnde Passform) oder bei der Hilfeleistung nach dem Unfall der Helm entfernt wurde.

Steht eine Helmbenutzung in Frage, können typische Verletzungen Hinweise geben. Das sind Unterblutungen oder Abschürfungen der Haut in Gestalt des Helmrandes und des Visierausschnitts sowie eine Abdruckmarke des Kinnriemens. Zudem finden sich Anstoßstellen am Helm, während Schürfung oder Prellung am Kopf fehlen.

Tödliche Unfälle von Radfahrern werden oft von Kraftfahrzeugen durch Anfahren oder durch Erfassen beim Überholen verursacht. Ebenfalls häufig sind Abbiege- und Kreuzungsunfälle mit großen Kraftfahrzeugen, bei denen ein Radfahrer auf der rechten Seite übersehen und überrollt wird.

Wenn der Anstoß an das Fahrrad von hinten erfolgt und dadurch der Sattel zwischen den Oberschenkeln nach vorn gestoßen wird, entstehen die typischen Sattelverletzungen. Das sind Unterblutungen im Schrittbereich, unter Umständen mit Beteiligung von Hoden und Hodensack.

Schwere Verletzungen innerer Organe (Leber, Milz) können durch die Lenksäule oder Lenkstange verursacht werden. Die Gefahr einer Hirnverletzung lässt sich durch Tragen eines Schutzhelms vermindern.

Bei Unfällen mit Elektro-Tretrollern können der Fahrer wie auch andere Verkehrsteilnehmer verletzt werden. Für den Fahrer steht die Sturzgefahr im Vordergrund, aber auch die Kollision mit einem Kraftfahrzeug kann schwerwiegende Folgen haben. Mögliche Verletzungen durch Hinstürzen bei der verhältnismäßig hohen Fahrgeschwindigkeit reichen von einfachen Prellungen und Hautwunden über operationsbedürftige Knochenbrüche bis zu schweren Schädel-Hirn-Traumen. Ernsthafte Kopfverletzungen entstehen vor allem dann, wenn kein Schutzhelm getragen wird. Von den Fußgängern sind speziell kleine Kinder, Menschen mit Behinderungen und alte Menschen gefährdet. Sie können möglicherweise nicht so schnell wie nötig auf einen herannahenden Roller reagieren und werden dadurch angefahren oder zu Fall gebracht.

2. Bahnverkehr

Unter dem Begriff Bahnverkehr werden der Schienenbahn- und der Schwebebahnverkehr zusammengefasst. Aus ganz unterschiedlichen Gründen kommt es im Zusammenhang mit dem Betrieb von schienengebundenen Fahrzeugen immer wieder zu tödlichen Unfällen. Das gilt für die Eisenbahn genauso wie für die städtischen Massenverkehrsmittel (Straßenbahn, S-Bahn, U-Bahn). Bei Luftseilbahnen sind Unfälle durch Absturz mit tödlich verletzten Personen möglich.

Kennzeichnend für Unfälle mit Schienenfahrzeugen ist die Schwere der Verletzungen, die durch die große Fahrzeugmasse und die mitunter hohe Geschwindigkeit bewirkt wird. Die Unfallursachen konzentrieren sich auf den unbefugten Aufenthalt im Gleisbereich (nicht selten Kinder), vorschriftswidriges Überqueren von Bahnübergängen und Herausfallen während der Fahrt.

Kriminalistisch wie rechtsmedizinisch kann die sog. Bahnleiche außerordentlich problemreich sein. Besonders ein hoher Zerstörungsgrad des Körpers und die Ausdehnung des Ereignisortes über einen längeren Streckenabschnitt erschweren eindeutige Aussagen zum Ablauf des Geschehens. Die typische Ausgangssituation ist die Auffindung einer mehr oder weniger stark zerstückelten und verschmutzten Leiche im Gleisbereich. Dabei erhebt sich regelmäßig und zwangsläufig die Frage, ob es sich um einen Unfall, eine Selbsttötung, ein Tötungsdelikt oder eine Verschleierung handelt. Keine dieser Versionen darf von vornherein ausgeschlossen werden.

Bei Todesfällen auf dem Gleiskörper bereiten solche Unfälle kaum kriminalistische Probleme, die während beruflicher Tätigkeit des Bahnpersonals eingetreten sind, beispielsweise Einklemmen zwischen Puffern beim Rangieren, Überrollen bei Arbeiten an der Strecke und Stromtodesfälle. Durch die Dienst- bzw. Arbeitsbekleidung des Betroffenen, die Spurenlage am Unfallort und die Anwesenheit von Zeugen lässt sich der Sachverhalt fast immer aufklären.

Unter den vielfältigen, von Schienenfahrzeugen verursachten Verletzungen gibt es nur wenige charakteristische Einzelbefunde. Dazu gehören die Pufferverletzungen, die meist Brust, Bauch und Becken betreffen. Wenn es sich um ein Einklemmen des Brustkorbs handelt, treten typische Stauungszeichen auf (*Perthes*-Druckstauung). Auf der Bekleidung und auf der Haut des Rumpfes können deutliche Pufferabdrücke erkennbar sein.

Beim Aufenthalt zwischen den Schienen wird die Person vom vorangehenden Teil des Zuges getroffen, und ein nachfolgendes Überrollen führt zur weitgehenden Zerstörung des Körpers. Hierbei entsteht eine Vielzahl von Verletzungen, wobei der Rumpf durchtrennt und Körperteile abgefahren werden können. An den Durchtrennungsstellen finden sich neben breiten Schürfsäumen auch Anhaftungen von Öl, Schmiere und manchmal Rostauflagerungen vom Schienenkopf. Durch das Schotterbett entstehen beim wiederholten Aufschlagen, Mitschleifen und Kullern zusätzliche Verletzungen in Form von vielfachen, dicht stehenden Hautabschürfungen.

Mitgeführte Gegenstände, zerfetzte Kleidungsstücke und Leichenteile können über eine lange Strecke auf und neben dem Gleiskörper verstreut liegen. Mitunter werden die Schuhe von den Füßen gerissen und finden sich an anderer Stelle als die dazugehörigen Leichenteile. Je nach Gleisanlage und Zugfolge ist sogar ein mehrmaliges Überrollen möglich. Weniger ausgedehnte Verletzungen entstehen, wenn die Person nur gestreift und seitlich weggeschleudert wird.

Durch Aussagen des Triebfahrzeugführers oder durch Spuren an dem Zug, der den Ereignisort zu einem bestimmten Zeitpunkt passiert hat, lässt sich manchmal die Vorfallszeit exakt bestimmen. Gewisse Rückschlüsse auf die Anfahrposition kann die Verteilung der Spuren (Blut, Haare, Gewebsteilchen, Textilfasern) am vorangehenden Teil des Zuges liefern. Für die Feststellung, ob der Gleiskörper betreten wurde, eignen sich Eisenteilchen an den Schuhsohlen.

Wenn Personen aus einem fahrenden Zug fallen, bestimmen die schweren Sturzverletzungen das Bild. An der Leiche finden sich meist vielfache Hautabschürfungen, Knochenbrüche und Organverletzungen.

Tödlich endet gelegentlich das als Mutprobe praktizierte sog. Bahnsurfen. Vor allem Jugendliche springen oder klettern auf einen Zug, um an der Außenseite oder auf dem Dach mitzufahren. Sie verunglücken, weil sie von einem Mast der Strom- oder Signalanlage abgestreift werden, gegen eine Brücke oder Tunneleinfahrt prallen oder den Halt verlieren und vom Wagen abstürzen. Auch zu Stromtodesfällen ist es gekommen.

Der Zusammenstoß zweier Züge (z. B. infolge falsch gestellter Weiche) und das Entgleisen von Schienenfahrzeugen (z. B. durch Schäden am Fahrwerk oder an der Gleisanlage, durch falsche Beladeweise, bei Hindernissen auf den Schienen) kann bei hohen Geschwindigkeiten zu tödlichen Verletzungen von Zuginsassen führen. Es überwiegen die Folgen stumpfer und stumpfkantiger Gewalt mit vielfachen Knochenbrüchen und Verletzungen innerer Organe. Besondere Verletzungssituationen ergeben sich durch Quetschen und durch Einklemmen. Eine solche Gewalteinwirkung kann direkt zum Tod führen oder dadurch tödlich enden, weil die Bergung verletzter Insassen erschwert ist.

An Bahnübergängen geschehen mitunter tödliche Unfälle durch Kollision eines Kraftfahrzeugs mit einem Schienenfahrzeug (z. B. infolge Missachtung der Sicherungsanlagen). Das Ausmaß der Folgen hängt von der Unfallsituation ab und ist besonders groß, wenn ein Bus oder ein Gefahrguttransporter mit dem Zug zusammenstößt.

Häufiger als die Unfälle sind die Selbsttötungen durch Schienenfahrzeuge. Bevorzugt stürzen sich die Suizidenten vor den Zug. Um überrollt zu werden, springen sie im Bahnhofsbereich vor den einfahrenden Zug oder von einer Brücke auf freier Strecke. Andere legen sich meist quer und in Bauchlage auf das Gleis oder warten hockend, sitzend oder stehend auf den herannahenden Zug.

Eine seltener gewordene Suizidsituation ist das Legen des Halses auf eine Schiene. Dabei kann der Hals durch die Eisenbahnräder vollständig durchtrennt werden. Die Haut oberhalb und unterhalb der Durchtrennungsstelle weist häufig Abschürfungen und Dehnungsrisse auf. Ebenso kann der Hals als Hautschlauch erhalten bleiben. Während die Halshaut aufgrund ihrer hohen Elastizität trotz des Überrollens von den Rädern nicht durchtrennt wird, sind Halsweichteile und Halswirbelsäule zermalmt.

Bei Todesfällen im Gleisbereich kann es sich, wenn auch selten, um Tötungsdelikte handeln. Das Töten durch Überrollenlassen setzt allerdings voraus, dass das Opfer zuvor in einen wehrlosen oder bewusstlosen Zustand versetzt wurde, es sei denn, der Angriff erfolgt plötzlich und der Täter stößt sein Opfer vor den fahrenden Zug.

Weiterhin ist es möglich, dass ein Täter das Überrollenlassen als Verschleierungshandlung wählt. Die angestrebte, möglichst weitgehende Zerstörung des Körpers soll die Todesursache verdecken und die Identifizierung erschweren.

Eine Leichenöffnung ist notwendig, um zunächst zu klären, ob der Betroffene lebend oder tot auf den Gleiskörper gelangte. Es muss auch der Versuch unternommen werden, die Anstoßstelle am Körper nachzuweisen. Das Hauptaugenmerk müssen die Obduzenten auf die Kopf-Hals-Region richten, wo nach Verletzungen zu suchen ist, die sich nicht durch die Einwirkung eines Schienenfahrzeugs erklären lassen. Insbesondere ist auf Befunde zu achten, die durch einen vorausgegangenen Angriff auf den Hals entstanden sein können. Grundsätzlich kommen auch alle anderen Arten der Gewalteinwirkung als Tötungsmittel in Betracht (z. B. Schuss, Stich, Schnitt, vorausgegangener Verkehrsunfall). Ebenso ist nach Spuren einer tätlichen Auseinandersetzung unmittelbar vor dem Tod zu suchen (Zahnkonturabdrücke durch Faustschlag, Abwehrverletzungen an den Unterarmen, Griffspuren an den Oberarmen).

Die Version eines Suizids wird gestützt durch zusätzliche, auf eine Selbsttötung hinweisende Verletzungen, wie frische Pulsaderschnitte oder Pulsaderschnittnarben. Unerlässlich sind toxikologisch-chemische Analysen zum Ausschluss oder Nachweis einer Beeinflussung durch Alkohol oder andere Substanzen (Medikamente, Drogen).

Der Erfolg der kriminalistischen Untersuchung hängt wesentlich vom Zusammenwirken zwischen Ermittlungsbeamten und Rechtsmedizinern ab. Dennoch wird es Fälle geben, bei denen eine sichere Unterscheidung zwischen Unfall und Suizid nicht gelingt oder der Verdacht eines Tötungsdelikts nicht hinreichend ausgeräumt werden kann.

3. Luftverkehr

Als Luftverkehr gilt jede Benutzung des Luftraums durch Luftfahrzeuge. Zu den Luftfahrzeugen gehören als größte Gruppe die Flugzeuge, weiterhin Hubschrauber, Luftschiffe, Segelflugzeuge, Motorsegler, Ballone, Rettungsfallschirme, Flugmodelle und Luftsportgeräte. Ebenfalls als Luftfahrzeuge gelten unbemannte Fluggeräte („Drohnen“), die nicht zu Zwecken des Sports oder der Freizeitgestaltung betrieben werden. Wird ein Fluggerät privat, d. h. für Sport oder Freizeit eingesetzt, handelt es sich luftrechtlich um ein Flugmodell.

Ein Flugunfall ist ein Ereignis bei Start, Flug oder Landung eines Luftfahrzeugs, bei dem eine oder mehrere Personen schwer verletzt oder getötet worden sind, ein Luftfahrzeug einen Schaden erlitten oder einen schweren Fremdschaden verursacht hat. Die weitaus meisten Flugunfälle (rund 85 %) ereignen sich während der Start- und

Landephase. Andere sind zurückzuführen auf den Anprall an ein Hindernis (Bergmassiv, Bauwerk) oder einen Zusammenstoß von Luftfahrzeugen während des Fluges.

Rechtsmedizinische Bedeutung haben Flugunfälle mit tödlich Verletzten. Entscheidend für das Verletzungsausmaß sind die Geschwindigkeit und der Winkel beim Aufprall. Bei hoher Geschwindigkeit und steilem Auftreffwinkel entstehen schwerste Verletzungen des gesamten Körpers mit Zermalmung und Zerstückelung, die zum sofortigen Tod führen. Aber auch in anderen Fällen sind schwere und tödliche Verletzungen möglich. Gerät das Flugzeug nach dem Aufprall in Brand, so können Überlebende durch die Hitze oder durch das Einatmen giftiger Gase und Dämpfe (z. B. Kohlenmonoxid, Cyanverbindungen) versterben. Beim Sturz ins Wasser kann als Todesursache das Ertrinken hinzukommen.

Nach dem Absturz eines kleinen Flugzeugs aus geringer Höhe ähnelt das Verletzungsmuster dem nach Frontalkollision eines Pkw bei hoher Geschwindigkeit.

Bei Flugunfällen müssen unterschiedliche Dienststellen und Einrichtungen koordiniert zusammenwirken. Die Aufgaben des Rechtsmediziners sind:

- Mitwirkung bei der Leichenidentifizierung,
- Feststellung der Todesursache,
- Beteiligung an der Rekonstruktion des Unfallgeschehens.

Als polizeiliche Aufgaben ergeben sich:

- Maßnahmen der Gefahrenabwehr,
- Erforschung strafbarer Handlungen (einschließlich der Beweissicherung),
- Einleitung von Todesermittlungsverfahren,
- Identifizierung unbekannter Toter,
- Bearbeitung von Vermisstensachen.

Die Untersuchungen zur Aufklärung von Ursache, Verlauf und Folgen des Unfalls werden von der Bundesstelle für Flugunfalluntersuchung (BFU) vorgenommen. Staatsanwaltschaftliche Aufgaben bleiben davon unberührt. Die Bundeswehr führt bei Flugunfällen ihrer Militärmaschinen die Untersuchungen in eigener Zuständigkeit durch (General Flugsicherheit in der Bundeswehr).

Mit etwa 80 % steht das menschliche Versagen als überwiegende oder alleinige Ursache von Flugunfällen im Vordergrund. Von rechtsmedizinischer Seite muss geklärt werden, inwieweit eine Erkrankung und/oder eine medikamentöse oder toxische Beeinflussung der Flugzeugbesatzung den Unfall verursacht hat. Sämtliche Faktoren, hinter denen sich eine Unfallursache verbergen kann, lassen sich zum 5-M-System zusammenfassen (Mensch – Maschine – Milieu – Management – Mission).

Neben diesen Unfallursachen können auch kriminelle Eingriffe in den Luftverkehr (z. B. Flugzeugentführung) zu Schadensereignissen mit Verletzten und Toten führen. Dabei kommen der Gebrauch von Schusswaffen und anderen gefährlichen Gegenständen, das Herbeiführen einer Explosion und die Brandlegung vor. Auch Manipulationen am Fallschirm können einen tödlichen Absturz verursachen.

Das Herbeiführen eines tödlich endenden Zwischenfalls in suizidaler Absicht durch einen Piloten oder durch einen Fallschirmspringer stellt eine große Ausnahme dar. Ebenso ist es ungewöhnlich, dass ein Flugzeuginsasse seine Suizidabsicht durch Tötung des Piloten während des Fluges (Stich, Schuss) verwirklicht.

4. Schiffsverkehr

Zum Schiffsverkehr gehören die Seeschifffahrt ebenso wie die Küsten- und Binnenschifffahrt. Besondere Beachtung in der Öffentlichkeit finden Untergänge von Passagierschiffen und Fähren mit einer Vielzahl von Toten. Das Sinken eines Wasserfahrzeugs setzt ein Ereignis voraus, das zum Eindringen von Wasser führt. Es kann sich beispielsweise um die Kollision mit einem anderen Schiff oder mit einem Unterwasserhindernis handeln. Als weitere Schadensursache ist die Alterung der Konstruktion zu berücksichtigen, wobei insbesondere Korrosion und Materialermüdung eine große Bedeutung haben. Brände und Explosionen an Bord verursachen nicht selten schwere Schäden am Schiffskörper mit Wassereinbruch oder Beschädigungen der Antriebsanlage, die eine Manövrierunfähigkeit nach sich ziehen. Auch ein Kentern infolge übermäßiger, ungleicher Belastung kann das Sinken eines Wasserfahrzeugs auslösen (Fährunglücke).

Die Opfer von Seeunfällen sind vielfältigen Gefahren ausgesetzt. Je nach Art des Schadensereignisses können sofortige Todesfälle durch Ertrinken, stumpfe Gewalteinwirkung oder Brandfolgen eintreten. Gelingt es, das sinkende Schiff zu verlassen, sind die Schiffbrüchigen häufig durch kaltes Wasser, Nässe, Wind und körperliche Beanspruchung extremen Belastungen ausgesetzt. Tritt der Tod nicht bereits nach dem Sprung in das kalte Wasser ein (Immersionsschock), entwickelt sich rasch eine allgemeine Unterkühlung mit baldigem Todeseintritt. Zum Tod führen können auch der Flüssigkeitsmangel und das Hungern. Anhaltendes Erbrechen durch Seekrankheit auf Rettungsinseln, auf Kleinstschlauchbooten und in Überlebensanzügen verursacht einen erhöhten Flüssigkeits- und Elektrolytverlust. Das Trinken von Seewasser ist tödlich. Es führt zu Elektrolytverschiebungen und in der Folge zu Erregungsleitungsstörungen im Herzen und im Zentralnervensystem.

Bei Großunfällen auf See besteht die komplizierte Aufgabe der Identifizierung aus dem Wasser geborgener Leichen. Erschwert werden die Untersuchungen hauptsächlich durch eine große Anzahl von Opfern und durch fortgeschrittene Leichenveränderungen.

Nicht immer ist das Sinken eines Wasserfahrzeugs unfallbedingt. Vereinzelt werden seetüchtige Segel- oder Motorboote versenkt, um ein Tötungsdelikt durch Vortäuschen eines Unfalls zu verschleiern.

XIII. Körperliche Untersuchung lebender Personen

Die körperliche Untersuchung geschädigter Personen im Rahmen kriminalistischer Ermittlungen ist eine ärztliche Aufgabe und erfolgt auf Anordnung der Strafverfolgungsbehörden (§§ 81a, 81c StPO). Der untersuchende Arzt wird als Sachverständiger tätig, und demzufolge unterliegen seine Feststellungen für das Gutachten nicht der ärztlichen Schweigepflicht.

Naturgemäß verfügen die Ärzte in Praxen und in Krankenhäusern nur selten über die einschlägigen Kenntnisse und Erfahrungen, um eine forensisch verwertbare Befunderhebung und Befundbeurteilung sowie eine sachgerechte Spurensicherung zu gewährleisten. Deshalb sollte die körperliche Untersuchung und Begutachtung lebender Personen im Strafverfahren dem Rechtsmediziner übertragen werden. Häufige Anlässe sind Gewalteinwirkungen von fremder Hand, insbesondere Sexualdelikte und Kindesmisshandlungen, weiterhin Selbstbeschädigungen sowie fragliche Angaben zum Lebensalter einer Person.

Die Untersuchungsergebnisse sind wesentlich für die Hergangsrekonstruktion, die Erkennung verwendeter Tatwerkzeuge und die Eingrenzung der Tatzeit. Bei speziellen Fragestellungen müssen nicht selten andere Fachärzte, wie Frauenarzt oder Kinderarzt, hinzugezogen werden. Die zusammenfassende Beurteilung aller Untersuchungsbefunde, einschließlich der Ergebnisse spezieller Untersuchungen aus anderen medizinischen Fachgebieten, ist Aufgabe des Rechtsmediziners.

Bei Verletzungen, die ärztlich versorgt werden mussten, findet der Rechtsmediziner keine unveränderte Spurenlage vor. Aus verständlichen Gründen treten für den behandelnden Arzt Spurensicherung und Befunddokumentation unter forensischen Gesichtspunkten gegenüber dringlichen medizinischen Maßnahmen in den Hintergrund. Dem Rechtsmediziner bleibt die schwierige Aufgabe, gemeinsam mit dem behandelnden Arzt, soweit wie möglich, das ursprüngliche Spurenbild zu rekonstruieren.

Der Beweiswert einer körperlichen Untersuchung ist maßgeblich von der Zeitdifferenz zwischen Tat und Befunderhebung abhängig. Nicht nur durch die medizinische Versorgung, sondern auch durch Heilungsvorgänge kann das Spurenbild verändert, abgeschwächt oder verschwunden sein. Deshalb sind rasche Entscheidungen über die Durchführung einer körperlichen Untersuchung notwendig. Zu den Spätfolgen von Verletzungen kann allerdings erst nach einem gewissen Zeitraum eine gutachtliche Stellungnahme abgegeben werden.

1. Ärztliche Untersuchungsmethoden

Eine körperliche Untersuchung lebender Personen im Strafverfahren ist eine Ganzkörperuntersuchung, bei der keine Körperregion ausgelassen wird. Es empfiehlt sich, eine festgelegte Reihenfolge im Untersuchungsablauf einzuhalten: Kopf (einschließlich Mundhöhle), Hals, Schultern, Brust, Rücken, Arme, Hände, Bauch, äußere Geschlechtsorgane, Hüften, Gesäß (einschließlich Afterregion), Beine und Füße.

Die Ganzkörperuntersuchung erfolgt bei guter Beleuchtung. Als Hilfsmittel ist eine Lupe unverzichtbar. Zur Messung werden ein Lineal oder ein Bandmaß benötigt.

Zunächst verschafft man sich einen Gesamteindruck über den Allgemein- und Ernährungs- bzw. Pflegezustand. Bei der körperlichen Untersuchung werden sämtliche Verletzungen und alle krankhaften Befunde erfasst. Jede Verletzung ist hinsichtlich Art, Größe, Form, Farbe und Lokalisation zu beschreiben. Weiterhin soll der vermutliche Entstehungszeitpunkt eingeschätzt werden. Zu erfragen sind verletzungsbedingte Beschwerden. Bestimmte Funktionsstörungen (z. B. Schluckbeschwerden, Lähmungserscheinungen) erfordern eine zusätzliche Untersuchung und Begutachtung durch den entsprechenden Facharzt.

Die Untersuchungsergebnisse werden grundsätzlich schriftlich festgehalten. Auch kleinere Befunde, die medizinisch bedeutungslos sind, müssen für die forensische Beurteilung dokumentiert werden. Bewährt hat sich die zusätzliche Verwendung eines Körperschemas, in das einzelne Befunde zur Verdeutlichung eingetragen werden können. Neben solchen Skizzen muss selbstverständlich stets eine fotografische Befunddokumentation erfolgen.

Auch das Fehlen von Veränderungen (Verletzungen, Verschmutzungen) ist von Bedeutung und ebenso zu dokumentieren. Dabei geht es um solche Befunde, die aufgrund des ermittelten Hergangs nach rechtsmedizinischen Erfahrungen zu erwarten wären. Ergeben sich Widersprüche zum bekannt gewordenen Geschehensablauf, muss weiter ermittelt werden. Im Einzelfall können fehlende Befunde auf die Vortäuschung einer Straftat hinweisen.

Bei der Ganzkörperuntersuchung werden nicht nur Verletzungen festgestellt, sondern es sind auch andere Spuren am Körper zu sichern. Vorsorglich kann Vergleichsmaterial entnommen werden. Welche Untersuchungsmaterialien zu Vergleichszwecken konkret benötigt werden, ist dem untersuchenden Arzt mitzuteilen. Über die Anforderungen an eine sachgerechte Sicherung von Spuren und Vergleichsmaterial sollte der Ermittlungsbeamte stets aktuell informiert sein. Von den Landeskriminalämtern werden Merkblätter herausgegeben, denen Arbeitshinweise zu entnehmen sind.

Je nach Gesundheitszustand des Opfers kann die körperliche Untersuchung im zuständigen Institut für Rechtsmedizin oder in einem Krankenhaus vom Rechtsmediziner durchgeführt werden. Insbesondere bei Frischoperierten und intensivmedizinisch behandelten Verletzten ist eine körperliche Untersuchung nur eingeschränkt möglich. In diesen Fällen muss der Rechtsmediziner hauptsächlich auf die Feststellungen der behandelnden Ärzte zurückgreifen (z. B. Aufnahmebefund, Operationsbericht, Röntgenaufnahmen, Computertomogramme). Eine günstige Gelegenheit, um sich einen Eindruck vom Verletzungsbild zu verschaffen, bietet der Zeitpunkt eines erforderlichen Verbandswechsels.

2. Verletzungen als Folgen fremder Gewalteinwirkung

Nahezu jede Art der einwirkenden Gewalt erzeugt am menschlichen Körper mit einer gewissen Wahrscheinlichkeit typische Spuren. Aus Art, Schwere und Lokalisation der Verletzungsspuren lassen sich oft Aussagen zum Geschehensablauf, zum einwirkenden Werkzeug, zur Entstehungszeit und gelegentlich zum Motiv ableiten. Meist handelt es sich um die körperlichen Folgen tätlicher Auseinandersetzungen. Die Opfer von Misshandlungen sind vornehmlich Frauen und Kinder.

Dabei kann eine Gewaltanwendung auch ohne sexuellen Hintergrund vorkommen. Wegen der deliktspezifischen Probleme werden sexuelle Gewalttaten und Kindesmisshandlungen gesondert betrachtet.

Je nach Sachlage müssen sowohl Geschädigte als auch Beschuldigte körperlich untersucht werden. Am Opfer geht es um die Feststellung von Tatfolgen durch den Angriff und am Täter um den Nachweis von Gegenwehrverletzungen.

Häufige Ursachen für Verletzungen durch fremde Hand sind:

- stumpfe Gewalt (Faustschläge, Fußtritte, Schläge mit stumpfen oder stumpfkantigen Gegenständen),
- scharfe Gewalt (Messerstiche),
- Halskompression (Würgen, Drosseln),
- Schuss.

Wegen der Vordringlichkeit der chirurgischen Versorgung vor allem bei Stich- und Schussverletzungen sieht der Rechtsmediziner nur selten den ursprünglichen Zustand. Als günstig erweist es sich, wenn die ausgeschnittenen Wundanteile aufbewahrt werden und damit für spurenkundliche Untersuchungen verfügbar bleiben. So können beispielsweise bei Stichwunden die Beschaffenheit der Messerklinge und die Stichführung erkannt werden oder bei Schusswunden Schmauchbestandteile nachweisbar sein. Es ist dafür zu sorgen, dass während der Operation entfernte, tatbezogene Fremdkörper (z. B. Projektil, abgebrochene Messerspitze) für kriminaltechnische Untersuchungen gesichert werden. Das gilt ebenso für die zur Tatzeit getragene Bekleidung von Opfer und Täter.

Typische Untersuchungsfragen für die kriminalistische Ermittlungstätigkeit an den Rechtsmediziner sind:

- Finden sich Anzeichen einer Gewalteinwirkung?
- Um welche Art von Gewalt handelt es sich?
- Wie viel Verletzungen liegen vor, und in welcher Reihenfolge erfolgte die Beibringung?
- Ist die Anwendung eines bestimmten Werkzeugs zu erkennen?
- Sind Abwehrverletzungen feststellbar?
- Lassen sich die Verletzungen den geschilderten Gewalteinwirkungen und den zeitlichen Angaben zuordnen?

- Ist das Ausmaß der Verletzungen lebensbedrohlich?
- Sind Spätfolgen zu erwarten?
- Liegt eine Alkohol-, Drogen- oder Medikamentenbeeinflussung vor?
- Ist eine fachärztliche Behandlung (z. B. durch einen Augen- oder Hals-Nasen-Ohren-Arzt) notwendig?

Der Begriff häusliche Gewalt bezeichnet verschiedene Arten der Gewaltanwendung unter erwachsenen Beziehungspersonen. Typische Erscheinungsformen physischer Gewalt sind Schlagen, Stoßen, Treten, Würgen, Verletzen mit Gegenständen, Fesseln und Essensentzug. Weiterhin umfasst der Begriff unter anderem psychische Gewalt (z. B. permanente Beschimpfung und Erniedrigung) und sexualisierte Gewalt (z. B. Zwang zu sexuellen Handlungen). Die Untersuchung des Opfers und die Beurteilung der körperlichen Folgen häuslicher Gewalt sollten dem Rechtsmediziner übertragen werden.

Immer wieder werden ältere und/oder pflegebedürftige Menschen zu Opfern von Gewalt im sozialen Nahraum. Dabei geht es seltener um eine aktive Gewaltausübung als vielmehr um eine unzureichende Pflege. Als Folgen können schwerwiegende körperliche Schäden wie Durchliegen (Dekubitus) auftreten. Eine ungenügende Flüssigkeitsaufnahme führt rasch zur Austrocknung. Kommen Fehl- und Mangelernährung hinzu, folgt eine Abmagerung.

Gelegentlich sind Verletzungsfolgen unter der Fragestellung zu begutachten, ob es sich um die Spuren körperlicher Folter handelt. Die Entscheidung ist dann besonders schwierig, wenn das Geschehen längere Zeit zurückliegt.

In manchen Fällen wird der Rechtsmediziner beauftragt, eine Begutachtung nach Aktenlage vorzunehmen. Auch wenn die Verletzungen bereits verheilt sind, sollte auf eine körperliche Untersuchung nicht verzichtet werden. So können unter Umständen noch Narben zu finden sein, deren Größe, Beschaffenheit und Lokalisation wichtige Anhaltspunkte für die Hergangsrekonstruktion liefern.

3. Sexuelle Gewaltdelikte

Die körperliche Untersuchung der Opfer sexueller Gewaltdelikte ist für die strafrechtliche Beurteilung des Tatgeschehens und für die Beweisführung von maßgeblicher Bedeutung. Dabei kommt es auf eine rechtzeitige und qualifizierte Befunddokumentation und Spurensicherung an.

Abgesehen von einer strafprozessual begründeten Untersuchung (§ 81c StPO) kann das Opfer von sich aus einen Arzt aufsuchen, um sich körperlich untersuchen zu lassen. Die erhobenen Befunde unterliegen dann der ärztlichen Schweigepflicht und dürfen nur mit Einwilligung der untersuchten Person an die Strafverfolgungsbehörden weitergegeben werden.

Alternativ kann sich das Opfer für eine anonyme Spurensicherung entscheiden. Diese Möglichkeit besteht in vielen Instituten für Rechtsmedizin. Die Ergebnisse der körperlichen Untersuchung werden unter einer Chiffrenummer bis zu 10 Jahren aufbewahrt. Dasselbe gilt für das gesicherte DNS-Spurenmaterial. So ist eine zeitnahe Befunderhebung gewährleistet, auch wenn das Opfer die Tat erst zu einem späteren Zeitpunkt anzeigt.

Bei weiblichen Opfern ist neben der Ganzkörperuntersuchung eine gynäkologische Untersuchung erforderlich. Nach Möglichkeit sollten die frauenärztliche und die rechtsmedizinische Befunderhebung kombiniert vorgenommen werden.

Die Vorstellung beim Gynäkologen erfolgt zur Behandlung und Dokumentation genitaler Verletzungen. Zudem müssen Abstriche entnommen werden, um einen Spermanachweis zu führen. Durch die DNS-Analytik gelingt eine Identifizierung des Mannes, von dem das Sperma stammt, wenn Vergleichsmaterial vorliegt.

Bei Jungfrauen können Verletzungen des Jungfernhäutchens (Hymen), wie Einrisse und Blutunterlaufungen, den Beweis für ein gewaltsames Eindringen (Glied, Finger, Gegenstand) erbringen. Die Gestalt des unverletzten Jungfernhäutchens ist außerordentlich verschiedenartig. Ein Geschlechtsverkehr muss bei entsprechender Beschaffenheit (Weite, Dehnbarkeit) nicht unbedingt zu einer Deflorationsverletzung führen.

Bei erwachsenen Frauen sind genitale Verletzungen nach sexuellen Gewaltdelikten eher selten. An den äußeren weiblichen Geschlechtsorganen können Blutunterlaufungen, Kratzwunden und Dehnungsrisse zu finden sein. In der Scheide sind als schwere Verletzungen Risse möglich, die über die Dammregion bis zum After reichen können. Zu achten ist in der Analregion auch auf andere Verletzungen, wie Rötungen, Blutunterlaufungen und radiäre Einrisse.

Im Rahmen der gynäkologischen Befunderhebung sind Spuren im Genitalbereich zu sichern. Neben ejakulatverdächtigen Anhaftungen können Haare, Speichel und Blut vom Täter, Textilfasern von der Täterbekleidung und Spurenmaterial vom Tatort (z. B. Textilfasern, Boden, Pflanzenteile) vorhanden sein. Bei der gynäkologischen Untersuchung sind Abstriche vom Scheideneingang, aus dem Scheidengewölbe und aus dem Gebärmutterhals zu entnehmen. Es empfiehlt sich jeweils zwei Abstriche anzufertigen. Die Abstrichentnahme sollte grundsätzlich mit DNS-freien Wattestieltupfern erfolgen.

In Scheidenabstrichen lassen sich bis zu etwa 72 Stunden nach der Tat Spermien nachweisen, in einigen Ausnahmefällen auch länger. Zugleich können sich in diesen Abstrichen Hinweise auf eine Genitalinfektion mit Bakterien, Trichomonaden, Hefepilzen und anderen Erregern ergeben. Ebenfalls zu sichern sind Fremdkörper, die sich in der Scheide befinden. Das können Tampons oder vom Täter eingeführte Gegenstände sein. Auch Spuren von Gleitmitteln sind mitunter feststellbar.

Wird Anal- oder Oralverkehr angegeben oder sind solche Sexualpraktiken anzunehmen, müssen Abstriche aus dem Anus, eventuell auch aus dem Mastdarm, oder aus der Mundhöhle entnommen werden. Im Analabstrich kann der Spermanachweis unter bestimmten Voraussetzungen bis zu etwa 36 Stunden geführt werden. Der Spermanachweis im Mundhöhlenabstrich gelingt häufig nicht, weil das Opfer nach der Ejakulation ausspuckt, die Mundhöhle spült, die Zähne putzt oder getrunken und gegessen hat. Dennoch sollte ein Spermanachweis versucht werden, der nach Oralverkehr bis zu etwa 24 Stunden gelingen kann.

Generell sollte eine Spurensicherung innerhalb von 4 Tagen nach dem Delikt erfolgen. Zwischen 5. und 7. Tag nach dem Ereignis ist nur noch die Anfertigung eines Abstrichs aus dem Gebärmutterhals im Rahmen einer gynäkologischen Untersuchung sinnvoll.

Entnommene Blutproben lassen sich sowohl für toxikologisch-chemische Analysen (Alkohol, Medikamente, Drogen) als auch für spurenkundliche Vergleichsuntersuchungen nutzen. Eine Blutalkoholbestimmung erlaubt es, auch Stunden nach der Tat eine hochgradige Alkoholisierung des Opfers nachzuweisen oder zu widerlegen. Zudem können durch infektiologische Untersuchungen des Blutes vorbestehende sexuell übertragbare Krankheiten (z. B. HIV-Infektion, Hepatitis, Syphilis) ausgeschlossen werden. An einer Urinprobe sind ebenfalls toxikologisch-chemische Analysen möglich, weiterhin ein Schwangerschaftstest.

Tritt nach einem Sexualdelikt eine Schwangerschaft ein, ist unter den Voraussetzungen des § 218a III StGB ein Schwangerschaftsabbruch möglich. Am Gewebe der Leibesfrucht lässt sich der biologische Vater durch eine vergleichende DNS-Analyse mit hoher Sicherheit bestimmen. Dasselbe gilt für die vorgeburtliche Abstammungsuntersuchung und für die ausgetragene Leibesfrucht.

Die Verletzungen außerhalb des Genitalbereichs (extragenitale Verletzungen) werden bei der Ganzkörperuntersuchung erfasst. Im Vergleich zu den genitalen sind die extragenitalen Verletzungen häufiger. Bei der Tatbegehung überwiegt die einfache körperliche Gewaltanwendung mit Festhalten, Schlagen und Niederwerfen des Opfers. Zu Verletzungsspuren am Körper führen auch eine Halskompression (Würgen, Drosseln) und andere körperliche Einwirkungen (z. B. scharfe Gewalt, Fesseln, Ausdrücken von brennenden Zigaretten auf der Haut).

Entsprechend der vorgesehenen Reihenfolge wird die körperliche Untersuchung von Kopf bis Fuß durchgeführt. Dabei ist auf schmerzhafte Stellen in den einzelnen Körperregionen (Druckschmerz, Klopfschmerz) zu achten, und geäußerte Beschwerden sind zu registrieren. In den einzelnen Körperregionen können äußerlich feststellbar sein:

- Kopfhaut: Schwellungen (Beulen), offene Verletzungen (Platzwunden, Stich-/Schnittwunden), kahle Stellen von herausgerissenen Haarbüscheln,
- Gesicht: Schwellungen, Hautunterblutungen (um die Augen als Monokel- oder Brillenhämatom), Kratzwunden, offene Verletzungen, Stauungsblutungen,

- Blutaustritt aus Nase, Mund und Ohren,
- Mundhöhle: Zahnkonturabdrücke, Stauungsblutungen, Zungenbissverletzungen, frische Zahnabbrüche,
- Hals: Würgemale, Drosselmarke, Hautunterblutungen in Gestalt von sog. Knutschflecken oder Bissringen, Stich-/Schnittverletzungen,
- Brust: Hautunterblutungen – geformt als Bissringe, Schuhabdruckspuren oder Textilabdruckspuren, Stich-/Schnittverletzungen,
- Schultern und Rücken: Hautunterblutungen, Hautabschürfungen (sog. Widerlagerverletzungen) über Schulterblättern, Kreuzbein und Steißbein,
- Arme: Schwellungen, Hautunterblutungen, insbesondere an den Oberarmen als Griffspuren, Abwehrverletzungen (ungeformte oder geformte Hautunterblutungen, Stich-/Schnittverletzungen) an den Unterarmstreckseiten, Kanüleneinstichspuren,
- Hände: Abwehrverletzungen, abgebrochene Fingernägel, Fesselungsspuren an den Handgelenken,
- Bauch und Hüften: Hautunterblutungen – geformt als Schuhabdruckspuren, Kratzwunden,
- Gesäß: Hautunterblutungen – geformt als Schuhabdruckspuren oder Doppelstriemen, Kratzwunden,
- Beine: Schwellungen, Hautunterblutungen – geformt als Griffspuren, besonders an der Innenseite der Oberschenkel und der Knie,
- Füße: Fesselungsspuren an den Fußgelenken, Verletzungen der Fußsohlen.

Nach einer Halskompression entstehen als lokale Folgen Würgemale oder Abdruckspuren des Drosselwerkzeugs an der Halshaut. Funktionell kann es zu Schluckbeschwerden, Heiserkeit und Atembehinderung durch Anschwellen der Kehlkopfschleimhaut kommen. Spurenkundlich bedeutsam ist es, dass Hautzellen des Täters durch den Würgegriff auf die Halshaut oder auf Bekleidungsteile des Opfers gelangen können. Damit ergibt sich die Möglichkeit, DNS des Täters nachzuweisen.

Als mittelbare Folgen der Halskompression können Blauverfärbung und Dunsung im Kopfbereich feststellbar sein. Weitere stauungsbedingte Befunde an Haut und Schleimhäuten des Kopfes sind punktförmige Blutungen, die in typischer Ausprägung besonders an den

Augenlidern, in den Augenbindehäuten, hinter den Ohren und in der Mundschleimhaut auftreten.

Bedingt durch den Sauerstoffmangel im Gehirn, entwickelt sich eine Bewusstseinstrübung bis zur Bewusstlosigkeit. Mitunter wird von den Opfern der Abgang von Urin und Kot angegeben.

Neben der Erinnerungslücke für die Dauer der Bewusstlosigkeit kann für einen gewissen Zeitraum davor ein Gedächtnisverlust (retrograde Amnesie) hinzutreten. Das erklärt, warum einige Opfer auch zur Vortatphase keine Angaben machen können. Bei länger bestehender Unterbrechung der Sauerstoffzufuhr zum Gehirn können sich als Spätfolgen der Halskompression hirnorganische Defektzustände entwickeln.

Die Feststellung innerer Befunde bei überlebter Halskompression erfordert eine fachärztliche Untersuchung durch einen Hals-Nasen-Ohren-Arzt, einen Radiologen, einen Augenarzt und unter Umständen einen Nervenarzt. Zum Nachweis von Schwellungen und Einblutungen kann eine Magnetresonanztomografie erwogen werden.

Fehlende oder nur geringfügige Verletzungen schließen eine sexuelle Gewalttat nicht aus. Das Opfer kann durch Drohung mit gegenwärtiger Gefahr für Leib oder Leben an einer Abwehr gehindert worden sein. Dementsprechend sind andere Spuren und Zeugenaussagen von besonderer Bedeutung für die Beweisführung.

Nicht selten ist eine schutzlose Lage des Opfers dadurch verursacht, dass eine toxische Beeinflussung durch Alkohol, Drogen oder Medikamente besteht. Da diese Substanzen mehr oder weniger schnell aus dem lebenden Organismus ausgeschieden werden, ist die unverzügliche Entnahme einer Blutprobe und möglichst auch einer Urinprobe angezeigt.

Dem Körper anhaftendes Spurenmaterial außerhalb des Genitalbereichs ist bei der Ganzkörperuntersuchung zu sichern. Hierbei kann es sich insbesondere um Sperma, Speichel (Bissmarken, sog. Knutschflecke), Haare, Blut und Spurenmaterial vom Tatort handeln.

Für die Beweissicherung nach sexuellen Gewaltdelikten werden Entnahmebestecke kommerziell angeboten, die alle notwendigen Hilfsmittel zur Befunddokumentation sowie zur Sicherung von Spuren und Vergleichsmaterial enthalten.

Zu den Aufgaben des Rechtsmediziners gehört es auch, selbst beigebrachte Verletzungen zu erkennen. Insofern kann er einen fachspezifischen Beitrag zur Aufdeckung vorgetäuschter Sexualdelikte leisten.

Die körperliche Untersuchung des Beschuldigten muss stets eine Ganzkörperuntersuchung sein und dient gleichfalls der Feststellung von Verletzungen und anderen Spuren. Typische Gegenwehrverletzungen vom Opfer am Täter sind Kratzspuren im Gesicht sowie Hautunterblutungen, Kratz- und Bisswunden an den Händen. Spurenkundlich bedeutsam ist der Nachweis von Vaginalsekret, das vor allem am Penis zu erwarten ist. Deshalb sind Abstriche von der Eichel einschließlich Kranzfurche, vom Schaft des Gliedes sowie von Peniswurzel und Hodensack mit angefeuchteten DNS-freien Wattestieltupfern zu fertigen. In Abhängigkeit vom Tathergang kann Vaginalsekret auch in anderen Körperregionen und an der Bekleidung zu finden sein. An weiteren Spuren sind vor allem Haare, Speichel (Bissverletzungen) und Blut des Opfers sowie Textilfasern der Opferbekleidung und Spurenmaterial vom Tatort möglich.

An Blut- und Urinproben des Täters können in Abhängigkeit von der Zeitdauer zwischen Tatbegehung und Probenentnahme eine Bestimmung der Alkoholkonzentration und weitere toxikologisch-chemische Analysen zum Nachweis von Drogen oder Medikamenten vorgenommen werden.

Zu erwägen ist, inwieweit sich eine Blutuntersuchung auf HIV-Antikörper erforderlich macht. Auch an andere sexuell übertragbare Krankheiten (z. B. Hepatitis, Syphilis) ist zu denken. Als Vergleichsmaterial für spurenkundliche Untersuchungen eignet sich ein Mundschleimhautabstrich, alternativ kommt eine Blutprobe in Betracht.

Während einer Gruppenvergewaltigung entsteht, eine Ejakulation verschiedener Täter vorausgesetzt, eine Vermischung von Sperma mehrerer Männer. Eine Differenzierung der DNS-Anteile aus dem Scheideninhalt kann mit Hilfe PCR-basierter Systeme gelingen. Die spurenkundliche Zuordnung einer Vergewaltigungsserie zu ein und demselben Täter durch DNS-Analysen ist möglich, wenn auf asserviertes Spurenmaterial zurückgegriffen werden kann.

Bei männlichen Opfern sexueller Gewalt gelten dieselben Grundsätze für die Ganzkörperuntersuchung wie bei anderen Geschädigten. Im Rahmen der ärztlichen Untersuchung ist mit einem angefeuchteten DNS-freien Wattestieltupfer je ein Abstrich von der Eichel einschließlich Kranzfurche, vom Schaft des Gliedes sowie von Peniswurzel und Hodensack zu fertigen. Zusätzlich sind Abstriche aus dem Analbereich und aus dem Mastdarm erforderlich.

4. Kindesmisshandlung

Abhängig von der fachlichen Betrachtungsweise wird die Kindesmisshandlung von Medizinern, Psychologen und Juristen verschieden definiert. Im Allgemeinen umschreibt der Begriff Kindesmisshandlung die gewaltsame, nicht unfallbedingte, körperliche oder emotionale Verletzung eines Kindes entweder durch aktives Handeln oder Unterlassen fast immer durch die Eltern oder eine andere Bezugsperson. Als Erscheinungsformen der Kindesmisshandlung werden unterschieden:

- Misshandlung,
- Vernachlässigung,
- sexueller Missbrauch.

Eine körperliche Misshandlung ist zumeist eine vielfache, wiederholte Gewaltanwendung gegen das Kind, die vor allem von Erziehungsberechtigten ausgeübt wird. Selten handelt es sich um einen einmaligen Gewaltexzess.

Als emotionale Misshandlung werden Verhaltensweisen erfasst, die Kinder terrorisieren, demoralisieren, extrem überfordern oder ihnen permanent Gefühle von Ablehnung und Wertlosigkeit vermitteln.

Eine Vernachlässigung kann als körperliche oder als emotionale Vernachlässigung definiert werden. Körperliche Vernachlässigung bedeutet, dass ein Kind nicht die notwendige Versorgung mit Nahrung, Pflege, Kleidung oder Unterkunft erhält, notwendige medizinische Maßnahmen verhindert oder verzögert werden oder die Aufsicht unzureichend ist mit dem Risiko, dass sich das Kind in Gefahr begibt. Eine emotionale Vernachlässigung äußert sich in einem Mangel an liebevoller Zuwendung, Aufmerksamkeit und Rücksichtnahme auf die emotionalen Bedürfnisse von Kindern.

Sexueller Missbrauch ist die Benutzung von Kindern und Jugendlichen zur sexuellen Stimulierung von Erwachsenen unter Ausnutzung eines bestehenden Macht- und Kompetenzgefälles. Dazu gehört auch der sexuelle Missbrauch durch Kinderpornografie.

Die Erscheinungsformen der Kindesmisshandlung sind schwer voneinander abgrenzbar. Körperliche Misshandlung und Vernachlässigung sowie sexueller Missbrauch werden oft an körperlichen Folgeschäden erkennbar. Demgegenüber lassen sich emotionale Vernachlässigung und Misshandlung vorwiegend aus Verhaltensauffälligkeiten ableiten. Zur Beurteilung psychosozialer Folgen empfiehlt es sich, einen Kinder- und Jugendpsychiater hinzuzuziehen.

Dem Rechtsmediziner begegnet die Kindesmisshandlung hauptsächlich bei schwerwiegenden Fällen von körperlicher Misshandlung oder sexuellem Missbrauch. Für ihn ergeben sich zwei Aufgabenbereiche, und zwar zum einen als Sachverständiger und zum anderen als Berater für ärztliche Kollegen.

Eine Begutachtung erfolgt zumeist nach einer körperlichen Untersuchung des Kindes unter Berücksichtigung von medizinischen Befundberichten (z. B. Kinderarzt, Allgemeinmediziner) oder seltener nur aufgrund vorliegender Untersuchungsbefunde. Dem Rechtsmediziner obliegt nicht nur die Dokumentation von Verletzungen und die Sicherung von Spuren, sondern vor allem die Klärung der Verletzungsursache. Meist geht es dabei um die Unterscheidung von unfall- und misshandlungsbedingten Verletzungen. Bei sexuellem Missbrauch kommt der Nachweis der speziellen Folgen hinzu.

Der als beratender Arzt (Konsiliarius) von Kinderärzten oder anderen Fachärzten hinzugezogene Rechtsmediziner wirkt bei der Feststellung fraglicher Misshandlungsspuren mit. Es kommt stets auf die frühzeitige Erkennung der Kindesmisshandlung an, um eine Wiederholung zu verhindern.

Bei Verdacht auf körperliche Misshandlung sollte eine Ganzkörperuntersuchung des entkleideten Kindes erfolgen, gegebenenfalls ergänzt durch Röntgenuntersuchungen und weitere bildgebende Verfahren.

Am häufigsten finden sich bei Kindesmisshandlungen die Folgen stumpfer Gewalteinwirkung. Möglich sind Schläge mit der Hand, mit der Faust oder mit einem Gegenstand (z. B. Stock, Kochlöffel, Besenstiel), Zerren und Verdrehen von Körperteilen, Stoßen, Kneifen, Kratzen, Treten, Beißen, Ziehen an den Haaren und an den Ohren, Werfen oder Schleudern an Gegenstände, gegen eine Wand oder auf den Fußboden sowie Fesseln oder Anbinden. Dadurch entstehen Hautabschürfungen, Blutunterlaufungen und Hautwunden als äußerlich sichtbare Verletzungen. Infolge mehrfacher Einwirkung stumpfer Gewalt kann es durch die große Anzahl von Hämatomen zu einem lebensbedrohlichen Blutverlust kommen.

Nach Erstickungsversuchen durch Halskompression sind äußerlich Würgemale oder Drosselmarken und Stauungsblutungen feststellbar. Jedoch entstehen Würgemale bei Kindern nicht immer. Wenn die großen Hände eines Erwachsenen den dünnen Kinderhals vollständig umgreifen können, kommen die typischen Abdruckspuren und Kratzwunden durch die Fingernägel nicht zustande.

Weiterhin können Verbrühungen und Verbrennungen auftreten. Die Kinder werden in heißes Wasser gesetzt oder mit heißem Wasser abgeduscht, es werden Zigaretten auf der Haut ausgedrückt, Bügeleisen an den Körper gepresst, oder man setzt sie mit dem Gesäß auf eine heiße Herdplatte.

Seltener sind Einwirkungen durch Kälte, wie Eintauchen in eiskaltes Wasser oder Einsperren in einen unbeheizten Raum. Vereinzelt finden sich auch Strommarken, Schnitt-, Stich- und Schussverletzungen sowie Verätzungen.

Die körperlichen Misshandlungen werden oft begleitet von Vernachlässigung, die in mangelhafter Pflege und unzureichender Ernährung (Hungern, Dursten) besteht.

Die Misshandlungsfolgen sind als solche häufig aufgrund der verschiedenen Art und der Vielzahl der Verletzungen, ihrer Lokalisation und ihres unterschiedlichen Alters erkennbar. Geformte Verletzungen können entstehen als Doppelstriemen durch Schläge mit Stöcken, Kochlöffeln oder Peitschen. Das Schlagen mit der Hand kann Hautrötungen in Form von Finger- oder Handabdrücken hinterlassen. Auf grobes Zupacken mit den Händen weisen dicht nebeneinanderliegende, blaue Flecke an den Oberarmen hin (Griffspuren). Wird mit stumpfkantigen Gegenständen zugeschlagen, können Hautabschürfungen oder auch kleine Hautwunden resultieren, die das Hämatom begleiten. Geformte Unterblutungen oder Abschürfungen der Haut treten mitunter bei Verwendung eines Gürtels durch die Gürtelschnalle oder beim Schlag mit der Hand durch Fingerringe auf. Menschliche Bisse können ovale oder halbmondförmige Gebissabdrücke hinterlassen. Als Spätfolgen sind ungewöhnlich geformte Narben (z. B. rundliche Narben durch brennende Zigaretten) zu beachten.

Typische Misshandlungszeichen sind gruppierte Verletzungen, die aus zahlreichen, nach Form und Größe unterschiedlichen Einzelverletzungen bestehen. Misshandlungsbedingte Blutunterlaufungen und Hautabschürfungen finden sich häufig an Rücken, Gesäß, Rückseite der Beine, Anal- und Genitalregion, Bauch, Hals und Mund (auch Lippenrisse und Zahnkonturabdrücke).

Bei Kopfverletzungen müssen zwei Lokalisationstypen unterschieden werden. Die sturztypische Lokalisation betrifft vorspringende Gesichtsteile. Bei älteren Kindern liegen die Verletzungen inner- und unterhalb der sog. Hutkrempenlinie. Jüngere Kinder können als Sturzverletzungen auch oberhalb davon liegende Blutunterlaufungen und Wunden aufweisen, wobei aber doppelseitige und mehrfache Verletzungen gegen eine Entstehung durch ein einmaliges Sturzgeschehen sprechen. Die misshandlungstypische Lokalisation betrifft geschützt liegende und seitliche Gesichtspartien, wie Augen und Wangen. Insbesondere dann, wenn beide Seiten des Gesichts verletzt sind, muss eine Entstehung durch Sturz angezweifelt werden. Bei Verletzungen an Ellenbogen, Handflächen, Knien und Schienbeinen ist ein Sturz nicht auszuschließen.

Für eine Misshandlung sprechen Abwehrverletzungen an der Streckseite der Unterarme, Griffspuren an den Oberarmen und am Brustkorb (vor allem symmetrisch) sowie in der Umgebung des Mundes (Händigkeit beachten!).

Da die Kindesmisshandlung ein typisches Wiederholungsdelikt darstellt, ist das Nebeneinanderbestehen frischer, älterer und ganz alter Verletzungen (Narben) ein wichtiges Anzeichen.

Bei Verdacht auf Kindesmisshandlung sollte eine standardisierte Röntgenuntersuchung des gesamten Skelettsystems (Skelettstatus) durchgeführt werden. Kennzeichnend sind mehrfache, verschiedenartige Frakturen an sonst unauffälligen Knochen, teils frisch, teils in unterschiedlichen Heilungsstadien und teils abgeheilt.

Wie die übrigen Frakturen weisen auch Schädelbrüche nicht selten ein unterschiedliches Alter auf. Kleinere Kinder werden gepackt und kraftvoll mit dem Kopf auf den Boden, gegen eine Wand oder andere harte Gegenstände geschleudert, gestoßen oder geschlagen, sodass es zu Schädelbrüchen kommt. Die Angehörigen geben als Ursachen Sturz vom Wickeltisch, Herausfallen aus dem Bett, Herausrutschen aus dem Kinderstuhl, Herunterfallen vom Arm oder Fehlgreifen beim Auffangen an. Dadurch entstehen bei Säuglingen und Kleinkindern kaum Schädelbrüche, diese erfordern immer eine massive Gewalteinwirkung. Mehrere Bruchzentren am Schädel sprechen gegen ein einmaliges Sturzgeschehen.

Einen besonderen Verletzungsmechanismus bei Säuglingen und seltener auch bei Kleinkindern stellt das Schütteltrauma dar. Dabei wird der Körper des Kindes am Brustkorb mit beiden Händen erfasst und vor und zurück oder auch seitlich heftig geschüttelt. Infolgedessen kommt es im Kopf zu Zerreißungen zarter Blutgefäße mit Blutung unter die harte Hirnhaut (subdurales Hämatom) und/oder zwischen Spinnwebenhaut und Hirnoberfläche (Subarachnoidalblutung). Mögliche Anzeichen eines Schütteltraumas sind Benommenheit, Schläfrigkeit bis zur Bewusstlosigkeit, Erbrechen und Krampfanfälle. Äußerlich erkennbare Verletzungen können nach einem Schütteltrauma fehlen. Manchmal sind jedoch Griffspuren am Brustkorb oder an den Oberarmen feststellbar. Bei Verdacht auf ein Schütteltrauma sollten bildgebende Kopfuntersuchungen (Ultraschalldiagnostik, Computertomografie, Magnetresonanztomografie) und zum Nachweis der häufig auftretenden Netzhautblutungen eine augenärztliche Untersuchung (Funduskopie) durchgeführt werden. Als Folgen des Schütteltraumas sind bleibende Hirnschäden oder sogar ein tödlicher Ausgang möglich.

Ebenfalls tödlich enden kann ein stumpfes Bauchtrauma. Meist sind dabei Verletzungen innerer Organe (Leber- und Milzrisse, Einrisse der Gekrösewurzel, Abrisse von Darmstücken) die Todesursache. Äußerlich sichtbare Verletzungen können fehlen.

Wird der Verdacht auf eine Kindesmisshandlung geäußert, ist mit immer wiederkehrenden Schutzbehauptungen zu rechnen. Das über und über mit blauen Flecken bedeckte Kind wird als besonders lebhaft geschildert, das sich die Verletzungen durch häufiges Hinfallen zugezogen habe. Bei älteren Kindern wird als Erklärung für die Verletzungen nicht selten ein Fahrradunfall, ein Treppensturz oder ein Sturz vom Baum vorgebracht. Entscheidend für die Verdachtsbegründung ist das Gesamtbild der Verletzungen. Besonders eine misshandlungstypische Lokalisation und unterschiedlich alte Verletzungen sollten zu einem solchen Verdacht führen.

Eine weitere Einlassung geht dahin, das Kind bekäme aufgrund einer Blutungsneigung schnell blaue Flecke. Eine Gerinnungsstörung kann durch entsprechende Blutuntersuchungen nachgewiesen oder ausgeschlossen werden. Durch medizinische Untersuchungen lassen sich darüber hinaus mögliche Anfallsleiden, Hauterkrankungen und Knochenaufbaustörungen diagnostizieren.

Allerdings sollte berücksichtigt werden, dass im Einzelfall die Verletzungen infolge tätlicher Auseinandersetzungen mit Geschwistern oder anderen Kindern entstanden sein können. Vereinzelt sind Selbstbeschädigungen bei älteren Kindern vorgekommen. Dabei werden insbesondere selbst beigebrachte Bisswunden festgestellt.

Eine Sonderform der körperlichen Misshandlung von Kindern stellt das Münchhausen-Stellvertreter-Syndrom (Münchhausen-by-proxy-Syndrom) dar. Dabei wird von Müttern mit neurotischen Störungen über auffällige Krankheitszeichen beim Kind berichtet, oder es werden sogar körperliche Symptome durch Manipulation erzeugt, um das Kind stellvertretend für die eigene Person ärztlichen Untersuchungen oder Behandlungen zu unterziehen. Beispielsweise werden nicht stattgefundene Anfälle geschildert, Blut zu Urin gemischt oder große Mengen von Abführmitteln verabreicht.

Im Unterschied zu anderer körperlicher Gewaltanwendung führt die sexuelle Misshandlung häufig nicht zu offensichtlichen körperlichen Hinweisen. Verdächtig für einen sexuellen Missbrauch im Kindesalter sind unerklärliche und wiederholt auftretende Krankheitszeichen im Genital- und Analbereich: Schmerzen im Unterleib, Schmerzen beim Sitzen, Gehen und Wasserlassen, Schwellungen, Rötungen, Juckreiz, Wundsein, Blutungen oder Ausfluss, Fremdkörper in Harnröhre, Scheide oder Mastdarm. Beweiskräftig sind lediglich frische oder alte Deflorationsverletzungen (eventuell mit Dammrissen), insbesondere bei Kleinkindern, sowie Spermaspuren am und im Körper.

Bei Mädchen in der Reifeperiode verändert sich unter dem Einfluss weiblicher Sexualhormone das Jungfernhäutchen, es wird elastischer, die Öffnung wird weiter und gut dehnungsfähig. Deshalb können mindestens ab der Pubertät Deflorationsverletzungen fehlen. Liegen alte Deflorationsverletzungen vor, ist eine sichere Unterscheidung zwischen Missbrauchsfolgen und anlagebedingten Formen nicht immer möglich.

Nach Analverkehr können sogar bei Kleinkindern Verletzungen fehlen, weil der Schließmuskel dehnungsfähig ist. Auch die Verwendung von Gleitmitteln trägt dazu bei, dass keine Verletzungen entstehen.

Der Nachweis einer sexuell übertragbaren Infektion im Genital-, Anal- und Rachenbereich bedeutet einen starken Verdacht auf sexuellen Missbrauch, wenn ein anderer Übertragungsweg ausgeschlossen ist. Allerdings muss bei Kindern der sexuelle Missbrauch eindeutig als erste Übertragungsmöglichkeit angenommen werden.

Kommt es nach sexuellem Missbrauch zu einer Schwangerschaft, lässt sich mit der DNS-Analytik die Vaterschaft klären. Bedeutsam ist diese Untersuchungsmöglichkeit auch nach Inzest.

Bei Verdacht auf einen sexuellen Missbrauch muss ebenfalls eine Ganzkörperuntersuchung durchgeführt werden, um Verletzungen außerhalb des Genital- und Analbereichs festzustellen. Es können Blutunterlaufungen, Kratzspuren, Wunden und Narben als Anzeichen körperlicher Misshandlung zu finden sein. Bestimmte Verletzungen (z. B. Unterblutungen, Bissspuren) in der Brustregion weisen auf ein sexuelles Motiv hin. Von spurenkundlicher Bedeutung sind Bissmarken und sog. Knutschflecke auch, weil auf der Haut immer Speichelspuren zu erwarten sind.

Weitere Anhaltspunkte für einen sexuellen Missbrauch können psychosomatische Krankheitszeichen und Verhaltensstörungen sein. Deshalb ist die Einbeziehung von Ärzten der Kinder- und Jugendpsychiatrie oder der Kinderpsychosomatik für die Begutachtung erforderlich.

Erkennt der Arzt eine Kindesmisshandlung, ist es das oberste Ziel, das Wohl des Kindes wiederherzustellen. Das Bundeskinderschutzgesetz vom 22. Dezember 2011 enthält als Artikel 1 das Gesetz zur Kooperation und Information im Kinderschutz. Es bietet Ärzten sowie anderen kind- und jugendnah tätigen Berufsgeheimnisträgern eine klare Regelung zum Vorgehen bei Verdacht auf Kindeswohlgefährdung, die einerseits das Vertrauensverhältnis zwischen Arzt und Patient schützt, andererseits aber auch die Datenübermittlung an das Jugendamt rechtssicher ermöglicht.

Bei geringfügigen Verletzungen mit geringer Wiederholungsgefahr und gesprächsbereiten Eltern ist es am besten, gemeinsam mit den Eltern eine Behandlungsstrategie im Wege einer Familientherapie ohne Einschaltung von Polizei und Staatsanwaltschaft zu suchen. Das setzt jedoch Zustimmung und Mitarbeit der Eltern sowie konsequente Behandlungskontrolle voraus. Je nach Erscheinungsform der Kindesmisshandlung sind neben Kinderärzten, Kindergynäkologen und Kinderchirurgen auch Psychologen, Psychotherapeuten, Psychiater und Sozialassistenten in die Behandlung einzubeziehen.

Wenn die Eltern die Diagnose nicht akzeptieren oder ihre Beteiligung am Zustandekommen der Verletzungen beim Kind leugnen, ist eine gemeinsame Behandlungsstrategie von Arzt und Eltern kaum zu erreichen. Bei sexueller oder schwerer körperlicher Misshandlung muss eine Meldung an das zuständige Jugendamt erwogen werden. Das Einschalten des Jugendamtes dient dem formellen Schutz des Kindes (Einleitung vormundschaftlicher Beschlüsse, Frage des Aufenthalts).

Hat die Misshandlung zu einer lebensgefährlichen Verletzung des Kindes geführt, oder droht die Gefahr, dass das Kind weiterhin misshandelt oder sexuell missbraucht wird, sollte eine Meldung des Arztes an die zuständige Ermittlungsbehörde erfolgen. Eine gesetzliche Meldepflicht für Fälle von Kindesmisshandlung gibt es in der Bundesrepublik Deutschland nicht. Grundsätzlich unterliegt der Arzt in seiner Berufsausübung der Schweigepflicht. Besteht der Verdacht auf eine Kindesmisshandlung, kann der Arzt die Schweigepflicht befugt durchbrechen, wenn ein rechtfertigender Notstand (§ 34 StGB) vorliegt. Ist die Gefahr für Leben und Gesundheit des Kindes so groß, dass die Abwendung dieser Gefahr schwerer wiegt als die Einhaltung der Schweigepflicht, handelt der Arzt nicht rechtswidrig. Ebenso muss das Jugendamt prüfen, ob es eine Anzeige bei einer Strafverfolgungsbehörde erstattet. Auch anonymen und vertraulichen Hinweisen geht der Staatsanwalt grundsätzlich nach (Nr. 235 I RiStBV).

5. Selbstbeschädigung

Unter Selbstbeschädigung wird eine absichtliche Verletzung oder Verstümmelung des eigenen Körpers verstanden. Primär besteht meist keine Selbsttötungsabsicht. Medizinisch betrachtet, können selbst beigebrachte Verletzungen das Symptom eines Krankheitsbildes sein, das als Münchhausen-Syndrom bezeichnet wird. Ursächlich ist eine neurotische Fehlhaltung. Neben der Selbstbeschädigung gehören dazu die Schilderung einer fantastischen, an ungewöhnlichen Krankheiten reichen Lebensgeschichte mit zahlreichen Krankenhausaufenthalten, das Vorliegen von schwerwiegenden Krankheitserscheinungen und das Anstreben von operativen Eingriffen.

Selbstverletzendes Verhalten kann auch bei Kranken mit Psychosen auftreten. Der Schweregrad der selbst beigebrachten Verletzungen reicht von oberflächlichen Wunden bis zu schweren Verstümmelungen, nicht selten im Genitalbereich.

Grundsätzlich ist eine Selbstbeschädigung straffrei. Eine strafrechtliche Bedeutung kann sich dann ergeben, wenn damit die Vortäuschung einer Straftat verbunden ist. Wird vom Anzeigeerstatter keine konkrete andere Person verdächtigt, ist zu prüfen, ob das Vortäuschen einer Straftat gemäß § 145d StGB vorliegt. Andernfalls kommt eine falsche Verdächtigung nach § 164 StGB in Betracht.

Schon während der kriminalistischen Ermittlungen kann der Verdacht aufkommen, dass sich das vermeintliche Opfer die Verletzungen selbst beigebracht hat. Nicht selten fällt eine Diskrepanz zwischen dem Verletzungsbild und dem behaupteten Tathergang auf. Zur Hergangsrekonstruktion muss der rechtsmedizinische Sachverständige einbezogen werden. Die Aufdeckung einer Selbstbeschädigung beruht auf der Beurteilung des Verletzungsmusters.

Auffallend häufig besteht das Verletzungsbild aus einer großen Anzahl von Einzelverletzungen, fast durchweg sind es Schnitt- bzw. Ritzverletzungen und Übergangsformen. Gelegentlich finden sich auch Kratzspuren und Hautrötungen. Bevorzugt werden Arme, Gesicht, Brust und Bauch. Regelmäßig bleiben wichtige Funktionsbereiche (z. B. Augen) und besonders schmerzempfindliche Körperstellen (z. B. im Gesicht die Lippen, an der Brust die Brustwarze) ausgespart. Kaum betroffen ist der schwer erreichbare Rücken. Die Verletzungen sind durchweg in Gruppen angeordnet oder flächendeckend verteilt. Meist finden sich parallele Scharen und lineare Reihungen. Oft ist das Verletzungsbild deutlich ausgestaltet: Es reicht von symmetrischer Anordnung über geometrische Formen bis zu Symbolen (z. B. Hakenkreuz), Buchstaben, Wörtern und Sätzen. Manchmal besteht eine gewisse Seitenbetonung des Verletzungsbildes auf der Körperseite, die der bevorzugt gebrauchten Hand gegenüberliegt. Die Verletzungen sind durchweg leicht bis sehr leicht.

Die einzelnen Wunden haben oft lange, stetige, geradlinige oder leicht gebogene Formen. Stets sind die Einzelverletzungen oberflächlich und über den gesamten Verlauf in ihrer Intensität auffallend konstant. Typische Abwehrverletzungen finden sich nicht, jedoch selten Begleitverletzungen anderer Art. Die Bekleidung ist meist nicht einbezogen, und wenn, dann sind kaum korrespondierende Defekte festzustellen. Als Spätfolgen finden sich häufig typische Narbenbilder, die zugleich auf ein hohes Wiederholungsrisiko hinweisen.

Insgesamt bietet sich ein ruhiges (statisches) Verletzungsbild. Derartig gleichförmige und oberflächliche Wunden können nicht während eines Kampfgeschehens bzw. an einem sich wehrenden oder auch fliehenden Opfer entstehen. Als Erklärung für das Stillhalten wird zumeist eine körperliche Überlegenheit des Täters oder der Angriff durch eine Tätergruppe angegeben.

Der Vortäuschung einer Straftat (z. B. Körperverletzung, Raub, Vergewaltigung) liegt in jedem Fall ein Motiv zugrunde. Die behauptete Tat kann als Erklärung für eine unerlaubte oder zu lange Abwesenheit von zu Hause, für einen Verlust von Geld oder anderen Wertgegenständen und für eine befürchtete oder ungewollte Schwangerschaft dienen. Aus Hass- oder Rachegefühlen resultierende Vortäuschungen richten sich fast ausnahmslos gegen namentlich benannte Personen. Schließlich kann ein übertriebenes Geltungsbedürfnis zur Vortäuschung einer Straftat führen. Die Anzeigeerstatter wollen auf sich aufmerksam machen, Mitleid erregen oder als besonders tapfer erscheinen.

Zu Selbstverstümmelungen kommt es hauptsächlich aus Versicherungsgründen (Erlangung einer Unfallrente).

Die Hoffnung auf Hafterleichterung veranlasst mitunter Gefangene zur Selbstbeschädigung durch Beibringen von äußerlichen Verletzungen oder durch Verschlucken bzw. Einführen von Fremdkörpern. Ebenso kommt das Vortäuschen von Krankheitszuständen (Simulation) vor.

6. Altersschätzung

Liegen keine verlässlichen Daten zum Lebensalter von angeblichen Kindern, Jugendlichen oder Heranwachsenden vor, besteht die Möglichkeit einer Altersschätzung mit medizinischen Methoden. Bei den zu untersuchenden Personen handelt es sich um Ausländer ohne gültige Ausweispapiere, bei denen der Verdacht besteht, dass sie ihr Alter zu niedrig angeben, um die im Strafverfahren geltenden Altersgrenzen (14, 18, 21 Jahre) zu unterschreiten. Die Vollendung des 14. Lebensjahres ist für den Eintritt der Strafmündigkeit entscheidend (§ 19 StGB). Für die Frage der Anwendbarkeit von Jugend- oder Erwachsenenstrafrecht sind die Altersgrenzen 18 und 21 Jahre von Belang (§§ 1, 105 JGG).

Zur Schätzung des Lebensalters ist folgende Methodenkombination erforderlich:

- körperliche Untersuchung mit Erhebung der Krankengeschichte (Anamnese) durch einen Rechtsmediziner zur Einschätzung des Entwicklungsstandes mit fotografischer Dokumentation, die zugleich der Identifizierung der untersuchten Person dient,
- Röntgenuntersuchung des Handskeletts mit Beurteilung durch einen Röntgenarzt,
- Untersuchung durch einen Zahnarzt mit Erhebung des Zahnstatus sowie Auswertung eines Orthopantomogramms,
- bei abgeschlossener Handskelettentwicklung zusätzliche Computertomografie-Untersuchung der Schlüsselbeine mit Beurteilung durch einen Röntgenarzt.

Bei der körperlichen Untersuchung werden neben verschiedenen Körpermaßen die äußerlich erkennbaren sexuellen Reifezeichen erfasst. Das sind bei Jungen der Entwicklungsstand von Penis und Hodensack, Schambehaarung, Achselhöhlenbehaarung, Bartwuchs und Kehlkopfprominenz. Bei Mädchen werden Brustentwicklung, Schambehaarung, Achselhöhlenbehaarung und Hüftform berücksichtigt.

Von den zur forensischen Altersschätzung empfohlenen Methoden weist die sexuelle Reifeentwicklung die größte Streubreite auf und sollte für die Altersdiagnose nur in Verbindung mit der Beurteilung von Skelettreifung und Zahnentwicklung verwendet werden. Unverzichtbar ist die körperliche Untersuchung jedoch zum Ausschluss äußerlich sichtbarer, altersrelevanter Krankheitserscheinungen und zur Prüfung, ob die Ergebnisse der Skelett- und Zahnaltersbestimmung im Einklang mit der Entwicklung des Gesamtorganismus stehen. Die meisten Erkrankungen führen zu einer Entwicklungsverzögerung und damit zu einer Unterschätzung des Alters. Eine Altersunterschätzung hätte strafrechtlich keine nachteiligen Folgen für die zu untersuchende Person. Unbedingt zu vermeiden ist hingegen eine Altersüberschätzung aufgrund von entwicklungsbeschleunigenden Erkrankungen. Hierbei handelt es sich um einige seltene, insbesondere hormonelle Störungen, die nicht nur das Längenwachstum und die sexuelle Reifeentwicklung, sondern auch die Skelettreifung beeinflussen können. Bei der körperlichen Untersuchung ist daher auf Symptome einer hormonell bedingten Entwicklungsbeschleunigung besonders zu achten.

Die Röntgenuntersuchung der Hand bildet die zweite Säule der forensischen Altersdiagnostik. Der Einsatz von Röntgenstrahlung am Menschen bedarf entweder einer medizinischen Indikation oder einer gesetzlichen Ermächtigungsgrundlage. Im Rahmen der forensischen Altersdiagnostik erfolgen Röntgenaufnahmen nicht aus medizinischen Gründen. Daher ist für Röntgenuntersuchungen der Hand, des Gebisses und gegebenenfalls der Schlüsselbeine eine richterliche Anordnung gemäß § 81a StPO erforderlich.

Die Röntgenaufnahme der Hand wird in Bezug auf Form und Größe der einzelnen Knochenelemente sowie den Verknöcherungszustand der Wachstumsfugen beurteilt. Durch die Vielzahl der Knochen, deren Entwicklung sich in einer gesetzmäßigen Reihenfolge über einen großen Zeitraum vollzieht, ist das Handskelett für eine Altersschätzung besonders geeignet. In der relevanten Altersgruppe hat die ethnische Zugehörigkeit keinen nennenswerten Einfluss auf die Skelettreifung. Die Verknöcherungsgeschwindigkeit ist hauptsächlich vom sozioökonomischen Status einer Population abhängig. Vergleichsweise geringer sozioökonomischer Status führt zu einer Entwicklungsverzögerung und damit zu einer Altersunterschätzung. Die Anwendung der gebräuchlichen Referenzstudien auf Angehörige sozioökonomisch geringer entwickelter Populationen wirkt sich in strafrechtlicher Hinsicht nicht nachteilig für die Betroffenen aus.

Am Gebiss ermöglichen die Zeitabfolge des Zahndurchbruchs und der Zahnmineralisation eine Schätzung des Lebensalters. Das Zahnwachstum ist mit dem Abschluss der Wurzelbildung beendet. Mit Ausnahme der dritten Mahlzähne (Weisheitszähne) sind die Zähne des Dauergebisses bis etwa zum 12. Lebensjahr in die Mundhöhle durchgebrochen. In den forensisch relevanten Altersgruppen ist daher die Beurteilung der Weisheitszähne von besonderer Bedeutung. Die Zahnmineralisation beginnt an der Kaufläche und setzt sich über den Zahnhals zur Wurzel hin fort. Der Mineralisationsstand wird an einer Panoramaschichtaufnahme des Gebisses (Orthopantomogramm) beurteilt. Für den Durchbruch und die Mineralisation der Weisheitszähne wurde festgestellt, dass Schwarzafrikaner im Vergleich zu Europäern eine beschleunigte Entwicklung aufweisen; bei Asiaten ist hingegen eine vergleichsweise Verzögerung zu verzeichnen. Aus diesem Grund müssen in der Altersschätzungspraxis für die Beurteilung der Weisheitszähne populationsspezifische Referenzstudien verwendet werden.

Nach Abschluss der Handskelettentwicklung kommt der Beurteilung des Verknöcherungszustandes der Schlüsselbeine eine entscheidende Bedeutung zu, da sich die brustbeinnahe Wachstumsfuge des Schlüsselbeins als letzte des gesamten Skeletts schließt. Die Beurteilbarkeit der Schlüsselbeinwachstumsfugen kann auf konventionellen Röntgenaufnahmen wegen der Überlagerung durch andere Skelettelemente, wie Rippen und Wirbelsäule, oder Gefäß- und Lungenstrukturen erschwert sein. Deshalb sollten vorzugsweise Computertomogramme mit geringer Schichtdicke (maximal 1 mm) angefertigt werden. Im Regelfall gelingt nur durch die Untersuchung der Schlüsselbeinverknöcherung der zweifelsfreie Nachweis der Vollendung des 18. oder 21. Lebensjahres.

Bedingt durch den explosiven Kenntniszuwachs in den letzten Jahren, werden im Allgemeinen nur ausgewiesene Spezialisten auf dem Gebiet der forensischen Altersdiagnostik zur Gutachtenerstattung auf dem aktuellen Stand der Wissenschaften befähigt sein. Ein Verzeichnis möglicher Gutachter ist auf der Homepage der Arbeitsgemeinschaft für Forensische Altersdiagnostik der Deutschen Gesellschaft für Rechtsmedizin (https://www.dgrm.de/arbeitsgemeinschaften/forensische-altersdiagnostik/aktuelles/) abrufbar.

7. Drogenabhängigkeit

Um äußerliche Hinweise auf einen längere Zeit fortgesetzten Drogenkonsum zu finden, ist eine Ganzkörperuntersuchung erforderlich. Wesentlich für die körperlichen Folgen sind die Art der Drogen und die Art der Drogenaufnahme (Näheres siehe Kapitel V Nummer 6.2).

Ein langjähriger Heroinkonsum führt zu einem Erscheinungsbild, das geprägt ist durch einen reduzierten Ernährungszustand bis zur Abmagerung. Ein ungepflegtes Äußeres und ein schlechter Gebisszustand können das Bild ergänzen. Manchmal zeigen Tätowierungen Motive aus der Drogenszene (z. B. Spritze mit Totenkopf). Als Hinweis auf eine HIV-Erkrankung können spezifische Hauterscheinungen (*Kaposi*-Sarkom) auftreten.

Es finden sich unterschiedlich alte Kanüleneinstichspuren in typischer Anordnung hintereinander aufgereiht über gut zugänglichen Blutadern von Ellenbeugen, Unterarmen und Handrücken. Mitunter lassen sich auch an verdeckten Stellen (z. B. Leistenbeuge, Unterschenkel, Fußrücken, zwischen den Zehen) die Injektionsspuren feststellen. Wenn feine Kanülen verwendet wurden, sind die Einstichstellen nur schwer oder gar nicht erkennbar. Mangelnde Hautdesinfektion und unsterile Spritzenbestecke können zu örtlichen Infektionen mit Abszessen und später Abszessnarben führen.

Der andauernde Gebrauch von Crystal Meth führt gleichfalls zu einem körperlichen Verfall. Die Konsumenten wirken schon nach verhältnismäßig kurzer Zeit wie um Jahre gealtert. Auffällig sind krankhafte Veränderungen der Haut bis zu Akne und Ekzemen sowie ein zerstörtes, unansehnliches Gebiss.

Das wiederholte Schnupfen von Drogen verursacht chronische Entzündungen der Nasenschleimhaut bis zu Geschwürsbildungen und Defekten der Nasenscheidewand.

Zur Überprüfung, ob aktuell Drogen konsumiert werden, gibt es verschiedene Schnelltestverfahren (Drogen-Screening). Für die Untersuchung wird vorwiegend Urin verwendet, es eignen sich aber auch Speichel und Schweiß (Schweißwischtest). Verfügbar sind Schnelltests für den Nachweis einzelner Drogen und Kombinationstests, mit denen verschiedene Substanzen gleichzeitig erkannt werden können. Je nach Hersteller sind es Teststreifen, Testkarten oder Testkassetten. Das Funktionsprinzip basiert auf immunchemischen Reaktionen (Immunoassays). Ergeben sich positive Befunde, ist stets eine Laboranalyse (z. B. GC-MS, LC-MS/MS) erforderlich, um die Ergebnisse zu kontrollieren und zu bestätigen. Für den Nachweis im Blut gibt es ebenfalls Suchtests (z. B. Mikrotiterplatten-Methode).

Durch die Analyse einer Urinprobe lässt sich lediglich die Aufnahme einer Droge in einem bestimmten Zeitrahmen nachweisen. Das Ergebnis erlaubt jedoch keine Aussagen über eine mögliche psychophysische Beeinträchtigung zu einem bestimmten Zeitpunkt. Demgegenüber liefert die Blutanalyse quantitative Angaben über die aktuell aufgenommene Substanzmenge und somit über das Ausmaß der Leistungsbeeinträchtigung. Nur das Ergebnis einer quantitativen Blutuntersuchung ist für die Beurteilung der Schuldfähigkeit oder der Fahrunsicherheit geeignet.

Schon nach wenigen Tagen Abstinenz lassen sich Drogen im Blut wie im Urin nicht mehr feststellen. Zum Nachweis oder Ausschluss eines zurückliegenden Drogenkonsums eignen sich die Haare, weil aufgenommene Substanzen und deren Umwandlungsprodukte in der Haarzwiebel eingelagert werden und mit dem Haar herauswachsen. Durch eine segmentweise Untersuchung der Haare lassen sich die Einlagerungen nachweisen. Als Untersuchungsmaterial ist mindestens eine bleistiftstarke Haarprobe nötig, die zusammengebunden und möglichst nahe an der Kopfhaut abgeschnitten werden muss. Die Entnahme erfolgt am Hinterkopf, weil hier die kahle Stelle nicht so auffällt. Auch Achsel-, Scham- und Barthaare können für eine Drogenanalyse verwendet werden.

Berücksichtigt man das Kopfhaarwachstum von etwa 1 cm pro Monat, ist bei entsprechender Haarlänge das Konsumverhalten reproduzierbar. Es können die aufgenommenen Substanzen bestimmt werden. Die zeitliche Eingrenzung einer zurückliegenden Wirkstoffaufnahme ist monatsweise möglich, jedoch nicht für einen bestimmten Tag. Ein Rückschluss von einer festgestellten Drogenkonzentration im Haar auf die konsumierte Menge ist schwierig. Bei der Interpretation müssen verschiedene äußere Einflüsse, wie Bleichen, Färben und Haarwäsche, berücksichtigt werden, weil es dadurch zur Zersetzung bzw. Entfernung eingelagerter Substanzen kommen kann. Eine Aussage über den aktuellen Konsum von Drogen erlaubt die Haaranalyse nicht. Drogenhaltige Haarabschnitte erreichen im Regelfall erst nach 9 bis 14 Tagen die Oberfläche der Kopfhaut.

XIV. Strafrechtlich bedeutsame Aspekte der Psychopathologie

Von allen Rechtsgebieten, für die Probleme der Psychopathologie bedeutsam sind, ergeben sich zum Zivil- und Strafrecht besonders vielfältige Bezüge. Während sozialrechtliche Begutachtungen nur einen geringen Teil der Sachverständigentätigkeit in der Forensischen Psychiatrie ausmachen, hat die Frage nach der Geschäftsfähigkeit im Zivilrecht eine große Bedeutung, speziell auch im Zusammenhang mit Prozess-, Testier- und Ehefähigkeit. Hinzu kommen Fragestellungen aus dem Betreuungsrecht und dem Haftungsrecht. Weitere Begutachtungsaufgaben leiten sich aus dem Straßenverkehrsrecht und den Landesgesetzen über die Unterbringung psychisch Kranker ab.

Im Strafrecht wird der Psychiater als Sachverständiger im Wesentlichen zu folgenden Problemen befragt:

- Voraussetzungen für aufgehobene oder verminderte Schuldfähigkeit (§§ 20, 21 StGB),
- Reifebeurteilung von Jugendlichen und Heranwachsenden (§§ 3, 105 JGG),
- Rückfallprognose bei psychisch kranken Rechtsbrechern, die in eine Maßregel der Besserung und Sicherung eingewiesen oder daraus entlassen werden sollen (§§ 63, 64, 67d StGB),
- Rückfallprognose bei Strafgefangenen, wenn die – vorzeitige – Entlassung aus längerer, insbesondere lebenslanger Haft (§§ 57, 57a StGB i. V. m. § 454 II StPO) erwogen wird,
- Rückfallprognosen bei Anordnung (§ 66 StGB), Fortdauer (§ 67d StGB), vorbehaltener Anordnung (§ 66a StGB) und nachträglicher Anordnung (§ 66b StGB) der Sicherungsverwahrung sowie der Entlassung daraus (§ 67d StGB),
- Glaubhaftigkeit von Zeugenaussagen.[23]

23 *Müller, J. L., Nedopil, N.* (2017): Forensische Psychiatrie. 5. Aufl., Stuttgart–New York: Thieme, S. 37.

Die Beurteilung der Glaubhaftigkeit von Zeugenaussagen ist nur selten eine Aufgabe des Psychiaters. Seine Mitwirkung ist geboten, wenn die Frage beantwortet werden muss, ob sich eine psychische Erkrankung auf die Aussagetüchtigkeit eines Zeugen auswirken kann.

In der Mehrzahl der Fälle werden Psychologen mit der Begutachtung der Glaubhaftigkeit beauftragt. Dazu gibt es entsprechende Beurteilungsmethoden, die von der Psychologie ständig erweitert werden. Bei Minderjährigen muss im Strafverfahren der Kinder- und Jugendpsychiater oder der jugendforensisch erfahrene Psychologe zur Aussagetüchtigkeit und Glaubhaftigkeit Stellung nehmen.

1. Vernehmungsfähigkeit

Für die Vernehmungsfähigkeit kommt es im Wesentlichen auf die Kommunikationsfähigkeit an. Die Aussageperson muss in der Lage sein, den Inhalt von Fragen zu verstehen und sinnvoll darauf zu antworten.

Verschiedene Umstände beeinträchtigen die Vernehmungsfähigkeit. Häufig geht es um den Einfluss von Alkohol, Drogen oder Medikamenten. Bei Trunkenheit wird der Ermittlungsbeamte im Allgemeinen selbst einen Eindruck gewinnen können, ob ein Beschuldigter oder ein Zeuge vernehmungsfähig ist. Die Einschätzung kann bei Drogenkonsumenten wesentlich schwieriger sein. Das Erscheinungsbild einer akuten Drogenbeeinflussung wird maßgeblich von der Art der konsumierten Drogen bestimmt (Näheres siehe Kapitel V Nummer 6.2). Dementsprechend sind die Auswirkungen auf die Vernehmungsfähigkeit recht verschieden. Das gilt sowohl für die Zeitdauer als auch für das Ausmaß der Leistungsminderung. Von den Medikamenten sind für die Vernehmungsfähigkeit solche bedeutsam, die eine Person in ihrer Entschließungs- oder Äußerungsfähigkeit beeinträchtigen (z. B. Schlaf- und Beruhigungsmittel, starke Schmerzmittel).

Bei Abhängigen kann der Entzug von Alkohol, Drogen oder Medikamenten zu akut auftretenden Krankheitszuständen führen, die in schweren Fällen lebensbedrohlich sind. In einem solchen Zustand besteht Vernehmungsunfähigkeit. Als Frühsymptome zeigen sich ängstlich-gereizte Verstimmung, Nervosität, Unruhe, Übelkeit, Erbrechen und Schwitzen. Das Vollbild ist gekennzeichnet durch:

- Bewusstseinsstörungen mit zeitlicher und örtlicher Desorientierung,
- psychomotorische Unruhe, Bewegungsdrang, Nestelbewegungen, grobschlägiges Zittern (Tremor), Intentionstremor,
- illusionäre Verkennungen, Ängstlichkeit, häufig wahnhaft gefärbte, meist optische Halluzinationen (z. B. weiße Mäuse),
- Suggestibilität,
- Gesichtsrötung, gerötete Augen, Schweißausbrüche, Blutdruckerhöhung, hohe Pulszahl,
- Krampfanfälle, vor allem bei Opiat- und Schlafmittelentzug.

Auch bei erkennbar psychisch Kranken ist zu erwägen, ob sie vernehmungsfähig sind. Abhängig vom Krankheitsbild (Psychose) kann eine Beeinträchtigung vorliegen durch Störungen der Gedächtnisleistungen, Verwirrtheitszustände mit Orientierungsstörungen, Ich-Störungen, Wahn, Halluzinationen und Reglosigkeit (Stupor). Eine dauerhafte Aufhebung der Vernehmungsfähigkeit kommt bei ausgeprägten Schwachsinnszuständen und bei Demenzerkrankungen unterschiedlicher Ursache (z. B. *Alzheimer*-Krankheit) in Betracht.

Weitere Umstände, die im Einzelfall zu einer Einschränkung der Vernehmungsfähigkeit führen können, sind Verletzungsfolgen und akute Krankheitszustände (z. B. erhebliche Schmerzen infolge von Verletzungen, Benommenheit nach einem Schädel-Hirn-Trauma, fieberhafte Erkrankung, schwerer Migräneanfall, heftige Zahnschmerzen, Kolik).

Wenn die Vernehmung nicht auf einen anderen Zeitpunkt verschoben werden kann, sollte ein Arzt zur Beurteilung des Gesundheitszustandes und der Vernehmungsfähigkeit herangezogen werden. Der Arzt wird sich hierbei von medizinischen Gesichtspunkten leiten lassen. Die Beachtung möglicher Konsequenzen im Hinblick auf den § 136a StPO ist Sache des Ermittlungsbeamten.

2. Gewahrsamstauglichkeit und Haftfähigkeit

Der Begriff Gewahrsamstauglichkeit bezieht sich auf den psychophysischen Zustand einer Person bei polizeilicher Ingewahrsamnahme für einen kurzen Zeitraum, während die Haftfähigkeit die Untersuchungs- oder Strafhaft betrifft. Eine ärztliche Untersuchung zur Beurteilung der Gewahrsamstauglichkeit ist bei folgenden Anlässen geboten:

- Die Person ist erkennbar krank oder verletzt (z. B. Atemnot, Kopfverletzung).
- Die Person gibt an, krank zu sein oder dringend Medikamente zu benötigen (z. B. Diabetes mellitus, Epilepsie, Herzerkrankungen).
- Die Person befindet sich in einer hilflosen Lage (z. B. Alkoholvergiftung).
- Die Person zeigt erhebliche Auffälligkeiten im Verhalten (z. B. Entzugssyndrom).

Ebenso kann bei einer Schwangerschaft die Beurteilung der Gewahrsamstauglichkeit notwendig sein. Weitere Gründe für eine ärztliche Untersuchung sind akute Selbst- oder Fremdgefährdung, beispielsweise bei deutlich depressivem Zustand oder bei einer Psychose mit Wahnvorstellungen.

Ein besonderes Problem ergibt sich bei alkoholisierten Personen, die oft zusätzlich verletzt sind. Da sich die Symptome einer starken Alkoholisierung und eines Schädel-Hirn-Traumas entsprechen können, muss unter Umständen vom Arzt eine unverzügliche Krankenhauseinweisung zur spezialisierten Diagnostik veranlasst werden. Besteht zum Zeitpunkt der ärztlichen Untersuchung kein zwingender Grund zur sofortigen Einweisung, hat der Polizeibeamte die Pflicht, die Person im Gewahrsam sorgfältig zu überwachen. Es ist möglich, dass die Folgen einer Hirnschädigung erst nach einiger Zeit erkennbar werden, denn zwischen Gewalteinwirkung und Eintritt der Bewusstlosigkeit kann ein mehrstündiges symptomfreies Intervall liegen. Gleichfalls problematisch ist ein ungünstiger Verlauf bei vorbestehenden chronischen Krankheiten. So kann eine diabetische Stoffwechselentgleisung die Symptome einer Alkoholvergiftung entscheidend verstärken oder ein solches Vergiftungsbild vortäuschen. Unabhängig von möglichen Ursachen muss bei Zustandsverschlechterung eine erneute Untersuchung durch einen Arzt zur Überprüfung der Gewahrsamstauglichkeit veranlasst werden.

Die Haftfähigkeit, auch als Vollzugsfähigkeit oder Vollzugstauglichkeit bezeichnet, ist Voraussetzung für Untersuchungshaft und Strafvollzug. Dementsprechend erfolgt im Rahmen des Aufnahmeverfahrens eine ärztliche Eingangsuntersuchung des Gefangenen. Gemäß § 455 StPO ist Haftfähigkeit nicht gegeben, wenn der Verurteilte in Geisteskrankheit verfällt oder wenn von der Strafvollstreckung eine nahe Lebensgefahr für den Verurteilten zu besorgen ist. Nach dem Wortlaut dieser Vorschrift gelten die Bestimmungen für Verurteilte, also Strafgefangene, sind aber gleichermaßen für Untersuchungsgefangene anwendbar.

Bei der Beurteilung der Haftfähigkeit gelten strenge Anforderungen. Der juristische Begriff Geisteskrankheit im Sinne des § 455 StPO bezieht sich auf den Schweregrad der psychischen Erkrankung. Für die nahe Lebensgefahr ist entscheidend, dass der Vollzug der Haft selbst der Faktor sein muss, der den lebensbedrohlichen Zustand hervorruft. Weder die Neigung zur Selbsttötung noch Selbstbeschädigungen sind ausreichende Gründe für die Annahme von Haftunfähigkeit. Dieser Zustand ist dann anzunehmen, wenn eine nach Inhaftierung aufgetretene Psychose in einem Justizvollzugskrankenhaus nicht behandelt werden kann und zugleich dazu führt, dass die Suizidalität in der Vollzugseinrichtung nicht mehr beherrschbar ist.

Die Frage nach der Haftfähigkeit wird häufiger bei alten Menschen gestellt, meist wegen innerer Krankheiten (z. B. wiederholte Herzinfarkte). Allerdings führt auch eine schwere Erkrankung nicht zwangsläufig zur Haftunfähigkeit. Es kann die Aufnahme in ein Justizvollzugskrankenhaus oder unter besonderen Sicherheitsvorkehrungen in ein öffentliches Krankenhaus erwogen werden (Nr. 58 RiStBV). Das gilt insbesondere, wenn der Beschuldigte im Zusammenhang mit seiner Festnahme einen Suizidversuch unternommen hat oder bei der Festnahme verletzt worden ist.

Eine Alkohol- oder Drogenabhängigkeit rechtfertigt nicht zwangsläufig einen Aufschub der Vollstreckung. Wenn der Ermittlungsbeamte entsprechende Feststellungen getroffen oder sonst Kenntnis davon hat, sollte die Vollstreckungsbehörde informiert werden, um erforderliche Maßnahmen veranlassen zu können. Das ist vor allem deshalb notwendig, weil sich zu erwartende Entzugserscheinungen in schwerwiegenden Gesundheitsstörungen auswirken können.

Die Beurteilung der Haftfähigkeit setzt beim begutachtenden Arzt ausreichende Erfahrungen über die Vortäuschung von Krankheiten voraus. Meist handelt es sich in derartigen Fällen nicht um vorgetäuschte Krankheitszustände (Simulation), sondern eher um Übertreibungen (Aggravation) von tatsächlich vorhandenen, aber geringfügigen Beschwerden.

3. Schuldfähigkeit

In § 20 StGB sind vier Schuldausschließungsmerkmale genannt:

- krankhafte seelische Störung (z. B. psychotische Zustände, degenerative Hirnerkrankungen, Durchgangssyndrome wie Rauschzustände durch Alkohol, Drogen oder andere toxische Substanzen),
- tief greifende Bewusstseinsstörung (hochgradige Affektzustände),
- Schwachsinn (angeborene Intelligenzminderung),
- schwere andere seelische Abartigkeit (z. B. Persönlichkeitsstörungen, Neurosen, sexuelle Verhaltensabweichungen, Abhängigkeitssyndrome – forensisch relevant nur schwere Ausprägungsgrade).

Zusätzlich muss zum Tatzeitpunkt eine aufgehobene (§ 20 StGB) oder erheblich verminderte (§ 21 StGB) Einsichtsfähigkeit in das Unrecht der Tat oder entsprechend eingeschränkte Steuerungsfähigkeit bestanden haben.

Die Begutachtung der Schuldfähigkeit erfolgt durch den Psychiater oder bei bestimmten Fragestellungen durch den Psychologen. Mit der Beurteilung der Auswirkungen von Rauschzuständen auf die Schuldfähigkeit kann auch der Rechtsmediziner beauftragt werden. Der Häufigkeit nach steht der Alkoholrausch an erster Stelle (Näheres siehe Kapitel V Nummer 6.1).

Für den Ermittlungsbeamten kommt es darauf an, eine aufgehobene oder verminderte Schuldfähigkeit bei erkennbaren Anzeichen in Betracht zu ziehen, um eine Begutachtung anregen zu können.

4. Unterbringung

Der Begriff Unterbringung bezeichnet die Einweisung eines psychisch Kranken gegen seinen Willen oder im Zustand der Willenlosigkeit in den geschlossenen Teil eines psychiatrischen Krankenhauses oder in eine andere geeignete Einrichtung. Das ist rechtlich zulässig und geboten, wenn der Kranke durch sein krankheitsbedingtes Verhalten andere oder sich selbst erheblich gefährdet (z. B. durch Selbsttötungsabsicht) und hierfür konkrete Anhaltspunkte vorliegen.

Die einstweilige Unterbringung nach § 126a StPO dient dem Schutz der Allgemeinheit vor weiteren rechtswidrigen Taten eines Beschuldigten. Diese Vorschrift soll die Vorwegnahme der Unterbringung im Maßregelvollzug nach § 63 StGB (Unterbringung in einem psychiatrischen Krankenhaus) oder nach § 64 StGB (Unterbringung in einer Entziehungsanstalt) ermöglichen. Eine einstweilige Unterbringung kommt nur bei solchen Beschuldigten in Betracht, die voraussichtlich wegen Schuldunfähigkeit oder verminderter Schuldfähigkeit nicht zu Strafe, sondern zur Unterbringung verurteilt werden.

Die Unterbringung nach § 126a StPO ersetzt die Untersuchungshaft, soll aber zugleich einer möglichst frühzeitigen Behandlung des psychisch kranken Rechtsbrechers dienen. Da bis zur Hauptverhandlung die Unschuldsvermutung gilt, ist eine Behandlung gegen den Willen des Untergebrachten demnach nur in Notfällen zulässig.

Die einstweilige Unterbringung wird in einem öffentlichen psychiatrischen Krankenhaus oder in einer öffentlichen Entziehungsanstalt vollzogen. Eine Unterbringung in der psychiatrischen Abteilung eines Justizvollzugskrankenhauses ist nicht zulässig. Die Aufnahme in die psychiatrische Einrichtung erfolgt aufgrund eines richterlichen Aufnahmeersuchens. Das Verbringen in das Krankenhaus veranlasst die Staatsanwaltschaft (§ 36 II StPO), die sich dazu polizeilicher Hilfe bedient.

Für die psychiatrische Untersuchung gelten die §§ 80a, 81 StPO. Die Verfahrensweise ist in den Nrn. 61, 62 RiStBV näher geregelt. Der Unterbringungsbefehl kann in einen Haftbefehl oder ein bestehender Haftbefehl in einen Unterbringungsbefehl umgewandelt werden. Mit dem Eintritt der Rechtskraft des Urteils, das die Unterbringung anordnet, endet die einstweilige Unterbringung, und es beginnt der Vollzug der Sicherungsmaßnahme.

Eine zwangsweise Unterbringung psychisch Kranker kann auch nach Landesgesetzen erfolgen. Die Unterbringung aufgrund landesrechtlicher Bestimmungen ist gegenüber der Unterbringung nach § 126a StPO bzw. § 63 StGB subsidiär. Während die Unterbringung nach strafrechtlichen Bestimmungen dem Schutz der Allgemeinheit dient, erfolgt die Freiheitsentziehung nach den Gesetzen über Hilfen und Schutzmaßnahmen für psychisch Kranke (Psychisch-Kranken-Gesetze = PsychKG) vom ärztlichen Standpunkt aus vorrangig aus Gründen der Fürsorge für den Kranken. Zunächst ordnet das Gericht eine einstweilige Unterbringung von begrenzter Dauer an. Aufgrund eines psychiatrischen Gutachtens kann anschließend die Unterbringung vom Gericht verlängert werden.

Die Voraussetzungen für die Einweisung nach den Psychisch-Kranken-Gesetzen sind in den einzelnen Bundesländern ähnlich. Von den Gesetzen erfasst werden diejenigen Personen, die wegen psychischer Krankheiten selbst- oder gemeingefährlich sind und deshalb eine erhebliche, nach ärztlichem Urteil nicht anders abwendbare Gefahr für die öffentliche Sicherheit und Ordnung darstellen. Als psychische Krankheit im gesetzlichen Sinne gelten Psychosen, geistige Behinderung und behandlungsbedürftige Abhängigkeit von Suchtstoffen.

Für die Einleitung einer Unterbringung ist ein ärztliches Zeugnis erforderlich, das auf einer unmittelbar vorausgegangenen Untersuchung beruht und im Regelfall nicht älter als ein Tag sein darf. Aus dem Zeugnis muss eindeutig hervorgehen, dass Anhaltspunkte für eine psychische Erkrankung vorliegen, aus der eine Selbst- oder Fremdgefährdung erwächst.

XV. Kurze Geschichte der Rechtsmedizin[24]

Die historische Entwicklung der Rechtsmedizin ist mit dem Wandel der Gesetzgebung ebenso untrennbar verbunden wie mit der Geschichte der Kriminalistik. Zu allen Zeiten bestimmten das jeweils geltende Recht den Aufgabenumfang und der Erkenntnisstand von Medizin und Naturwissenschaften den Inhalt des Faches. Mancher Kriminalfall hat nur deshalb Berühmtheit erlangt, weil der Täter durch eine neuartige medizinische oder naturwissenschaftliche Methode überführt werden konnte.

Lange bevor es eine Rechtsmedizin im heutigen Sinne gab, trugen Ärzte als Sachverständige zur Entscheidung von Rechtsstreiten bei. Wie überlieferte Dokumente belegen, wurden in verschiedenen Gesetzestexten und einigen medizinischen Schriften des Altertums bereits gerichtlich-medizinische Probleme berücksichtigt. Schon damals hat man Ärzte zu Rate gezogen, um die Tödlichkeit einer Wunde oder die Wirkung eines Giftes zu beurteilen.

Während des Mittelalters nahmen Medizin und Recht in den entwickelten Ländern Europas einen bedeutenden Aufschwung. Vereidigte Sachverständige führten Wund- und Leichenschauen aus und erstatteten Gutachten vor Gericht. Die mittelalterlichen Stadtrechte, die teilweise auf frühe germanische Gesetzeswerke zurückgehen, und das Statuarrecht italienischer Städte weisen gleichermaßen die Anfänge der Gerichtlichen Medizin aus. Im späten Mittelalter ging aus der über Jahrhunderte praktizierten Wund- und Leichenschau die gerichtliche Obduktion hervor. Die erste bekannt gewordene gerichtsärztliche Leichenöffnung wurde am 15. Februar 1302 in Bologna auf Anordnung des dortigen Gerichts vorgenommen. An der Wende zur Neuzeit verstärkten sich die Wechselbeziehungen zwischen Medizin und Recht auf der Grundlage des Fortschritts beider Disziplinen.

Zu Beginn des 16. Jahrhunderts entstanden jene Gesetzbücher, die das neuzeitliche Strafrecht nachhaltig beeinflusst haben. Im Jahr 1507 trat die von dem Rechtsgelehrten Johann von Schwarzenberg verfasste

24 Fachbezeichnung seit 1968, zuvor Gerichtliche Medizin.

Bambergische Halsgerichtsordnung in Kraft. Der Grundtext wurde später durch ein Correctorium, das auch Anweisungen zur gerichtsärztlichen Leichenschau enthielt, ergänzt und verbessert. Diese Rechtsvorschriften bildeten neben übernommenem römischem Recht und deutschem Gewohnheitsrecht die Grundlage für die Constitutio Criminalis Carolina, kurz Carolina genannt. Der Endfassung sind mehrere Entwürfe vorausgegangen, von denen der älteste aus dem Jahr 1521 datiert. Die Annahme des definitiven Gesetzestextes erfolgte am 27. Juli 1532 auf dem Reichstag zu Regensburg. „Des Keyser Karls des fünfften: vnnd des heyligen Römischen Reichs peinlich gerichts ordnung" war, wie im Titel der Originalausgabe zum Ausdruck kommt, das erste einheitliche Gesetzbuch des Straf- und Strafprozessrechts für das ganze Reich. In der Carolina wurden alle Einzelbestimmungen über medizinische Sachverständigentätigkeit zusammengefasst und mit dem Inkrafttreten allgemein verbindlich. Daraus resultierten sowohl eine gefestigte Stellung von Ärzten im Gerichtsverfahren als auch deren verstärkte Einbeziehung in die Rechtspflege. Das bedingte wiederum die Notwendigkeit, qualifizierte medizinische Grundlagen für die Begutachtung zu schaffen. Insofern übte die Carolina auch starken Einfluss auf die Entwicklung der Gerichtlichen Medizin aus.

Die Anfänge der wissenschaftlich begründeten Gerichtsmedizin reichen bis ins 16. Jahrhundert zurück. Ihre Ursprünge liegen in Frankreich und vor allem in Italien. Dort erschienen die ersten Abhandlungen gerichtlich-medizinischen Inhalts der Neuzeit. Im deutschen Sprachraum gehören Bernardus Suevus und Melchior Sebitz zu den ältesten gerichtsmedizinischen Autoren.

Mit dem Anwachsen des Schrifttums im 17. Jahrhundert begannen die Bemühungen, das Fach zu charakterisieren. Paul Ammann, Professor der Botanik und Physiologie in Leipzig, nannte es 1670 „beurteilende oder entscheidende Medizin", während es der kurfürstlich-sächsische Leibarzt Thomas Reinesius 1679 als „medizinische Schule der Rechtsgelehrten" beschrieb. Im Titel eines 1690 veröffentlichten Buches verwendete der Leipziger Anatomieprofessor Johannes Bohn erstmalig die Bezeichnung „medicina forensis". Allen Autoren gemeinsam ist, dass sie die Gerichtliche Medizin zutreffend als eine dem Wesen nach medizinische Disziplin ansahen.

Dementgegen stellte Michael Alberti, Professor der Medizin und Naturphilosophie an der Universität Halle, mit dem 1725 geprägten Begriff „medizinische Rechtswissenschaft“ die juristische Seite in den Vordergrund. Aus der Überbetonung des naturwissenschaftlichen Inhalts resultierten Namensgebungen wie „gerichtliche Physik“ – Physik als Synonym für Naturkunde – von dem Breslauer Arzt Wolfgang Friedrich Wilhelm Klose aus dem Jahr 1814.

Durchgesetzt hat sich schließlich die von Johannes Bohn gewählte Bezeichnung Forensische Medizin. Das Adjektiv forensisch, zu Deutsch gerichtlich, geht auf das lateinische Wort forum für Marktplatz zurück. In den Städten des Römischen Reiches war das Forum als Zentrum des politischen und kulturellen Lebens sowohl Volksversammlungsplatz als auch Ort der Rechtsprechung.

1. Akademische Lehre

Gegen Ende des 18. Jahrhunderts erfolgte an den Universitäten im deutschen Sprachraum eine Vereinigung der Gerichtlichen Medizin mit der neu geschaffenen Disziplin „medizinische Polizei“, der heutigen Hygiene, zur Staatsarzneikunde. Zunächst wurden beide Teilgebiete, wenn überhaupt, nur nebenamtlich gelehrt. So hielten Chirurgen, Gynäkologen und Pharmakologen, vereinzelt sogar Chemiker und Tierärzte die Vorlesungen.

Zu Beginn des 19. Jahrhunderts wurden die ersten Lehrstühle eingerichtet. Den Anfang machte Dorpat 1801, es folgten Krakau 1804, Wien 1805 und Prag 1808. An der Berliner Universität schuf der Gerichtsmediziner und Hygieniker Wilhelm Wagner im Jahr 1833 eine „Praktische Unterrichtsanstalt für die Staatsarzneikunde“. Als sich nach der Jahrhundertmitte die Hygiene zu einem umfänglichen Spezialgebiet entwickelte, zerfiel das nicht mehr zeitgemäße Doppelfach.

Im Gegensatz zu Österreich blieb in Deutschland die Gerichtliche Medizin gegenüber ihrer Schwesterdisziplin zurück. Die beklagenswerte Situation Ende der achtziger Jahre des 19. Jahrhunderts beschrieb der Bonner Gerichtsmediziner Emil Ungar wie folgt: „Die Berücksichtigung und Werthschätzung, welche ihr zu Theil wird, ist eine so geringe, dass heute sogar die Existenzberechtigung dieser Doctrin vielfach angezweifelt und geleugnet wird."[25]

Mit Tatkraft und Beharrlichkeit gelang es jedoch, grundlegende Forderungen durchzusetzen. Im Jahr 1901 wurden die Vorlesungen über Gerichtliche Medizin an den deutschen Universitäten obligatorischer Bestandteil des Medizinstudiums, zunächst aber ohne Abschlussprüfung. Die Berichte über schwerwiegende Justizirrtümer infolge mangelhafter ärztlicher Gutachten, die der Direktor des Universitätsinstituts in Halle, Arthur Schulz, sammelte und an die zuständigen Ministerien weitergab, trugen ganz wesentlich dazu bei, dass die neue Prüfungsordnung von 1924 endlich auch ein Examen vorsah.

Bedingt durch die Aufnahme der Gerichtlichen Medizin als Lehr- und Prüfungsfach in das Medizinstudium, wurden an den Universitäten nach und nach weitere Professoren berufen und Institute gegründet. Den wachsenden Aufgabenbereich des Faches, auch in der akademischen Lehre, verdeutlicht die Begriffserweiterung Gerichtliche und Soziale Medizin.

Neben Vorlesungen und Übungen für Medizinstudenten gibt es seit Langem auch Lehrveranstaltungen für Studierende der Rechtswissenschaft. Schließlich gehörte an der Humboldt-Universität zu Berlin seit 1964 die Forensische Medizin zu den Studien- und Prüfungsfächern in der akademischen Ausbildung von Diplomkriminalisten, die mit der Abwicklung der Sektion Kriminalistik im Jahr 1994 endete.

2. Wissenschaftsentwicklung

Die ersten Versuche einer wissenschaftlichen Bearbeitung gerichtlich-medizinischer Probleme unternahmen gegen Ende des 16. Jahrhunderts der französische Chirurg Ambroise Paré und der italienische Arzt Giovanni Battista Codronchi. Sie beschäftigten sich in verschiedenen Abhandlungen unter anderem mit Wunden, Vergiftungen, Empfängnis und Schwangerschaft sowie Abtreibungsmitteln.

25 *Ungar, E.* (1889): Die Bedeutung der gerichtlichen Medicin und deren Stellung auf deutschen Hochschulen. Vjschr. gerichtl. Med. N. F. 50: 49.

Unter dem Titel „De relationibus medicorum“ (Über die Berichte der Ärzte) veröffentlichte der Italiener Fortunatus Fidelis 1602 in Palermo Grundsätze für die gerichtlich-medizinische Begutachtung. Fidelis erörterte in vier Büchern die Arten der Verletzungen, gewaltsame Todesursachen, Simulation, Sexualdelikte und eine Reihe weiterer, zum Teil hygienischer Fragen.

Das erste systematische Handbuch der Gerichtlichen Medizin verfasste der italienische Universalgelehrte Paolo Zacchia. Es trägt den Titel „Quaestiones medico-legales“ (Medizinisch-gesetzliche Untersuchungen). Das umfangreiche, ursprünglich siebenbändige Werk schrieb Zacchia in den Jahren 1621 bis 1650. Abgesehen von manchem zeitbedingtem Irrtum und Vorurteil enthält es durchaus fortschrittliche Auffassungen. Beispielsweise wandte sich Zacchia gegen den Aberglauben des Bahrrechts, nach dem an der Leiche eines Getöteten in Gegenwart des Schuldigen die Wunden aufbrechen und bluten sollten.

Große Verdienste um die Entwicklung des Faches während der zweiten Hälfte des 17. Jahrhunderts erwarben sich die Leipziger Mediziner Gottfried Welsch und Johannes Bohn. Nachdem Welsch schon 1660 die dringende Notwendigkeit gerichtlicher Leichenöffnungen betont hatte, forderte Bohn im Jahr 1700 bei ungeklärten und gewaltsamen Todesfällen eine Sektion mit Eröffnung aller drei Körperhöhlen – ein Vorgehen, das sich gegen den anfänglichen Widerstand von Juristen durchsetzte.

Der Begriff „Section“ war erstmals 1630 in den Leipziger Responsen gebraucht worden. Im Zusammenhang mit einem Kriminalfall wurde darin gerügt, dass zur Besichtigung „kein verständiger Chirurg, Medicus, Wundarzt oder Balbierer zugezogen, keine Section noch innerliche Inspection des todt verblichenen Körpers gemacht, sondern nur äußerlich von einem unverständigen Bader vollführt worden“[26] war, sodass die Frage nach der Tödlichkeit der Wunde nicht beantwortet werden konnte.

Während des 18. Jahrhunderts verschwanden aus dem gerichtsmedizinischen Schrifttum weitgehend abergläubische Vorstellungen und

26 Zit. n. *Dürwald, W.* (1989): Gerichtliche Medizin im 19. Jahrhundert. Bd. 1, Mord und Mordmotiv. Basel [u. a.]: Karger, S. IX.

von älteren Autoren kritiklos übernommene Hypothesen. An ihre Stelle trat systematisch gesammeltes medizinisches Erfahrungswissen im Ergebnis exakter naturwissenschaftlicher Beobachtungen. So brachten die Arbeiten französischer und deutscher Geburtshelfer neue Erkenntnisse über Schwangerschaft und Geburt auch in forensischer Hinsicht. Embryologische und experimentell-physiologische Untersuchungen bereicherten das Wissen der Gerichtsärzte über das Neugeborene und die Zeichen des Neugeborenseins. Ebenso förderlich wirkten sich die weiteren Fortschritte der Chirurgie und der Aufstieg der Pathologischen Anatomie aus.

Um die Gerichtliche Medizin besonders verdient gemacht haben sich im 18. Jahrhundert solche Ärzte wie Michael Alberti und Christian Friedrich Daniel in Halle, Johann Ernst Hebenstreit in Leipzig, Johann Daniel Metzger in Königsberg und Hermann Friedrich Teichmeyer in Jena.

Die zunehmend rascher verlaufende Entwicklung der Medizin im Allgemeinen wie der Gerichtlichen Medizin im Besonderen setzte sich im 19. Jahrhundert fort. Neben einer vervollkommneten Sektionstechnik führte vor allem die routinemäßige Anwendung des Mikroskops zu einer Verbesserung der gerichtsärztlichen Diagnostik. Bahnbrechende Arbeiten erschienen auf den Gebieten der Forensischen Psychiatrie und der Analytischen Chemie. Speziell die Spektralanalyse wurde zu einem vielseitig einsetzbaren Verfahren.

Die großartigen Traditionen der Wiener Gerichtsmedizin begründete zu Beginn des 19. Jahrhunderts Joseph Bernt, der erst Jahrzehnte später in Eduard von Hofmann einen würdigen Nachfolger fand. Ein weiteres Zentrum bildete sich in Paris heraus, wo seit 1819 einer der Begründer der Forensischen Toxikologie, Mathieu Orfila, und nach ihm Alphonse Devergie und Ambroise Tardieu wirkten.

In Deutschland waren im 19. Jahrhundert viele Fachvertreter am weiteren Ausbau der wissenschaftlichen Basis der Gerichtlichen Medizin beteiligt. Genannt seien Johann Ludwig Casper in Berlin, Adolph Henke in Erlangen und Ludwig Julius Caspar Mende in Greifswald und Göttingen, die ihre Erfahrungen in weit verbreiteten Lehr- und Handbüchern niedergelegt haben. Zu den Standardwerken der Gerichtlichen Medizin um die Wende vom 19. zum 20. Jahrhundert gehörten das Handbuch von Josef Maschka in Prag und das Lehrbuch von Fritz Strassmann in Berlin. Eduard von Hofmanns klassisches „Lehrbuch der gerichtlichen Medizin“ wurde seit der 10. Auflage 1919 von seinem Nachfolger auf dem Wiener Lehrstuhl, Albin Haberda, herausgegeben.

Der rasche Wissenszuwachs in der Medizin während des 19. Jahrhunderts führte zwangsläufig zu einer Spezialisierung, die sich auch innerhalb der Gerichtlichen Medizin auszuprägen begann. Gleichermaßen wirkte sich der naturwissenschaftlich-technische Fortschritt auf die weitere Entwicklung des Faches aus.

Im Herbst 1895 entdeckte der Würzburger Physiker Wilhelm Conrad Röntgen eine neuartige Strahlung, die später seinen Namen erhielt. Die gerichtlich-medizinischen Einsatzmöglichkeiten des Röntgenverfahrens reichen vom Nachweis metallischer Fremdkörper in Leichen über die Diagnostik von Knochenbrüchen und Verrenkungen bis zur Identifizierung unbekannter Toter. Als neues Spezialgebiet entstand die Forensische Radiologie. Inzwischen sind weitere bildgebende Verfahren, wie die Blutgefäßdarstellung (Angiografie), die Computertomografie und die Magnetresonanztomografie, hinzugekommen, die auch für forensische Zwecke genutzt werden. Durch den kombinierten Einsatz moderner Technologien der Bilderzeugung kann die Virtopsy in manchen Fällen die konventionelle Obduktion ergänzen.

Mit dem Jahr 1901 sind zwei bahnbrechende wissenschaftliche Leistungen verbunden. Zuerst gab der Bakteriologe Paul Uhlenhuth aus Greifswald eine Methode zur Unterscheidung von Menschen- und Tierblut bekannt. Wenig später folgte die Veröffentlichung des Österreichers Karl Landsteiner über die Entdeckung der Blutgruppen des Menschen. Nach der Einführung in die Spurenkunde durch den Italiener Leone Lattes wurden die Blutgruppen bald auch für Abstammungsuntersuchungen genutzt. So entwickelte sich als weiteres Spezialgebiet die Forensische Serologie. Mit neuartigen Nachweismethoden gelang es, eine Vielzahl weiterer Erbmerkmale des Menschen (Blutkörperchen-, Serum- und Enzymgruppen) für die forensische Spurenanalyse nutzbar zu machen. Aus der Blutgruppenkunde wurde die Hämogenetik.

Im Jahr 1985 berichtete eine Arbeitsgruppe um den britischen Molekulargenetiker Alec J. Jeffreys über variable Abschnitte der menschlichen DNS, die sich für eine Individualisierung eignen. Zeitgleich erarbeitete der US-amerikanische Biochemiker Kary B. Mullis die Methode der Polymerase-Kettenreaktion (englisch: polymerase chain reaction oder kurz PCR) zum Kopieren definierter DNS-Abschnitte. Die leistungsfähigen molekularbiologischen Verfahren haben innerhalb weniger Jahre die forensisch-serologischen Methoden in der Spurenkunde und in der Abstammungsbegutachtung abgelöst. Zudem eröffnete die DNS-Analytik neue Möglichkeiten zur Identifizierung unbekannter Toter.

Einen großen Aufgabenbereich brachte die Motorisierung des Straßenverkehrs mit sich. Ohne die Mitwirkung eines Rechtsmediziners ist die umfassende Aufklärung tödlicher Verkehrsunfälle kaum möglich. Vielfältige biomechanische Versuchsreihen lieferten wichtige Grundlagen für die Unfallrekonstruktion aus den Obduktionsbefunden. Zudem tragen die Forschungsergebnisse der Verkehrsmedizin zur Verbesserung der Fahrzeugsicherheit bei.

Hervorragende Verdienste um die Alkoholforschung erwarb sich der schwedische Mediziner Erik M. P. Widmark. Seine systematischen Studien haben das Wissen über die Pharmakokinetik des Ethanols wesentlich bereichert. Im Jahr 1922 veröffentlichte er die von ihm entwickelte Mikromethode zur Bestimmung von Alkohol im Blut. Grundlegend für die forensische Alkoholbegutachtung waren auch seine Publikationen in den dreißiger Jahren. Darin beschrieb er seine Formel zur Berechnung der Alkoholmenge im Körper und den Verteilungsfaktor r.

Als neue Methoden bereicherten Ende der vierziger/Anfang der fünfziger Jahre die Dünnschichtchromatografie und die Gaschromatografie die Forensische Toxikologie. Durch diese Verfahren wurde es möglich, kleinste Probenmengen zeitsparend zu untersuchen. Die weitere Entwicklung der chemischen Analytik führte dazu, dass heute bis in den Pikogrammbereich verwertbare Ergebnisse erzielt werden können.

Die histologische Wundaltersbestimmung wurde durch die Einführung enzymhistochemischer Untersuchungsmethoden ergänzt, die seit 1965 in der Rechtsmedizin genutzt werden. Später kamen immunhistochemische Verfahren zur Altersbestimmung menschlicher Hautwunden hinzu.

Eine wertvolle Ergänzung der konventionellen Lichtmikroskopie stellen die elektronenoptischen Untersuchungsmethoden dar. In den sechziger Jahren wurde die Durchstrahlungselektronenmikroskopie in die Rechtsmedizin eingeführt, der in den siebziger Jahren die Rasterelektronenmikroskopie folgte.

Die vielfältigen Einsatzmöglichkeiten der Computertechnik werden in der Rechtsmedizin auch für spezielle Zwecke genutzt. So kann heute zur Identifizierung unbekannter Toter die Gesichtsweichteilrekonstruktion auf dem Schädel mit verschiedenen computergestützten Verfahren erfolgen.

Die zahlreichen neuartigen oder grundsätzlich verbesserten Untersuchungsmethoden und technischen Hilfsmittel, die im Laufe des 20. Jahrhunderts hinzugekommen sind, ermöglichen es dem Rechtsmediziner, seine Aufgaben mit immer größerer Genauigkeit und Zuverlässigkeit zu lösen. Zugleich treten ständig neue wissenschaftliche Fragestellungen auf, an deren Klärung intensiv gearbeitet wird. Heute haben alle Teilgebiete der Rechtsmedizin einen solchen Umfang angenommen, dass jedes einzelne nur noch von Spezialisten beherrscht werden kann.

Als deutsche Standardwerke der Rechtsmedizin aus der zweiten Hälfte des 20. Jahrhunderts sind die Bücher von Albert Ponsold (Münster), Berthold Mueller (Heidelberg), Otto Prokop (Berlin) und Balduin Forster (Freiburg) zu nennen. In der Nachfolge des Werkes von Mueller haben Bernd Brinkmann (Münster) und Burkhard Madea (Bonn) das zweibändige „Handbuch gerichtliche Medizin" herausgegeben.

Die Geschichte der Rechtsmedizin zeigt auch, dass zur Förderung der praktischen Zusammenarbeit zwischen Gerichtsärzten und Kriminalisten spezielle Fachbücher verfasst wurden. So erschienen von

- Steffen P. Berg „Einführung in die gerichtliche Medizin und den gerichtlich-medizinischen Spurennachweis. Ein Leitfaden für Beamte der Sicherheitsbehörden." (1948),
- Kurt Walcher „Gerichtliche Medizin für Juristen und Kriminalisten" (1950, 2. Auflage 1955),
- Joachim Gerchow „Gerichtliche Medizin für Polizeibeamte" (1956),

- Gerhard Dietz „Gerichtliche Medizin für Juristen, Kriminalisten, Studierende der Rechtswissenschaften und Medizin“ (1963, 5. Auflage 1970),
- Franz Petersohn „Gerichtliche Medizin für den Kriminalisten“ (1969, 2. Auflage 1982 in zwei Bänden),
- Wolfgang Reimann und Otto Prokop „Vademecum Gerichtsmedizin. Für Mediziner, Kriminalisten und Juristen.“ (1973, ab 4. Auflage 1985 mit Gunther Geserick, 5. Auflage 1990),
- Werner Naeve „Gerichtliche Medizin für Polizeibeamte“ (1978) und
- Balduin Forster und Dirk Ropohl „Medizinische Kriminalistik am Tatort. Ein Leitfaden für Ärzte, Polizeibeamte und Juristen.“ (1983).

Die enge Verbindung von Rechtsmedizin und Kriminalistik verdeutlichen in besonderem Maße die früheren Schriftenreihen „Arbeitsmethoden der medizinischen und naturwissenschaftlichen Kriminalistik“ sowie „Kriminalistik – Wissenschaft & Praxis“. Darin wurden kriminalistisch interessierende Themen aus der Rechtsmedizin in Einzeldarstellungen ausführlich behandelt.

3. Fachzeitschriften

Die Entwicklung der Gerichtlichen Medizin zu einem eigenständigen Fachgebiet wurde durch die Herausgabe von Fachzeitschriften wesentlich gefördert. Von besonderer Bedeutung war die ab 1852 erschienene „Vierteljahrsschrift für gerichtliche und öffentliche Medicin“, die der Berliner Lehrstuhlinhaber Johann Ludwig Casper gründete und bis zu seinem Tod 1864 herausgab. Ab 1922 erschien die Vierteljahrsschrift unter dem Titel „Deutsche Zeitschrift für die gesamte gerichtliche Medizin“. Dieser Titel änderte sich 1970 in „Zeitschrift für Rechtsmedizin“, die ab 1990 als „International Journal of Legal Medicine“ fortgeführt wird. Als deutschsprachige Fachzeitschrift erscheint daneben seit 1991 die „Rechtsmedizin“.

Viele Beiträge aus der Rechtsmedizin werden im „Archiv für Kriminologie“ veröffentlicht, das 1898 als „Archiv für Kriminal-Anthropologie und Kriminalistik“ gegründet worden ist. Die enge Verbindung von Rechtsmedizin und Kriminalistik macht auch die Rubrik Rechtsmedizin in der Fachzeitschrift „Kriminalistik“ deutlich. Ihren Ursprung hat diese Zeitschrift in dem seit 1927 herausgegebenen Vorläufer „Kriminalistische Monatshefte“.

4. Fachgesellschaft

Mit dem Ziel, die wissenschaftliche Arbeit zu fördern, wurde 1905 in Meran die „Deutsche Gesellschaft für gerichtliche Medizin“ gegründet.[27] Ihr erster Vorsitzender war der Direktor des Berliner Instituts, Fritz Strassmann. Die verstärkte Hinwendung zur Sozialmedizin verdeutlicht die Umbenennung in „Deutsche Gesellschaft für gerichtliche und soziale Medizin“ nach dem Ersten Weltkrieg.

Zu dieser Zeit wurde an vielen Instituten damit begonnen, kriminaltechnische Fragen wissenschaftlich oder praktisch zu bearbeiten. Das hatte zur Folge, dass auch die Fachgesellschaft mehrfach umbenannt wurde und schließlich „Deutsche Gesellschaft für gerichtliche Medizin und Kriminalistik“ hieß. Dementsprechend erhielten die Universitätsinstitute 1940 die reichseinheitliche Bezeichnung „Institut für gerichtliche Medizin und Kriminalistik“.

Nach dem Zweiten Weltkrieg kehrten die Fachgesellschaft und viele Institute zur vorherigen Bezeichnung zurück. Ausgehend von der Umbenennung 1968 in „Deutsche Gesellschaft für Rechtsmedizin“, kam es zur heute verwendeten Bezeichnung des Fachgebietes, der Institute und der Fachzeitschrift.

Zwischen 1967 und 1990 bestand die „Gesellschaft für Gerichtliche Medizin der DDR“, die Mediziner, Naturwissenschaftler, Kriminalisten und Juristen vereinte. Der erste Vorsitzende war Milan Vámosi, damals Institutsdirektor in Halle. Als Publikationsorgan der Gesellschaft wurde die Schriftenreihe „Kriminalistik und forensische Wissenschaften“ genutzt, die ab 1970 erschien. Der Band 85/1996 war die letzte Ausgabe.

---

27 Anlässlich der 100-Jahrfeier der Fachgesellschaft erschien eine vortreffliche Festschrift: 100 Jahre Deutsche Gesellschaft für Gerichtliche Medizin/Rechtsmedizin. Vom Gründungsbeschluss 1904 zur Rechtsmedizin des 21. Jahrhunderts, hrsg. von B. Madea.

5. Rechtsmedizinische Praxis

Vor der Konsolidierung als akademisches Lehrfach war die praktische gerichtsärztliche Tätigkeit maßgebend für Erhalt und Entwicklung der Gerichtlichen Medizin. Seit dem ausgehenden Mittelalter wurden die Aufgaben überwiegend von angestellten Stadtärzten und später von Medizinalbeamten wahrgenommen.

Zunehmend gewann die Leichenöffnung als gerichtsärztliche Untersuchungsmethode an Bedeutung. Um ihre Aussagekraft zu erhöhen und die Ergebnisse vergleichbar zu machen, mussten methodische Anleitungen ausgearbeitet werden. Einige Hinweise zur Durchführung einer Leichenöffnung für gerichtliche Zwecke gab der Leipziger Medizinprofessor und Stadtphysikus Gottfried Welsch bereits in einem 1660 erschienenen Buch. Während des 18. Jahrhunderts entstanden mehrere methodische Anleitungen, die allerdings keine rechtliche Verbindlichkeit hatten. Erst im 19. Jahrhundert wurden amtliche Vorschriften zur Durchführung gerichtlicher Leichenöffnungen erlassen, beispielsweise die 1845 für Bayern in Kraft gesetzte Instruktion zur Sektion von Kindesleichen und das Regulativ für das Verfahren der Gerichtsärzte bei den gerichtlichen Untersuchungen menschlicher Leichen (Preußisches Obduktionsregulativ) von 1858, das 1875, 1905 und 1922 novelliert wurde.

Erst nachdem sich durch Ausbau und Neugründung von Universitätsinstituten die personelle Situation im Fach verbessert hatte, wurde im Laufe der Jahre die gerichtsärztliche Tätigkeit zumeist von diesen Einrichtungen übernommen. Daneben besteht bis heute in einigen Bundesländern ein Gerichtsärztlicher Dienst, dessen Institute und Landgerichtsärztliche Dienststellen (Bayern) die Aufgaben wahrnehmen.

Nach einer langen historischen Entwicklung umfasst der Aufgabenkatalog der Rechtsmedizin gegenwärtig:

- Thanatologie,
- Forensische Traumatologie,
- Toxikologie,
- Verkehrsmedizin,
- Spurenuntersuchung,
- Vaterschaftsbegutachtung,

- Forensische Psychopathologie,
- Ärztliche Rechts- und Berufskunde,
- Medizinische Begutachtung und Versicherungsmedizin.

Im Laufe des 20. Jahrhunderts war das Fach nicht nur einmal in seiner Existenz bedroht. So wurde in der jüngeren Vergangenheit durch eine undifferenzierte Zusammenlegung von Universitätsinstituten und die Schließung von Standorten die rechtsmedizinische Versorgung eingeschränkt. Zu den beseitigten Einrichtungen gehört auch das traditionsreiche und leistungsfähige Institut für Rechtsmedizin der Humboldt-Universität zu Berlin, das die älteste Facheinrichtung in Deutschland war. Für die Zukunft bleibt zu hoffen, dass den politischen Entscheidungsträgern die Bedeutung der Rechtsmedizin für die Rechtspflege wieder in stärkerem Maß bewusst wird und die notwendigen finanziellen Mittel für Erhalt und Ausbau rechtsmedizinischer Einrichtungen zur Verfügung gestellt werden.

Sachverzeichnis